M. Perleth | R. Busse | A. Gerhardus
B. Gibis | D. Lühmann (Hrsg.)

Health Technology Assessment

Konzepte, Methoden, Praxis
für Wissenschaft und Entscheidungsfindung

Medizinisch Wissenschaftliche Verlagsgesellschaft

Die Berliner Schriftenreihe Gesundheitswissenschaften

Herausgeber:

Prof. Dr. med. Reinhard Busse, MPH, FFPH
Fachgebiet Management im Gesundheitswesen an der TU Berlin

Prof. Dr. rer. pol. Klaus-Dirk Henke
Fachgebiet Finanzwissenschaft und Gesundheitsökonomie an der TU Berlin

Dr. med. Bernhard Gibis, MPH
Health Information Unit, WHO Regional Office for Europe

Prof. Dr. Ing. Marc Kraft
Fachgebiet Medizintechnik, TU Berlin, Institut für Konstruktion, Mikro- und Medizintechnik

Prof. Dr. Rolf Rosenbrock
Professor für Gesundheitspolitik an der TU Berlin, Leiter der Arbeitsgruppe Public Health im Wissenschaftszentrum Berlin für Sozialforschung (WZB)

Prof. Dr. med. Stefan N. Willich, MPH, MBA
Institut für Sozialmedizin, Epidemiologie und Gesundheitsökonomie, Berlin

Beirat:

Prof. Dr. med. Axel Ekkernkamp
Geschäftsführer des Trägervereins Unfallkrankenhaus Marzahn, Berlin

Ulf Fink, Senator a. D.
Vorsitzender des Vorstandes der „Gesundheitsstadt Berlin e. V."

Prof. Dr. med. Christoph Fuchs
Hauptgeschäftsführer der Bundesärztekammer

Prof. Dr. med. Detlev Ganten
Vorstandsvorsitzender Campus Charité Mitte, Berlin

Dr. med. Monika Huber
Geschäftsführerin, Zentrum für innovative Gesundheitstechnologie, TU Berlin

Dr. med. Günther Jonitz
Präsident der Berliner Ärztekammer

Prof. Dr. Reinhard Kurth
Präsident des Robert-Koch-Instituts, Berlin

Dr. Reinhard Uppenkamp
Vorstandsvorsitzender Berlin-Chemie AG

Themenschwerpunkte
- Gesundheitstechnologie und Innovationen
- Qualitätsmanagement
- Gesundheitsversorgung und Versorgungsforschung
- Gesundheitssystem / Gesundheitsmanagement / Gesundheitsökonomie

Berliner Schriftenreihe Gesundheitswissenschaften

M. Perleth | R. Busse | A. Gerhardus
B. Gibis | D. Lühmann (Hrsg.)

Health Technology Assessment

Konzepte, Methoden, Praxis für Wissenschaft und Entscheidungsfindung

mit Beiträgen von

Reinhard Busse | Sigrid Droste | Robert Francke | Christian Gawlik
Ansgar Gerhardus | Bernhard Gibis | Thomas Kaiser | Dagmar Lühmann
Matthias Perleth | Roman Schiffner | Henriette Schleberger
Marcial Velasco Garrido | Claudia Wild | Maya Züllig

Medizinisch Wissenschaftliche Verlagsgesellschaft

Die Herausgeber

PD Dr. med. Matthias Perleth MPH
Gemeinsamer Bundesausschuss
Auf dem Seidenberg 3a
D - 53721 Siegburg
Email: matthias.perleth@g-ba.de

Prof. Dr. med. Reinhard Busse MPH FFPH
Lehrstuhl Management im Gesundheitswesen
WHO Collaborating Centre for Health Systems
Research and Management
Technische Universität Berlin
EB 2, Straße des 17. Juni 145
D - 10623 Berlin
Email: rbusse@tu-berlin.de

Dr. med. Ansgar Gerhardus, M.A., MPH
AG Epidemiologie & International Public Health
Fakultät für Gesundheitswissenschaften
Universität Bielefeld
Postfach 100 131
D - 33501 Bielefeld
Email: ansgar.gerhardus@uni-bielefeld.de

Dr. med. Bernhard Gibis, MPH
Head, Health Information Unit
WHO Regional Office for Europe
Scherfigsvej 8
DK - 2100 Copenhagen Ø
Email: bgi@euro.who.int

Dr. med. Dagmar Lühmann
Institut für Sozialmedizin
Universitätsklinikum Schleswig-Holstein
(Campus Lübeck)
Beckergrube 43-47
D - 23552 Lübeck
Email: dagmar.luehmann@uk-sh.de

MWV Medizinisch Wissenschaftliche Verlagsgesellschaft OHG
Zimmerstrasse 11
D - 10969 Berlin
www.mwv-berlin.de

ISBN: 978-3-939069-22-5

Bibliografische Information der Deutschen Nationalbibliothek
Die Deutsche Nationalbibliothek verzeichnet diese Publikation in der Deutschen Nationalbibliografie; detaillierte bibliografische Informationen sind im Internet über http://dnb.d-nb.de abrufbar.

© MWV Medizinisch Wissenschaftliche Verlaggesellschaft Berlin, 2008

Dieses Werk ist einschließlich aller seiner Teile urheberrechtlich geschützt. Die dadurch begründeten Rechte, insbesondere die der Übersetzung, des Nachdrucks, des Vortrags, der Entnahme von Abbildungen und Tabellen, der Funksendung, der Mikroverfilmung oder der Vervielfältigung auf anderen Wegen und der Speicherung in Datenverarbeitungsanlagen, bleiben, auch bei nur auszugsweiser Verwertung, vorbehalten.

Die Wiedergabe von Gebrauchsnamen, Handelsnamen, Warenbezeichnungen usw. in diesem Werk berechtigt auch ohne besondere Kennzeichnung nicht zu der Annahme, dass solche Namen im Sinne der Warenzeichen- und Markenschutz-Gesetzgebung als frei zu betrachten wären und daher von jedermann benutzt werden dürften.

Die Verfasser haben große Mühe darauf verwandt, die fachlichen Inhalte auf den Stand der Wissenschaft bei Drucklegung zu bringen. Dennoch sind Irrtümer oder Druckfehler nie auszuschließen. Daher kann der Verlag für Angaben zum diagnostischen oder therapeutischen Vorgehen (zum Beispiel Dosierungsanweisungen oder Applikationsformen) keine Gewähr übernehmen. Derartige Angaben müssen vom Leser im Einzelfall an Hand der Produktinformation der jeweiligen Hersteller und anderer Literaturstellen auf ihre Richtigkeit überprüft werden. Eventuell notwendige Errata werden auf der Verlagswebsite www.mwv-berlin.de veröffentlicht.

Planung: Dr. Thomas Hopfe, Berlin
Produkt-/Projektmanagement: Nina Heinlein, Berlin
Layout & Satz: eScriptum GmbH & Co KG – Publishing Services, Berlin
Lektorat: Monika Laut, Berlin
Printed in Germany

Zuschriften und Kritik an:
MWV Medizinisch Wissenschaftliche Verlagsgesellschaft OHG, Zimmerstraße 11, D - 10969 Berlin, lektorat@mwv-berlin.de

Autorenverzeichnis

Prof. Dr. med. Reinhard Busse MPH FFPH
Lehrstuhl Management
im Gesundheitswesen
WHO Collaborating Centre for
Health Systems Research and
Management
Technische Universität Berlin
EB 2, Straße des 17. Juni 145
D - 10623 Berlin
Email : rbusse@tu-berlin.de

Dipl.-Geogr. Sigrid Droste
Institut für Qualität und
Wirtschaftlichkeit im
Gesundheitswesen - IQWiG
Dillenburger Straße 27
D - 51105 Köln
Email: sigrid.droste@iqwig.de

Prof. Dr. iur. Robert Francke
Institut für Gesundheits- und
Medizinrecht
Fachbereich Rechtswissenschaft
Lehrstuhl für Öffentliches Recht
Universität Bremen
Postfach 33 04 40
D - 28334 Bremen
Email: rfrancke@uni-bremen.de

Dr. med. Christian Gawlik, MSc
Bundesversicherungsamt
Referat V-3
Friedrich-Ebert-Allee 38
D - 53113 Bonn
Email: Christian.Gawlik@bva.de

Dr. med. Ansgar Gerhardus, M.A., MPH
AG Epidemiologie & International
Public Health
Fakultät für
Gesundheitswissenschaften
Universität Bielefeld
Postfach 100 131
D - 33501 Bielefeld
Email: ansgar.gerhardus@uni-bielefeld.de

Dr. med. Bernhard Gibis MPH
Head, Health Information Unit
WHO Regional Office for Europe
Scherfigsvej 8
DK - 2100 Copenhagen Ø
Email: bgi@euro.who.int

Dr. med. Thomas Kaiser
Institut für Qualität und
Wirtschaftlichkeit im
Gesundheitswesen – IQWiG
Dillenburger Str. 27
D - 51105 Köln
Email: thomas.kaiser@iqwig.de

Dr. med. Dagmar Lühmann
Institut für Sozialmedizin
Universitätsklinikum Schleswig-Holstein (Campus Lübeck)
Beckergrube 43-47
D - 23552 Lübeck
Email: dagmar.luehmann@uk-sh.de

PD Dr. med. Matthias Perleth MPH
Gemeinsamer Bundesausschuss
Auf dem Seidenberg 3a
D - 53721 Siegburg
Email: matthias.perleth@g-ba.de

Dr. med. Roman Schiffner
Kassenärztliche Bundesvereinigung
Dezernat 1
Nutzenbewertung ärztlicher Leistungen (HTA)
Herbert-Lewin-Platz 2
D - 10623 Berlin
Email: rschiffner@kbv.de

Henriette Schleberger, MPH
Fachärztin für Anästhesiologie und
Intensivmedizin
Fallingbosteler Str. 27
D - 30625 Hannover
Email: h_schleberger@yahoo.de

Marcial Velasco Garrido, MPH
Lehrstuhl Management im
Gesundheitswesen
WHO Collaborating Centre for
Health Systems Research and
Management
Technische Universität Berlin
EB 2, Straße des 17. Juni 145
D - 10623 Berlin
Email: marcial.velasco@tu-berlin.de

Dr. Claudia Wild
Ludwig Boltzmann Institut für
Health Technology Assessment
Garnisongasse 7/
rechte Stiege Mezzanin (Top 20)
A - 1090 Wien
Email: claudia.wild@hta.lbg.ac.at

Dr. med. Maya Züllig, MPH
Eidgenössisches Department
des Innern EDI
Bundesamt für Gesundheit BAG
Schwarzenburgstr. 165
CH - 3097 Liebfeld
Email: maya.zuellig@bag.admin.ch

When, as is bound to happen sooner or later, the analysts get around to the technology of medicine itself, they will have to face the problem of measuring the relative cost and effectiveness of all the things that are done in the management of disease (Thomas Lewis, 1971).

Vorwort

Liebe Leserinnen und Leser,

Sie halten das erste deutschsprachige Lehrbuch zur Bewertung medizinischer Technologien, Health Technology Assessment (HTA), in der Hand. In den vergangenen zehn Jahren hat sich HTA international wie auch in Deutschland, Österreich und der Schweiz kontinuierlich weiterentwickelt. Inzwischen nimmt HTA eine Schlüsselposition bei vielen wichtigen Entscheidungen in den Gesundheitssystemen der Industrienationen und zunehmend auch der Schwellenländer ein. Dies betrifft z. B. die Aufnahme von Technologien in den Leistungskatalog (also die öffentliche Kostenübernahme für Dienstleistungen oder Produkte), Investitionen in Großgeräte oder Maßnahmen der bevölkerungsbezogenen Prävention. HTA beschäftigt sich mit den wichtigen Fragen der Anpassung der Gesundheitsversorgung an den medizinisch-technischen Fortschritt und der Vereinbarkeit mit gesellschaftlichen Präferenzen – immer unter den Bedingungen begrenzter finanzieller Ressourcen.

HTA verfügt über ein multidisziplinäres Methodenrepertoire, welches es erlaubt, ein weit größeres Spektrum von Wirkungen und Auswirkungen medizinischer Technologien zu betrachten, als das beispielsweise in der klinisch orientierten evidenzbasierten Medizin der Fall ist. Dazu gehören Elemente der evidenzbasierten Medizin, der Gesundheitsökonomie, der Medizinethik oder der Sozialforschung. Das ist auch notwendig angesichts der Tragweite der Entscheidungen, die durch HTA unterstützt werden sollen. Um HTAs verstehen und nutzen zu können, ist ein Überblick über die Konzepte, Methoden und Vorgehensweisen dieser Disziplinen unabdingbar.

Das Buch richtet sich daher an Personen, die sich einen solchen Überblick verschaffen wollen und gleichzeitig die Gewissheit brauchen, ausreichend fundiert beraten zu werden. Dies sind in erster Linie Verfahrensbeteiligte, die Entscheidungen über Gesundheitstechnologien treffen. Hierzu gehören Vertreter von Verbänden, Krankenkassen, Krankenhäusern oder der Industrie, ebenso wie praktisch tätige Ärzte, Gesundheitspolitiker und Patientenvertreter. Studierende der Gesundheitswissenschaften und Wissenschaftler, die selbst HTAs erstellen wollen, finden eine systematische und didaktische Einführung in das Gebiet.

Es erwartet Sie eine grundlegende Einführung in die Prinzipien von HTA und die institutionellen und rechtlichen Rahmenbedingungen im Gesundheitswesen. Das Buch setzt sich mit Priorisierung, Informations- und Wissensmanagement sowie mit Projektmanagement auseinander. Darüber hinaus bietet es eine ausführliche methodische Anleitung in die Bewertung von Sicherheit, Wirksamkeit, Wirtschaftlichkeit, ethischen, organisatorischen sowie sozio-kulturellen und rechtlichen Aspekten von medizinischen Technologien.

Während es eine Fülle von singulären und weit verstreuten Abhandlungen einzelner Aspekte der Bewertung von medizinischen Technologien gibt, wird hiermit erstmals im deutschsprachigen Raum der Versuch einer Kanonisierung des Gegenstands Health Technology Assessment unternommen. Damit wird auch die Bemühung fortgeführt, HTA in der universitären Lehre sowie in der Fortbildung zu verankern, wie sie sich bereits im Curriculum Health Technology Assessment niedergeschlagen hat.

Die Autoren und Herausgeber dieses Buches waren und sind an der Entwicklung von HTA nicht unerheblich beteiligt. Einige erstellen in akademischen Institutionen HTAs und entwickeln Theorie und Methodik weiter. Andere arbeiten an den Schnittstellen zwischen Wissenschaft und Entscheidungsgremien und formulieren von dort aus den wechselseitigen Bedarf. Für die Erstellung des Buches waren beide Perspektiven wichtig.

Die Herausgeber bedanken sich bei Dr. Thomas Hopfe und seinem Team von der MWV Medizinisch Wissenschaftlichen Verlagsgesellschaft, Berlin für die Annahme der verlegerischen Herausforderung, die erste Auflage des HTA-Lehrbuchs zu betreuen. Ferner sind wir den Autoren für ihre profunden Beiträge zu Dank verpflichtet, die sie zum großen Teil in ihrer wertvollen Freizeit verfasst haben.

Die Herausgeber
Berlin, Bielefeld, Kopenhagen, Lübeck
im November 2007

Inhalt

1. **Grundlagen und Prinzipien von Health Technology Assessment (HTA)** 1
   Matthias Perleth
   - 1.1 Bedarf für Entscheidungsfindung im Gesundheitswesen 1
   - 1.2 Geschichte, Bezüge zur Leitlinienentwicklung und zur evidenzbasierten Medizin 6
   - 1.3 Gebräuchliche Definitionen (Technologien, Technology Assessment, HTA) 12
   - 1.4 Formen von HTA 14
   - 1.5 Health Impact Assessment 17
   - 1.6 HTA international: Fachgesellschaften, Netzwerke, Kooperationen 18
     Dagmar Lühmann
   - 1.7 Gegenwärtige Tendenzen, Limitationen, Herausforderungen 20

2. **HTA und Entscheidungsfindung – Regulation von Technologien** 23
   Bernhard Gibis
   - 2.1 Regulation des Marktzugangs 23
   - 2.2 Zulassung von Leistungen zur Gesetzlichen Krankenversicherung 25
   - 2.3 Verankerung von HTA im Deutschen Gesundheitswesen 32
   - 2.4 Health Technology Assessment in der Schweiz 33
     Maya Züllig
   - 2.5 Health Technology Assessment in Österreich 37
     Claudia Wild
   - 2.6 Mechanismen des Innovationszutritts in das Gesundheitssystem 40
     Roman Schiffner
   - 2.7 Die Rolle der Rechtsprechung für die Erstellung von HTA-Berichten 50
     Robert Francke
   - 2.8 Einbeziehung von Stakeholdern 54
   - 2.9 Die Effekte von HTA-Berichten im Gesundheitssystem 58
     Ansgar Gerhardus
   - 2.10 Unabhängigkeit von HTA/Lobbyismus 62

3. **Beschreibung des Status von Technologien** 65
   Christian Gawlik und Dagmar Lühmann
   - 3.1 Lebenszyklus einer Technologie 65
   - 3.2 Konzepte und Methoden der Diffusionsforschung 67
   - 3.3 Konzepte und Methoden der Versorgungsforschung 69
   - 3.4 Identifikation und Auswertung von Routinedaten 76

4. Priorisierung von HTA-Themen 85
Matthias Perleth und Bernhard Gibis

    4.1   Modelle und Kriterien der Prioritätensetzung 85
    4.2   Frühwarnsysteme (Horizon Scanning) 92

5. Informations- und Wissensmanagement 99
Sigrid Droste

    5.1   Prinzipien der systematischen Informationsgewinnung 99
    5.2   Informationsressourcen 100
    5.3   Informationsgewinnung und Bias 109
    5.4   Literaturrecherchen 111
    5.5   Software zur Literaturverwaltung 130

6. Einführung in die Methodik der Erstellung von HTA-Berichten 135

    6.1   Ermittlung der Wirksamkeit und Sicherheit einer Technologie 137
           Matthias Perleth
    6.2   Bewertung der organisatorischen, rechtlichen, ethischen und
           sozio-kulturellen Aspekte von Technologien 167
           Ansgar Gerhardus, Matthias Perleth, Bernhard Gibis, Marcial Velasco Garrido, Robert Francke und Dagmar Lühmann
    6.3   Bewertung der ökonomischen Implikationen von Technologien 203
           Reinhard Busse

7. Praktische Aspekte von HTA 221
Ansgar Gerhardus

    7.1   Projektmanagement von HTA-Berichten 221
           Henriette Schleberger und Ansgar Gerhardus
    7.2   Feststellung des Unabhängigkeitsstatus für HTA-Einrichtungen 229
           Thomas Kaiser
    7.3   HTA-Ausbildung 235
           Matthias Perleth

Gesamtliteraturverzeichnis 240
Sachwortregister 250
Abkürzungsverzeichnis 257

1 Grundlagen und Prinzipien von Health Technology Assessment (HTA)

MATTHIAS PERLETH

1.1 Bedarf für Entscheidungsfindung im Gesundheitswesen

Neue medizinische Technologien, oft als ‚medizinischer Fortschritt' apostrophiert, stellen für unser Gesundheitswesen eine enorme Herausforderung dar. Es gibt kaum einen Tag, an dem in der Presse nicht von einem „Durchbruch" bei der Therapie von zum Beispiel Krebs berichtet wird. Oft erweisen sich solche Heilsversprechen als verfrüht. Der unkritischen Berichterstattung folgt nicht selten eine ebenso unkritische wie aggressive Vermarktung, ohne dass sonderlich viel darüber bekannt wäre, wie wirksam, sicher oder gar wirtschaftlich neue Verfahren tatsächlich sind. Entscheidend für die Vermarktung einer Innovation scheint eher die Ertragsprognose zu sein, weniger die erwartete Wirksamkeit. Innovationen sind offenbar so wirkungsvoll mit positiven Konnotationen verknüpft, dass eine zunächst unkritische Rezeption überwiegt und möglicherweise ungerechtfertigte Erwartungen geweckt werden [Deyo u. Patrick 2005]. Am Ende erweisen sich die Erwartungen dann oft als unerfüllbar, dennoch wird die Krankenversicherung belastet und Patienten erleiden möglicherweise gesundheitliche Schäden. Es gibt zahlreiche Beispiele dafür (s. Infobox 1) und die Rahmenbedingungen im deutschen Gesundheitswesen begünstigen solche Entwicklungen noch (s. Kap. 1.2).

Infobox 1:
Beispiele für Innovationen, die sich als unwirksam oder schädlich erwiesen haben
(eigene Zusammenstellung nach Deyo u. Patrick 2005)

Arzneimittel:
- Encainid, Flecainid
  bei Herzrhythmusstörungen
- Rofecoxib, Valdecoxib
  bei rheumatischen Erkrankungen
- Gatifloxacin u. a.
  zur Behandlung von Pneumonien

Medizinprodukte:
- Bjork-Shiley-Herzklappe
- Swan-Ganz-Pulmonalarterienkatheter bei Patienten auf Intensivstationen
- endovaskuläre Stent-Grafts bei abdominalem Aortenaneurysma

Prozeduren:
- Ligatur der Arteria mammaria interna bei koronarer Herzkrankheit
- radikale Mastektomie bei Brustkrebs
- ‚Robodoc' bei Hüft-Totalendoprothesen

Eine mindestens ebenso große Belastung der Solidargemeinschaft stellen nur marginal bessere Innovationen dar, die aber ungleich teurer sind als bisherige Standardmaßnahmen, meistens aufgrund des noch vorhandenen Patentschutzes in Verbindung mit freier Preisgestaltung der Hersteller. Ein viel zitiertes Beispiel sind Arzneimittel zur Blutdrucksenkung. In früheren klinischen Studien wurde die Wirksamkeit von Thiaziddiuretika und ß-Blockern für die Blutdrucksenkung gezeigt. Seitdem wurden ACE-Hemmer, Kalziumkanalblocker und Alpha-Rezeptoren-Blocker eingeführt, die ihre Wirksamkeit zur Blutdrucksenkung in zumeist placebokontrollierten Studien gezeigt haben. Gegenüber den älteren Thiaziddiuretika und ß-Blockern sind diese jedoch deutlich teurer. In der *ALLHAT*-Studie wurden direkte Vergleiche der neueren blutdrucksenkenden Medikamente gegen das preiswerte Thiaziddiuretikum Chlorthalidon durchgeführt, letztlich zeigte sich keine Überlegenheit der neueren und teureren Blutdrucksenker, teilweise fanden sich aber erhöhte Komplikationsraten (s. Infobox 2).

Infobox 2:
Ergebnisse der ALLHAT-Studie
In einer randomisierten kontrollierten Studie wurden die Blutdrucksenker Amlodipin (Kalziumkanalblocker), Lisinopril (ACE-Hemmer) und Doxazosin (Alphakanalblocker) gegen das Thiaziddiuretikum Chlorthalidon über einen Zeitraum von 4–8 Jahren getestet. Es sollte ermittelt werden, welches Medikament den tödlichen Verlauf einer koronaren Herzkrankheit (KHK) oder einen Herzinfarkt am wirksamsten verhindern kann. Der Arm der Studie, der Doxazosin mit Chlorthalidon verglich, musste vorzeitig abgebrochen werden, weil die Ergebnisse von Doxazosin dramatisch schlechter waren als für das Chlorthalidon. Es zeigte sich, dass Chlorthalidon ebenso wirksam war, wie der Vertreter der ACE-Hemmer bzw. Kalziumkanalblocker. Allerdings war die Komplikationsrate in der Chlorthalidongruppe niedriger als in den anderen Behandlungsgruppen [The ALLHAT Officers and Coordinators for the ALLHAT Collaborative Research Group 2002]. Legt man die Arzneiverordnungsdaten für Deutschland zugrunde, dann lässt sich ein Einsparpotenzial im dreistelligen Millionenbereich errechnen; Thiaziddiuretika stellten 2002 einen Anteil von 15 % an allen Diuretikaverordnungen.

Viele vermeintliche Innovationen sind demnach nur ‚alter Wein in neuen Schläuchen', was übrigens nicht nur für die Medizin zutrifft, sondern offenbar ein generelles Phänomen moderner Industriegesellschaften zu sein scheint. Die Gesellschaft für Konsumforschung beispielsweise zeigte kürzlich, dass jede Woche 600 neue Produkte in den Lebensmittelhandel kommen, davon aber nach einem Jahr 70 % bereits wieder aus den Regalen verschwunden sind. 23 % der Produkte sind jünger als 18 Monate. Verbraucher achten offenbar neben dem reinen Neuigkeitswert auch auf das Preis-Leistungsverhältnis und Nachfrage und Angebot führen letztlich zu einer Bereinigung des Angebots. Tatsächlich war der ‚Innovationsgrad' der meisten gefloppten Produkte zu gering, sie waren lediglich mit dem Etikett „neu" versehen worden [GfK Consumer Index 1 2006]. Im Gesundheitswesen funktionieren solche Marktmechanismen nicht oder nur eingeschränkt. Nicht die Verbraucher (Patienten) entscheiden in erster Linie über den Einsatz einer neuen Methode, sondern in der Regel die Leistungserbringer, welche wiederum vielfältigen Einflussfaktoren unterworfen sind.

Die Anzahl echter oder vermeintlicher Innovationen in der Medizin ist ebenfalls hoch, gemessen an den Marktzulassungen. Alleine im Jahr 2002 wurden in den USA von der Food and Drug Administration (FDA) 78 neue Arzneimittel zugelassen und 152 Indikationen für bereits zugelassene Arzneimittel erweitert; außerdem wurden neu für den Markt zugelassen: 34 neue biologische Wirkstoffe, 4.949 neue oder modifizierte Medizinprodukte (inklusive 41 Neuentwicklungen) [The OECD Health Project 2005].

Eine besondere Innovationsdynamik in der Medizin weisen derzeit z. B. die folgenden Bereiche auf:
- bildgebende diagnostische Verfahren (Computertomographie, [funktionelle] Kernspintomographie, Ultraschall, Positronen-Emissions-Tomographie), inklusive dreidimensionale Bildverarbeitung, Digitalisierung, Farbkodierung, Einsatz von Stoffwechselmarkern, Fusionsbildern, Realzeit-Funktionsaufnahmen
- therapeutische Verfahren in der Onkologie (monoklonale Antikörper, Bestrahlungsverfahren wie Seed-Implantation oder Protonentherapie, neue Chemotherapeutika, Stammzelltransplantation)
- Robotik und Navigation in der Chirurgie (präoperative Planung, Erhöhung der Präzision von Eingriffen, synchronisierte Instrumentenbewegungen, Telechirurgie)
- Gendiagnostik, Pharmakogenetik, Risikoexpressionsprofile

Ein mächtiger Einflussfaktor auf die Anwendung neuer oder etablierter medizinischer Technologien sind sogenannte *Disease Awareness* Kampagnen, die vorwiegend von der Pharmaindustrie finanziert werden; ein Vorgang der auch als *Disease Mongering* bekannt geworden ist. Darunter versteht man die Erweiterung bzw. Aufweichung der Grenze von Gesundheit und Krankheit mit dem Ziel, den Umsatz von bzw. die Nachfrage nach Therapiemaßnahmen zu erhöhen. Typische Muster sind die Dramatisierung von leichten Gesundheits- und Befindlichkeitsstörungen (z. B. *irritable bowel syndrome*, prämenstruelles dysphorisches Syndrom), die Medikalisierung physiologischer Vorgänge (z. B. Menopause, Andropause) und die Gleichsetzung von Risikofaktoren mit Krankheit (z. B. Cholesterinwerte, Schnarchen), aber auch überzogene Darstellungen der Häufigkeit und des Schweregrades von Krankheiten (z. B. psychische Störungen, *restless legs syndrome*) [Moynihan & Henry 2006].

Entwicklungen, die neue Herausforderungen für das Gesundheitswesen darstellen könnten, und für die gegebenenfalls eigene Bewertungsinstrumente entwickelt werden müssen, sind u. a.
- ‚individualisierte Therapien', z. B. Arzneimitteltherapie aufgrund pharmakogenetischer Risikoprofile
- Telemedizinanwendungen
- Gendiagnostik und -therapie
- Nanotechnologie
- Zell- und Gewebetherapie mit Stammzellen
- Tissue Engineering

Health Technology Assessment hat sich in vielen Gesundheitssystemen als nützliches und rechtlich verankertes Instrument zur evidenzbasierten Bewertung von medizinischen Technologien etabliert, und zwar bevor diese uneingeschränkt im Gesundheitswesen zur Verfügung gestellt, d. h. über Krankenversicherungsbeiträge oder Steuermittel finanziert werden. Solche Kostenübernahmeentscheidungen (*coverage decision-making*) beeinflussen dadurch auch die Verbreitung (Diffusion) und Nutzung von medizinischen Technologien. Die Handlungsmöglichkeiten sind allerdings begrenzt. Denn die Entscheidung für oder gegen die Einführung einer Innovation auf der

Basis von gesichertem Wissen bewegt sich innerhalb von Koordinaten, die durch gesetzliche Rahmenbedingungen und die Rechtsprechung einerseits, Anbieter- und Marktmacht sowie Nachfrageverhalten andererseits bestimmt werden. Noch schwieriger ist es, unvoreingenommene Entscheidungen über bereits im Gesundheitswesen flächendeckend eingeführte Verfahren zu treffen.

Dennoch lassen sich international, aber auch in Deutschland, immer häufiger Beispiele dafür finden, dass auf HTA-Berichten beruhende Entscheidungen getroffen werden, d. h. auf der Basis der jeweils bestverfügbaren Evidenz (Übersicht z. B. bei [Gerhardus u. Dintsios 2005]). Studien, die einen Einfluss von HTA auf Entscheidungen belegen (*impact assessment*), wurden u. a. in Australien, England, Kanada (Alberta, British Columbia, Quebec) und Schweden durchgeführt [The OECD Health Project 2005]. Niebuhr et al. [2004] analysierten unter dem Stichwort evidenzbasierte Gesundheitsversorgung (*evidence-based healthcare*) die Entscheidungspraxis des damaligen Bundesausschusses der Ärzte und Krankenkassen, der einen Übergang von expertengestützten Entscheidungen zur evidenzbasierten Entscheidungsfindung 1997/1998 vollzogen hatte. Zwischen 1997 und 2003 wurden 24 Entscheidungen im Bundesausschuss herbeigeführt, davon 23 zu neuen diagnostischen oder therapeutischen Methoden. Die im Lauf der Beratungen erstellten HTA-Berichte und die Beratungsergebnisse wurden jeweils im Internet veröffentlicht. Für 19 Methoden wurde eine Kostenübernahme in die GKV abgelehnt, davon waren für 16 Methoden keine Wirksamkeitsbelege vorhanden, eine Methode wurde als unwirtschaftlich abgelehnt, eine Entscheidung wurde für drei Indikationen ausgesetzt, um zunächst Studien durchführen zu können, bei einer Entscheidung kam es zu einer Ersatzvornahme durch das Gesundheitsministerium [Niebuhr et al. 2004].

1.1.1 Komplexität von Entscheidungen im Kontext des deutschen Gesundheitswesens

Jede Entscheidung zur Einführung oder Ablehnung einer neuen Technologie in das Gesundheitswesen ist trotz zunehmender Standardisierung von Bewertungsmethoden letztlich als Einzelfall im komplexen Umfeld anzusehen. Das mag paradox klingen, es zeigt sich aber in der Alltagspraxis, dass eine evidenzbasierte Vorgehensweise zu komplizierten Beratungen führen kann, auch wenn das Gegenteil zu erwarten wäre. Das ist beispielsweise der Fall bei nicht eindeutiger bzw. widersprüchlicher Evidenzlage und/oder gegensätzlichen Interessen.

Innerhalb der Strukturen des deutschen Gesundheitswesens sind Interessenskonflikte vorprogrammiert. Einen wichtigen Problembereich stellen unterschiedliche Entscheidungswege zur Kostenübernahme im ambulanten und im stationären Sektor (s. Kap. 2) bei gleichzeitig bestehender Konkurrenzsituation einer „doppelten Facharztschiene" dar. Sowohl ambulant wie auch stationär besteht eine gut ausgebaute Infrastruktur mit der Möglichkeit, eine breite Palette von diagnostischen und therapeutischen Interventionen durchzuführen – Einrichtungen in beiden Sektoren konkurrieren um Patienten. Zwischen 1990 und 2002 stieg die Zahl der niedergelassenen Vertragsärzte um rund ein Drittel, wobei die Zahl der spezialisierten Fachärzte im Vergleich zu den Allgemeinärzten und hausärztlich tätigen Internisten überproportional zunahm (z. B. Chirurgen +42 %, Labormediziner +47 %, Nervenärzte +56 %, Orthopäden +43 %, Radiologen +68 %, dagegen z. B. Allgemeinärzte +13 %, Kinderärzte +13 %). Fünf Prozent der niedergelassenen Fachärzte verfügen auch über eine Berechtigung zur Krankenhausbehandlung (belegärztliche Tätigkeit), umgekehrt verfügen etwa 8,5 % der Krankenhausärzte über eine Ermächtigung zur ambulanten Behandlung [Busse u. Riesberg 2005].

1.1 Bedarf für Entscheidungsfindung im Gesundheitswesen

Daneben führen auch noch andere Eigenheiten des deutschen Gesundheitswesens zu komplexen Entscheidungssituationen. Hierzu gehören die Regelungen zur Krankenhausfinanzierung, die eine unkritische Einführung von Innovationen ohne Berücksichtigung des Nutzens fördern. Im Wettbewerb stehende Krankenhäuser und Klinikverbünde erhöhen ihre Attraktivität auch dadurch, dass sie die jeweils neuesten Technologien vorhalten. Es besteht offenbar der politische Wille, Innovationen möglichst zügig in Krankenhäuser einzuführen, d. h. im Entgeltsystem der Diagnoses-related Groups (DRG) abzubilden. Krankenhäuser, die neue Leistungen anbieten möchten, diese aber nicht im aktuellen DRG-Katalog kostendeckend abgebildet sehen, können seit 2005 bis zum Stichtag 31.10. beim Institut für das Entgeltsystem im Krankenhaus (InEK) einen Antrag auf Aufnahme in eine Liste gesondert berechenbarer Leistungen einreichen und eine Sondervergütung mit den Krankenkassen vereinbaren (individuelles Entgelt) (§ 6 Krankenhausentgeltgesetz, KHEntgG). Das InEK prüft, ob die beantragte „Neue Untersuchungs- und Behandlungsmethode" (NUB) im bestehenden DRG abgebildet ist oder nicht. Eine Nutzenbewertung wird dabei nicht durchgeführt. Kommt das InEK zu dem Ergebnis, dass eine Abbildung im DRG nicht erfolgt, dann kann ein Zusatzentgelt krankenhausindividuell verhandelt werden. Diese Vereinbarungen sind jeweils ein Jahr gültig, die Vergütung erfolgt außerbudgetär (s. Infobox 3). Bisher hat jedes deutsche Krankenhaus im Durchschnitt zwei NUB-Anträge gestellt. 2006 wurden beispielsweise 54 Methoden, angefragt von insgesamt 1.498 Krankenhäusern, als neue Untersuchungs- und Behandlungsmethoden vom InEK anerkannt. Nach Ablauf eines Jahres kann das InEK auf der Basis von fallbezogenen Nutzungs- und Kostendaten (aber keine Nutzenbewertung!) ein bundesweites Zusatzentgelt vorsehen, d. h. die Innovation kann ohne Nutzenbewertung als Regelleistung eingeführt werden.

Infobox 3:
DRG-System und Innovationen
„Fallpauschalen fördern Innovationsfreude – Die diagnosebezogenen Fallpauschalen (DRG), nach denen Krankenhäuser seit zwei Jahren abrechnen, bringen medizinische Neuerungen schneller zum Patienten. *Das neue Abrechnungssystem macht den deutschen Markt für uns erst interessant*, sagt Robert Guilleaume, Chef des Esslinger Biotechnologieunternehmens Arthro Kinetics. Die Firma hat gemeinsam mit Forschern der Stuttgarter Fraunhofer Gesellschaft ein neues Verfahren entwickelt, um Knorpel zu ersetzen (...)." [aus: Handelsblatt, 23.3.2006]

Die Wettbewerbssituation zwischen Krankenkassen führt zu teilweise kontraproduktiven Positionierungen: Krankenkassen, die etwa mit „sanfter" bzw. „alternativer" Medizin werben, werden eher geneigt sein, auch im besten Fall als umstritten geltende Therapiemethoden zu unterstützen. Kassen, die als besonders „innovativ" gelten möchten, streben eher Modellversuche und andere Versorgungsmodelle an, um bestehende offene Beschlusslagen als Wettbewerbsvorteile zu nutzen, indem sie Innovation exklusiv für „ihre" Versicherten zur Verfügung stellen.

Einen weiteren Problemkreis stellt die scheinbar widersprechenden Zielen folgende Politik der Forschungsförderung von möglichst vielen Innovationen durch das Bundesforschungsressort einerseits und die dem Diktat der Beitragssatzstabilität folgende Politik des Gesundheitsressorts andererseits dar. Um die biomedizinische Forschung am Standort Deutschland international konkurrenzfähig zu halten, werden im Rahmen der Gesundheitsforschung große Summen investiert. Beispielsweise schreibt das Bundesministerium für Bildung und Forschung (BMBF) seit 1999 jährlich einen Innovationswettbewerb Medizintechnik aus, um „Innovationsbarrieren zu überwinden und den Weg von der Idee zu einem medizinisch nutzbaren und wirtschaftlich umsetzbaren Produkt oder einer Technik zu beschleunigen". Im Vordergrund steht die Realisierbarkeit der Innovation. Ob die resultierenden Innovationen den Patienten tatsächlich nutzen, oder letztlich nur zu höheren Kosten ohne zusätzlichen Nutzen in der gesetzlichen Krankenversicherung führen, wie das bei den so genannten „Mee-too"-Arzneimitteln der Fall ist, ist nicht Gegenstand dieser Forschungsförderung [Perleth 2003].

Auf die Einflussnahme der Industrie auf Ärzte, Politik und die Öffentlichkeit wurde bereits in Kapitel 1.1 hingewiesen. Problematische Finanzierungs- und Regulationsmechanismen, Wettbewerbs- und Konkurrenzsituationen sowie eine widersprüchliche Politik führen zu Interessenkonflikten auf vielen Ebenen, die sich letztlich auch auf das Innovationsmanagement auswirken.

1.2 Geschichte, Bezüge zur Leitlinienentwicklung und zur evidenzbasierten Medizin

Im Office of Technology Assessment (OTA) des US Congress wurde das erste HTA-Programm begründet. 1975 begann das OTA explizit im Bereich Health Technology Assessment (HTA) tätig zu werden, zunächst mit der Beschreibung grundlegender Begriffe und Methoden. Ausschlaggebend für dieses Engagement waren vor allem drei Fragestellungen:
- Werden Forschungs- und Entwicklungsgelder in die vielversprechendsten Technologien investiert?
- Ist die Einführung neuer Verfahren in das Gesundheitswesen ausreichend geplant und kontrolliert?
- Kann es zu unerwarteten sozialen/gesellschaftlichen Folgen durch neue gesundheitliche Technologien kommen?

Das OTA als Einrichtung des US Congress war zuallererst eine Einrichtung der (parlamentarischen) Politikberatung. Zu den vorherrschenden Fragestellungen gehörten dabei u. a. die Allokation von Forschungsgeldern, eine bessere Kontrolle der Einführung neuer Technologien und die Sorge um nicht intendierte, negative soziale Implikationen. Fragen der Sicherheit und Wirksamkeit wurden im analytischen Kontext dieser Diskussion zunächst noch als *technical aspects* behandelt. Medizinische Technologien wurden in ihrer Heterogenität und Diversität erkannt und es bestanden ernsthafte Zweifel, ob es jemals einen Evaluationsstandard angesichts der Vielfalt der Technologien geben könne. Hier könne nur die Durchführung von weiteren Assessments und der Zuwachs an Erfahrung Klärung bringen [US Congress Office of Technology Assessment 1976].

Grundlegende Fragen der medizinischen Technologiebewertung wurden im OTA-Report *Development of Medical Technology – Opportunities for Assessment* von 1976 erstmals thematisiert. Der Fokus der methodischen Erwägungen lag auf den *social impacts* von medizinischen Technologien. Der erste HTA-Report des OTA, der sich konkret mit einer medizinischen Technologie befasste, erschien 1978 zum Thema Computertomographie (CT). Darin wurde der klinische Nutzen der CT nur am Rande behandelt. Im Vordergrund standen Probleme der Diffusion und Steuerung der Technologie.

Berücksichtigt man den Kontext parlamentarischer Politikberatung als Wurzel dieser Entwicklung, dann erscheint die anfängliche Konzentration auf die gesellschaftlichen Auswirkungen konsequent und folgerichtig. Zu Beginn der 1980er Jahre änderte sich aber der Fokus in Richtung klinisch orientierter Evaluation. 1985 veröffentlichte das Institute of Medicine, eine Einrichtung der amerikanischen National Academy of Sciences, die wegweisende Monographie *Assessing Medical Technologies* [Institute of Medicine 1985], die eine „umfassendere" Form von HTA forderte. Auf der Basis der bis dahin erschienenen OTA-Berichte wurden die folgenden Bestandteile von HTA-Berichten identifiziert:

1.2 Geschichte, Bezüge zur Leitlinienentwicklung und zur evidenzbasierten Medizin

- Sicherheit
- Wirksamkeit
- Machbarkeit (*feasibility*)
- Indikationsstellung
- Kosten und Kosten-Wirksamkeit
- soziale, ökonomische und ethische Implikationen

Damit war die Verlagerung des Schwerpunkts der medizinischen Technologiebewertung auf die klinischen Aspekte eingeleitet. Allerdings sind Studien zur Diffusion, Nutzung, Innovation, Angemessenheit und geographischen Variationen weiterhin fester Bestandteil von HTA. Verglichen mit der ursprünglichen „parlamentarischen" Ausrichtung von TA, die die gesamtgesellschaftlichen Konsequenzen von Technologien untersucht (u. a. Umwelt, soziale und kulturelle Implikationen, Wirtschaft), beschränkt sich HTA meist auf das Gesundheitswesen. HTA ist neben *Health Impact Assessment* (HIA, s. Kap. 1.5) der bislang einzige Bereich der Technologiebewertung, der sich mit einer eigenen Methodik und eigenen Institutionen von der parlamentarischen Technologiebewertung (PTA) „emanzipiert" hat.

Vor dem Hintergrund von rund 30 Jahren konzeptioneller und methodischer Entwicklung und nicht zuletzt der Erfahrungen von Tausenden von HTA-Berichten erscheint der OTA-Report von 1976 als erste systematische Annäherung an HTA verblüffend aktuell. Derzeit intensiv diskutierte Fragen der Standardisierung der Methodik von HTA, Kurzassessments, Prioritätensetzung, Entwicklungsstatus einer Technologie, Implementierung von HTA-Ergebnissen u. a. m. wurden bereits in der OTA-Darstellung ausführlich diskutiert [US Congress Office of Technology Assessment 1976]. Beispielhaft sollen hier nur die Überlegungen zu der Umsetzung der Ergebnisse von HTA-Berichten zusammengefasst werden. Als mögliche Konsequenzen eines HTA erwägen die Autoren zunächst die beiden Extreme „Keine Änderung oder komplette Blockade einer Technologie". Zwischen diesen Extremen gibt es aber eine Reihe von weiteren Möglichkeiten (von denen einige in wenigen Ländern heute Anwendung finden). Zu diesen Möglichkeiten zählen:

- Beschleunigung der Entwicklung einer Technologie
- Änderung der Indikationen für die Anwendung einer Technologie
- Nutzung der Informationen für die strategische Planung
- stufenweise Einführung oder zeitlich begrenztes Aussetzen der weiteren Diffusion bei gleichzeitiger weiterer Evaluation der Technologie
- Initiierung weiterer Forschung hinsichtlich Risiken oder Wirksamkeit
- Monitoring der Nutzung der Technologie

Entscheidungen zur Kostenübernahme im Rahmen von Versicherungssystemen wurden zuerst in den USA auf der Basis von HTA-Berichten getroffen. Hier ist vor allem das Programm der Blue Cross/Blue Shield Association (BC/BS) zu erwähnen. BC/BS war in den 1970er Jahren der größte Krankenversicherer in den USA und führte seit 1977 eine Negativliste ineffektiver Technologien. 1983 wurde das *Technology Evaluation Center* etabliert, das seitdem Sicherheit und Wirksamkeit von medizinischen Technologien bewertet und auf dieser Basis Entscheidungen zur Kostenübernahme trifft. Auf HTA gestützte Kostenübernahmeentscheidungen wurden in den folgenden Jahren vor allem von Managed Care Organisationen und Versicherungen (z. B. Aetna und Prudential) sowie von Medicare eingeführt [Banta et al. 1995].

In Europa wurden seit Mitte der 1980er Jahre zunehmend Entscheidungen zur Einführung von neuen medizinischen Verfahren auf der Grundlage von HTA-Bewertungen getroffen. Diese beschäftigten sich zunächst mit teuren und aufwändigen Verfahren wie z.B. Herztransplantationen, Nierensteinzertrümmerer oder in vitro Fertilisation, also Technologien, die den finanziellen Rahmen der Krankenversicherung zu sprengen drohten. Seit den 1980er Jahren wurden öffentlich geförderte und der Gemeinschaft verpflichtete Programme zur Evaluierung von Gesundheitstechnologien etabliert. Nationale HTA-Programme existieren u. a. auch in Australien, Dänemark, Finnland, Frankreich, Großbritannien, Italien, Kanada, Norwegen, Schweiz, Spanien. Besonders Spanien und Italien verfügen auch über effektive regionale Programme, mit einem herausragenden Beispiel in der spanischen Provinz Katalonien. Außerdem hat eine Reihe von Staaten einen Schwerpunkt auf HTA als Hilfe bei der Entscheidungsfindung gelegt. Hier sind die Erfahrungen der Niederlande, Schweiz, Dänemark, Irland und einiger anderer Länder zu nennen. In den Niederlanden spielte der 1988 etablierte *National Fund for Investigational Medicine* (Fonds Ontwikkelingsgeneeskunde) eine wichtige Rolle. In der Schweiz wurden 1990 Kriterien für die Kostenübernahme von Innovationen in die Krankenversicherung entwickelt, die zu einem HTA-Manual führten, dem international Pilotcharakter zukommt.

Auch auf EU-Ebene wurde die Bedeutung von HTA für die Weiterentwicklung der Gesundheitssysteme in Europa erkannt. Insbesondere die Notwendigkeit der Verbesserung der Qualität und Kosten-Effektivität der Gesundheitsversorgung wird betont, wobei HTA als *key tool* dienen soll. Die *High Level Group on Health Services and Medical Care* beim Generaldirektorat Gesundheit und Verbraucherschutz der Europäischen Kommission formulierte in einem Positionspapier die Bedeutung von HTA folgendermaßen:

> *The usefulness of establishing a sustainable European health technology assessment network has been recognised. Such a network should address methods for developing common core information packages, methods to support transferability of assessments, methods for helping Member States to identify and prioritise topics and commissioning reports, tailoring common core information to national health policy processes and sharing methodologies, expertise and practice issues. This network could be established initially through the public health programme.*

Diese Zielsetzung verfolgt auch das EUNetHTA-Projekt (s. Infobox 4 und Kap. 1.6) [European Commission 2004].

Infobox 4:
Grundzüge der bisherigen Entwicklung von HTA
Die bisherige Entwicklung von HTA, sowohl in den USA wie auch in Europa, lässt sich anhand verschiedener Entwicklungslinien grob in Phasen einteilen. Hierzu gehören:

1970 bis ca. 1980: Erste Konzeptualisierung der Bewertung gesundheitlicher Technologien:
Dies schloss die Untersuchung von Sicherheit, Wirksamkeit und Nebeneffekten ein, wenn auch der Fokus zu Beginn noch auf der Untersuchung der sozialen bzw. gesellschaftlichen Implikationen medizinischer Technologien lag [US Congress Office of Technology Assessment 1976]. HTA beinhaltete zunächst v. a. die Untersuchung der Rahmenbedingungen von Innovationen, Einführung in das Gesundheitswesen, Diffusion und Nutzung von medizinischen Technologien. Hierzu wurden, meist aus sozialwissenschaftlicher und ökonomischer Perspektive u. a. Fallstudien durchgeführt. Ausschlaggebend für die Entwicklung und den zunehmenden Einfluss von HTA waren neben der Sorge um die Sicherheit, Wirksamkeit und um die sozialen Auswirkungen medizinischer Technologien von immer neuen medizinischen Verfahren auch die Erkenntnis der begrenzten finanziellen Ressourcen im Gesundheitswesen und die Hoffnung auf HTA als ein Instrument zur Kostenkontrolle [US Congress Office of Technology Assessment 1976; Banta u. Luce 1993].

Entstehung nationaler HTA-Programme in den 1980er Jahren:
Parallel zu den wegweisenden Aktivitäten des OTA entstanden in Europa, zunächst in Katalonien (1984) Schweden (1987) und Niederlande (1988), später in Frankreich (1990) und Großbritannien (1991) nationale (öffentlich finanzierte) HTA-Ein-

richtungen bzw. HTA-Programme. In den USA vor allem entwickelte sich eine Vielfalt kommerzieller und nicht-kommerzieller HTA-Einrichtungen, die den wachsenden Entscheidungsbedarf im *Managed-Care*-Bereich und den sonstigen Sektoren marktorientierter Gesundheitsversorgung bedienen (Übersicht bei [Rettig 1997]).

Seit ca. 1985 Internationalisierung/ Vernetzung:
1985 wurde die International Society of Technology Assessment in Health Care (ISTAHC) als interdisziplinäre wissenschaftliche Fachgesellschaft gegründet, die 2003 als Health Technology Assessment International (HTAi) neu gegründet wurde. Mit etwa 1.000 Mitgliedern stellt HTAi das wichtigste internationale Forum für die Diskussion von HTA und seinen Ergebnissen dar, u. a. auf den jährlich stattfindenden Kongressen.

INAHTA – International Network of Agencies for Health Technology Assessment – wurde 1993 gegründet, u. a. mit der Zielsetzung, die internationale Zusammenarbeit, den Informationsaustausch und die weitere Institutionalisierung von unabhängigen HTA-Aktivitäten zu fördern. Die meisten der zur Zeit 43 Einrichtungen aus 21 Ländern innerhalb des INAHTA-Netzwerks sind in Europa angesiedelt.

Seit Mitte der 1990er Jahre: Methodische Weiterentwicklung/Standardisierung:
Die Etablierung systematischer Literaturübersichten als Methode und als wichtige Entscheidungshilfe auf allen Ebenen der Gesundheitsversorgung hat sich als überaus einflussreich erwiesen. Diese Entwicklung ist eng an die Cochrane Collaboration gekoppelt. Das Bedürfnis nach einer stärkeren Zusammenarbeit der HTA-Einrichtungen untereinander hat auch zu einem größeren Bedarf besser vergleichbarer und reliabler HTA-Reports geführt. Das EUR-ASSESS-Projekt (1994–1997), ein von der Europäischen Kommission gefördertes Projekt hat erstmals systematisch methodische Fragestellungen unter Beteiligung aller wichtigen europäischen HTA-Einrichtungen aufgearbeitet und Empfehlungen formuliert [Liberati et al. 1997]. Wesentlich weitergehende Überlegungen, die zu einer stärkeren Standardisierung der methodischen Vorgehensweise führen, wurden in dem Nachfolgeprojekt European Collaboration in HTA (ECHTA) erarbeitet [Busse et al. 2002]. Die Vorgehensweise bei der Erstellung von HTAs sollte sich stärker an die Methodik systematischer Übersichten anlehnen, um die transnationale Verwendbarkeit zu fördern und den Austausch von Informationen zwischen HTA-Einrichtungen verbessern. Das European Network for Health Technology Assessment (EUNetHTA), das zunächst bis 2008 läuft, greift den Gedanken der Vernetzung und Kooperation verstärkt auf. Organisationen aus 27 europäischen Ländern bearbeiten in 8 Arbeitsgruppen methodische Fragen und erstellen ein Handbuch zur Einrichtung und Organisation von HTA-Programmen, auch mit Blick auf die Beitrittsländer und -kandidaten der EU. Übergeordnetes Ziel ist die dauerhafte Etablierung eines HTA-Netzwerks in Europa.

1.2.1 Was unterscheidet HTA, evidenzbasierte Medizin (EbM) und Leitlinienentwicklung?

Evidenzbasierte Medizin (EbM) ist ein Instrument, das in der klinischen Anwendungssituation den Rückgriff auf die wissenschaftliche Evidenz und durch ihre Anwendung auf individuelle Patienten die klinische Erfahrung ergebnisorientiert ergänzen soll. Durch Leitlinien soll externe wissenschaftliche Evidenz durch einen Konsensprozess unter Experten und Betroffenen als lokaler Standard auf der Ebene von indikationsbezogenen Patientengruppen (möglichst unter Berücksichtigung weiterer Aspekte wie Alter, Geschlecht, Komorbidität, Setting, Kosteneffektivität) vermittelt werden. HTA hat die Funktion, Entscheidungen durch den systematischen Überblick über Evaluationsergebnisse von medizinischen Technologien im Gesundheitswesen zu unterstützen, ist also am Entscheidungsbedarf auf Systemebene, bzw.

an Bevölkerungsgruppen orientiert. Trotzdem gibt es Gemeinsamkeiten, die vor allem darin gründen, dass systematische Übersichtsarbeiten oft die Grundlage für diese drei Entwicklungen bilden (s. Tab. 1).

EbM und Leitlinien stellen also den klinisch-individualmedizinische Bezug her (auch wenn mit der Implementierung von Leitlinien noch andere Ziele als die Standardisierung der individuellen Patientenversorgung verfolgt werden können). Die Expertise für die Anwendung der EbM und die Entwicklung von Leitlinien wird zunehmend von den klinischen Disziplinen und Fachgesellschaften übernommen. Demgegenüber wurde HTA im Bereich Sozialmedizin/Public Health unter Einbeziehung der Gesundheitsökonomie professionalisiert und akademisiert. Damit wird dem interdisziplinären Charakter einerseits, der Systembezogenheit von HTA andererseits Rechnung getragen.

1.2.2 Parlamentarische Technologiebewertung

Die Wurzeln von HTA liegen, wie bereits am Beispiel OTA verdeutlicht, in der parlamentarischen Technologiebewertung (PTA). Es ist deshalb nicht überraschend, dass sich die frühen HTA-Berichte des OTA wie PTA-Berichte aus anderen Technologiebereichen lesen. Trotz aktuell unterschiedlicher Vorgehensweisen und Zielsetzungen (s. Tab. 2) können HTA

Tab. 1 Unterschiede und Gemeinsamkeiten von EbM, Leitlinien und HTA [Perleth et al. 2001]

	EbM	Leitlinien	HTA
Zielgruppe/Anwender	Kliniker	Kliniker, Manager	Entscheidungsträger
Zielbevölkerung	individuelle Patienten	Patientengruppen	Bevölkerung/ Bevölkerungsgruppen
Anwendungskontext	klinische Entscheidungsfindung	Standardisierung klinischer Entscheidungsfindung zur Minimierung ungerechtfertigter Praxisvariationen	Kostenübernahme, Investitionen, Regulation
Methoden	systematische Übersichten, Metaanalysen, Entscheidungsanalysen	systematische Übersichten, Metaanalysen, formale und nicht formale Konsensusmethoden	systematische Übersichten, Metaanalysen, klinische Studien, ökonomische Evaluation, ethische, sozio-kulturelle, organisatorische, rechtliche Analysen
Probleme/Schwächen	viele ungeklärte methodische Probleme, nicht unerheblicher Trainingsbedarf für Anwender	oft fehlende Evidenz, Konsensverfahren oft nicht adäquat, Implementation schwierig	oft fehlende Evidenz, schwierige Erfassung des Impacts, oft nur Berücksichtigung von medizinischen und ökonomischen Aspekten

1.2 Geschichte, Bezüge zur Leitlinienentwicklung und zur evidenzbasierten Medizin

Tab. 2 Komplementarität von HTA und PTA [modifiziert nach Hennen 2001]

	HTA	PTA
Kontext	Klinik, praktische Medizin Arzt – Patient	Gesundheitspolitik Technologie – Gesellschaft
Bewertungsdimension	Wirksamkeit, Kosten	Werte und Interessen
Ziele	Empfehlungen für Management- und Kostenübernahmeentscheidungen, Leitlinien	Argumentationshilfe für öffentliche Diskussion, Gesetzgebung und Forschungsförderung

und PTA als komplementär aufgefasst werden, wenn die Entscheidungsfindung auf gesamtgesellschaftlicher Ebene betrachtet wird. PTA evaluiert im Bereich der Biotechnologie in der Regel nicht einzelne Technologien, sondern neue Entwicklungen mit möglichen gesellschaftlichen Implikationen, wie etwa Pharmakogenetik, Xenotransplantation, Telemedizin und Präimplantationsdiagnostik. Im Vordergrund stehen dabei Analysen von ethischen, juristischen, sozialen und volkswirtschaftlichen Auswirkungen.

Genau in diesen Bereichen besteht ein methodisches Defizit von HTA. Während HTA in vergleichsweise anspruchsvoller Form Kosten und Nutzen von medizinischen Technologien auf der Basis publizierter Daten bewertet, bestanden bisher nur ansatzweise systematisch entwickelte Methoden der Evaluation von sozialen, ethischen und juristischen Implikationen (s. Kap. 6.2). Der datenzentrierte Ansatz von HTA sollte allerdings nicht dazu führen, nicht oder schwer „messbare" Sachverhalte zu vernachlässigen. (P)TA führt in der Regel Politikfeldanalysen durch und ist daher eher qualitativ orientiert oder unter Einsatz von Instrumenten der empirischen Sozialforschung und Delphi-Panels. TA untersucht Technologien hinsichtlich ihrer Implikationen und den Handlungsbedarf auf politisch-gesellschaftlicher Ebene und unterscheidet sich damit fundamental von HTA. Deshalb untersucht TA konsequenterweise die Perspektiven, Interessen und Werte von gesellschaftlichen Gruppen, während HTA, je nach Entscheidungsbedarf (Leistungserbringer, Kostenträger, Patienten, Gesellschaft), unterschiedliche Perspektiven einnimmt.

HTA und PTA decken im Idealfall verschiedene Aspekte derselben Technologie ab. Dies kann am Beispiel telemedizinischer Anwendungen illustriert werden. Während HTAs die Dynamik der Diffusion, mögliche gesundheitliche Effekte, Einfluss auf die Organisation der Gesundheitsversorgung und Kosten untersuchen [Mowatt et al. 1997], widmen sich TAs beispielsweise den Implikationen der Telemedizin für die Privatsphäre von Patienten, Datenschutz und Kommerzialisierung. Beide Ansätze sind notwendig, können aber zu verschiedenen Konsequenzen führen, was insbesondere dann problematisch erscheint, wenn ein HTA beispielsweise eine positive Evaluation ergibt, ein TA aber ernstzunehmende Probleme oder gar Gesetzesänderungen vorsieht (etwa wenn es um Datenschutz geht).

In den deutschsprachigen Ländern haben sich Einrichtungen der PTA seit vielen Jahren etabliert, z. B. das Büro für Technikfolgen-Abschätzung beim Deutschen Bundestag in Berlin (TAB, s. Infobox 5), das Institut für Technikfolgenabschätzung in Wien (ITA) und das Zentrum für Technologiefolgen-Abschätzung in Bern (TA-SWISS). Diese Einrichtungen sind als Einrichtungen der Politikberatung nicht mehr wegzudenken und inspirieren auch die Aktivitäten der *HTA*-Einrichtungen.

Infobox 5:
Das Büro für Technikfolgen-Abschätzung beim Deutschen Bundestag
Das TAB wurde 1990 als Beratungseinrichtung des Bundestages eingerichtet. Die Gründungsinitiative geht auf einen Vorschlag der Enquête-Kommission „Einschätzung und Bewertung von Technikfolgen" von 1986 zurück. Seine Aufträge erhält das TAB vom Ausschuss für Forschung, Technologie und TA des Bundestages. Seit 1991 wurden ca. 80 Berichte vorgelegt, die vor allem in die Bereiche Bio- und Gentechnik (inklusive Medizintechnik), Umwelt, Energie, Wissenschaft- und Technikentwicklung fallen. Adressaten sind in der Regel die Fachausschüsse und Arbeitskreise der Fraktionen im Bundestag. Die Berichte werden für die Information der Ausschüsse genutzt, als Grundlagen für Entscheidungen und Gesetze sowie für die Öffentlichkeits- und Pressearbeit. Eine vor kurzem erfolgte Evaluation des TAB analysierte den Verbleib und Einfluss der TAB-Berichte zwischen 1993 und 2001. Von den 78 in dieser Zeit übergebenen Berichten wurden 26 als Bundestagsdrucksache veröffentlicht, davon 12 mit einer Beschlussempfehlung. Auf dieser Basis wurden 8 inhaltliche Beschlüsse gefasst, d. h. rund 10 % der Berichte hatten einen direkten Einfluss auf die Gesetzgebung.

1.3 Gebräuchliche Definitionen (Technologien, Technology Assessment, HTA)

Das Wort Technologie ist zusammengesetzt aus den griechischen Wörtern *téchne* = Handwerk, Kunst, Fertigkeit, Wissenschaft und *logos* = Wort, Rede, und bezeichnet die Herstellungs- bzw. Verarbeitungs- Lehre, d. h. die Gesamtheit der Verfahren zur Produktion von Waren und Dienstleistungen, die einer Gesellschaft zur Verfügung steht. Der englische Begriff *technology* hat eine breitere Bedeutung und kann sich u. a. auf Technik, Geräte, Werkzeuge, Computerprogramme, Systeme oder Verfahren beziehen. Im Deutschen werden die Begriffe Technikfolgenabschätzung (außerhalb der Medizin) und Technologiebewertung (in der Medizin) häufig synonym benutzt.

1.3.1 Was ist eine medizinische Technologie? Was ist Technologiebewertung?

Das ehemalige US Congress Office of Technology Assessment (OTA) definierte medizinische Technologien als ...*drugs, devices, and medical and surgical procedures used in medical care, and the organizational and supportive systems within which such care is provided* [Banta et al. 1978] (s. Infobox 6). Technologie im Kontext der Medizin wird dabei definiert als die systematische Applikation wissenschaftlichen und anderen organisierten Wissens auf praktische Problemstellungen. Damit ist impliziert, dass bloß empirisch entwickelte oder tradierte Verfahren nicht von vornherein als im Sinne eines Health Technology Assessment evaluierbare medizinische Technologien zu betrachten sind [US Congress Office of Technology Assessment 1976, Banta u. Luce 1993].

Infobox 6:
Das US Congress Office of Technology Assessment (OTA)
Das OTA wurde auf Beschluss des US Congress unter einer republikanischen Mehrheit vordergründig als Sparmaßnahme Ende 1995 geschlossen. Bis dahin hatte das OTA für Senatoren und Kongressabgeordnete in rund 20 Jahren über 700 TA-Berichte verfasst (diese sind weiterhin online unter [www.wws.princeton.edu/~ota/] verfügbar). Damit hatte das OTA eine Aufgabe vergleichbar dem Büro für Technikfolgenabschätzung beim Deutschen Bundestag (TAB), diente also vor allem der Beratung der Gesetzgebung. Die Bedeutung des OTA ist darin zu sehen, dass es als Modell für ähnliche Einrichtungen weltweit diente und ganz wesentlich die Methoden der Technologiebewertung mitprägte. Im Office of Technology Assessment (OTA) wurde auch das erste HTA-Programm begründet: 1975 begann das OTA explizit im Bereich Health Technology Assessment

1.3 Gebräuchliche Definitionen (Technologien, Technology Assessment, HTA)

(HTA) tätig zu werden, zunächst mit der Beschreibung grundlegender Begriffe und Methoden. Der Fokus der methodischen Erwägungen lag auf den *social impacts* von medizinischen Technologien.

Medizinische Technologien können nach verschiedenen Kriterien klassifiziert werden. Eine zweckorientierte Einteilung wurde vom OTA vorgenommen. Darin wird unterschieden nach Technologien für Prävention, Diagnose, Therapie, Rehabilitation, Patientensupport und Administration [Banta et al. 1978]. Eine vergleichbare Klassifikation findet sich auch im britischen HTA-Programm, in dem verschiedene *technological areas* unterschieden werden: *acute sector technologies, pharmaceuticals, diagnostics and imaging, population screening, HTA methodology, primary and community care*. Bemerkenswert ist, dass HTA selbst als eine Form von Technologie aufgefasst wird, die freilich methodischen Verfeinerungen zugänglich ist (s. Infobox 7).

Infobox 7:
Eine im Ansatz sozialkritische und zugleich positivistische Definition wurde von Lewis Thomas geprägt, die vor allem in den USA Einfluss gewonnen hat [Thomas 1971]
Er unterscheidet drei Formen von medizinischen Leistungen:
- *Nontechnology*: Hierzu gehören vor allem unterstützende medizinische und pflegerische Leistungen ohne technischen Charakter (etwa Gesprächsleistungen, Information), die in der Regel den natürlichen Verlauf einer Krankheit nicht ändern können.
- *Halfway technology*: Maßnahmen, die zwar zur Erkennung und Besserung von Krankheiten und eventuell zur Lebensverlängerung führen, nicht aber zur Heilung (z. B. diagnostische Verfahren, lebensverlängernde Maßnahmen, symptomatische Therapie). Dies ist die teuerste Form der Medizin.
- *Definitive technology (high technology)*: Auf der Basis grundlegender wissenschaftlicher Erkenntnisse kann eine Prävention oder Heilung erreicht werden. Hierzu müssen die Prozesse, die zur Erkrankung führen (z. B. Mechanismen die zur Auslösung von Krebs führen), verstanden werden. Beispiele sind Impfungen und Hormonsubstitution.

In der Praxis ist allerdings die Differenzierung zwischen neuen und etablierten Technologien zu beachten. Insbesondere für Belange der Regulation und Feinsteuerung der Nutzungshäufigkeit und -angemessenheit kann dies relevant sein. Bei neuen Technologien kann es sich um echte Innovationen handeln, die beispielsweise ein völlig neues Wirkprinzip umsetzen (z. B. monoklonale Antikörper), um Modifikationen existierender Technologien (z. B. Weiterentwicklung der Computertomographie), oder um die plötzliche Änderung der Nutzungsfrequenz einer bislang nicht beachteten bzw. evaluierten Technologie (zwar nicht im streng wissenschaftlichen Sinn, aber in regulatorischer Hinsicht ist dieser Fall als ‚neu' zu betrachten).

Im Kontext der Handhabung medizinischer Technologien in Deutschland bietet sich eine Einteilung entsprechend der gesetzlichen Regelungen an. Demnach können medizinische Technologien eingeteilt werden in Arzneimittel, Medizinprodukte, die von Patienten direkt genutzt werden (Hilfsmittel), Medizinprodukte, die im Rahmen von medizinischen oder chirurgischen Prozeduren eingesetzt werden, ambulante und stationär durchgeführte ärztliche und nicht-ärztliche Prozeduren sowie Großgeräte (s. Kap. 2).

Der Begriff *technology assessment* wurde zuerst im US Congress ab 1965 benutzt. Damit waren keineswegs in erster Linie medizinische Technologien gemeint, sondern alle Bereiche des gesellschaftlichen Lebens, z. B. Transportwesen und Verkehr, Energie, Ernährung, Rüstung sowie Raumfahrt. Im Zuge von Gesetzesinitiativen im US Congress wurde 1972 das Office of Technology Assessment (OTA) als parlamentarische Beratungseinrichtung gegründet (s. Infobox 6).

1.3.2 Definition von Health Technology Assessment (HTA)

Health Technology Assessment (HTA) (...) ist eine Form der Politikfeldanalyse (policy research) *die systematisch kurz- und langfristige Konsequenzen der Anwendung einer medizinischen Technologie, einer Gruppe verwandter Technologien oder eines technologiebezogenen Sachverhalts untersucht. Das Ziel von HTA ist die Unterstützung von Entscheidungen in Politik und Praxis. Grundlegend für HTA ist die Ausrichtung auf Entscheidungsfindung sowie der multidisziplinäre und umfassende Ansatz (...)* [Henshall et al. 1997].

HTA betrachtet medizinische Technologien umfassend und führt Analysen aus unterschiedlichen Perspektiven durch. Darin sind enthalten: Studien zu ethischen und sozialen Auswirkungen von Technologien; Faktoren, die die Diffusion medizinischer Technologien hemmen oder beschleunigen; Untersuchung der Effekte, Regelungen zur Diffusion und Nutzung (Qualitätssicherung) von Technologien und Vorschläge zur Änderung solcher Regelungen; Studien zu Variationen in der Nutzung von Technologien. Der elementarste Bestandteil von HTA besteht darin, Nutzen und Kosten einer Technologie zu bestimmen und somit zu einer wirtschaftlichen Verwendung von Ressourcen im Gesundheitswesen beizutragen.

In diesem umfassenden Kontext definiert sich HTA nicht durch eine Reihe von Methoden, sondern durch seine Intention. Die Überprüfung der technischen Eigenschaften eines Arzneimittels oder eines Medizinproduktes als Bestandteil einer Regulationsentscheidung kann als HTA bezeichnet werden. Ebenso kann eine ethische Analyse von gendiagnostischen Testverfahren, die einer Kostenübernahmeentscheidung vorausgeht als HTA bezeichnet werden. Ungeachtet dieser politischen Zielsetzung muss HTA auf wissenschaftlicher Grundlage durchgeführt werden bzw. sich wissenschaftlicher Methoden bedienen. Der Prozess der Technologiebewertung muss integer durchgeführt werden und die Ergebnisse müssen glaubwürdig und nachvollziehbar sein. Die häufigste Aktivität von HTA ist die systematische Recherche und Zusammenstellung der verfügbaren Informationen zu einer medizinischen Technologie, insbesondere zur Wirksamkeit und Kosten-Wirksamkeit zur Unterstützung verschiedener Entscheidungen. Die Durchführung einer randomisierten, kontrollierten Studie (RCT) oder einer prospektiven Kosten-Wirksamkeits-Analyse zur Hilfe bei politischen Entscheidungen, wie z. B. in Großbritannien üblich, ist ebenfalls HTA. Im Gegensatz dazu wird klinische Forschung, die aus Erkenntnisgründen, aber nicht zur Information von Entscheidungen durchgeführt wird, nicht als HTA bezeichnet.

Trotz dieses umfassenden Spektrums ist HTA keine eigenständige Disziplin. Tatsächlich handelt es sich um einen systematischen, interdisziplinären Prozess, der auf wissenschaftlicher Evidenz und anderen Informationen beruht. HTA involviert Kliniker, Ökonomen, Sozialwissenschaftler, Naturwissenschaftler aus den Bereichen Public Health und Versorgungsforschung, Ingenieure und Ethiker. Außerdem sind zunehmend Patienten, die Öffentlichkeit bzw. ihre Repräsentanten in HTA einbezogen [Henshall et al. 1997].

Dem breiten und interdisziplinären Ansatz entsprechend, werden je nach Fragestellung unterschiedliche Facetten einer Technologie untersucht. Ein Überblick über die Komponenten und häufig angewandte Methoden findet sich in Tabelle 3.

1.4 Formen von HTA

Health Technology Assessment ist nicht gleichzusetzen mit der Durchführung von systematischen Literaturübersichten, auch wenn dieser Eindruck durch die Methodenentwicklung der letzten Jahre entstanden sein könnte. Es gibt keinen allgemein anerkannten Standard, wie

1.4 Formen von HTA

Tab. 3 Komponenten und Methodenspektrum von HTA; Quelle: eigene Zusammenstellung

Baustein des HTA	Bedeutung	Methoden
Statusbestimmung hinsichtlich: ■ Regulation/Zulassung ■ Kostenerstattung ■ Diffusion und Nutzungshäufigkeit	Überblick über den gegenwärtigen Status einer Technologie hinsichtlich rechtlicher und versorgungspraktischer Aspekte, auch international vergleichend	Analyse von Dokumenten und Verordnungen; Umfragen bei zuständigen Organisationen (auch in anderen Ländern)
Bewertung des klinischen Nutzens bzw. des Nutzens für Patienten	systematische Darstellung der Effekte von Technologien auf den Gesundheitszustand und die Lebensqualität sowie der unerwünschten Nebeneffekte	systematische Übersichten und Metaanalysen diagnostischer und therapeutischer Technologien; Durchführung von klinischen Studien
Bewertung der Wirtschaftlichkeit: ■ nicht-vergleichend ■ vergleichend	Analyse der ökonomischen Effekte von medizinischen Technologien, inklusive Ermittlung der vergleichenden Effizienz und der Lebensqualität	systematische Übersichten und Entscheidungsanalysen gesundheitsökonomischer Studien, Durchführung von gesundheitsökonomischen Primärstudien
Fallstudien	Klärung der Bedingungsfaktoren wichtiger Aspekte der Ausbreitung und Nutzung von (paradigmatischen) Technologien	tiefgehende Analyse einzelner Technologien in ihrem politischen, organisatorischen und finanziellen Kontext
innovationsbezogenes HTA/ Innovationsmanagement	begleitende Evaluation von Technologien in der Entwicklungsphase vor Markteinführung	epidemiologische und ökonomische Analysen, Surveys, Modellierungen
Implikationen für die Organisation	Einschätzung des Einflusses der Einführung und Anwendung von Technologien auf die Organisation der Gesundheitsversorgung	Analyse struktureller und organisatorischer Rahmenbedingungen und Abschätzung der Einflüsse der Technologie auf Finanz- und Patientenströme
soziale, gesellschaftliche, psychologische und ethische Implikationen	Analyse der mit der Nutzung einer Technologie einhergehenden ethischen und sozialen Probleme	qualitative Studien auf der Basis von Literaturrecherchen und Umfragen, Interviews; Auswertung von Dokumenten

ein HTA-Bericht aufgebaut sein sollte, wie das etwa bei den systematischen Übersichtsarbeiten der Cochrane Collaboration der Fall ist. Ein Vorschlag zur Standardisierung zumindest des Berichtsformats wurde zwar im Rahmen des europäischen HTA-Projekts ECHTA erstellt (s. Kap. 1.6), damit ist aber über den Prozess der HTA-Erstellung noch keine Festlegung verbunden [Busse et al. 2002].

Empirisch gesehen hängt die Form eines HTA, also inhaltliche Komponenten, Umfang und Zeitdauer, Analysetiefe und Vollständigkeit vom Entscheidungskontext, dem Zeitpunkt der Durchführung, von der Fragestellung, formalen Anforderungen an den Assessmentprozess und nicht zuletzt von der zur Verfügung stehenden Evidenz ab. Dies spiegelt sich in der Heterogenität tatsächlich durchgeführter HTAs wider, wie in internationalen Bestandsaufnahmen wiederholt demonstriert wurde. Je nach dem wie HTA im jeweiligen Gesundheitssystem verankert ist, stehen unterschiedliche Wege der Verbreitung und Implementation von HTA-Ergebnissen zu Verfügung.

Eine aktuelle Umfrage der *Organisation for Economic Co-operation and Development* (OECD) in zwölf Ländern untersuchte die Methodik der HTA-Erstellung, Fragestellungen, Zielgruppen und Inhalte sowie die Disseminationswege. Gemessen am Idealbild eines „vollständigen" HTA dominiert die Bewertung von Wirksamkeit und Sicherheit, während Fragen zu ethischen Implikationen, psychosozialen oder juristischen Konsequenzen sehr viel seltener untersucht werden. Zudem fand sich eine nicht unbeträchtliche Variabilität zwischen den Einrichtungen für die bewerteten Dimensionen für jeweils identische Technologien. Diese Variabilität lässt sich nur teilweise aus der verfügbaren Evidenz ableiten, denn die Evidenzlage wird in der Regel international recherchiert. Vielmehr scheinen sich hier kulturelle Unterschiede zu manifestieren. Insbesondere ökonomische Evaluationen werden offenbar sehr unterschiedlich gehandhabt, z. B. werden Entscheidungen vielerorts eher auf der Basis von Daten zur (fehlenden) Wirksamkeit getroffen als auf der Basis von vergleichender Kosten-Effektivität [The OECD Health Project 2005].

Neben inhaltlichen Unterschieden finden sich auch verschiedene Muster der formalen Gestaltung von HTA-Berichten. Einige HTA-Programme haben so genannte schnelle HTAs (*rapid assessments*) in ihr Portfolio aufgenommen. Eine einheitliche Definition von Vorgehensweise und Zeithorizont gibt es allerdings nicht. Zur Literaturrecherche werden von einigen Einrichtungen fast ausschließlich Online-Quellen genutzt. Die Be- und Auswertung der als am relevantesten eingeschätzten Literatur erfolgt z. T. anhand von Checklisten und Standardformularen. Einige Einrichtungen bieten verschiedene Versionen von HTA-Berichten an, die in unterschiedlichen Zeiträumen erstellt werden können (z. B. das neuseeländische HTA-Programm). Neben der Vorgehensweise sind auch die Produkte schneller HTA-Programme äußerst heterogen. Der kleinste gemeinsame Nenner besteht darin, dass eine fokussierte Fragestellung in maximal 6 Monaten unter Berücksichtigung von Primär- und Sekundärstudien bearbeitet wird. Insbesondere in England besteht eine inhaltliche Verbindung zwischen der Erstellung schneller HTAs und dem so genannten *Horizon Scanning* (der kontinuierlichen Beobachtung medizinischer Innovationen und der Einschätzung ihrer Relevanz für das Gesundheitswesen (s. Kap. 4). Auf diese Weise können relevante Themen direkt in Form von schnellen Assessments auf ihre Bedeutung für die Gesundheitsversorgung eingeschätzt werden [Perleth et al. 2001].

Formale Unterschiede zeigen sich auch im Status des HTA-Programms im jeweiligen Gesundheitssystem. In einigen Ländern mit selbständigen HTA-Einrichtungen, wie z. B. SBU in Schweden, werden nur relativ wenige Themen aufgegriffen, diese jedoch sehr umfassend und mit Vollständigkeitsanspruch bearbeitet. Die Veröffentlichung der Ergebnisse wird in eine nationale Disseminations- und Implementationsstrategie unter Einbeziehung von lokalen Meinungsführern eingebettet mit dem Ziel, eine Diskussion anzuregen und die medizinische Praxis (Leistungserbringung, Inanspruchnahme) zu beeinflussen. Wenn es darum geht, Kostenübernahme- oder Investitionsentscheidungen zu unterstützen, finden sich oft stärker fokussierte und formal einheitlich strukturierte HTA-Berichte, da diese von Entscheidungsträgern verwendet werden. Je nach den geltenden Entscheidungsregeln liegt der Fokus auf Wirksamkeit oder Kosten-Wirksamkeit sowie Sicherheit, gelegentlich werden auch Aspekte wie Qualitätsanforderungen oder Organisationsstrukturen aufgegriffen. Diese pragmatische Form von HTA-Berichten dürfte zumindest in Versicherungssystemen am weitesten verbreitet sein.

1.5 Health Impact Assessment

Für die Frage, inwieweit Entscheidungen und Maßnahmen außerhalb der Gesundheitspolitik einen Einfluss auf die Bevölkerungsgesundheit haben, hat sich die Methode des Health Impact Assessment (HIA) etabliert. Gesundheit wird einerseits als Voraussetzung für sozialen und ökonomischen Wohlstand wahrgenommen. Andererseits wurden vielfach Einflüsse der sozialen und physikalischen Umwelt auf die Gesundheit beschrieben [Banken 2004].

> *Die WHO definiert HIA als eine Kombination von Maßnahmen, Methoden und Werkzeugen mit Hilfe derer eine politische Entscheidung, ein Programm oder ein Projekt hinsichtlich der Konsequenzen für die Gesundheit einer Population und die Verteilung dieser Effekte in der Population eingeschätzt werden kann.*
> [Quelle: http://www.who.int/hia/en/]

Die Wurzeln von HIA liegen in dem Bestreben, die Auswirkungen von politischen Großprojekten und Programmen abzuschätzen und in den Konzepten der Gesundheitswissenschaften, die sich mit den Auswirkungen sozialer und umweltbedingter Determinanten auf die Bevölkerungsgesundheit beschäftigen. Deshalb lassen sich zwei Strömungen unterscheiden, die als HIA betrachtet werden können, die Umweltverträglichkeitsprüfung im Rahmen von Projekten und HIA als „stand-alone"-Maßnahme. Einige Beispiele für HIAs sind in Infobox 8 aufgeführt. HIA wird auch zunehmend im Zusammenhang mit der Gesunde-Städte-Bewegung angewandt.

Infobox 8:
Beispiele für Health Impact Assessments
- Energieversorgung: Auswirkungen von großen Staudämmen auf die Gesundheit hinsichtlich durch Insekten übertragbarer bzw. ansteckender Erkrankungen, Sicherheit der Wasserversorgung, soziale Spannungen durch Zwangsumsiedlungen.
- Verkehr: Gesundheitseffekte von Zweitakt-Mopeds hinsichtlich Unfällen, Lärmbelästigung und Umweltverschmutzung.
- Müllbeseitigung: HIA eines Müllmanagementkonzepts in London mit den Optionen Mülldeponierung, Abfallverbrennung, Recycling, Kompostierung und Müllvermeidung.
- Wohnungsbau: Lässt sich die Gesundheit durch die Verbesserung der Wohnsituation verbessern?

[Quelle: http://www.who.int/hia/en/]

Die methodische Vorgehensweise im HIA erscheint weniger standardisiert als bei HTA. Prinzipiell wird ein mehrschrittiger Ablauf vorgeschlagen:
- „Screening":
  Hat das Projekt Gesundheitsrelevanz?
- „Scoping":
  Was sind die wichtigen gesundheitsrelevanten Aspekte und wie sollen diese bewertet werden?
- „Appraisal":
  Bewertung des *health impact* auf der Basis verfügbarer Evidenz (u. a. wer ist betroffen, Grad der Auswirkung, Vorhersage, Möglichkeiten der Schadenbegrenzung).
- „Reporting":
  Schlussfolgerungen und Empfehlungen zum Umgang mit den ermittelten *health impacts*.
- „Monitoring":
  Hat das HIA den Entscheidungsprozess beeinflusst? Lassen sich Auswirkungen auf die Bevölkerungsgesundheit nachweisen?

Ähnlich wie bei HTA stellt sich auch bei HIA die Frage, ob sich die investierten Ressourcen auch rechnen, also welchen Impact man mit HIA erreichen kann. Derzeit läuft ein Forschungsprojekt der WHO, das eine Bestandserhebung von HIA in 17 Ländern durchführt und den Einfluss von HIA-Ergebnissen auf die Entscheidungsfindung untersucht [Wismar 2005].

1.6 HTA international: Fachgesellschaften, Netzwerke, Kooperationen

Dagmar Lühmann

Derzeit besteht eine Reihe von internationalen Kooperationsaktivitäten, die sich einerseits um internationale Zusammenarbeit im Kontext der Erstellung von Verfahrensbewertungen bemühen, andererseits die Implementation von HTA in gesundheitspolitische und versorgungsrelevante Entscheidungsfindungen auch auf internationaler Ebene befördern wollen (s. a. Infobox 4).

Health Technology Assessment International (HTAi)

HTAi ist die einzige internationale Fachgesellschaft im Bereich HTA, sie versteht sich als Forum für alle an der wissenschaftlichen und politischen Entwicklung sowie der Anwendung von HTA interessierten Kreisen aus Gesundheitsversorgung, Wissenschaft und Wirtschaft. Zu den Mitgliedern gehören sowohl Individuen wie auch „Non-For-Profit" Organisationen (z. B. öffentlich geförderte HTA-Institute) und „For-Profit" Organisationen (z. B. Beratungsunternehmen, Hersteller von Pharmazeutika und Medizintechnik). Die Fachgesellschaft sieht ihren Auftrag in der Unterstützung von Entwicklung, Kommunikation, Verständnis und Gebrauch von HTA weltweit – mit den Zielen, die Einführung von effektiven Technologien in die Versorgung zu fördern und den wirtschaftlichen Einsatz von Ressourcen zu unterstützen.

Für die Wahrnehmung ihrer Schwerpunkte setzt HTAi so genannte „Interest-Subgroups" ein. Sie reflektieren die Schwerpunkte der Arbeit innerhalb von HTAi in Bereichen wie HTA-Produzenten/Wissenschaft, Industrie, Klinik, Entscheidungsträger, Patienten- und Bürgerbeteiligung, Informationsmanagement, Ethik und HTA für Krankenanstalten. Durch spezielle Förderprogramme (Stipendien für Ausbildungsmaßnahmen, Reisestipendien) unterstützt HTAi insbesondere die Implementation von HTA in Entwicklungs- und Schwellenländern.

Die wichtigsten Kommunikationsinstrumente innerhalb der Fachgesellschaft aber auch nach außen sind die im Juni stattfindende Jahrestagung und das vierteljährlich bei Cambridge University Press erscheinende International Journal of Technology Assessment in Health Care. Die Jahrestagungen haben einerseits den Charakter von wissenschaftlichen Tagungen (mit der Gelegenheit eigene Arbeiten in Vorträgen oder Postern zu präsentieren) andererseits versuchen sie gezielt die Kommunikation und den Erfahrungsaustausch von HTA-Produzenten, Entscheidungsträgern und Technologieproduzenten herbei zu führen.

Als weitere Kommunikationsplattform dient die öffentlich zugängliche Internetseite der Fachgesellschaft [www.htai.org] mit weiterführenden Informationen, Kontaktdaten der Mitglieder und Diskussionsforen zu den Arbeitsschwerpunkten.

International Network of Agencies for HTA (INAHTA)

Im Gegensatz zu HTAi, die allen Interessenten offen steht, handelt es sich beim Netzwerk INAHTA um einen Zusammenschluss von mit öffentlichen Mitteln geförderten HTA-Institutionen. Es wurde 1993 gegründet und verfügte 2006 über 45 Mitglieder aus 22 Nationen.

1.6 HTA international: Fachgesellschaften, Netzwerke, Kooperationen

Das Sekretariat, welches die Koordination des Netzwerks übernimmt und für die Pflege der Webseite verantwortlich ist, ist derzeit beim schwedischen HTA-Institut SBU angesiedelt. INAHTA versteht sich als Forum für die Identifikation und Verfolgung gemeinsamer Interessen öffentlich geförderter HTA-Institutionen. Da der technologische Fortschritt in der Medizin ein globales Phänomen ist, treten in vielen Gesundheitssystemen sehr ähnliche Entscheidungssituationen auf. INAHTAs Arbeit zielt durch Förderung von Kommunikation und Informationsaustausch zwischen den HTA-Institutionen auf die Vermeidung von unnötiger Doppelarbeit.

Zu den Informationsstrategien gehören:
- die Publikationen von englischsprachigen „Briefs" – strukturierten Kurzfassungen von HTA-Berichten, die von den Mitgliederorganisationen publiziert wurden. Die Kurzfassungen sind auf der INAHTA Internetseite [www.inahta.org] für alle Interessenten einsehbar und enthalten in der Regel ein Internetlink zur Vollversion des Berichtes.
- die Publikation eines vierteljährlich erscheinenden, englisch-, spanisch bzw. französischsprachigen „Newsletter" mit Informationen zu Netzwerkaktivitäten, Aktivitäten der Mitgliederorganisationen und wichtigen Entwicklungen im Bereich HTA allgemein. Auch der Newsletter ist für Nichtmitglieder auf der Webseite einsehbar.
- zusammen mit dem Centre for Reviews and Dissemination (CRD) des britischen National Health Service sorgt INAHTA für Unterhalt und Pflege der „HTA-Database". Die kontinuierlich aktualisierte Datenbank enthält strukturierte Abstracts von systematischen Reviews, laufenden und abgeschlossenen Primärstudien mit HTA-Bezug, ökonomischen Evaluationen sowie HTA-Berichten. Alle erfassten Arbeiten stammen aus öffentlich geförderten HTA-Institutionen. Unter [www.york.ac.uk/inst/crd/crddatabases.htm] kann kostenfrei in der Datenbank recherchiert werden.

Eine weitere Zielsetzung der INAHTA-Arbeit besteht darin, Kernelemente und -aussagen von HTA-Berichten international anwendbar zu machen. Voraussetzung hierfür ist die Anwendung von allseits akzeptierten methodischen Qualitätsstandards. Die INAHTA-Aktivitäten zur Förderung der Qualität von HTA bestehen in der Bereitstellung einer Checkliste zur Qualitätsbewertung von HTA-Berichten (im pdf-Format auf der Webseite erhältlich), der Durchführung von kooperativen HTA-Projekten (bisher: Knochendichtemessung und Osteoporose; Prostatakarzinomscreening; Telemedizin; Positronenemissionstomographie) und dem Engagement der INAHTA Mitglieder in HTAi und den europäischen HTA-Projekten.

INAHTA versteht sich als ein Mittler in HTA insbesondere mit Bezug auf das öffentliche Gesundheitswesen. Das Netzwerk engagiert sich deshalb auch in anderen Organisationen (z. B. HTAi) und Projekten (z. B. EUnetHTA). Darüber hinaus ist INAHTA in der Förderung von HTA in Ländern aktiv, die einen HTA-Prozess in ihr Gesundheitswesen integrieren wollen. Dazu unterhält INAHTA enge Beziehungen zu internationalen Gesundheitsorganisationen wie der WHO oder der panamerikanischen PAHO.

Europäische HTA Projekte

Seit 1994 wird die Etablierung von HTA als Instrument der Entscheidungsunterstützung in europäischen Gesundheitssystemen durch die europäische Union gefördert (s. Infobox 4).

Als Hauptergebnis des im Jahr 2000 abgeschlossenen ECHTA/ECAHI Projektes wird die Notwendigkeit zur Gründung einer permanenten europäischen Institution oder Kooperationsform formuliert, die die Nachhaltigkeit der Integration von HTA in die nationalen europäischen Gesundheitssysteme unterstützt und gleichzeitig durch Vernetzung die effiziente Arbeit ermöglicht.

Dies umzusetzen ist die übergeordnete Zielsetzung des derzeit (2006–2008) laufenden Projektes European Network for Health Technology Assessment (EUNetHTA). An der Projektarbeit sind 59 Organisationen aus 24 EU-Mitgliedsstaaten, zwei Ländern des europäischen Wirtschaftsraums (EEA) sowie die Schweiz beteiligt. Kooperationsbeziehungen bestehen zu HTA-Organisationen aus den USA, Kanada, Australien und Israel, zur Weltgesundheitsorganisation, der OECD, dem europäischen Rat, INAHTA, HTAi, EuroScan, zum internationalen Leitliniennetzwerk GIN und zur Cochrane Collaboration. Die Projektleitung wird von der dänischen HTA Agentur DACEHTA wahrgenommen [Kristensen et al. 2006].

In den drei Jahren der Projektlaufzeit sollen
- die Möglichkeiten für mehrdimensionalen und belastbaren Input in gesundheitsrelevante Entscheidungsfindungen etabliert werden;
- Methoden geschaffen werden, die die gemeinsame Nutzung nationaler HTA-Arbeiten ermöglichen;
- Doppelarbeiten innerhalb Europas reduziert und dadurch Ressourcen im Bereich HTA eingespart werden;
- der Austausch mit europäischen wie auch nationalen Entscheidungsträgern für den gezielten und effektiven Einsatz von HTA gefördert werden;
- ein besseres Verständnis für die Zusammenhänge zwischen HTA und Entscheidungsfindung in gewinnorientierten Organisationen bzw. der Industrie entwickelt werden und
- Länder mit begrenzten Erfahrungen mit HTA unterstützt werden.

Die Arbeit in sechs Arbeitspaketen (neben der Projektleitung und Evaluation) umfasst die Themen Kommunikation, Methodik, Adaptation von internationalen Ergebnissen auf nationale Gegebenheiten, Transfer von HTA-Ergebnissen in Entscheidungsprozesse, Identifikation/Monitoring von innovativen Technologien sowie die Unterstützung von Ländern mit unzureichender HTA-Infrastruktur. Aktuelle Informationen können auf der Internetseite des Projekts [www.eunethta.eu] eingesehen werden.

1.7 Gegenwärtige Tendenzen, Limitationen, Herausforderungen

HTA hat sich als wissenschaftliche Unterstützung von Entscheidungen im Kontext seriös agierender Institutionen bzw. Entscheidungsgremien bewährt und wird auch entsprechend anerkannt. Dennoch besteht kein Grund, die Entwicklung von HTA damit als abgeschlossen zu betrachten.

Durch die Reformgesetzgebung der Jahre 1997 bis 2004 wurde von politischer Seite der Wille bekundet, HTA dauerhaft im deutschen Gesundheitswesen zu etablieren. In dieser Zeit wurden zunächst der Koordinierungsausschuss, dann der Gemeinsame Bundesausschuss (G-BA) und das Institut für Qualität und Wirtschaftlichkeit im Gesundheitswesen (IQWiG) gegründet. Gleichzeitig ist es aber der gemeinsamen Selbstverwaltung überlassen, diese Vorgaben umzusetzen. Diese Prozesse benötigen eine größere Zeitspanne. Zudem wurden durch die Umschichtung von Kompetenzen (vor allem die Übertragung der Geschäftsführung der Bundesausschüsse auf den G-BA) Konfliktpotenziale kreiert. Derzeit bestehen insbesondere Probleme durch politisch gewollte widersprüchliche Regelungen zwischen dem ambulanten und dem stationären Sektor (s. Kap. 1.1.1 und 2.3). Ohne die Beseitigung dieser und anderer Widersprüche wird die Reichweite von HTA notwendigerweise begrenzt bleiben.

Eine Reihe von Tendenzen und Herausforderungen sind zu beobachten: Nach einer Phase der Verbesserung und Vereinheitlichung der Methodik der Erstellung von HTA-Berich-

1.7 Gegenwärtige Tendenzen, Limitationen, Herausforderungen

ten, die sich insbesondere seit den 1990er Jahren stark an der Vorbildfunktion der Cochrane Collaboration orientierte, lässt sich nunmehr eine Weiterentwicklung in verschiedene Richtungen beobachten. Zum einen wird das Spektrum der betrachteten Aspekte erweitert und um spezifische Methoden ergänzt (s. Kap. 6.2). Zum anderen setzt sich die Erkenntnis durch, dass ein starres Bewertungsschema dem Feld der äußerst diversen medizinischen Technologien nicht gerecht wird. Neue Herausforderungen sind zu bewältigen, wie z. B. auf individuelles Monitoring und individualisierte Behandlung ausgerichtete Verfahren oder die schnell wachsende Anzahl genetischer Testverfahren. Hier sind neue biometrische Ansätze der Erfassung der Wirksamkeit ebenso zu fordern wie die Festlegung von Kriterien für den patientenbezogenen Nutzen.

Auch in Zukunft wird HTA Limitationen unterliegen. Weiterhin dominiert die prinzipiell retrospektive Auswertung vorhandener Studienergebnisse; das Dilemma besteht fort, dass dann, wenn eine Technologie bewertet werden soll, in der Regel noch keine aussagekräftigen Daten zu Wirksamkeit, Sicherheit und Wirtschaftlichkeit vorliegen. In Zukunft müssten HTA-Experten sehr viel früher in die Entwicklung neuer Technologien einbezogen werden. Die Rationale hinter einem solchen Innovationsmanagement besteht darin, möglichst frühzeitig eine Einschätzung von Sicherheit, Wirksamkeit, Bedarf und Kosten-Wirksamkeit einer Neuentwicklung zu erreichen. Das ist nicht nur wichtig, um Neuentwicklungen ohne offensichtlichen Nutzen frühzeitig zu identifizieren. Umgekehrt kann die Einführung einer wirksamen Technologie bei Bedarf beschleunigt werden. Erste Ansätze für ein aktives Innovationsmanagement unter Beteiligung von HTA-Experten sind in Deutschland und international erkennbar.

2 HTA und Entscheidungsfindung – Regulation von Technologien

BERNHARD GIBIS

Im Folgenden Kapitel wird die Rolle von HTA auf die Entscheidungsfindung zur Zulassung oder Erstattungsfähigkeit von medizinischen Technologien im deutschen, schweizerischen und österreichischen Gesundheitssystem beleuchtet. Besonderes Augenmerk wird ebenfalls auf die besondere Rolle von Innovationen und die Bedeutung von HTA-Berichten gerichtet. Das Kapitel wird abgeschlossen durch Hinweise zur erforderlichen Unabhängigkeit von HTA-Berichten, der Einbeziehung von Akteuren und Stakeholdern in den Erstellungsprozess von HTA-Berichten und schließlich zur Einflussnahme auf HTA-Berichte durch Mechanismen des Lobbyismus.

Die Organisation einer Gesundheitsversorgung auf aggregierter Ebene basiert im Wesentlichen auf drei Anteilen:
1. den Menschen, die spezifische Funktionen im Rahmen der Versorgung übernehmen,
2. und den Technologien, die im Rahmen der Versorgung zur mittelbaren und unmittelbaren Patientenversorgung erforderlich sind,
3. den Strukturen, in denen die Versorgung organisiert wird.

Für alle drei Bereiche trifft zu, dass sie einer mehr oder weniger stringenten Regulation unterliegen. Neben der Regulation durch den Staat als Voraussetzung für den Marktzutritt werden darüber hinaus zusätzliche Anforderungen für die Erbringung der Leistung im Rahmen der gesetzlichen Krankenversicherung gestellt.

2.1 Regulation des Marktzugangs

2.1.1 Zulassung von Leistungserbringern

Der Zugang zur persönlichen Leistungserbringung im Gesundheitssystem, unabhängig davon, zu wessen Lasten die Leistung erbracht wird (GKV oder PKV), wird in der Regel durch den Staat reguliert. Dies geschieht beispielsweise durch die staatlich organisierte Approbation zum Arzt, wobei Aspekte der Berufsausübung durch das von den Kammern erlassene Berufsrecht geregelt werden. Ähnliche Regelungen treffen auch für andere Berufsgruppen wie Pflegepersonal, Krankengymnasten oder Hebammen zu. Hierzu gehört auch, dass die Leistungserbringung im Gesundheitswesen keine gewerbliche ist und somit anderen Grundsätzen unterliegt als beispielsweise die primär auf die Erzielung von Gewinnen ausgerichtete Berufsausübung von Kaufleuten. Im Unterschied zu englischsprachigen Versorgungssystemen wird in Deutschland im Hinblick auf die Qualifikation derjenigen, die für die Organisation von Gesundheit zuständig sind, erst in jüngerer Zeit auch der Aspekt der Gesundheitsorganisation und des Gesundheitsmanagements (*health administration*) aufgegriffen. Hierzu werden nunmehr Studiengänge für ärztliches und nicht-ärztliches Gesundheitsmanagement angeboten. Auch wenn dieser Anteil der persönlichen Ausbildung und Qualifikation nicht in klassischer Weise unter den Begriff „Technologie" zu fassen ist, so können Entscheidungen in diesem Bereich erheblichen Einfluss auf das Leistungsgeschehen nehmen. Angefangen bei der Frage, wie viele Ärzte in einem Land ausgebildet werden sollen bis hin zur Entscheidung, ob für verschiedene Spezialisierungen eigene Fachrichtungen eingerichtet werden nimmt dies unmittelbaren Einfluss auf die gesundheitliche Versorgung eines Landes. HTA hat in diesen Fragen der Diffusion von „Vorgehensweisen" (z. B. Qualifikation von Ärzten, die allergologische Leistungen erbringen, orthopädischer Behandlungsbedarf in der Versorgung) bislang national und international kaum eine Rolle gespielt, gleichwohl es nicht unvernünftig erschiene, wenn manche Frage der Aus- und Weiterbildung mit den Informationen eines HTA-Berichts untermauert würde.

Im folgenden Kapitel soll jedoch vornehmlich auf Technologien und z. T. auf die Diffusion von Organisationsstrukturen eingegangen werden.

2.1.2 Regulation von Technologien

Die Regulation von Gesundheitstechnologien in den unterschiedlichen Staaten unterliegt vielfältigen Faktoren. In allen Gesundheitssystemen finden sich hierzu teils explizite (z. B. bei Arzneimitteln) und teils implizite Regelungsmechanismen (z. B. bei Verwendung von Leitlinien) zur Regulation von medizinischen Technologien auf unterschiedlichen Entscheidungsebenen. Wesentlich ist hierbei, welche Rolle der Staat im Gesundheitsmarkt einnimmt oder mit anderen Worten, in welchem Maße ein Markt überhaupt zugelassen wird.

Der Staat kann in diesem Zusammenhang unterschiedliche Rollen einnehmen:
1. diejenige, in der der Staat den prinzipiellen Marktzutritt für Gesundheitstechnologien im Sinne einer Kontrolle reguliert und
2. diejenige, in denen der Staat als Rahmensetzer,
3. diejenige, in der der Staat als Anbieter von öffentlicher Gesundheitsversorgung auftritt,
4. oder diejenige, wonach der Staat über dem Wege der Wirtschaftsförderung bestimmte Technologien fördert und zur Anwendung gebracht sehen möchte.

Nicht zuletzt aufgrund der Erfahrungen mit der Anwendung von Arzneimitteln hat sich als Grundanforderung die Sicherheit (*primum non nocere*) als wesentlicher Faktor des Marktzutritts erwiesen. Diese Aufgabe wird bislang einheitlich als genuin staatliche Aufgabe angesehen und beschränkt sich in der Regel auf die Beurteilung der Wirksamkeit einer Gesundheitstechnologie und die Bewertung der damit verbundenen Risiken durch staatliche Einrichtungen, in Europa durch die EMEA, auf deutscher Ebene durch das Bundesinstitut für Arzneimittel und Medizinprodukte (BfArM). Besondere Anforderungen gelten für Impfstoffe, Blutprodukte und sog. Biologicals, die der Regulation durch des Paul Ehrlich Institut (PEI) unterliegen. Hierzu gehört nicht nur die Zulassung zum Markt, sondern auch die Nachverfolgung der Produkte im Hinblick auf ihre Sicherheit (Surveillance).

In den letzten Jahren wurde dieses Vorgehen, auch durch europäische Regelungen begünstigt, auf Medizinprodukte ausgedehnt. Im Unterschied zu Arzneimitteln wurden jedoch keine „Zulassungsbehörden", sondern ein mehr oder weniger offenes Zulassungsverfahren etabliert. Hersteller als Verantwortliche für das Produkt müssen die Zweckbestimmung festlegen und abhängig vom Gefährdungspotenzial Nachweise über die Wirksamkeit sowie die Anerkennung des Produktes durch eine „beauftragte Stelle" beibringen. Gleichzeitig werden sie verpflichtet, das „Inverkehrbringen" des Medizinproduktes Landesbehörden anzuzeigen, die ihrerseits das BfArM darüber informieren. Schon in diesem Rahmen muss also systematisch Wissen und Erkenntnis über die in Verkehr gebrachte Technologie gesammelt, aufbereitet und strukturiert zur Darstellung gebracht werden und folgt damit ähnlichen Prinzipien, wie sie der Erstellung von HTA-Berichten zugrunde gelegt werden. Die Vorgehensweise wurde im Rahmen der europäischen Integration für Arzneimittel und Medizinprodukte angeglichen und ist eine wesentliche Informationsquelle für HTA-Berichte über solche Technologien (s. Kap. 2.6).

Eine Regulation von medizinischen Vorgehensweisen wie beispielsweise bestimmter Operationstechniken oder Behandlungsalgorithmen wird nicht explizit durch eine Behörde oder Einrichtung vorgenommen. Mittelbar geschieht dies durch berufsrechtliche Vorschriften, die die Durchführung der Leistung an die persönliche Qualifikation des Leistungserbringers knüpfen, was neben honorartechnischer vor allem auch eine haftungsrechtliche Bedeutung hat. Zunehmende Bedeutung erlangen hier Leitlinien, die den Standard der Behandlung beschreiben.

2.1.3 Regulation von Strukturen

Gesundheitssysteme zeichnen sich jedoch nicht ausschließlich durch die Erbringung isolierter Einzelleistungen aus, sondern sind komplexe Gebilde, in denen auf allen Ebenen versorgungsrelevante Technologien und Methoden zum Einsatz kommen. Hierzu gehört die Organisation der Leistungserbringung durch Krankenhäuser oder durch ambulante Einrichtungen, deren Zugang zum System vielfältigen gesetzlichen und untergesetzlichen Anforderungen unterliegt. Für die Organisation der stationären Versorgung wird über eine Krankenhausbedarfsplanung der Länder Sorge dafür getragen, dass bürgernah alle erforderlichen stationären Leistungen zur Verfügung stehen. Eine ähnliche Regelung besteht für den ambulanten Sektor nicht, hier wird eine Sicherstellung der Leistungserbringung ausschließlich im Rahmen der GKV über die Kassenärztlichen Vereinigungen vorgenommen.

Damit ambulante Einrichtungen im deutschen Gesundheitswesen tätig werden können sind die Vorschriften unterschiedlicher Regelkreise zu beachten, die aus unterschiedlichen, nicht immer harmonisch aufeinander abgestimmten Gesetzen resultieren. Hierzu gehören insbesondere das Infektionsschutzgesetz, die Biostoffverordnung, die Röntgenverordnung, die Strahlenschutzverordnung sowie Vorschriften, die die Beschäftigung von Mitarbeitern in solchen Einrichtungen betreffen. In der Regel sind diese Vorschriften mit Begehungen der Einrichtung verbunden, im Falle der fehlenden Einhaltung der Vorschriften können die Einrichtungen stillgelegt werden.

2.2 Zulassung von Leistungen zur Gesetzlichen Krankenversicherung

Neben der Regulation der Ausbildung der Leistungserbringer, der Sicherheit von Arzneimitteln und Medizinprodukten sowie allgemeiner rechtlicher Rahmenbedingungen, die auf das Gesundheitswesen übertragen wurden (z. B. Hygienevorschriften im Rahmen des Infektionsschutzgesetzes, Datenschutzvorschriften), die durch den Staat entweder auf dem Wege eines Gesetzes oder im Rahmen einer ministerialen Verordnung unmittelbar erlassen werden, werden detaillierte gesundheitsrelevante Regelungen im Bereich der gesetzlichen Krankenversicherung getroffen. In einem System der geteilten Zuständig- und Verantwortlichkeiten wie dem deutschen fallen Entscheidungen über die Ausgestaltung der Gesundheitsversorgung in unterschiedlichen Regelkreisen an. Es entspricht dem Grundprinzip der 1883 ins Leben gerufenen Sozialversicherung, dass der Gesetzgeber den Rahmen vorgibt und die Detailausgestaltung und -umsetzung den Akteuren des Gesundheitswesens, der sog. Gemeinsamen Selbstverwaltung, überlässt. So gesehen entspricht die staatliche Regulation der Makro-, die Regulation durch die Selbstverwaltung der Mesoebene. Das Gros der technologiebezogenen Entscheidungen wird im Rahmen der Gemeinsamen Selbstverwaltung aus Ärzten, Krankenhäusern und Krankenkassen getroffen. Vertreten durch jeweilige Bundeseinrichtungen stimmen diese Gruppierungen im Gemeinsamen Bundesausschuss darüber ab, wie die Versorgung im Detail ausgestaltet werden soll. Nicht zuletzt aufgrund der öffentlich aufkommenden Frage nach der Legitimation solcher Beschlüsse, die Auswirkungen auf 70 Millionen gesetzlich Krankenversicherter haben können, wurden mit dem GKV-Modernisierungsgesetz (GMG) ab 2004 auch auf Bundesebene organisierte Patientenvertreter zu diesem Gremium zugelassen.

Die Absicherung von individuellen gesundheitlichen Risiken und (oft physiologischen) Veränderungen wurde, zunächst ausgehend vom Bismarckschen Sozialversicherungssystem Ende des 19. Jahrhunderts, im weiteren Verlauf in nahezu allen entwickelten Gesellschaftsformen als Grundanspruch für alle Bürger definiert. Dieser Grundanspruch wird in Versicherungssystemen einerseits durch Benennung der Krankheitsumstände, die im Sinne des jeweiligen Gesundheitssystems als anerkannt gelten können, sowie der damit verbundenen Leistungen konkretisiert. Im deutschen Sozialversicherungssystem sind prinzipiell alle Erkrankungen und Gesundheitsstörungen abgedeckt, die sich von sog. Lifestyle-Phänomenen abgrenzen lassen. Die bereitgestellte Versorgung hat wiederum den Ansprüchen „ausreichend, zweckmäßig und wirtschaftlich" zu entsprechen. Weitere unbestimmte Rechtsbegriffe heben auf den „Nutzen, die medizinische Notwendigkeit und die Wirtschaftlichkeit" derjenigen Leistungen ab, die im Rahmen der medizinischen Versorgung im Leistungskatalog der gesetzlichen Krankenversicherung enthalten sind. Insbesondere in Sozialversicherungssystemen werden ähnlich lautende Begriffe für die Konkretisierung des Leistungsanspruchs verwendet. In staatlichen Gesundheitssystemen, die in der Regel erst nach dem zweiten Weltkrieg gegründet wurden, sind diese Ansprüche weniger scharf umrissen, da der Staat prinzipiell für alle „erforderlichen" Leistungen aufkommen muss und eine Wahlmöglichkeit in der Regel nicht besteht (was nicht selten dazu führt, dass zwar prinzipiell alle Leistungen verfügbar sind, der Zugang jedoch durch eine Warteliste begrenzt wird). Eine Transparenz über den Leistungsumfang erschien deshalb zunächst nicht in dem Maße erforderlich wie in Systemen, in denen prinzipiell verschiedene (öffentliche) Versicherer Leistungen anbieten und dies darlegen können müssen. In der ausgeprägtesten Form ist dies im marktwirtschaftlich ausgerichteten amerikanischen System zu beobachten, wo buchstäblich tausende von Tarife versicherungsfähig sind, in denen unterschiedlichste Leistungsansprüche und -ausprägungen festgehalten werden. In bedingtem Maße trifft dies auch für die deutsche private Krankenversicherung zu.

2.2 Zulassung von Leistungen zur Gesetzlichen Krankenversicherung

Definition von Leistungskatalogen

Obwohl auch ein Versicherungssystem, wurde in der deutschen Sozialversicherung ein anderer Weg gewählt: der Leistungskatalog für die ambulante Versorgung wird einheitlich und gemeinsam auf Bundesebene im Sinne einer Positivliste prinzipiell durch den Gemeinsamen Bundesausschuss (G-BA) festgelegt und ist damit verbindlich für alle derzeit noch 250 Krankenkassen und 140.000 Leistungserbringer der vertragsärztlichen Versorgung. Ein ähnliches Vorgehen zeichnet sich mit der Einführung von Diagnosis Related Groups (DRG) ebenfalls für den stationären Sektor ab.

> **Der Gemeinsame Bundesausschuss (G-BA)** wurde im Rahmen des im Jahre 2004 in Kraft getretenen Gesetzes zur Modernisierung der Gesetzlichen Krankenversicherung errichtet und konkretisiert den Leistungskatalog der GKV durch Entscheidung zur Anwendbarkeit einzelner Technologien. Darüber hinaus hat er eine bedeutende Funktion bei Entwicklung von Disease Management Programmen, der Qualitätssicherung der stationären und ambulanten Versorgung sowie der Arzneimittelversorgung sowie der Bedarfsplanung im ambulanten Sektor inne. Er wird durch Vertreter der Spitzenverbände der Krankenkassen, der Leistungserbringer (ambulant tätige Ärzte, Krankenhäuser und Zahnärzte, jeweils durch ihre Bundeseinrichtungen) und durch Patientenvertreter (mit beratender Stimme) gebildet [www.g-ba.de].

Wie schon dargelegt gibt es gute Gründe, medizinische Leistungen vor Marktzutritt und breiter Diffusion in das Gesundheitssystem auch nach erfolgter Zulassung zu bewerten. Dies gilt sowohl für die Nutzen-/Risikobewertung, die ja z. B. bei Medizinprodukten im Rahmen des Zulassungsprozesses nicht per se durchgeführt wird, als auch für den Aspekt des Ressourcenverbrauchs und der Kosteneffektivität. Die Bewertung medizinischer Innovationen im Rahmen des Zutritts zum deutschen Gesundheitssystem ist dabei von der Art des Marktes (freier Markt, Markt der privaten Krankenversicherungen und Markt der gesetzlichen Krankenversicherungen) und den marktspezifischen Reglementierungen abhängig. Eine Bewertung von Nutzen und Risiko medizinischer Innovationen vor Anwendung an Patienten wird im freien Markt und im PKV-Markt systematisch bzw. institutionalisiert nicht durchgeführt. Im GKV-Markt dagegen greifen gesetzliche Reglementierungen und Vorschriften aus dem Sozialgesetzbuch V (SGB V). Abhängig vom Erbringungsort gibt es für die Praxis weitreichende Unterschiede. So ist in §137c im SGB V geregelt, dass prinzipiell im stationären Bereich alle innovativen Verfahren angewandt werden dürfen, es sei denn, sie werden aktiv vom Gemeinsamen Bundesausschuss (G-BA) aus dem Leistungskatalog ausgeschlossen. Dieses Prinzip wird auch als Verbotsvorbehalt bezeichnet. Im Gegensatz dazu findet sich im §135 Abs. 1 des SGB V für den ambulanten Bereich die Regelung, dass nur die Leistungen erbracht werden dürfen, die aktiv vom G-BA in den Leistungskatalog aufgenommen wurden. Die medizinische Innovation muss also im ambulanten Bereich explizit erlaubt werden. Es gilt hier der sog. Erlaubnisvorbehalt. Diese gesetzlichen Regelungen gelten für ärztliche Leistungen, nicht aber für Arzneimittel. Hier ist nach behördlicher Zulassung die Anwendung bzw. Verschreibung inklusive Kostenerstattung sektorübergreifend möglich, somit also auch sofort im ambulanten Bereich. Der Zutritt einer medizinischen Innovation bzw. einer neuen Leistung hängt im GKV-Markt also sowohl vom Erbringungsort der Leistung als auch von der Art der medizinischen Innovation ab. Auch die Bewertungsvorgaben, nach denen medizinische Innovationen beurteilt werden müssen, sind im Sozialgesetzbuch V festgelegt. Hier werden als Kriterien der medizinische Nutzen, die medizinische Notwendigkeit und die Wirtschaftlichkeit genannt. Eine Nutzen-/Risikobewertung medizinischer Innovationen folgt somit auch diesen gesetzlichen Vorgaben. Auch die Bewertung von Fragen zur Kosteneffektivität und Kostenerstattung orientieren sich an dem gesetzlich vorgegebenen Wirtschaftlichkeitsgebot. Das genaue Vorgehen bei der Bewertung medizinischer Innovationen und die Ausgestaltung des Bewertungsprozesses auf Basis der gesetzlichen Vorgaben werden von den Institutionen, die die Bewertungen durchführen, weitgehend selbst definiert. So bewertet der G-BA medizinische Innovationen entsprechend seiner eigenen Verfahrensordnung, die allerdings der formalen Überprüfung durch den Gesetzgeber unterliegt. In der Verfahrensordnung sind Bewertungskriterien z. B. für die Einführung neuer diagnostischer oder therapeutischer ärztlicher Leistungen in den ambulanten Leistungskatalog der GKV festgelegt. Ergebnisse dieser Bewertungsprozesse werden vom G-BA in Form von Richtlinien, die untergesetzlichen Normen entsprechen, veröffentlicht (z. B. Aufnahme der „phototherapeutischen Keratektomie" als neue ambulante ärztliche Leistung in den Leistungskatalog der gesetzlichen Krankenversicherung durch den G-BA [http://www.g-ba.de/cms/upload/pdf/abs5/beschluesse/2006-07-18-MVV-PTK_WZ.pdf]). Basis dieser Richtlinien sind im G-BA durchgeführte Beratungsverfahren und deren Abschlussberichte, die veröffentlicht werden und den Charakter von HTA-Berichten haben. Auch das Institut für Qualität und Wirtschaftlichkeit im Gesundheitswesen (IQWiG), das in die Bewertung medizinischer Innovationen vom G-BA involviert werden kann, hat institutionsbezogene Vorgaben für den Bewertungsablauf und -prozess definiert. Diese finden sich im Methodenpapier des IQWiG. Bei der Nutzen-/Risikobewertung medizinischer Innovationen orientiert man sich auch in Deutschland zunehmend an den Prinzipien der evidenzbasierten Medizin, wie sie im angelsächsischen Raum seit längerer Zeit praktiziert wird. Auch hier gibt es allerdings unterschiedliche Vorgehensweisen von Institution zu Institution sowie auch innerhalb der Institutionen in Abhängigkeit von der Art der medizinischen Innovationen. Durch die Verfahrensordnung des G-BA, die eine themenbezogene und sektorübergreifende Bewertung medizinischer Innovationen festlegt, wurde begonnen, insbesondere bei der Bewertung ärztlicher Leistungen einheitliche Bewertungskriterien zu verwenden. Dieser Prozess steht in Deutschland allerdings erst am Anfang. Kostenreglementierungen bzw. die Festlegung von Preisen für medizinische Leistungen im stationären Bereich werden durch die German Diagnosis Related Groups (G-DRG) festgelegt. Bei der Ausgestaltung ist hier das Institut für das Entgeltsystem im Krankenhaus (InEK) beteiligt. Die Preisfestsetzung für ärztliche Leistungen im ambulanten Bereich erarbeitet der Bewertungsausschuss, der von den Spitzenverbänden der Krankenkassen und der Kassenärztlichen Bundesvereinigung gebildet wird. Die Ergebnisse finden sich im EBM2000plus. Im Arzneimittelbereich werden Zutrittsreglementierungen, die zeitlich nach der arzneimittelrechtlichen Zulassung einsetzen, auch als IV. Hürde bezeichnet. Die Festlegung von sog. Festbetragsgruppen und damit die Deckelung von Arzneimittelpreisen im ambulanten Bereich geschieht dabei durch den G-BA.

> Das Institut für Qualität und Wirtschaftlichkeit (IQWiG) wurde zur Unterstützung von Entscheidungen des Gemeinsamen Bundesausschusses im Bereich der Nutzen- und Wirtschaftlichkeitsbewertung von bestehenden oder künftigen medizinischen Leistungen der GKV eingerichtet. Dazu gehören auch Bewertungen evidenzbasierter Leitlinien sowie Ausarbeitungen zur Qualität von Leistungen in der GKV und schließlich die Bereitstellung von Informationen zur Qualität und Effizienz der Gesundheitsversorgung in bürgerverständlicher Sprache. Daneben kann das IQWiG auch aus eigener Initiative heraus Fragestellungen bearbeiten. Das IQWiG ist als Stiftung organi-

siert mit Sitz in Berlin, der Tätigkeitsort befindet sich hingegen in Köln (www.iqwig.de).

Implizite vs. Explizite Regulation

Kennzeichnend ist, dass kein Gesundheitssystem alle Technologien und Leistungen ausschließlich explizit oder implizit reguliert sondern unterschiedliche Leistungsbereiche, in der Regel ohne Systematik, getrennt von einander mehr oder weniger eingehend mit Auflagen versieht. Jahrelang war beispielsweise der Marktzutritt von Arzneimitteln in Deutschland weitgehend unreguliert im Rahmen der gesetzlichen Krankenversicherung, erst mit dem GKV-Modernisierungsgesetz (GMG) wurde mit der Einrichtung des IQWiG eine Einrichtung installiert, die es dem G-BA ermöglichen soll, auch aus Wirtschaftlichkeitsgründen ein neues Medikament nicht in die Versorgung aufzunehmen (Arzneimittelrichtlinie). Im Unterschied zu anderen Richtlinien dürfen Verordner jedoch in begründeten Fällen von der Richtlinie abweichen. Vertragsärztliche Leistungen hingegen sind im „Einheitlichen Bewertungsmaßstab" abschließend aufgeführt, der einer durch den Gemeinsamen Bundesausschuss geführten Positivliste entspricht. Diese erneute Überprüfung einer Technologie (nach Entwicklung, Überprüfung in der Forschung und Zulassung durch eine entsprechende, Aufsicht führende Behörde) im Rahmen der Zulassung zu einem öffentlichen Gesundheitswesen wird häufig als 4. Hürde bezeichnet, die somit schon seit den späten neunziger Jahren für ambulante Leistungen in Deutschland zutrifft. Im britischen NHS hingegen finden explizite Arzneimittellisten auf regionaler Ebene Anwendung, deren Zusammensetzung in einigen Bereichen durch Wirtschaftlichkeitsanalysen des NICE beeinflusst wird. Eine explizite Regulation der ärztlichen Leistungen im Sinne eines Leistungskatalogs hingegen existiert in Großbritannien nicht. Warum gerade Arzneimittel in Deutschland einer eher impliziten Regulation unterlagen, hat vielfältige Gründe, nicht zuletzt den, dass Deutschland als pharmazeutischer Wirtschaftsstandort erhalten bleiben sollte. Gleichwohl ist festzuhalten, dass trotz (oder wegen?) dieser wohl eher protektionistischen Politik deutsche pharmazeutische Firmen ihre Position nicht behaupten konnten.

Im Rahmen der zunehmenden Ressourcenknappheit nähern sich die Sichtweisen auf die vorgehaltenen Leistungen, unbenommen von der Grundausrichtung des Gesundheitswesens, jedoch an: Im Versuch, a) den Leistungsumfang auf all das zu begrenzen, was notwendig für die Behandlung von Krankheiten ist, b) nach wie vor den Zugang zu diesen Leistungen allen versicherten Bürgern zu ermöglichen und c) die Qualität der einzelnen Leistung auf gleich bleibend hohem Niveau zu halten, müssen Entscheidungen, gleich in welchem Gesundheitssystem sie getroffen werden, fundiert sein. Die Quelle der Informationen war hierfür über lange Jahre die Auskunft von Sachverständigen und Experten, die Erfahrungen mit der Methode vorweisen konnten. Diese Vorgehensweise zeichnet sich durch einen relativ schnellen Entscheidungsprozess aus, ist aber mit einer Reihe von Nachteilen behaftet. Sachverständige dieser Art können Entwickler des Verfahrens sein oder aber auf Kosten der anbietenden Industrie das Thema beforscht haben, ihre Unvoreingenommenheit kann damit fehlen. Nicht zuletzt deswegen hat sich international durchgesetzt, dass „informierte" Entscheidungen zunehmend auf der Grundlage von HTA-Berichten getroffen werden.

Im Hinblick auf die Regulationstiefe und damit auf die Beeinflussung der Diffusion von Gesundheitstechnologien existieren neben der impliziten Regulation (z. B. generelle Anerkennung aller Arzneimittel, wenn Wirksamkeit und Sicherheit hinreichend nachgewiesen wurden) explizite Ansätze, deren weitestgehender die Positivliste darstellt. Einzelne Sozialversicherungssysteme haben die Zulassung von Technologien mit Auflagen versehen.

Tab. 4   Regulation: Felder und Zuständigkeiten

	Arzneimittel/Impfstoffe, Blutprodukte/Biologicals	Medizinprodukte direct to consumer	Medizinprodukte als Behandlungsbestandteil ärztlicher Leistungen	Amb. Med. Behandlungen	Stationäre Behandlungen	Zahnmedizinische Behandlungen	Amb. Heilmittel
Zulassung (Allgemein)	Zuständig: Arzneimittel BfARM Grundlage: Arzneimittelgesetz; Impfstoffe/biomedizinische Therapeutika, (u.a. auch Blutprodukte, Gewebe)/Diagnostika, Biologicals: PEI Grundlage: u.a. Arzneimittelrecht, Transfusionsrecht	Zulassung abhängig vom Gefährdungspotenzial des Medizinprodukts durch benannte Stellen, die durch das BMG akkreditiert werden. Ausnahme: sog. low risk Produkte, für die eine Konformitätserklärung ausreicht Grundlage: Medizinproduktegesetz, Medizinproduktebetreiberverordnung	Wie direct to consumer	Staatliche Zulassung der Leistungserbringer (Approbation), Berufsrechtliche Regelungen, welche Facharztgruppe die Leistung erbringen darf (siehe Musterweiterbildungsordnung der BÄK oder der BPtK) Erbringungsvoraussetzungen geregelt u.a. durch: Röntgenverordnung, Infektionsschutzgesetz, Biostoffverordnung, Gesundheitsdienstgesetz	Staatliche Zulassung der Leistungserbringer (Approbation), Berufsrechtliche Regelungen, welche Facharztgruppe die Leistung erbringen darf (siehe Musterweiterbildungsordnung der BÄK oder der BPtK); Erbringungsvoraussetzungen geregelt u.a. durch: Röntgenverordnung, Infektionsschutzgesetz, Biostoffverordnung, Gesundheitsdienstgesetz	Staatliche Zulassung der Leistungserbringer (Approbation), Berufsrechtliche Regelungen, welche Facharztgruppe die Leistung erbringen darf (siehe Musterweiterbildungsordnung der Bundeszahnärztekammer); Erbringungsvoraussetzungen geregelt u.a. durch: Röntgenverordnung, Infektionsschutzgesetz, Biostoffverordnung, Gesundheitsdienstgesetz	Staatliche Zulassung (u.a. Physiotherapie, Ergotherapie, Logopädie), Berufsrechtliche Regelungen, welche Gruppe die Leistung erbringen darf
Zulassung GKV	Zuständig: GBA Arzneimittel: Ausschluss von Präparaten, die nicht verschreibungspflichtig sind, Bildung von Festbetragsgruppen für Wirkstoffklassen, Ausschluss wg. fehlender Wirtschaftlichkeit nach IQWiG-Gutachten Impfstoffe: Nach WSG Regelung durch G-BA	Zuständig: Spitzenverbände der Krankenkassen, hier: IKK-Bundesverband Aufnahme in das Hilfsmittelverzeichnis des IKK Bundesverbandes Grundlage: SGB V	Zuständig: G-BA für Verwendung von Medizinprodukten im Rahmen der ambulanten, ärztlichen Behandlung (Positivliste) Bei stationärer Behandlung Zuständigkeit nur dann, wenn Beratungsantrag durch G-BA Beteiligte gestellt (Negativliste)	Zuständig: G-BA, Grundlage: SGB V, Bewertung nach Verfahrensordnung des G-BA	Zuständig: INEK, G-BA Grundlage: SGB V, § 17 KHG § 21 KHEntgG INEK prüft, ob eine Leistung durch das G-DRG-System abgedeckt wird, falls nein: Antrag zur Klärung im G-BA oder Schlichtungsmöglichkeit auf regionaler Ebene	Zuständig: G-BA Grundlage: SGB V	Zuständig: G-BA Grundlage: SGB V Heilmittelrichtlinien

2.2 Zulassung von Leistungen zur Gesetzlichen Krankenversicherung

	Arzneimittel/Impfstoffe, Blutprodukte/Biologicals	Medizinprodukte direct to consumer	Medizinprodukte als Behandlungsbestandteil ärztlicher Leistungen	Amb. Med. Behandlungen	Stationäre Behandlungen	Zahnmedizinische Behandlungen	Amb. Heilmittel
Sicherheits-auflagen	Phase IV-Studien (Anwendungsbeobachtungen durch Hersteller), Mitteilungen von Problemen in der Routine durch alle Anwender an BfArm (Arzneimittel) und PEI (Impfstoffe)	Meldung von Problemen an BfArm, das eine Datenbank durch das DIDMI betreiben lässt.	Wie direct to consumer, Laboruntersuchungen: PEI Amb. Bereich: Vereinbarung von Qualitätssicherungsauflagen u.a. nach § 135 Abs. 2 SGB V, stat. Bereich: keine gesonderten Auflagen	Gesonderte Qualitätsauflagen nach § 135 Abs. 2 und § 136 SGB V für den ambulanten Bereich, keine gesonderten Auflagen für den stationären Bereich; Überwachungsaufgaben für Gesundheitsämter u.a. über Infektionsschutz- und Medizinproduktegesetz (Begehungen)	Bislang: Keine gesonderten Auflagen, neu: Anforderungen an die Strukturqualität geburtshilflicher Einrichtungen; Überwachungsaufgaben für Gesundheitsämter u.a. über Infektionsschutz- und Medizinproduktegesetz (Begehungen)	Keine gesonderte Regelungen; Überwachungsaufgaben für Gesundheitsämter u.a. über Infektionsschutz- und Medizinproduktegesetz (Begehungen)	Keine gesonderten Regelungen; Überwachungsaufgaben für Gesundheitsämter u.a. über Infektionsschutz- und Medizinproduktegesetz (Begehungen)

Gesetzliche Krankenversicherung

BfArm:	Bundesamt für Arzneimittel [www.bfarm.de]
PEI:	Paul Ehrlich Institut [www.pei.de]
IQWiG:	Institut für Qualität und Wirtschaftlichkeit im Gesundheitswesen
WSG:	Wirtschaftlichkeitsstärkungsgesetz
DIMDI:	Deutsches Institut für Medizinische Datenverarbeitung in Information [www.dimdi.de]
IKK-Bundesverband:	Bundesverband der Innungskrankenkassen
BÄK:	Bundesärztekammer [www.baek.de]
BPtK:	Bundespsychotherapeutenkammer [www.bptk.de]
SGB V:	Sozialgesetzbuch 5
INEK:	Institut für Entgeltsysteme im Krankenhaus [www.g-drg.de]
G-DRG:	German Disease Related Groups
KHG:	Krankenhausgesetz
KHEntgG:	Krankenhausentgeltgesetz Akteure im Deutschen Gesundheitswesen mit Bezug zu HTA

2 HTA und Entscheidungsfindung – Regulation von Technologien

Auch in Deutschland ist dies im Rahmen der Arbeit des G-BA prinzipiell möglich. Eine Reihe von Leistungen wurde bislang unter Auflagen zugelassen (insbesondere durch Fixierung der erforderlichen Indikation zur Leistungserbringung), wobei von diesem Instrument nicht in dem Maße Gebrauch gemacht wird, wie dies möglich wäre. In der Kombination z. B. mit Qualitätssicherungsauflagen ist eine Zulassung unter Evaluation prinzipiell möglich. Hinzu kommt, dass Zulassungen im Rahmen von Modellversuchen (wie z. B. die Akupunktur) und damit unter Evaluation möglich sind. Eine entsprechend flexiblere Vorgehensweise scheitert jedoch häufig an den Interessen der beteiligten Akteure.

Zielkonflikte ergeben sich zwangsläufig, wenn Staaten einerseits die Entwicklung neuer Gesundheitstechnologien fördern, gleichzeitig aber die Kosten für das öffentliche Gesundheitssystem z. B. über Begrenzung des Leistungsumfangs minimieren wollen. Solche Beispiele lassen sich auf Makroebene insbesondere im Bereich der patentgeschützten Arzneimittel finden, wo ein ganzer Leistungsbereich bislang, bis auf Rabatte und Budgetierung auf Arzt- und regionaler Ebene, weitgehend unreguliert war. Aber auch auf der Ebene der einzelnen Technologien wie computerunterstützte Operationstechniken oder der autologen Knorpelzellimplantation trifft zu, dass mit erheblichem staatlichem Aufwand neue Technologien gefördert werden, deren automatische Anerkennung als Leistung der gesetzlichen Krankenversicherung jedoch nur einen entsprechenden Nutzennachweis voraussetzt (s. Tab. 4).

2.3 Verankerung von HTA im Deutschen Gesundheitswesen

Die Verbreitung von HTA wurde durch den Gesetzgeber und das zuständige Ministerium nachhaltig unterstützt. Mit der Vergabe von Geldern an die Medizinische Hochschule Hannover im Jahre 1995 begann eine ungewöhnliche schnell verlaufende Diffusion der Technologie HTA im deutschen Gesundheitssystem. Ausgehend von der Hannoveraner Arbeitsgruppe, die nach internationaler Sichtung HTA-Berichte für das deutsche Gesundheitswesen erstellte, wurde im Nachgang HTA am Deutschen Institut für Medizinische Dokumentation und Information (DIMDI) eine HTA-Einheit installiert, die heute noch HTA-Berichte erstellt (DAHTA@DIMDI). Parallel hierzu wurde an der Vorläuferinstitution des G-BA, dem Bundesausschuss der Ärzte und Krankenkassen, schon Ende der 1990er Jahre ein HTA-Verfahren zur Bewertung ambulanter Leistungen installiert. Zwischenzeitlich wurde dieser Ansatz auch auf den stationären Sektor übertragen, wobei durch die letzte Gesundheitsreform das sektorengleiche Vorgehen weiter verstärkt wurde. Unterstützt wird das Bestreben um informationsgestützte Entscheidungen im G-BA durch die Einrichtung des IQWiG, das HTA-Berichte im Auftrage des G-BA erstellt und darüber hinaus den Auftrag hat, „von Amts wegen" überall mit entsprechenden Berichten initiativ zu werden, wo Informationen für die Versorgungsgestaltung und -lenkung erforderlich sein können. Der G-BA hat nicht zuletzt aus Gründen der Transparenz, aber auch der Einheitlichkeit seiner Arbeit in einer Verfahrensrichtlinie das Vorgehen bei der Bewertung und schließlich der Entscheidung für die Anerkennung einer Technologie, niedergelegt und veröffentlicht. Das Gleiche trifft auf das IQWiG zu, das in einem Methodenpapier die Grundzüge des Verfahrensablaufes niedergelegt hat. Mit der Schaffung der erforderlichen Rahmenbedingungen im SGB V wurde somit HTA fest im Verfahrensablauf der technologiebezogenen Entscheidungsfindung der gesetzlichen Krankenversicherung etabliert.

Auch in den ärztlichen Einrichtungen wie der Bundesärztekammer und der Kassenärztlichen Bundesvereinigungen wurden entsprechende HTA-Abteilungen eingerichtet, die der systematischen Aufbereitung von technologiebezogenem Wissen dienen sollen. Ähnliches ist für den Medizinischen Dienst der Krankenkassen zu verzeichnen, der ebenfalls HTA-Berichte zu einzelnen Fragen der Versorgung erstellt. Mit der Einrichtung des IQWiG und der zunehmenden Bedeutung von HTA im Entscheidungsprozess der GKV entsteht gleichzeitig auch der Boden, auf dem wissenschaftliche Einrichtungen das Thema HTA nachhaltig in ihr Abteilungsspektrum integrieren können. Die jahrelang durch Aufträge des BMG alimentierte universitäre HTA-Szene kann deshalb wohl künftig mit einer regelmäßigen Nachfrage nach HTA-Berichten rechnen.

Im Unterschied zu anderen Gesundheitssystemen ist jedoch der Sprung auf die regionale Ebene noch nicht erfolgt. Währenddessen in Kanada beispielsweise nach der Gründung einer nationalen Einrichtung zunächst die größeren, in der Folge auch die kleineren Provinzen, eigene HTA-Einrichtungen gründeten, blieb dieser Schritt bislang in Deutschland aus. Im Zusammenhang mit der aufkeimenden Versorgungsforschung in Deutschland bleibt deshalb abzuwarten, in wie weit ein versorgungsspezifisches HTA Eingang in die dementsprechenden regionalen Aktivitäten nimmt.

Nach wie vor ist HTA in Deutschland weitgehend auf die Bewertung einzelner Technologien und Leistungen beschränkt. Nur ansatzweise Bedeutung hat HTA bislang bei der Bewertung und Auswahl von Management- oder Organisationsinstrumenten erlangt. Zu erwähnen ist hier beispielsweise die Bewertung von Stroke-Units in der Schlaganfallsversorgung, wo die Effektivität einer ganzen Organisationsstruktur bewertet wurde [Fritze 2000]. Gegenstand eines HTA-Berichts kann jedoch auch die Leistungsfähigkeit von Praxis-Softwareprogrammen oder beispielsweise Nutzen und Risiken von Disease Management Programmen sein. Eine thematische Ausrichtung auf solche Themen ist derzeit in Deutschland noch nicht absehbar (s. Tab. 5).

2.4 Health Technology Assessment in der Schweiz

Maya Züllig

In der Schweiz sind – vielleicht aufgrund der engen geographischen Verhältnisse – auf kleinem Raum in geradezu idealer Weise gleichsam alle Elemente vorhanden und bereits miteinander vernetzt, die für eine schlagkräftige Bewertung medizinischer Verfahren notwendig sind: Ein Netzwerk aller HTA-Agenturen (Swiss Network for Health Technology Assessment, SNHTA), die Unterstützung der Fakultäten, eine Zusammenarbeit mit der Industrie, gute Ausbildungsgänge (MPH, o. ä.), eine optimale politische Einbindung – und eine gesetzliche Grundlage: Das Bundesgesetz über die Krankenversicherung (KVG) vom 18.3.1994. Zusammen mit einem standardisierten Vorgehen [BAG 205] trägt dies alles dazu bei, dass in diesem kleinen Land mit wenig Mitteln für HTA eine sehr hohe politische Umsetzungsrate erreicht werden kann.

2.4.1 Das Schweizer Gesundheitssystem

Das Gesundheitswesen der Schweiz orientiert sich am Bismarkschen Modell, ist also als Sozialversicherungsmodell konzipiert. Seit dem Inkrafttreten des KVG sind alle in der Schweiz wohnhaften Personen obligatorisch gegen Krankheit versichert. Die Krankenversicherer müssen zudem in der obligatorischen Krankenpflegeversicherung die gleichen Leistungen anbieten. Diese müssen von Gesetzes wegen wirksam, zweckmäßig und wirtschaftlich sein (Artikel 32 und 33 KVG).

Einzelheiten der Kostenübernahme durch die Krankenversicherer werden in den Umsetzungsbestimmungen zum KVG und namentlich in der Krankenpflege-Leistungsverordnung (KLV) und in deren Anhängen geregelt, die vom Eidgenössischen Departement des Innern (EDI)

2 HTA und Entscheidungsfindung – Regulation von Technologien

Tab. 5 Akteure im Deutschen Gesundheitswesen mit Bezug zu HTA

Akteur	Abkürzung	Wo finde ich den Akteur?	Beispiele für Aufgabengebiete
Deutscher Bundestag	-	www.bundestag.de	Entscheidungsgremium für die Rahmenbedingungen der Gesundheitsversorgung
Bundesministerium für Gesundheit	BMG	www.bmg.bund.de	u. a. Vorbereitung der Sozialgesetzgebung; Überwachung deren gesetzeskonformer Umsetzung
Bundessozialgericht	BSG	www.bundessozialgericht.de	Grundsatzentscheidungen zur Sozialgesetzgebung; Entscheidung über Leistungsansprüche von Versicherten im Einzelfall
Gemeinsamer Bundesausschuss	G-BA	www.g-ba.de	wichtigstes Gremium der gemeinsamen Selbstverwaltung von Ärzten, Krankenkassen und Krankenhäusern; Ein- und Ausschluss von Leistungen; Festlegung von Festbetragsgruppen bei Arzneimitteln
Deutsche Krankenhausgesellschaft	DKG	www.dkgev.de	Zusammenschluss von Spitzen- und Landesverbänden der Krankenhausträger; Mitglied der Selbstverwaltung
Dem BMG nachgeordnete Behörden	RKI, PEI, BfArM, DIMDI	www.rki.de www.pei.de www.bfarm.de www.dimdi.de	Verantwortlich für die Zulassung und Überwachung von Arzneimitteln (einschließlich Blutprodukte und Biologicals) und Medizinprodukten, Pflege des ICD und ICPM-Schlüssels, Datenhaltung, HTA (DIMDI)
Institut für das Entgeltsystem im Krankenhaus	InEK	www.g-drg.de	Unterstützung der Selbstverwaltung bei der Einführung und kontinuierlichen Weiterentwicklung des G-DRG-Systems (German Diagnosis Related Groups)
Institut für Qualität und Wirtschaftlichkeit im Gesundheitswesen	IQWiG	www.iqwig.de	unabhängiges wissenschaftliches Institut, das den Nutzen medizinischer Leistungen untersucht; tätig im Auftrag des G-BA und des BMG
Kassenärztliche Bundesvereinigung	KBV	www.kbv.de	Interessenvertretung der Vertragsärzte auf Bundesebene; Mitglied der Selbstverwaltung
Kassenzahnärztliche Bundesvereinigung	KZBV	www.kzbv.de	Interessenvertretung der Vertragszahnärzte auf Bundesebene; Mitglied der Selbstverwaltung
Medizinischer Dienst der Krankenkassen/ Medizinischer Dienst der Spitzenverbände der Krankenkassen	MDK/ MDS	http://www.mds-ev.de	Innovationsbewertung; Grundsatzgutachten für die Spitzenverbände der Krankenkassen; Einzelfallbegutachtung

2.4 Health Technology Assessment in der Schweiz

erlassen wird. Bei den regelmäßigen Aktualisierungen betreffend ärztlicher oder nichtärztlicher Leistungen, Analysen sowie Mitteln und Gegenständen handelt es sich um Verordnungsänderungen, bei denjenigen betreffend Medikamente (pharmazeutische Spezialitäten und konfektionierte Arzneimittel, Spezialitätenliste) um rechtlich anfechtbare Einzelverfügungen. Dabei werden Maßnahmen der medizinischen Prävention, Leistungen bei Mutterschaft, Analysen, Mittel und Gegenstände, Medikamente sowie nicht-ärztliche Leistungen wie diejenigen der Physio- oder Ergotherapie abschließend in so genannten Positivlisten aufgezählt. Bei den allgemeinen ärztlichen Leistungen hingegen beschränkt sich die Auflistung auf die umstrittenen, das heißt auf diejenigen, die nicht oder nur unter bestimmten Voraussetzungen von der obligatorischen Krankenpflegeversicherung übernommen werden (das Schweizer System kennt somit keinen abschließenden Leistungskatalog).

Nicht unter die Pflichtleistungen fallen unter anderem Routinezahnversorgungen wie beispielsweise Füllungen von Zahndefekten oder „die Pille" ohne medizinische Indikation. Brillen, Therapien in Thermalbädern, Hilfsmittel oder Transport und Rettungsdienste zum Beispiel werden zudem durch die soziale Krankenversicherung nur kofinanziert.

2.4.2 Der Entscheidprozess

Neue allgemeine ärztliche Leistungen zulasten der obligatorischen Krankenpflegeversicherung können einerseits von den beiden Dachverbänden FMH (Ärzteschaft) und santésuisse (Krankenversicherer), andererseits von der zuständigen Einheit der Bundesverwaltung aufgrund ihrer Informationen aus den nationalen und internationalen Experten-Netzwerken (SNHTA, INAHTA, Euroscan) als bezüglich Wirksamkeit, Zweckmäßigkeit und Wirtschaftlichkeit (noch) umstritten deklariert werden.

Im Fall der Umstrittenheit oder bei Antrag auf Neuaufnahme in eine der Positivlisten auf Verordnungsebene muss von den Antragstellenden ein vollständiges Dossier eingereicht werden. Bei diesen kann es sich sowohl um Fachverbände und Spitäler als auch um Einzelpersonen oder Hersteller handeln. Alle potentiellen Antragstellenden haben freien Zugang zu transparenten Prozessen; ein elektronisch erhältliches Handbuch in Form von Antragsformular samt Leitlinien führt sie durch die Antragserstellung, erläutert die formalen und inhaltlichen Vorgaben und veranschaulicht diese mittels Beispielen. Besonderer Wert wird dabei auf Folgeverfahren, Kostenentwicklung und Kosten-Wirksamkeit gelegt. Das von den Antragstellenden verfasste oder in Auftrag gegebene Dossier entspricht einem indikationsbezogenen HTA-Bericht. Das heißt, dass in der Schweiz eine bestimmte Leistung meistens nur in Bezug auf eine bestimmte Indikation und/oder Zielgruppe – und entsprechend oft mehrmals – bewertet wird.

Das beim Bundesamt für Gesundheit, BAG (vor 2004 Bundesamt für Sozialversicherung, BSV), eingereichte Dossier wird von der zuständigen Einheit, der Sektion Medizinische Leistungen, kritisch überprüft. Bei formaler Vollständigkeit wird das Dossier, meist zusammen mit einer medizinischen und ökonomischen Peer Review, der zuständigen beratenden Fachkommission zur Beurteilung vorgelegt. In den insgesamt fünf Eidgenössischen außerparlamentarischen Kommissionen, die das EDI und das BAG bei der Bezeichnung der Leistungen beraten (Grundsatzkommission, Leistungskommission, Arzneimittelkommission, Analysenkommission, Mittel- und Gegenstände-Kommission), wirken insbesondere leistungsbezogene Fachleute, sowie Vertreterinnen und Vertreter der Leistungserbringer, der Versicherer, der Versicherten und der Kantone mit. In der Grundsatzkommission sind überdies die medizinische Ethik, der Datenschutz, die Preisüberwachung und die Wettbewerbskommission vertreten. Die Kommissionen sprechen zuhanden des EDI eine Empfeh-

lung aus, ob und gegebenenfalls unter welchen Voraussetzungen (Indikationen, Richtlinien, Evaluationsauflagen) eine Leistungspflicht bestehen soll. Auf der Basis dieser Empfehlungen entscheidet das EDI über den Antrag und nimmt die allfällige Verordnungsänderung vor.

Neue Leistungen, die zwar (noch) umstritten sind, für bestimmte Patientengruppen aber verheißungsvolle Verbesserungen versprechen, können so seit Inkrafttreten des KVG 1996 mit Evaluationsauflagen und (mehrheitlich) zeitlicher Befristung als Pflichtleistung bezeichnet werden. Bei seltenen, aber teuren Leistungen kann die Evaluationsauflage als Registerpflicht konkretisiert werden. Während der meist drei- bis fünfjährigen Evaluationsperiode haben die Antragstellenden dem BAG jährlich einen Zwischenbericht samt den erhobenen medizinischen und ökonomischen Rohdaten zu liefern. Sieben Monate vor Ablauf der Evaluationsfrist müssen sie beim BAG zur abschließenden Beurteilung der Leistung ein – aktualisiertes – Dossier einreichen, das wiederum den Beurteilungsprozess durchläuft. Von den gegen 40 provisorisch aufgenommenen Leistungen wurden bis 2006 ungefähr je die Hälfte definitiv aufgenommen bzw. aus der obligatorischen Krankenpflegeversicherung gestrichen. Wird eine Leistung als nicht leistungspflichtig deklariert, kann aufgrund von neuen Erkenntnissen jederzeit ein neues Dossier eingereicht werden.

In der Schweiz wurde HTA schon sehr früh als wichtiges Instrument zur Kosten- und Kosten-Wirksamkeitsbewertung von insbesondere neuen medizinischen Leistungen erkannt. Bereits in den 1980er Jahren wurde mit der Sektion Medizinische Leistungen eine spezialisierte Einheit in der Bundesverwaltung geschaffen mit dem Ziel, medizinische Innovationen zu evaluieren. Kurz nach Inkrafttreten des KVG beauftragte die damalige Vorsteherin des EDI 1998 die Sektion Medizinische Leistungen zusammen mit TA-Swiss, die HTA-Aktivitäten in der Schweiz zu koordinieren und dazu das Swiss Network for Health Technology Assessment (SNHTA) ins Leben zu rufen. Dieses umfasst heute alle Stellen, die sich in der Schweiz mit Technologiebewertung befassen, von den entsprechenden Einheiten der Bundesverwaltung über Forschungsinstitute bis hin zu Universitätsspitälern und kantonalen Public Health-Behörden.

2.4.3 Aktuelle Trends

Die Kosten neuer Leistungen zu Lasten der obligatorischen Krankenpflegeversicherung bewegten sich mit Ausnahme des Jahres 1999 (Anerkennung komplementärmedizinischer Leistungen) in Bezug auf die Prämien im Promille-Bereich und stellten damit seit dem Inkrafttreten des KVG kein wirklich Prämien steigerndes Element dar. Die Ursachen für die auch nach Inkrafttreten des KVG fortdauernden Kostensteigerungen, die zu jährlichen Prämienerhöhungen von bis zu zehn Prozent führten, liegen vielmehr bei der Menge der erbrachten Leistungen und damit in der ungenügenden Steuerung der Leistungsmengen. Dazu gehören nicht zuletzt das Substitutionsverhalten und die Verschreibungspraxis der Ärzteschaft. Nicht in allen Fällen ist jedoch unter Beachtung des Kosten-Wirksamkeitsverhältnisses die modernste auch die angemessenste Therapieform. Deshalb werden immer häufiger bestehende Pflichtleistungen insbesondere auf ihre Kosten-Wirksamkeit überprüft und die Entwicklung der Volumina mittels in der Fachwelt akzeptierten Maßnahmen wie Definitionen, Guidelines, usw. angegangen. Individualisierung und Eigenverantwortung sind dabei wichtige Leitbegriffe. Einige dieser Korrekturen werden von einer Evaluation begleitet. Darüber hinaus versucht der Bund zunehmend, selber Neuentwicklungen anzuregen.

Aufgrund individualethischer Diskussionen um die Evaluationsauflagen, versuchter juristischer Verfahren und medialer Kampagnen bei der Streichung befristet aufgenommener Leistungen bei gleichzeitig hohem Verwaltungsaufwand wird dieses Modell zurzeit eher zurückhaltend eingesetzt.

Wegen des Detaillierungsgrads der notwendigen Prüfungen werden die fachlichen Beurteilungen nicht in einer größeren Öffentlichkeit diskutiert. Dieser Umstand wird zum Teil als Intransparenz kritisiert. Dazu ist jedoch anzumerken, dass die Prüfung der Leistungen in einem klar geregelten und gesetzlich abgestützten Verfahren unter Einbezug der Fachwelt und interessierter Kreise erfolgt. Dadurch, dass die Kompetenz, den Leistungsbereich der obligatorischen Krankenpflegeversicherung näher zu bezeichnen, dem Bundesrat obliegt, nimmt überdies eine demokratische legitimierte Instanz den Entscheid zur Ausgestaltung dieser Versicherung vor.

Durch die frühe Anerkennung von HTA in der Schweiz und seine Einbettung in die vom Gesetzgeber gestalteten Verfahren zur Zulassung und, wo vorgesehen, zur Preisfestsetzung kann die Bewertung medizinischer Verfahren zuhanden der obligatorischen Krankenpflegeversicherung heute als eingespielt und akzeptiert bezeichnet werden. Und ihre dynamische und pragmatische Ausgestaltung macht das Schweizer System zu einem der innovationsfreundlichsten und effektivsten der Welt.

2.5 Health Technology Assessment in Österreich

CLAUDIA WILD

Health Technology Assessment hat in Österreich weder als Wissenschaftsdisziplin noch als Instrument der wissenschaftlichen Politikberatung eine lange Tradition. Erst in den letzten Jahren – seit etwa 2000 – konnte HTA seine Bedeutung anhand einiger konkreter Fallbeispiele mit entsprechendem Impact unter Beweis stellen. Heute wird HTA bei Refundierungsentscheidungen in Sozialversicherungen und in Krankenanstalten – wenn auch noch unsystematisch – eingesetzt.

2.5.1 Organisation und Finanzierung des österreichischen Gesundheitssystems

Ebenso wie in Deutschland und der Schweiz ist die Gesundheitsversorgung der Bevölkerung als öffentliche Aufgabe definiert. Das Gesundheitswesen wird zu mehr als zwei Drittel (70 %) aus Sozialversicherungsbeiträgen (obligatorische Krankenversicherung über den Arbeitgeber eingehoben) und aus dem Steueraufkommen finanziert. Dennoch wird das knappe verbleibende Drittel (26,2 %) von privaten Haushalten aufgebracht: Österreicher haben im internationalen Vergleich einen hohen Anteil an Selbstzahler-Beiträgen zu leisten.

Organisatorisch zeichnet sich das österreichische Gesundheitssystem durch ein hohes Ausmaß an Dezentralisierung und Regionalisierung aus. Dem Bund kommt in erster Linie die Aufgabe allgemeiner Gesundheitspolitik (längerfristige Strategien) und der Rahmengesetzgebung zu. Eine auf Bundesebene eingerichtete Bundesgesundheitsagentur ist für die Erstellung eines Großgeräteplanes und die Betreuung des Leistungskatalogs im Rahmen der bereits 1997 eingeführten LKF/Leistungsorientierten Krankenanstaltenfinanzierung (ein adaptiertes DRG-Fallpauschalsystem, das retrospektiv erbrachte Leistungen abgilt) sowie seit kurzem für die Leistungsangebotsplanung zuständig.

Die soziale Krankenversicherung finanziert etwa die Hälfte der Kosten der Spitäler und zahlt diesen Beitrag aber prospektiv – ohne Steuerungs- oder Regulierungsbefugnisse – in (9) Landesfonds, die für die Finanzierung der Krankenanstalten zuständig sind, ein. Den insgesamt 27 (davon 10 großen) Sozialversicherungen kommt die Aufgabe der Kontrahierung von Leistungen und Tarifen mit niedergelassenen Ärzten (sog. Vertragspartnern oder Kassenärzten), die als „freie Unternehmer" agieren, aber mit lebenslangen unkündbaren Kassenverträgen ausgestattet sind, zu. Österreichische Sozialversicherungen verfügen über keinen einheitlichen Leistungskatalog, sind aber im Hauptverband der Sozialversicherungen (Ö-HVB), dessen Aufgabe allgemeine Sozialversicherungspolitik und -strategien sind, zusammengefasst. Es gibt keinen Wettbewerb und damit Risikoselektion zwischen den Sozialversicherungen. Im Bereich des Krankenanstaltenwesens haben also die Länder aufgrund der Kompetenzregelungen in der Bundesverfassung das (fast) ausschließliche Sagen. Österreich hat neben Deutschland die höchste Akutbettendichte und Krankenhausaufnahmerate in Europa.

Akteure im österreichischen Gesundheitssystem:
- Bund:
  Ministerium für Gesundheit & Frauen
- Österreichischer Hauptverband der Sozialversicherungen
- Österreichische Ärztekammer und regionale Vertretungen
- Regionale Krankenanstaltenträger (öffentliche und private) – regionale Verbünde
- Bundes- und Ländergesundheitsagenturen

2.5.2 Institutionen und Steuerungsinstrumente

Systemisch verankert ist HTA indirekt in zwei Gesetzen: im Allgemeinen Sozialversicherungsgesetz (ASVG) mit der Aussage „Die Krankenbehandlung muss insgesamt ausreichend und zweckmäßig sein, doch darf sie das Maß des Notwendigen nicht überschreiten", sowie im Bundeskrankenanstaltengesetz (B-KAG) zur Qualitätssicherung „eine qualitativ hochwertige, effektive und effiziente ... Gesundheitsversorgung ist sicherzustellen. Dem entsprechend ist sektorenübergreifend ein Österreich-weites, der Effizienzsteigerung dienendes Qualitätssystem ... einzuführen".

Eine systematische Evaluierung medizinischer Leistungen auf ihren tatsächlichen Nutzen vor der Erbringung ist allerdings nirgendwo festgeschrieben. Dennoch kommt HTA vermehrt – aber nicht systematisch und verpflichtend – zum Einsatz, vor allem dort, wo entsprechende Implementierungsinstrumente bereits zur Verfügung stehen (s. Tab. 6).

2.5.3 HTA Initiativen und Institutionen

Die längste Erfahrung (seit 1990) mit der Disziplin HTA hat das erst im April 2006 gegründete Ludwig Boltzmann Institut für Health Technology Assessment (LBI@HTA) in Wien, das aus einer Forschungseinheit an der Österreichischen Akademie der Wissenschaften entstand. Das LBI@HTA (10 FTE) hat einen breiten Zugang und arbeitet nicht nur an wissenschaftlichen Assessments, sondern auch an der realen, raschen Politikberatung mit der wissenschaftlichen „Betreuung" von Entscheidungsträgern in Krankenanstalten sowie mit dem Ziel auch „öffentliches Verständnis" (Medien, Patientenvertretung) für kritische Evaluationen zu stimulieren. Das LBI@HTA arbeitet in enger Kooperation mit dem an der privaten Universität in Hall/Tirol angesiedelten Institut für Public Health, Medical Decision Making und HTA, das gesundheitsökonomische und entscheidungsanalytische Forschung (in internationalen Kooperationen/DAHTA, IQWiG, aber auch Industrie) macht und einen HTA-Lehrgang anbietet. Die EBM-Einheit beim Hauptverband der Sozialversicherungen (3 FTE) in Wien versteht sich als Servicestelle für Anfragen aus den Sozialversicherungen und erarbeitet Entscheidungsunterlagen für Refundierungsentscheidungen. Das EBM Review Center (2,5 FTE) in Graz erstellt systematische Übersichtsarbeiten und Meta-Analysen, entwickelt in in- und ausländischen Kooperationen (z. B. IQWiG) medi-

2.5 Health Technology Assessment in Österreich

Tab. 6 Institutionen und Steuerungsinstrumente

Institutionen	Steuerungsinhalt	Ziel	Steuerungsinstrument
BMGF: LKF- Bundesgesundheitsagentur	Medizinische Einzelleistungen/ MEL	nur Leistungen, die bereits einen wissenschaftlichen Nachweis (Wirksamkeit, Kosten-Effektivität, Überlegenheit) erwiesen haben, MEL-Position	MEL-Katalog im Rahmen der LKF-Refundierung, Vorgaben zu Mindestmengen
Ö-HVB: Heilmittelkommission	neue Arzneimittel	nur Arzneimittel, die einen wissenschaftlichen Nachweis (Wirksamkeit, Kosten-Effektivität, Überlegenheit) erbracht haben, werden von den Sozialversicherungen bezahlt	Heilmittelverzeichnis = Arzneimittel-Positivliste, Kategorisierung nach frei verschreibbar und eingeschränkt verschreibbar
Ö-HVB: EBM-HVB	neue Verfahren	nur Verfahren, die einen wissenschaftlichen Nachweis (Wirksamkeit, Kosten-Effektivität, Überlegenheit) erbracht haben, werden von den Sozialversicherungen bezahlt	Leistungskatalog, Tarifierung
ÖÄK & Facharztgruppen	Reduktion der Praxisvariabilität	Sicherstellung von Behandlung am letzten Stand gesicherten Wissens	Leitlinien, Behandlungspfade, Zugangs-Algorithmen
Regionale Krankenanstaltenverbünde	Investitionsentscheidungen	nur Leistungen, die bereits einen wissenschaftlichen Nachweis (Wirksamkeit, Kosten-Effektivität, Überlegenheit) erbracht haben, werden angeboten, resp. in Geräte, Personal etc. investiert	Leistungsangebotsplanung, Mindestmengen, Anwendungsbeobachtung
Landes-Gesundheitsagenturen	Leistungsplanung zwischen intra- und extramuralem Sektor	Koordinierung von Leistungen und deren Erbringung nach Qualitäts- und Effizienzüberlegungen	Leistungsangebotssteuerung, Ressourcenallokation

zinische Entscheidungsgrundlagen für Disease Management Programme sowie EBM Ausbildungskonzepte und unterstützt Kliniker in Planung und Durchführung klinischer Studien. Die Abteilung für HTA und Gesundheitsökonomie am Österreichischen Bundesinstitut für Gesundheitswesen (ÖBIG) in Wien (3 FTE), einem dem Gesundheitsministerium unterstellten Institut, ist im Bereich HTA Auftragnehmer der DAHTA. Der Arbeitskreis wissenschaftsbasierte Gesundheitsversorgung (ARWIG) (3 FTE) ist ein Wissenschaftlernetzwerk, das im Bereich evidenzbasierte Gesundheitsplanung, Versorgungsforschung, sowie Wirksamkeitsforschung tätig ist.

HTA Anbieter: akademische & administrationsnahe Institutionen

- Ludwig Boltzmann Institut für Health Technology Assessment/Wien: http://hta.lbg.ac.at/
- Inst. Public Health, Medical Decision Making und HTA/Hall in Tirol: http://phgs.umit.at/
- EBM Review Center/Graz: http://apps.healthgate.at/ebmrc/index.jsp
- Arbeitskreis wissenschaftsbasierte Gesundheitsversorgung: http://www.arwig.at/
- EBM- beim Hauptverband der Sozialversicherungen: http://www.sozialversicherung.at/
- Österreichisches Bundesinstitut für Gesundheitswesen: http://www.oebig.at/

2.5.4 Einsatzgebiete und Impact

Wenngleich HTA in Österreich keine lange Tradition hat im Vergleich etwa zu skandinavischen Ländern und auch nicht gesetzlich verankert ist, wie in der Bundesrepublik Deutschland, so hat HTA doch – vor allem wegen der geringen Größe des Landes und damit verbunden der geringen Anzahl an medizinischen und gesundheitspolitischen Entscheidungsträgern, dort wo es als wissenschaftliches Steuerungsinstrument zum Einsatz kommt, nachweisbaren Impact. HTA wird in folgenden Bereich eingesetzt:

- **Unangemessen häufig eingesetzten medizinischen Interventionen:** Interventionen, die für eine Indikation oder Patientengruppe zugelassen und wirksam sind, aber darüber hinaus breit verwendet werden;
- **regionalen Varianzen:** Interventionen, die regional sehr unterschiedlich eingesetzt werden, das klinische Ergebnis aber dasselbe ist;
- **interessensgeleiteter vs. rationaler Einkaufspolitik:** Nicht Wirkstoff-, aber wirkungs-idente Arzneimittel, sog. Analogpräparate, werden auf ihre klinisch relevanten Unterschiede hin verglichen;
- **evidenzbasierte Planungsansätze:** Nachfrage- und Bedarf wird nicht – wie in herkömmlichen Planungen – gleichgesetzt, sondern die Bedarfsermittlung wird durch objektivierbare Kriterien der Angemessenheit ergänzt;
- **Innovativen vs. technisch-neuen Leistungen:** Neuentwicklungen werden nach dem Stand der vorliegenden Wirksamkeitsnachweise und ihrem Mehrwert gegenüber etablierten Methoden hinterfragt;
- **in naher Zukunft – Grenzwert-Diskussion:** Einige neue Arzneimittel bringen moderaten Nutzen bei großen Nebenwirkungen und großen Kosten. Die Frage „Wie viel Nutzen ist genug Nutzen?" bedarf einer Grenzwertdiskussion und ist erst in den Anfängen.

Health Technology Assessment hat in Österreich weder als Wissenschaftsdisziplin noch als Instrument der wissenschaftlichen Politikberatung eine lange Tradition. Aufgrund der Größe des Landes und der geringen Anzahl an medizinischen und gesundheitspolitischen Entscheidungsträgern hat HTA aber in kurzer Zeit anhand einiger brisanter Themen eine Bedeutung bekommen.

2.6 Mechanismen des Innovationszutritts in das Gesundheitssystem

ROMAN SCHIFFNER

2.6.1 Innovationen

Definition

Der Begriff Innovation geht auf das lateinische Wort *innovatio* zurück und bedeutet so viel wie Einführung einer Neuerung. Meist wird er auf technische Neuerungen bezogen, kann aber auch auf soziale, organisatorische oder medizinische Neuerungen angewandt werden. Produktinnovationen sind von Prozessinnovationen zu unterscheiden.

2.6 Mechanismen des Innovationszutritts in das Gesundheitssystem

Eine medizinische Produktinnovation *stellte z. B. die Neueinführung der „Röntgendiagnostik" durch erste medizinische Anwendungen von Röntgenstrahlen 1896 durch Wilhelm Conrad Röntgen dar [http://de.wikipedia.org/wiki/R %C3 %B6ntgen]. Davon zu unterscheiden sind* Prozessinnovationen *wie z. B. die Einführung der „ärztlichen Händedesinfektion" im Rahmen der gynäkologischen Untersuchung bei schwangeren Frauen 1847 durch Ignaz Semmelweis, die zur die Senkung der Sterblichkeitsrate durch Kindbettfieber führte [http://de.wikipedia.org/wiki/Ignaz_Semmelweis]. Innovationen können inkrementelle Verbesserungen vorhandener Techniken darstellen oder aber vollkommen neu sein. Die meisten technischen Innovationen finden entlang vorhandener „technologischer Pfade" statt – Dinge werden also nach und nach durch* Schrittinnovationen *verbessert (z. B. Verbindung zweier bekannter diagnostischer Verfahren wie der Computertomographie (CT) und der Positronen-Emissions-Tomographie (PET) in einem Gerät zum „kombinierten PET/CT" [http://www.innovations-report.de/html/berichte/medizin_gesundheit/bericht-7885.html]). Nur sehr selten werden im Sinne von* Sprunginnovationen *völlig neue Wege eröffnet (z. B. Einführung der Lachgas- und später der Äthernarkose 1846 durch Horace Wells und Thomas G. Morton [http://de.wikipedia.org/wiki/William_Thomas_Green_Morton]). Im Arzneimittelbereich taucht auch der Begriff der* Scheininnovation *auf. Darunter versteht man z. B. Wirkstoffe, die sich zwar in der Molekularstruktur von der etablierten, ursprünglichen Substanz unterscheiden, deren Zusatznutzen bzw. Vorteil in der Anwendung am Patienten aber im Vergleich zu bereits vorhandenen Therapiemöglichkeiten oft unklar bleibt. Medizinische Innovationen sind auch aus Sicht der Patienten wichtig [http://www.aerztezeitung.de/docs/2005/06/16/109a0601.asp].*

Nur durch die Implementierung von Innovationen in das Gesundheitssystem kann der medizinische Fortschritt bei Diagnostik und Therapie verschiedenster Krankheiten sichergestellt werden. Die Innovationsmedaille hat aber neben dem potentiellen Nutzen auch eine zweite Seite: es müssen ebenso mögliche Schäden und Risiken sowie der Einfluss auf den Ressourcenverbrauch im Gesundheitssystem berücksichtigt werden (z. B. Auftreten schwerer Fehlbildungen bei Ungeborenen durch Einnahme von Thalidomid: Contergan®-Affäre 1962 [http://de.wikipedia.org/wiki/Contergan]). Eine medizinische Innovation an sich stellt somit keinen Wert dar, der allein schon aufgrund der Tatsache, dass etwas „neu" ist, auch tatsächlich Vorteile oder Verbesserungen für die Patientenversorgung bringen muss. Hier ist eine differenzierte Betrachtungsweise und Innovationsbewertung, die in erster Linie auf den Schutz der Patienten abzielt, notwendig.

Zulassungsrechtliche Aspekte

Wichtigster Akteur für die Gestaltung von Zulassungsbestimmungen für Innovationen ist der Gesetzgeber. Die Zulassung von Arzneimitteln ist der gegenwärtig am stärksten strukturierte Bereich in der Zulassung von medizinischen Technologien im deutschen Gesundheitswesen. Die Zulassung ist im Arzneimittelgesetz (AMG) geregelt. Zuständig für die Durchführung der Zulassung sind das Bundesinstitut für Arzneimittel und Medizinprodukte (BfArM), das Bundesinstitut für gesundheitlichen Verbraucherschutz und Veterinärmedizin (für Tierarzneimittel) sowie das Paul-Ehrlich-Institut (für Blut, Blutprodukte, Sera und Impfstoffe). Wird die Zulassung eines Arzneimittels beantragt, dann sind sowohl Wirksamkeit wie auch Unbedenklichkeit und die Qualität des Herstellungsprozesses wissenschaftlich nachzuweisen. Hierzu gehören auch die Ergebnisse physikalischer, chemischer, biologischer oder mikrobiologischer Versuche (Phase I-Studien), Ergebnisse pharmakologischer und toxikologischer Versuche (Phase II-Studien) und die Ergebnisse der klinischen Prüfung am Menschen (Phase III-Studien). Arzneimittel werden nicht zugelassen, wenn dies nicht belegt werden kann. Schon der Nachweis einer geringfügigen Wirkung bei „einer beschränkten Zahl von Fällen" (§ 25 AMG) im Vergleich zu Plazebo genügt jedoch für die Zulassung, was dazu führte, dass in den letzten Jahren mehr und mehr lediglich leicht modifizierte Wirkstoffe zugelassen wurden, die eigentlich keine echten Produktinnovationen darstellen („meetoo"-Präparate).

Es gibt für spezielle Arzneimittel auch eine europaweite Zulassung, die durch die European Agency for the Evaluation of Medicinal Products (EMEA) vorgenommen wird. Die EMEA wurde 1995 im Zuge einer Neuregulierung der Zulassung von medizinischen Produkten auf EU-Ebene gegründet. Über die EMEA können zentralisiert Arzneimittel für die gesamte EU zugelassen werden. Dieser Zulassungsweg ist seit 1995 zwingend für biotechnologisch hergestellte Medikamente und optional für innovative Medikamente vorgeschrieben. Außerdem wurde ein Committee on Orphan Medicinal Products eingerichtet, das für die Zulassung von Medikamenten für seltene Krankheiten zuständig ist. Eine derzeit ebenfalls geringe, aber zunehmende Bedeutung hat dieses nach der EU-Richtlinie 75/319 mögliche Verfahren der gegenseitigen Anerkennung (*mutual recognition*), das seit dem 1.1.1995 auch in Deutschland geltendes Recht ist. Das bedeutet, dass ein Hersteller, dessen Medikament beispielsweise in Frankreich zugelassen wurde, auch in Deutschland die Zulassung für dieses Mittel beantragen kann.

Homöopathika unterliegen lediglich der Registrierungspflicht (§§ 38–39 AMG). Registrierte Homöopathika müssen keinen Wirkungsnachweis nach dem Zulassungsverfahren für eine bestimmte Indikation erbringen. Allerdings kann ein Hersteller auch ein reguläres Zulassungsverfahren beantragen. Im Falle einer regulären Zulassung würde diese auch den Einsatz des Arzneimittels für eine festgelegte Indikation umfassen. Die Besonderheiten der Zulassung von Anthroposophika und Phytotherapeutika sind im AMG nicht explizit geregelt; diese Arzneimittel werden von den Arzneimittelprüfrichtlinien mit erfasst. Von der Zulassung ausgenommen sind Arzneimittel, die aufgrund ärztlicher Verschreibung in Apotheken in Chargengrößen von bis zu 100 Packungen pro Tag hergestellt und zur Abgabe bereitgehalten werden (§ 21).

Zwei Jahre nach der Zulassung eines Arzneimittels ist der zuständigen Bundesoberbehörde vom Hersteller des Medikaments ein Erfahrungsbericht über die abgegebene Menge, über Wirkungen, Nebenwirkungen, Gegenanzeigen und Wechselwirkungen, Gewöhnung oder Abhängigkeit und nicht bestimmungsgemäßen Gebrauch vorzulegen (§ 49,6). Dies entspricht der Phase IV der Arzneimittelstudien.

Die Zulassung ist in Deutschland nicht von einer umfassenden, systematischen und für alle Anwender verpflichtenden Nachbeobachtung flankiert. Das BfArM ist aber verpflichtet, unerwünschte Wirkungen, Wechselwirkungen, Gegenanzeigen und Verfälschungen von Arzneimitteln zentral zu erfassen und im Rahmen eines Stufenplans entsprechende Maßnahmen zu ergreifen (§§ 62–63a). Eingehende Meldungen werden medizinisch und pharmakologisch-toxikologisch bewertet und entweder Risikoabwehrmaßnahmen eingeleitet (z. B. Ruhen der Zulassung) oder es werden Änderungen in den Produktinformationen veranlasst.

Die im Arzneimittelgesetz geregelte Zulassung ist prinzipiell gleichbedeutend mit der Verordnungsfähigkeit innerhalb der GKV. Das Sozialgesetzbuch V definiert einige Negativlisten mit Arzneimitteln, die nicht zu Lasten der GKV verordnet werden dürfen, etwa Arzneimittel bei Erkältungskrankheiten oder Abführmittel. Mit der Gesundheitsreform 2004 wurden (mit vom G-BA zu definierenden Ausnahmen) zusätzlich nicht verschreibungspflichtige Arzneimittel von der GKV-Erstattungspflicht ausgeschlossen (§ 34 SGB V).

2.6 Mechanismen des Innovationszutritts in das Gesundheitssystem

Die Verordnung von Arzneimitteln ist zum Teil in den Arzneimittel-Richtlinien des G-BA konkretisiert. Hierin werden Verordnungseinschränkungen bei zahlreichen Medikamentengruppen formuliert. Diese gehen zunehmend auf Auswertungen des IQWiG zurück; mit dem GKV-Wettbewerbsstärkungsgesetz (GKV-WSG) erhält das IQWiG auch noch das Mandat, neben dem Nutzen auch die Wirtschaftlichkeit bei Arzneimitteln zu bewerten, was de facto der Einführung einer so genannten „vierten Hürde" entspricht.

Seit dem 1. Januar 1995 gilt in Deutschland das Medizinproduktegesetz (MPG), das die EU-Richtlinien Nr. 90-385 (implantierbare aktive Medizinprodukte, wie z. B. Herzschrittmacher) und 93-42 (Medizinprodukte, außer implantierbare aktive Medizinprodukte und in-vitro-Diagnostika) in deutsches Recht umsetzt.

Als Medizinprodukte werden Instrumente, Vorrichtungen, Stoffe, Software etc. bezeichnet, die zur Erkennung, Behandlung und Verhütung von Krankheiten, Verletzungen, Behinderungen oder zur Untersuchung, Ersetzung oder Veränderung des anatomischen Aufbaus oder eines physiologischen Vorgangs dienen und die – im Gegensatz zu Arzneimitteln – ihre Hauptwirkung nicht auf pharmakologischem, immunologischem oder metabolischem Wege hervorbringen.

Im Vordergrund der Zulassung von Medizinprodukten und Geräten steht die Frage der Sicherheit (nachzuweisen im Rahmen einer Risikoanalyse) und der Eignung für den vorgesehenen Einsatzzweck. Der Zulassung liegt der Nachweis von Qualitätsstandards der Herstellung der Produkte und der Einhaltung von Richtlinien zugrunde, die für die jeweilige Produktklasse gültig sind. Damit wird im Grunde die Prozessqualität der Produkte gesichert. Darin liegt auch der grundlegende Unterschied zur Zulassung durch die Food and Drug Administration (FDA) in den USA, die explizit auch einen Wirksamkeitsnachweis fordert.

Medizinprodukte werden nach den geltenden EU-Richtlinien in drei Klassen eingeteilt, wobei die Klassifikation vom Hersteller vorgenommen wird:

I   Produkte mit niedrigem Risiko, die meisten nicht-invasiven Produkte und wiederverwendbare chirurgische Instrumente (z. B. Stethoskope, Spatel);
IIa nicht-aktive Produkte mit mittlerem Risiko, invasive und nicht-invasive Produkte für kurzzeitige Benutzung (z. B. Kanülen);
IIb aktive Produkte mit mittlerem Risiko, die Substanzen oder Energie mit potentiellem Risiko emittieren und Produkte für längere Nutzung (z. B. Röntgengeräte, Kontaktlinsen);
III Produkte mit hohem Risiko und solche, die mit dem Gefäßsystem oder dem zentralen Nervensystem in Kontakt kommen (z. B. Gefäßtransplantate).

Prinzipiell gibt es mehrere Möglichkeiten der Evaluation von medizinischen Produkten, zwischen denen Hersteller wählen können. Die Wahl wird allerdings durch die obige Klasseneinteilung eingeschränkt. Zum einen kann ein Hersteller die Zertifizierung eines kompletten Qualitätssicherungssystems wählen, das alle Schritte vom Design bis zur Auslieferung des Produktes umfasst. Die zweite Möglichkeit besteht in der Prüfung einzelner Produkte in Kombination mit einem reduzierten Review seiner Qualitätssicherungsmaßnahmen. Für low-risk-Produkte genügt die Erklärung, dass die Herstellung gemäß den Regelungen der EU erfolgte (Konformitätserklärung).

Zuständig für die Durchführung dieser Zulassungsverfahren sind sogenannte „Benannte Stellen" (z. B. TÜVs, Materialprüfungsstellen), die als Voraussetzung eine Akkreditierung benötigen. Diese Institutionen werden vom BMG benannt, nachdem sie vorher ein Akkreditierungsverfahren nach § 20 MPG durchlaufen haben. Dieses Akkreditierungsverfahren einschließlich der nachfolgenden Überwachung der Benannten Stellen erfolgt durch die Zentralstelle der Länder für Sicherheitstechnik bzw. die Zentralstelle der Länder für Gesundheitsschutz bei Medizinprodukten. Somit liegt die Verantwortung für die Durchführung der Konformitätsbewertungsverfahren und deren Zertifizierung letztlich bei den Ländern. Auch ausländische Einrichtungen können in Deutschland zuzulassende Produkte prüfen. Im Gegensatz zur FDA besteht eine Kundenbeziehung zwischen Hersteller und Prüfinstitution, die den Regeln des Marktes unterliegt.

Dem Arzneimittelgesetz nachempfunden sind die Regelungen zum Schutz vor Risiken. Das Inverkehrbringen eines Medizinproduktes muss durch eine entsprechende Anzeige an die zuständige Landesbehörde mitgeteilt werden. Von der Landesbehörde wird die Information an das DIMDI weitergeleitet. Die zuständigen Landesbehörden sind für die Überwachung der Betriebe, die das Herstellen von Medizinprodukten angezeigt haben, zuständig. Durch Stichproben kann überprüft werden, ob bei Medizinprodukten mit CE-Kennzeichen (also bereits nach den o. g. EU-Richtlinien zugelassene Medizinprodukte) die Zulassungsvoraussetzungen eingehalten werden. Ist das nicht der Fall, und droht eine Gefahr für Dritte, dann kann die Behörde entsprechende Maßnahmen verfügen, die im Extremfall bis zur Schließung des Betriebes reichen. Entsprechendes gilt auch für den Fall, dass wissenschaftliche Erkenntnisse ein nicht vertretbares Risiko bei sachgemäßer Anwendung von Medizinprodukten ergeben. Das BfArM als zuständige Bundesoberbehörde ist für den Aufbau eines Meldesystems zu Nebenwirkungen, Wechselwirkungen, Gegenanzeigen, Verfälschungen, Funktionsfehlern, Fehlfunktionen und technischen Mängeln von Medizinprodukten zuständig. In diesem Zusammenhang wird ein Sicherheitsplan erstellt, der die jeweils zu ergreifenden Maßnahmen näher regelt.

Der Zugang von Medizinprodukten zur GKV hängt davon ab, ob medizinische Produkte direkt von Patienten angewendet werden (= Hilfsmittel) oder im Zusammenhang mit medizinischen Verfahren genutzt werden, wobei hierbei unterschiedliche Regelungen für die ambulante ärztliche Versorgung, die stationäre Versorgung, die Rehabilitation und die ambulante nicht-ärztliche Versorgung (Heilmittel) bestehen.

Innovationsbegriff in der Gesetzlichen Krankenversicherung (GKV)

Sowohl für den stationären als auch für den ambulanten Sektor gibt es Leistungskataloge bzw. Leistungsbeschreibungen (pauschalierendes Entgeltsystem im stationären Bereich: German Diagnosis Related Groups [http://www.g-drg.de/]; Leistungskatalog im ambulanten Bereich: Einheitlicher Bewertungsmaßstab EBM2000plus [http://www.kbv.de/ebm2000plus/EBMGesamt.htm]), die festlegen, welche medizinischen Leistungen im Rahmen der GKV erbracht werden dürfen bzw. wie diese abgerechnet werden. Im GKV-System stellen nicht nur tatsächlich in jüngster Zeit entwickelte und zugelassene medizinische Innovationen neue Leistungen dar, sondern im Prinzip alle Leistungen, die noch nicht in den Leistungskatalogen aufgelistet sind. So ist es nicht ungewöhnlich, dass medizinische Verfahren, die bereits seit Jahren außerhalb der GKV zur Verfügung stehen, nicht zu Lasten der GKV erbracht werden dürfen, da sie bisher noch nicht in die entsprechenden Leistungskataloge aufgenommen wurden (z. B. Positronen-Emissions-Tomographie im vertragsärztlichen Bereich, die bereits seit Jahren stationär verfügbar bzw. in der privaten Krankenversicherung auch ambulant anwendbar ist).

Bewertung von Innovationen

Der Entwicklungs- und Marktzutrittsprozess medizinischer Innovationen ist in vier Einzel-

2.6 Mechanismen des Innovationszutritts in das Gesundheitssystem

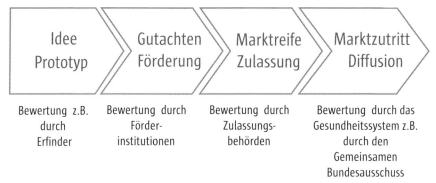

Abb. 1   Entwicklungs- und Marktzutrittsprozess medizinischer Innovationen

schritte unterteilbar, wobei jeder Schritt einer Bewertung unterworfen ist (s. Abb. 1):

Ausgehend von der Idee steht die Entwicklung eines Prototyps am Anfang. Bereits in diesem Stadium wird die erste Bewertung durch die Erfinder selbst oder durch Hersteller stattfinden. Diese wird sich u. a. auf folgende Fragen konzentrieren: welche diagnostische oder therapeutische Lücke besteht? Mit welchen Verfahren konkurriert die Innovation? Welche Verbesserungen sind mit der Innovation möglich? Ist die Innovationsidee in der Realität umsetzbar und die Entwicklung eines Prototyp möglich? Im weiteren Verlauf muss geklärt werden, ob sich die Weiterentwicklung und Förderung des Prototyps auch tatsächlich lohnt. Dies gilt sowohl für die Bewertung des medizinischen Nutzens als auch des wirtschaftlichen Potenzials. Hier müssen u. a. folgende Fragen geklärt werden: hält der Prototyp in der praktischen Anwendung, was die Idee versprochen hat? Ist die Serienproduktion kosteneffektiv möglich? Gibt es einen Markt für die Innovation? Als Bewerter kommen in diesem Stadium Forschungs- und Entwicklungsabteilungen von Herstellern in Frage, die darüber entscheiden müssen, ob eine Weiterentwicklung sinnvoll ist. Daneben können auch externe Gutachter eine Rolle spielen, die bewerten, ob Fördermittel zur Weiterentwicklung zur Verfügung gestellt werden. Man denke hier an entsprechende Förderprogramme verschiedener Ministerien wie dem Bundesministerium für Bildung und Forschung [http://www.bmbf.bund.de/], dem Bundesministerium für Wirtschaft und Technologie [http://www.bmwi.de/] oder auch an die Deutsche Forschungsgemeinschaft [http://www.dfg.de/].

Fehler I. und II. Ordnung bei der Bewertung

Bei der Beurteilung medizinischer Innovationen im Vorfeld ihrer Diffusion und breiten Anwendung gibt es grundsätzlich zwei Fehlermöglichkeiten, über die sich potentielle Bewerter von Innovationen bewusst sein müssen: wird eine Innovation aufgrund der vorhandenen wissenschaftlichen Datenlage positiv eingeschätzt, also in die Versorgung aufgenommen, kann diese Entscheidung auch falsch gewesen sein, wenn sich im Laufe der Zeit herausstellt, dass die Datenlage zum Zeitpunkt der Entscheidung noch ungenügend war, um das wahre Risiko der Innovation aufzuzeigen. Dieser Fehler der I. Ordnung (im übertragenen Sinn) kann korrigierbar sein, wenn im Zeitraum nach der Einführung weiterhin wissenschaftliche Daten gesammelt werden (hier gibt es gesetzliche Vorgaben sowohl für Arzneimittel als auch für Medizinprodukte, die die Dokumentation von Nebenwirkungen regeln). Diese „Korrektur" wird aber letztlich auf dem Rücken der Patienten ausgetragen, die dann erst Opfer der Innovation werden müssen, um ihre Risiken entdecken zu können. Fehler I. Ordnung sind aber potentiell durch den Ausschluss der Innovation aus der Versorgung im Nachhinein korrigierbar (z. B. Arzneimittel wird vom Markt genommen). Anders sieht es mit Fehlern II. Ordnung aus. Aufgrund vorliegender wissenschaftlicher Daten wird z. B. eine Innovation aus der Versorgung frühzeitig ausgeschlossen. Diese Entscheidung kann einerseits richtig sein, da die Innovation tatsächlich mehr schadet als nützt. Sie kann aber auch falsch sein, da man eventuell doch eine nützliche Innovation aufgrund unzureichender wissenschaftlicher Daten zu früh ausgeschlossen hat. Ein Fehler der II. Ordnung kann zwar potenziell durch eine spätere Einführung korrigiert werden, was jedoch nicht immer möglich ist. Sofern diese Technologie nicht in anderen Ländern zur Anwendung kommt und evaluiert wird ist mit der fehlenden Anerkennung häufig auch ein Ende der Anwendung und Beforschung eingetreten. In diesem Falle eine weitere wissenschaftliche Evaluierung und Dokumentation eines doch vorhandenen Nutzens oft nicht mehr möglich [The Australian experiment, 2004].

Studientypen

Basis für die Nutzen-/Risikobewertung von Innovationen sind sowohl im Arzneimittelbereich als auch bei Medizinprodukten oder ärztlichen Leistungen die Ergebnisse aussagekräftiger wissenschaftlicher Studien. Zur Überprüfung vor allem des Nutzens medizinischer Innovationen sind vergleichende Studien am besten geeignet. Dies können z. B. randomisierte kontrollierte Studien (RCTs) sein. Ein Vergleich kann dabei zwischen der Innovation und einer Scheinbehandlung (Plazebo) stattfinden, aber auch zwischen der Innovation und einer anderen aktiven Therapie (z. B. „Goldstandard"). Mit welcher Behandlungsoption ein Vergleich letztlich durchgeführt wird, hängt dabei sowohl von medizinisch-ethischen Aspekten ab als auch vom tatsächlichen Vorhandensein einer „Standardtherapie". Auch hier ist für die Bewerter von Studien wichtig, sich darüber im Klaren zu sein, dass sowohl durch die Auswahl als auch durch die Art der Operationalisierung der Vergleichsbehandlung von den Studiendurchführenden Einfluss auf das Studienergebnis ausgeübt werden kann. Daten für Kostenbetrachtungen z. B. für Bewertungen im Rahmen der IV. Hürde bei Arzneimitteln können bei klinischen Wirksamkeitsstudien gleich mit erhoben werden („piggy-back"-Studie). Für komplexere Kostenanalysen aus unterschiedlichen Perspektiven (z. B. Perspektive der GKV oder volkswirtschaftliche Perspektive) oder bei erheblicher Unsicherheit der Datenlage können entscheidungsanalytische Modelle (z. B. Entscheidungsbaum, Markov-Modellierung) unterstützend verwendet werden. Diese sind zur Beurteilung von Wirtschaftlichkeitsaspekten zur Zeit aber im deutschen Gesundheitssystem nicht etabliert. In Deutschland beschränkt sich der Bewertungshorizont im Rahmen von Wirtschaftlichkeitsbetrachtungen momentan meist nur auf Tagestherapiekosten bei Arzneimitteln oder direkten Kosten bei Medizinprodukten. Auch sektorübergreifende Kostenbetrachtungen finden nicht statt.

Versorgungsrealität und Risiken

Aufgrund des eher experimentellen Charakters von RCTs geben ihre Ergebnisse zwar eine gute Einschätzung der Wirkung („efficacy") von Innovationen innerhalb des vorgegebenen Studiendesigns wider, können über die tatsächliche Wirksamkeit von Innovationen in der „täglichen Praxis" („effectiveness") aber oft keine genauen Aussagen treffen. In den meisten Fällen ist damit zu rechnen, dass Studienergebnisse aus RCTs nicht „eins zu eins" auf die Versorgungsrealität zu übertragen sind, sondern mit einem gewissen Wirkungsverlust zu rechnen ist [Schiffner et al. 2001, 2002]. Zudem betrachten RCTs aufgrund ihres Aufwandes und ihrer damit verbundenen hohen Kosten meist

2.6 Mechanismen des Innovationszutritts in das Gesundheitssystem

nur einen kurzen Zeithorizont, so dass Aussagen über den langfristigen Gebrauch von z. B. innovativen Arzneimitteln zum Zeitpunkt der Zulassung noch nicht möglich sind. Auch zur Beurteilung von potentiellen Risiken sind RCTs aufgrund ihrer meist niedrigen Patientenzahl weniger gut geeignet. Um z. B. auch seltene Nebenwirkungen entdecken zu können, sind die Ergebnisse großangelegter Kohortenstudien viel zielführender und sollten deshalb bei Nutzen-/Risikobewertungen immer mit einbezogen werden [Lasser et al. 2002]. Einer gut organisierten Dokumentation von Nebenwirkungen nach Zulassung bzw. Zutritt kommt daher ein besonderer Stellenwert zu, gerade um Fehler der I. Ordnung so früh wie möglich entdecken zu können.

Innovationsmanagement durch das Gesundheitssystem

Prinzipiell gibt es im Rahmen des Diffusionsprozesses und abhängig vom Diffusionsgrad verschiedene Zeitpunkte, an denen ein Gesundheitssystem medizinische Innovationen aufgreifen und aktiv managen kann (s. Abb. 2).

Ein Management, das bereits früh, also zu einem Zeitpunkt einsetzt, an dem der Diffusionsgrad in der Versorgung noch niedrig ist, hat den Vorteil, Zutritt und Diffusion besser steuern zu können. In der Realität wird es aber – z. B. allein schon aufgrund der großen Anzahl neu zugelassener Medikamente im Arzneimittelbereich – dem Gesundheitssystem nicht gelingen, alle Innovationen bereits vor oder während des Zulassungsprozesses zu bewerten. Deshalb kann es bereits zur weitgehenden Diffusion und Etablierung vor einem Management durch das Gesundheitssystem kommen. Läuft das Gesundheitssystem auf der einen Seite in Gefahr, den Zutritt von z. B. Scheininnovationen nicht rechtzeitig steuern zu können, so muss es sich auch darüber im Klaren sein, was eine zu frühe negative Bewertung für eine medizinische Innovation durch das Gesundheitssystem bedeuten kann: nämlich das medizinische und wirtschaftliche „Aus". Dies kann für

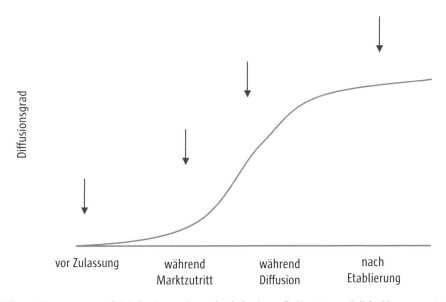

Abb. 2 Management medizinischer Innovationen durch das Gesundheitssystem: mögliche Managementzeitpunkte

medizinische Innovationen, deren eigentlicher Nutzen sich erst im Laufe der Zeit herausstellt (z. B. durch Änderung der Indikation nach Erfahrungen in der praktischen Anwendung im Rahmen der Diffusion), also zum Bewertungszeitpunkt noch gar nicht so offensichtlich ist, fatal sein. Das Management medizinischer Innovationen stellt also in gewisser Weise eine Gratwanderung zwischen unkontrollierter Erlaubnis zur Diffusion und Entscheidung zur frühen Restriktion dar. Gesundheitssysteme können sich bereits im Stadium der Neuentwicklung mittels sog. Horizon Scanning auf die aktive Suche nach erfolgversprechenden medizinischen Innovationen machen, um deren Marktzutritt zu fördern (s. Kap. 4). Im deutschen Gesundheitssystem der GKV findet ein systematisches bzw. institutionalisiertes Horizon Scanning nicht statt bzw. ist nicht öffentlich nachvollziehbar ausgestaltet.

Eine weitere Möglichkeit des Managements zu diesem frühen Zeitpunkt stellt die aktive Förderung medizinischer Innovationen durch finanzielle Unterstützung von Forschungsaktivitäten dar. Hier gibt es in Deutschland durchaus Möglichkeiten der Forschungsförderung, die allerdings vom eigentlichen GKV-Gesundheitssystem abgekoppelt sind. D. h. Entscheidungsträger, die letztendlich über die Aufnahme medizinischer Innovationen in den Leistungskatalog der gesetzlichen Krankenversicherung entscheiden, sind regelhaft nicht bei der Entwicklung und aktiven Förderung von Innovationen eingebunden. So kommen entsprechende Fördermittel auch aus anderen Bereichen als dem Gesundheitssystem: z. B. vom Bundesministerium für Bildung und Forschung oder dem Bundesministerium für Wirtschaft. Diese sind aber nicht systematisch mit den Bewertern für den Zutritt wie dem G-BA verlinkt. So kann es durchaus passieren, dass medizinische Innovationen in Deutschland zwar auf der einen Seite bei ihrer Entwicklung bis zur behördlichen Zulassung gefördert werden, dann aber beim Zutritt zum Gesundheitssystem an den entsprechenden Bewertungskriterien scheitern. Eine übergreifende Betrachtungsweise und Verlinkung der „Bewerter" wäre hier wünschenswert und würde zur Effizienzsteigerung beim Zutritt medizinischer Innovationen in den GKV-Markt beitragen.

Eine weitere Möglichkeit zum Management medizinischer Innovationen stellt die Bewertung kurz vor oder nach erfolgter behördlicher Zulassung dar. Da zum Zulassungszeitpunkt bei Arzneimitteln bereits aussagekräftige klinische Daten zu Nutzen und Risiko vorliegen müssen, wäre hier eine Nutzen-/Risikobewertung durch das „Gesundheitssystem" prinzipiell denkbar. In Deutschland gibt es bisher zu diesem Zeitpunkt bei Arzneimitteln regelhaft keine Nutzen-/Risikobewertung. Dies kann sich in Zukunft allerdings ändern. So hat z. B. das IQWiG inhalierbare Insuline vor der offiziellen Zulassung in Deutschland in einem Kurz-Assessment bewertet, das am Nutzen dieser Innovation starke Zweifel formuliert (s. Abb. 3).

Inwiefern dies allerdings auf Entscheidungen des G-BA z. B. zu Fragen der Festbetragsgruppen Auswirkungen haben wird, ist z. Z. noch nicht abschließend geklärt. Ob also allein wegen der IQWiG-Empfehlung die Diffusion der inhalierbaren Insuline stark gebremst wird, bleibt abzuwarten. Bei Medizinprodukten gab es bisher keine öffentlich zugängliche institutionalisierte Bewertung zu diesem frühen Zeitpunkt. Allerdings wurde in letzter Zeit von den Trägern des Gesundheitssystems die Initiative ergriffen und ein aktives Management in Angriff genommen. So bietet der Medizinische Dienst der Spitzenverbände der Krankenkassen (MDS) im Auftrag der Spitzenverbände der Krankenkassen eine Innovationsbegleitung an. Auf Seiten der Leistungserbringer stellt der Innovationsservice der Kassenärztlichen Bundesvereinigung [www.kbv.de/innovationsservice], der 2005 initiiert wurde, für alle Interessenten, die medizinische Innovationen im ambulanten Bereich fördern möchten, ein Dienstleistungsangebot dar. Diese In-

2.6 Mechanismen des Innovationszutritts in das Gesundheitssystem

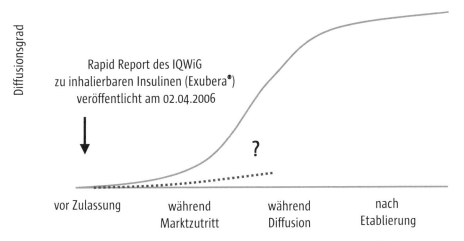

Abb. 3 Praxisbeispiel zur Bewertung einer Innovation während des Zulassungsprozesses vor Diffusion

itiativen zeigen das zunehmende Engagement der Player im Gesundheitssystem bei der Umsetzung medizinischer Innovationen von der Entwicklungs- in die Diffusionsphase auf. Im weiteren Verlauf des Marktzutritts medizinischer Innovationen könnte das Gesundheitssystem durch eine zeitlich oder örtlich begrenzte Einführung z. B. zur Generierung weiterer wissenschaftlicher Daten nach der Zulassung steuernd in die Diffusion medizinischer Innovationen eingreifen. Dies ist in der Schweiz möglich, in der bestimmte medizinische Innovationen für einen begrenzten Zeitraum Zutritt zum Gesundheitssystem erhalten können. Systematisch ist diese Möglichkeit im deutschen Gesundheitssystem aufgrund gesetzlicher Vorgaben nicht vorgesehen. So kann der G-BA im ambulanten Bereich eine medizinische Innovation nach dem Beratungsverfahren entweder in den Leistungskatalog aufnehmen oder definitiv ausschließen. Dies begrenzt grundsätzlich den Entscheidungsspielraum bei der Bewertung medizinischer Innovationen im deutschen Gesundheitssystem. Als einziger Ausweg steht hier nur die „Aussetzung von Beschlüssen" durch den G-BA zur Verfügung während der z. B. die Krankenkassen die Möglichkeit haben, im Rahmen von Modellvorhaben medizi-

nische Innovationen wissenschaftlich zu untersuchen, um weitere klinische Daten für die definitive Entscheidung zu generieren. Dieses Vorgehen ist z. Z. allerdings eher von untergeordneter Bedeutung und wird nicht systematisch verfolgt.

Phase-IV-Studien, Versorgungsforschung, MPG-Surveillance

Der letzte Schritt des Managements medizinischer Innovationen findet zum Zeitpunkt der Diffusion und Etablierung in die tägliche klinische Versorgungspraxis statt. Hier könnte ein Gesundheitssystem daran interessiert sein, wie sich medizinische Innovationen bei der Umsetzung in die Alltagspraxis letztlich bewähren. Bestätigen sich die Daten aus der klinischen Forschung oder kommt es zu einem Wirksamkeitsverlust in der Realität? Werden Nebenwirkungen offensichtlich, die sich im Rahmen von RCTs noch gar nicht aufzeigen ließen? Im Arzneimittelbereich gibt es dafür die Möglichkeit sogenannter Phase IV-Studien oder Anwendungsbeobachtungen. Diese werden allerdings von der pharmazeutischen Industrie mitunter als reine Marketingmaßnahmen eingesetzt und verfehlen somit ihr eigentliches Ziel. Bei Medizinprodukten müssen Nebenwirkungen im Rahmen der MPG-Surveillance dokumentiert und gesammelt werden. Allerdings geben diese Daten auch keine Informationen über die tatsächliche Wirksamkeit in der realen Versorgungssituation wider. Besser wären Studien zur Versorgungsforschung für die Evaluierung von Nutzen und Risiken von Innovationen geeignet. Deren Ergebnisse könnten wichtige Informationen aus der Versorgungsrealität zur Verfügung stellen. Im deutschen Gesundheitssystem steckt man im Bereich der Versorgungsforschung noch in den Kinderschuhen, auch wenn hier zunehmend Aktivitäten z. B. durch die Bundesärztekammer oder die Industrie gefördert werden (s. Kap. 3).

GKV – kein Follow-up von Innovationen etabliert, allerdings: Qualitätssicherungsauflagen

Nachdem Innovationen z. B. vom G-BA im ambulanten Sektor, erlaubt und eingeführt wurden, endet zur Zeit das Management durch das Gesundheitssystem weitgehend. Es ist keine systematische Nachbeobachtung von Nutzen und Risiken neuer eingeführter ärztlicher Leistungen z. B. über Register in Deutschland etabliert. Einzige Steuerungskriterien stellen die Erarbeitung und Implementierung von Anforderungen an die Leistungserbringung dar. Dazu gehört die Festlegung von Kriterien zur Qualitätssicherung, deren Eckpunkte der G-BA definieren muss. Ausgehend von diesen Eckpunkten können dann von den Spitzenverbänden der Krankenkassen und der Kassenärztlichen Bundesvereinigung qualitätssichernde Maßnahmen im Rahmen von Qualitätssicherungsvereinbarungen, die bundesweit einheitlich sind und somit allen Patienten zu Gute kommen, getroffen. Diese „gesteuerte" Einführung im Hinblick auf Qualitätssicherungsmaßnahmen, die über gesetzliche oder berufsrechtliche Vorgaben hinausgehen können, sind im stationären Bereich auf Bundesebene in dieser Weise für Innovationen auch aufgrund gesetzlicher Vorgaben noch nicht vorhanden (s. Kap. 6.2).

2.7 Die Rolle der Rechtsprechung für die Erstellung von HTA-Berichten

ROBERT FRANCKE

Das Thema dieses Beitrags stellt die Frage, welche Bedeutung das Rechtssystem für die Erstellung von HTA-Reports hat. Solche Berichte beziehen sich auf das Versorgungssystem. Sie müssen also die Versorgungsrealität abbilden, die sehr weitgehend auch durch rechtliche Rahmenbedingungen bestimmt ist. Damit erweist es sich, dass für die Erstellung von HTA-Berichten das Recht in seiner jeweils konkreten Ausgestaltung ein wichtiger Parameter ist. Ziel dieses Kapitels ist es, zu untersuchen, welchen Beitrag die Rechtsprechung in Bezug auf die rechtlichen Rahmenbedingungen des Versorgungssystems leistet, geleistet hat und von ihr in der Zukunft zu erwarten ist.

Zunächst ist der Gesetzgeber für die rechtliche Steuerung des Versorgungssystems verantwortlich. Allerdings verbleiben im Rahmen der gesetzlichen Steuerung eine Reihe von Entscheidungsspielräumen, die auf unterschiedlichen Ebenen ausgefüllt werden. In erster Linie werden diese Spielräume durch Regelungen unterhalb des Parlamentsgesetzes ausgefüllt, die von den Institutionen der Gemeinsamen Selbstverwaltung in Form von Richtlinien und Verträgen, von den Institutionen der beruflichen Selbstverwaltung der Heilberufe durch Satzungen und Empfehlungen, Richtlinien und Leitlinien, und schließlich durch Institutionen der Sozialversicherungsträger in Form von Satzungen, Verwaltungsvorschriften usw. ausgefüllt werden. Innerhalb des so gesetzten Rahmens wird die Rechtsprechung tätig und entscheidet Streitfragen. Sie entscheidet darüber wie ein Gesetz vor dem Hintergrund der

2.7 Die Rolle der Rechtsprechung für die Erstellung von HTA-Berichten

verfassungsrechtlich maßgeblichen Parameter für das Versorgungssystem, für die Berufsausübung und für den Patientenschutz zu verstehen ist. Die Rechtsprechung wird für die Krankenversorgung namentlich durch das Bundessozialgericht, den Bundesgerichtshof und das Bundesverfassungsgericht ausgeübt. Unter den Voraussetzungen der Verfassungswidrigkeit kann das Bundesverfassungsgericht gesetzgeberische Entscheidungen, die anderen Gerichte solche der untergesetzlichen Normsetzung aufheben.

Die vorstehend skizzierte Fragestellung ist heute im Zusammenhang mit HTA vor allem deswegen interessant, weil die Bewertung von Untersuchungs- und Behandlungsmethoden und von Arzneimitteln und anderen Produkten, die eben durch HTAs zunehmend erfolgt, gleichzeitig einer wachsenden rechtlichen Regulierung und Kontrolle unterworfen ist. Das SGB V enthält eine Fülle von Bestimmungen darüber, wie die zuständigen Instanzen Untersuchungs- und Behandlungsmethoden, Arzneimittel oder Hilfsmittel zu bewerten sind [Francke et al. 2006]. Diese rechtlichen Bestimmungen sind mehr und mehr der gerichtlichen Kontrolle und Präzisierung, man könnte auch sagen der gerichtlichen Feinsteuerung unterworfen. Von dem Beitrag, den die Rechtsprechung zur Bewertung des medizinischen Versorgungsgeschehens leistet, soll im Folgenden berichtet werden. Es ist noch darauf hinzuweisen, dass die Ausweitung der Rolle der rechtsprechenden Gewalt, also die zunehmende Funktion, die Gerichte im Rahmen für die Entscheidung von Streitfragen versorgungspolitischer Art haben, darauf zurückzuführen ist, dass die Entscheidungsspielräume der Leistungserbringer gegenüber und für Patienten durch autoritative, rechtlich verbindliche Entscheidungen über Behandlungsmethoden und Arzneimittel und Medizinprodukte zunehmend beschränkt wird. Diese Beschränkung ergeht notwendigerweise in der Form des Rechts, das Verbindlichkeit schafft, in Rechte eingreifen kann, Interessensphären klärt und auch Rechte zuteilt. Die erhöhte Verbindlichkeit schafft eine Fülle von Streitfragen. Diese kann der Gesetzgeber auf der Ebene des allgemeinen Gesetzes in der Regel nicht abschließend entscheiden, so dass ungeklärte Konflikte zu den Gerichten kommen und dort in der Form von Einzelfallentscheidungen die Grenze des vom Versorgungssystem umfassten Leistungsumfangs präzisieren.

Die Rechtsentwicklung der vergangenen 20 Jahre zeigt, dass dieser Prozess sowohl hinsichtlich der Entwicklung seiner Strukturen, wie hinsichtlich der Grenzziehungsfragen maßgeblich von der Rechtsprechung gesteuert wurde. Die Gerichte, die hier maßgebliche Aufgaben wahrgenommen haben, sind das Bundessozialgericht (BSG) als das für das Versorgungssystem zuständiges oberstes Bundesgericht und das Bundesverfassungsgericht (BVerG). Die erste in diesem Zusammenhang zu nennende durch die Rechtsprechung festgelegte Weichenstellung findet sich in vier Entscheidungen des Bundessozialgerichts vom 16. September 1997 [BSG v. 16.09.1997, BSGE]. In diesen Entscheidungen hatte das Bundessozialgericht zwei grundlegende Strukturentscheidungen gegen die damals vorherrschende juristische Meinung in der Literatur getroffen und damit die Voraussetzung für verbindliche allgemeine Bewertungen über Untersuchungs- und Behandlungsmethoden, zunächst in der vertragsärztlichen Versorgung, geschaffen. In diesen Entscheidungen hat das BSG einerseits gesagt, dass die Richtlinien des damaligen Bundesausschusses Ärzte und Krankenkassen rechtliche Verbindlichkeit für alle am Versorgungsgeschehen beteiligten Gruppen hat. Dazu zählen die Leistungserbringer, die Versicherten (Patienten) und die Sozialversicherungsträger. Alle sind durch solche Richtlinienentscheidungen rechtlich strikt gebunden. Es handelt sich nicht um Empfehlungen oder Vorschläge oder Aussagen, die für den Regelfall gelten, sondern um untergesetzliche Rechtsnormen, die also Verbindlichkeit haben, und die von der Gemeinsamen Selbstverwaltung gegeben werden. Die zweite Aussage, die in diesen Entscheidungen zu finden war und die von ebensolcher grundlegender Bedeutung ist, betrifft die Festlegung, dass für die ambulante (vertragsärztliche) Versorgung hinsichtlich neuer Untersuchungs- und Behandlungsmethoden ein Erlaubnisvorbehalt gilt. Neue Methoden, die nicht geprüft und „erlaubt" sind, werden von der vertragsärztlichen Versorgung nicht finanziert. Damit hatte das Gericht eine Eingangskontrolle normiert. Parallel zu dieser Entscheidung und im weiteren Verlauf bis zum heutigen Tage hat das Gericht dann die Maßstäbe präzisiert, die für die Bewertung von Untersuchungs- und Behandlungsmethoden gelten, und es hat auch die Verfahren weiterentwickelt und konkretisiert und ihre Rechtsfolgen definiert, in denen solche Bewertungsentscheidungen zu treffen sind.

Während das Gericht in einer Entscheidung aus dem Jahre 1996 noch gesagt hatte, dass nur solche Untersuchungs- und Behandlungsmethoden Anerkennung finden können, die in wissenschaftlich einwandfreien Untersuchungen, gedacht war offensichtlich an RCTs, geprüft wurden und Anerkennung gefunden haben, hat es im Verlaufe seiner weiteren Rechtsprechung diesen Maßstab Stück für Stück relativiert. Es hat diesen Maßstab relativieren müssen, wie all diejenigen wissen, die sich mit der Bewertung von Untersuchungs- und Behandlungsmethoden und den Problemen der maßgeblichen Erkenntnisse über den medizinischen Nutzen befassen. Als steuernde Grundentscheidung ist auch die Weichenstellung für den Arzneimittelsektor in der vertragsärztlichen Versorgung zu nennen. Das Gericht hatte geschwankt, ob es auch für Arzneimittel den Erlaubnisvorbehalt des § 135 anwenden sollte und schließlich die Frage – in klarer Übereinstimmung mit dem Gesetz – verneint (Jomol, ASI). Es hat dann in weiteren Verfahren, vor allem Arzneimittel betreffend, die Frage beantworten müssen, welche Erkenntnisse über den Nutzen eines Arzneimittels vorliegen müssen, das für einen Patienten hohe, unter Umständen lebenssichernde Bedeutung hat. Das BSG hat in der Rechtsprechung zum Off-Label-Use deutlich gemacht, unter welchen Voraussetzungen ein Patient ein Arzneimittel beanspruchen kann, das für die eingesetzte Indikation nicht zugelassen ist und von dem man u. U. nicht weiß, ob es dem medizinischen Standard entspricht, für dessen Nutzen aber doch nicht unerhebliche empirische Argumente sprechen, auch wenn sie nicht dem höchsten Evidenzlevel genügen. Diese Rechtsprechung des BSG wurde dann mit einer Reihe von Einzelentscheidungen ausdifferenziert. Diese Entwicklungslinie mündete in dem bekannten Beschluss des BVerfG vom 06.12.2005. In dieser Entscheidung hat das BVerfG die Grenzziehung zwischen den Rechten des Patienten und den Belangen der Allgemeinheit zu ziehen versucht, die ja dann in Konflikt geraten, wenn eine höchste Bedrohung für Leben und Gesundheit besteht und dafür aufwändige medizinische Behandlungsmethoden eingesetzt werden sollen, über deren Nutzen eine nicht unerhebliche Unsicherheit besteht. Das BVerfG hat diese Grenzziehung mit den bekannten drei Tatbestandsmerkmalen versucht, die kumulativ vorliegen müssen: (1) Es liegt eine lebensbedrohliche oder regelmäßig tödlich verlaufende Erkrankung vor. (2) Für diese Krankheit steht eine allgemein anerkannte, medizinischem Standard entsprechende Behandlung nicht zur Verfügung. (3) Die beim Versicherten ärztlich angewandten, neuen, aber nicht allgemein anerkannten Behandlungsmethode besteht eine „auf Indizien gestützte" nicht ganz fern liegende Aussicht auf Heilung oder wenigstens auf eine spürbare positive Einwirkung auf den Krankheitsverlauf. Das BSG hat diese Kriterien in der seit April 2006 ergangenen Rechtsprechung durch eine Reihe von Entscheidungen präzisiert. Das BSG hat die Maßstäbe für die Annahme einer lebensbedrohlichen oder regelmäßig tödlich

2.7 Die Rolle der Rechtsprechung für die Erstellung von HTA-Berichten

verlaufenden Erkrankung präzisiert. Die ist etwa nicht anzunehmen bei Friedreichscher Ataxie (BSG v. 14.12.2006 – B 1 KR 12/06 R) sowie bei einem Fall von Multipler Sklerose (BSG v. 27.03.2007 – B 1 KR 17/06 R) oder bei einem Schmersyndrom (BSG v. 27.03.2007 – B 1 KR 30/06 R). In anderen Fällen hat das BSG eine Leistungspflicht nach den Grundsätzen des BVerfG abgelehnt, weil eine verfügbare Behandlungsmethode nach dem allgemein anerkannten Stand der medizinischen Erkenntnisse zur Verfügung stand und die begehrte Methode keine weitergehenden Behandlungsziele versprach (BSG v. 26.09.2006 – B 1 KR 1/06 R – CREST-Syndrom/Illomedin, Prostazyklin). Das Kriterium der Erfolgsaussichten einer Behandlung hat durch die Rechtsprechung noch nicht sehr präzise Konturen, im Grunde kaum weitere Präzisierungen erfahren. Sichtbar ist allerdings bereits geworden, dass das BSG nicht nur den Nutzen im Sinne von Wirksamkeit, sondern auch eine abstrakte Nutzen-Risiko-Bewertung verlangt. In der Regel wurde – soweit es darauf überhaupt ankam – eine weitere sachliche Aufklärung durch das Landessozialgericht verlangt.

Wenn man sich diese Entwicklung vor Augen hält, so wird deutlich, dass die Rechtsprechung bei diesen Einzelfallfragen grundlegende Strukturfragen entscheidet. An der jüngsten Entscheidung des BVerfG vom 06.12.2005 wurde deutlich, dass über die Beantwortung dieser grundlegenden Frage, welche Gewissheit muss über den Nutzen von Untersuchungs- und Behandlungsmethoden, aber auch von Medizinprodukten und Arzneimitteln vorliegen, die zur Behandlung lebensbedrohlicher Erkrankungen eingesetzt werden sollen, für die eine therapeutische Alternative nicht besteht, ein gesellschaftlicher Konsens nicht besteht. Das Bundessozialgericht hatte diese Grenze erkennbar anders bestimmt als das BVerfG sie in seinem Beschluss vom 06.12. festgelegt hat. Wenn auch die Differenzen nicht so weitgehend sind, wie man sie vielleicht zunächst vermutet hat, so sind sie doch in einem gewissen Sinne grundsätzlicher Art, weil sie nämlich die Zweifelsfälle wohl doch grundsätzlich anders entscheiden.

Wie sieht die Zukunft aus? Man wird auch in der Zukunft mit solchen durch die Rechtsprechung bestimmten kleineren oder größeren Korrekturen des rechtlichen Rahmens der Versorgungsrealität rechnen müssen. Die Konfliktfragen, die derzeit mit der Bewertung von Untersuchungs- und Behandlungsmethoden verbunden sind, die also in der Praxis des G-BA auftauchen und die auch bei Verabschiedung der Verfahrensordnung diskutiert wurden, werden – soweit sie solchen grundsätzlichen Charakter haben – alle der Rechtsprechung vorgelegt werden und von dieser entschieden werden müssen. Dass dabei die Gerichte auch in Einzelpunkten richtungsweisende Korrekturen vornehmen, ist keineswegs unwahrscheinlich. Die derzeitigen Streitpunkte betreffen wohl nicht in erster Linie mehr die Nutzenbewertung. Hier ist eben durch den Beschluss des BVerfG vom 06.12.2005 hinsichtlich des vor allem streitigen Terrains einiges geklärt worden, das das BSG inzwischen weitgehend umgesetzt hat. Bei den Kriterien Nutzen, medizinische Notwendigkeit und Wirtschaftlichkeit sehe ich für die Zukunft die Streitfragen an folgenden Themenfeldern, die allesamt durch die Rechtsprechung geklärt werden könnten: Das Problem des Zusatznutzens in Bezug auf Teilpopulationen und die Bedeutung geringerer Nebenwirkungen als Parameter für Zusatznutzen. Die Frage der Präzisierung der medizinischen und versorgungsbezogenen Notwendigkeit. Handelt es sich hier um medizinische Fragen (therapeutische Alternative) oder um solche der Versorgungsrealität und des Versorgungssystems (Abgrenzung zwischen ambulanter und stationärer Versorgung). Eine Reihe von Fragen wird sich demnächst um das Kriterium der Wirtschaftlichkeit drehen, das in §92 Abs. 1 Satz 1 und §135 SGB V seinen Raum hat. Unumstritten ist, dass das Wirtschaftlichkeitsprinzip es rechtfertigt, einem Patienten eine teure Therapie vorzuhalten, wenn eine weniger aufwändige zur Verfügung steht, mit der das gleiche therapeutische Ziel erreicht werden kann. Ob das Wirtschaftlichkeitsgebot es aber auch zulässt, teure therapeutische Alternativen nicht zu geben, weil mit den entsprechenden Mitteln andere versorgungspolitische Ziele mit einem höheren und weiter umfassenden versorgungspolitischen Outcome erreicht werden können, das ist außerordentlich fraglich und dürfte über kurz oder lang zu einer gerichtlich zu klärenden Rechtsfrage werden.

Darüber hinaus wird es eine Reihe von Verfahrensfragen geben, mit denen die Rechtsprechung sich in Zukunft zu beschäftigen hat. Diese betreffen die Erstellung von HTA-Reports in erster Linie nicht, weil es nicht um die materiellen Parameter geht. Die Verfahrensfragen sind für die Akteure, die die verbindlichen Entscheidungen treffen oder vorbereiten, also G-BA, das IQWiG und die Sozialversicherungsträger, maßgeblich. Die Verfahrensentscheidungen der Rechtsprechung sind insofern von Bedeutung, als sie die Mitwirkungschancen der Akteure im Versorgungssystem und bei der Erarbeitung von HTAs oder bei der Integration von HTA-Reports in versorgungspolitisch verbindliche Entscheidungen betreffen. Die Rechtsprechung hat an vielen Stellen die Mitwirkungsrechte der Akteure ausgeweitet und dadurch den politischen Entscheidungsprozess, der auf der Grundlage eines HTA-Reports erfolgt, offener, transparenter und hinsichtlich der Beteiligten breiter gestaltet.

2.8 Einbeziehung von Stakeholdern

Die Einbeziehung von Stakeholdern dient prinzipiell der Erhöhung der Verfahrensakzeptanz und damit der Akzeptanz der erstellten HTA-Berichte. Die Akzeptanz eines Ergebnisses oder einer Entscheidung kann grundsätzlich auf zwei Wegen herbeigeführt werden: Entweder findet der Prozess der Ergebnisfindung eine solche Zustimmung, dass unabhängig vom Ergebnis dieses als legitimiert angesehen wird, auch wenn das Ergebnis möglicherweise den Interessen einzelner Parteien widerspricht, oder das Ergebnis ist so einleuchtend und nachvollziehbar, dass ein so genanntes „intellektuelles" Einverständnis zustande kommt. Da letzteres nicht immer herzustellen ist, sollte der Prozess der HTA-Berichtserstellung mit den Stakeholdern hinreichend besprochen und konsentiert sein, was die (strukturierte) Einbeziehung von Stakeholdern voraussetzt. Gilt dieses Vorgehen zur Etablierung einer Methodik für alle zu erstellenden HTA-Berichte, so kann die Einbeziehung von Stakeholdern sich auch auf den konkreten HTA-Bericht beziehen. Gezielte Informationsrecherche oder Rückspiegelung von Perspektiven der Stakeholder auf einzelne Sachverhalte setzten ebenso eine strukturierte Interaktion voraus.

Der Begriff Stakeholder ist dabei nicht scharf umrissen: Ihm zugerechnet werden die Akteure des Gesundheitswesens wie Krankenkassen, Ministerien, Leistungserbringer, Industrie und Patientenvertreter, zudem wissenschaftliche Institutionen, im weitesten Sinne also alle, die von den Ergebnissen eines HTA-Berichts betroffen sind oder aber Nutzer eines HTA-Berichts sein können. Im System der GKV kommt den Stakeholdern eine besondere Bedeutung zu: Im Unterschied zu staatlichen Systemen wird den unmittelbar am Gesundheitswesen Beteiligten die Rolle zugewiesen, unter Beachtung des gesetzlichen Rahmens einheitlich und gemeinsam die konkrete Ausgestaltung der Versorgung zu übernehmen. Gemeinsame Plattform hierfür ist der G-BA, der seit dem GMG im Jahre 2004 um Patientenvertreter ergänzt wurde. Diese Einbeziehung der Patientensicht in die Entscheidungsfindung kam einer Zeitenwende gleich, die zwischenzeitlich hohe Akzeptanz bei allen Beteiligten gefunden und dafür gesorgt hat, dass Patienten- und Selbsthilfevertreter auf nationaler Ebene in Vereinigungen organisiert sind. Spätestens

2.8 Einbeziehung von Stakeholdern

seit diesem Zeitpunkt sind Patientenvertreter und Selbsthilfe auf Bundesebene als Stakeholder präsent.

Im Projektmanagement hat sich zur Einschätzung von Allianzen und Risiken die Stakeholderanalyse als wesentliches Instrument erwiesen, das für das Projekt erfolgskritische Faktoren identifizieren hilft. Gleichermaßen ist die Rolle von Stakeholdern bei der Einführung oder Beibehaltung einer Technologie in den Leistungskatalog zu sehen: Je nach Interessenslage werden Stakeholder eine befürwortende oder ablehnende Haltung einnehmen, gleichzeitig können sie Verfahrensbeteiligte im Entscheidungsprozess sein, so dass ihre Einbindung in den HTA-Prozess zumindest einer kritischen Würdigung bedarf.

Die Einbeziehung von Stakeholdern im Rahmen eines HTA-Berichts kann verschiedenen Funktionen dienen, im Wesentlichen:
1. zur Identifikation geeigneter Themenstellungen
2. zur Legitimation des Erstellungsprozesses
3. zur gezielten Informationsrecherche
4. zur Beurteilung des Impacts der HTA-Berichte

Entsprechend gestalten sich der Zeitpunkt und die Intensität der Einbeziehung. Zu jedem Zeitpunkt ist zu beachten, dass die Einbeziehung die Validität und Verlässlichkeit des HTA-Berichts nicht beeinträchtigt. Erforderlich ist deshalb, dass jede Einbeziehung strukturiert, transparent und somit für Außenstehende nachvollziehbar erfolgt. Hierzu gehört auch die explizite Benennung des Kreises von Stakeholdern, die aktiv einbezogen werden. Dies kann im Rahmen einer öffentlichen Bekanntmachung geschehen. Die Einbeziehung kann auf verschiedenen Ebenen stattfinden, wobei diese sowohl für das prinzipielle Vorgehen der HTA-Berichterstellung im Sinne der Methodik als auch im Falle eines einzelnen HTA-Berichts Berücksichtigung finden sollte.

Unter Stakeholdern im Gesundheitswesen werden alle diejenigen Personen, Gruppen oder Institutionen verstanden, die ein Interesse an der Gesundheitsversorgung haben. Dieses Interesse wird in der Regel durch die Rolle des Stakeholders im Gesundheitswesen beispielsweise als Patient, Anbieter oder Kostenträger bestimmt.

2.8.1 Optionen der Einbeziehung

Einbeziehung in die Festlegung der Methodik, nach der HTA-Berichte erstellt werden

Ergebnisse von HTA-Berichten werden nur dann Stakeholder-übergreifende Akzeptanz finden, wenn der Erstellungsprozess als allgemein anerkannt gilt. Dies bedeutet, dass die Arbeitsweise transparent in einem Dokument dargelegt und mit den Stakeholdern diskutiert werden sollte. Dies bedeutet nicht, dass gute HTA-Praxis im Diskurs völlig abgeändert werden kann, vielmehr soll mit entsprechender (auch internationaler) Expertise ein dem heutigen wissenschaftlichen Standard angemessenes Vorgehen etabliert werden. Diesen Weg hat beispielsweise das IQWiG gewählt, in dem es ein Methodenpapier entwickelt hat, das eine kontinuierliche Pflege und Ergänzung erfährt. Diese Vorgehensweise ist noch nicht allgemein verbreitet, bei der Erstellung von Qualitätsindikatoren der Bundesgeschäftsstelle Qualitätssicherung (BQS) beispielsweise ist ein solches Methodenpapier auch nach jahrelanger Tätigkeit erst im Entstehen begriffen. Eine solche detaillierte Auflistung der Vorgehensweise sollte von der Themenfindung bis zur Fertigstellung des Reports alle relevanten Arbeitsschritte dokumentieren und veröffentlicht werden.

Einbeziehung zu konkreten Fragestellungen

Identifikation geeigneter Themenstellungen

Bei der Identifikation geeigneter Themenstellungen als Voraussetzung für eine Priorisierung von Themen ist eine möglichst breite Einbindung von Stakeholdern dann sinnvoll, wenn die Themenfindung nicht durch konkrete Auftragsvergabe durch einen Auftraggeber erfolgt (Beispiel: G-BA beauftragt IQWiG). Der Weg einer strukturierten Themenfindung mit möglichst breiter Beteiligung der Akteure wird beispielsweise durch das HTA-Programm des DIMDI beschritten, das in verschiedenen Delphi-Runden diejenigen Themen ermittelt, für die ein HTA-Bericht erstellt werden soll.

Legitimation des Erstellungsprozesses

Während der HTA-Erstellung ergeben sich verschiedene Erfordernisse und Möglichkeiten der Einbeziehung. Häufig, z. B. auch durch den G-BA, wird die Möglichkeit der schriftlichen Anhörung genutzt. Anhand eines strukturierten Fragenkatalogs werden Informationen zu einer Themenstellung eingeholt und transparent gemacht. Der Vorteil dieser Methode liegt in der „Verschriftlichung" und damit Festlegung der Aussagen, die in mündlicher Weise nicht annähernd gleich strukturiert vorgebracht werden. Eine Veröffentlichung der Stellungnahmen im Anhang eines HTA-Berichtes trägt zweierlei Anliegen Rechnung: Dem Gebot der Transparenz und dem Hinweis an den Stellungnehmenden, dass Stellungnahmen „wahrhaftig" und prinzipiell auch öffentlich verteidigbar sein müssen. Neben der spezifischen Aufforderung eines anhörungsberechtigten Kreises zur Stellungnahme kann auf dem Wege eines Internetauftritts die Beteiligung Dritter am Verfahren deutlich erweitert werden. Indem über die Internetseite Stellungnahmen, möglichst in strukturierter Form, ohne Zugangseinschränkung abgegeben werden können, wird ein hohes Maß an Beteiligung bis hin zur Individualebene hergestellt. Ein solches Vorgehen bedarf zum einen der medialen Begleitung, um auf dieses Angebot hinzuweisen und zum anderen einer Strukturierung der Eingabemöglichkeiten, um die eingehenden Informationen verwertbar zu machen.

Eine weitere Möglichkeit der Einbeziehung von Stakeholdern ist die des Hearings oder der mündlichen Anhörung, in dem HTA-Berichte zu unterschiedlichen Zeitpunkten, in der Regel vor der endgültigen Fertigstellung, vorgestellt und diskutiert werden. Ein solches Hearing bedarf einer entsprechenden Moderationstechnik und Dokumentation und ist insofern nicht minder aufwändig als eine schriftliche Befragung. Hearings werden beispielsweise durch das IQWiG nach Fertigstellung des so genannten Vorberichts bedarfsweise durchgeführt, um einem ausgewählten Personenkreis Gelegenheit zur Diskussion mit den Autoren zu geben.

Stakeholder-Involvierung ist auch durch die Installation eines Widerspruchsverfahrens möglich, das Betroffenen die Möglichkeit einräumt, vor Veröffentlichung einen Widerspruch gegen die Ergebnisdarstellung einzulegen. Ein solches Verfahren wurde von NICE installiert, wobei hier zu bedenken ist, dass NICE nicht eigentlich HTA-Berichte erstellt, sondern diese als Grundlage für eine Entscheidung über die Anwendbarkeit einer Technologie im britischen Gesundheitssystem heranzieht. Insofern handelt es sich um einen zweigeteilten Prozess mit getrennt voneinander zu sehenden Einbeziehungselementen, nämlich einmal während der Erstellung des Berichts und ein zweites mal bei der Verabschiedung einer Vergütungsentscheidung.

Gezielte Informationsrecherche

Nicht alle Informationsbausteine eines HTA-Berichts lassen sich über systematische Datenbanken erheben. Durch Direktansprache können wertvolle Informationen direkt bei Stakeholdern erhoben werden, was eine Form der unmittelbaren Einbeziehung darstellt. Diese Einbeziehung bezieht sich ausschließlich auf die Bereitstellung von Information, nicht auf die Bewertung derselben. Auch hier gilt, dass die Information transparent und nachvollziehbar in die Berichterstellung einbezogen wird. Ein Sonderfall stellt die Verwertung nicht-öffentlicher Informationen dar. Insbesondere Technologien, die aktuell beforscht und deren Ergebnisse zum Zeitpunkt der Berichterstellung entweder noch nicht publiziert (*academic in confidence*) oder aus Gründen des Konkurrenzschutzes (*commercial in confidence*) nicht öffentlich zugänglich sind, können für einen HTA-Bericht wertvolle Informationen darstellen. Das gleiche gilt auch für Studienergebnisse, die aufgrund mangelnden Nachweises eines Erfolgs für eine Technologie nicht veröffentlicht wurden. NICE in England hat hierfür ein Verfahren entwickelt, das die Verwertung solcher Informationen vorsieht [NICE 2004]. Es wird betont, dass eine solche Information nur in Sonderfällen in die Entscheidung mit einbezogen werden kann, da die Transparenz der Entscheidungsfindung nicht vollständig abzubilden ist. Das Vorgehen wurde in zahlreichen Publikationen hinterfragt und trifft auf eine Zeitströmung, die eine generelle Veröffentlichung gerade solcher Studienergebnisse (insbesondere auch die Veröffentlichung von Studienergebnissen, die keinen Vorteil für die jeweilig beforschte Technologie ergaben) fordert.

Beurteilung des Impacts der HTA-Berichte

Bei der Erhebung des Impacts des HTA-Berichts ist die Einbeziehung von Stakeholdern nützlich, um in der Direktansprache die Auswirkungen des HTA-Berichts auf die Entscheidungsfindung einschätzen zu können (s. Kap. 2.9).

Eine besondere Funktion kommt der Einbeziehung von Stakenholdern dann zu, wenn auf der Basis der wissenschaftlichen Erkenntnis wertende Elemente in den HTA-Bericht aufgenommen werden. In der Trias der evidenzbasierten Gesundheitsversorgung aus Evidenz, Ressourcen und Werten sind insbesondere Werteentscheidungen über Technologien nur schwierig abzubilden. Werteentscheidungen können implizit schon bei der Auswahl von Studien oder der Bewertung eines Studienerfolges eine Rolle spielen was die Bedeutung des transparenten Verfahrensprozesses unterstreicht. Bei der Einschätzung jedoch, ob der bevölkerungsbezogene direkte, indirekte und intangible Aufwand z. B. bei Screening-Untersuchungen gerechtfertigt ist, spielen „Werte" eine maßgebliche Rolle. Abhängig von der Frage, ob der HTA-Bericht eine Empfehlung abgibt oder nur die verschiedenen Sichtweisen auf eine Technologie beschreibt, kann die Frage nach der Angemessenheit der Technologie unter Berücksichtigung der Sichtweisen der verschiedenen, relevanten Stakeholder erfolgen. Nicht selten führt die Betrachtung des gleichen, wissenschaftlich begründeten Ergebnisses aus verschiedenen Blickwinkeln zu unterschiedlichen Einschätzungen über die Sinnhaftigkeit einer Technologie. Um Entscheider in die Lage einer „informierten" Entscheidung zu versetzen ist deshalb die Darstellung der Sichtweise der Stakeholder auf die Technologie von wesentlicher Bedeutung. Eine solche Darstellung gelingt nicht zuletzt durch die Einbeziehung der mit der Materie befassten Stakeholder.

Zur Überprüfung der Auswirkungen der Stakeholdereinbeziehung auf den Erstellungsprozess sind Dokumentationen der vorgenommenen Änderungen wünschenswert. Ein solches Protokoll hat sich bislang jedoch noch nicht durchgesetzt womit der tatsächliche Einfluss auf die Berichterstellung weitgehend intransparent bleiben muss.

Beispiel Stakeholder Einbeziehung bei der Bewertung des Mammografie-Screenings:
19.000 von 350.000 jährlich versterbenden Frauen erliegen einem Mamma-Karzinom. Mit Hilfe eines organisierten, qualitätsgesicherten Mammogra-

fie-Screenings kann eine relative Risikoreduktion in der Zielgruppe um 25 % als wahrscheinlich angesehen werden. Zur Vermeidung von ca. 4000 mammakarzinombedingten Todesfällen müssen 5.000.000 Frauen jährlich mammografiert werden. Ob dieser Aufwand (finanziell, aber auch intangible Kosten durch falsch negative, falsch positive Befunde und „Überdiagnose" durch die Behandlung von Tumoren, die das Leben der Frau nicht beeinträchtigt hätten) in einem angemessenen Verhältnis zum Nutzen steht, kommt einer Werteentscheidung gleich. Ein HTA-Bericht kann hier die verschiedenen Sichtweisen der Stakeholder darstellen (z. B. Selbsthilfegruppen, Krankenkassen, Ärzte, Parteien).

Beispiel Consultation Process beim NICE
Im *Guide to the Methods of Technology Appraisal*, veröffentlicht im Jahre 2006 durch NICE, werden einzubeziehende Stakeholder explizit benannt. Hierzu gehören die Hersteller und Anbieter einer Technologie, Patientengruppen, Leistungserbringergruppen wie medizinische Fachgesellschaften und einzelne klinische Experten und Patientenvertreter. Die Rolle und Bedeutung sowie der Zeitpunkt der Interaktion ist für die Gruppe festgelegt und beschrieben. Ein Widerspruchsprozess ist installiert und kann zur Überarbeitung des Gesamtdokuments führen.

2.9 Die Effekte von HTA-Berichten im Gesundheitssystem

ANSGAR GERHARDUS

In kaum einer Definition von Health Technology Assessment (HTA) darf der Verweis auf dessen primäre Funktion der Unterstützung von Entscheidungen im Gesundheitssystem fehlen. Die Anwendung der Erkenntnisse gehört zu den legitimierenden Eigenschaften der gesundheitlichen Technologie HTA. Die Ausrichtung auf Entscheidungssituationen ist jedoch nicht nur zur Legitimation, sondern auch für die gezielte Steuerung der Berichte notwendig. Ein HTA der sich nicht an dem Informations- und Entscheidungsbedarf der Akteure orientiert, wird keine nachhaltige Wirkung erzielen können. Vor diesem Hintergrund ist es überraschend, dass in Deutschland, aber auch international, der Frage des Einflusses von HTA-Berichten bisher wenig Beachtung geschenkt wurde [Gerhardus u. Dintsios 2005, Oliver et al. 2004]

Im Folgenden soll zunächst reflektiert werden, welche Art von Einfluss auf welche Zielgruppen und Zielebenen von HTA-Berichten erwartet werden kann. Gezielte Steuerung benötigt Informationen und Daten, daher wird anschließend gefragt, wie die vielfältigen Effekte gemessen werden können und welche Ergebnisse dazu bereits vorliegen. Das Kapitel endet mit Hinweisen für Auftraggeber und Ersteller von HTA-Berichten, wie der Einfluss von HTA-Berichten zielorientiert gesteuert werden kann.

2.9.1 Welchen Einfluss kann HTA ausüben?

In der allgemeinen Wahrnehmung werden HTA-Berichte fast ausschließlich mit Erstattungsentscheidungen in Verbindung gebracht. Ob ein HTA-Bericht Einfluss ausgeübt hat, wird daran festgemacht, dass sich seine Empfehlungen unverändert in der Entscheidung widerspiegeln. Umgekehrt würden von den HTA-Empfehlungen abweichende Entscheidungen bedeuten, dass es keinen Einfluss gab. Zwei Überlegungen sprechen jedoch gegen diese enge Sichtweise:

Zum einen werden Entscheidungen über gesundheitsbezogene Maßnahmen und Technologien durch viele unterschiedliche Aspekte beeinflusst. Neben den medizinischen fließen auch ökonomische, rechtliche, ethische, soziale, kulturelle und andere Faktoren in Entscheidungen ein. In der Regel kann ein einzelner HTA-Bericht nur einige wenige dieser Aspekte berücksichtigen. Beispiele aus der Vergangenheit haben gezeigt, dass gerade die nicht

2.9 Die Effekte von HTA-Berichten im Gesundheitssystem

bewerteten „weichen" Aspekte in Einzelfällen entscheidungsrelevanter sein können, als die bewerteten gesundheitlichen Outcomes [van den Heuvel et al. 1997].

Zum anderen wird der Ausgang von Entscheidungsprozessen maßgeblich von den Interessen und Einflussmöglichkeiten der beteiligten Stakeholder (zu Stakeholdern s. Kap. 2.8) mitbestimmt. Wiktorowicz u. Deber [1997] nennen dies das *rational-political dilemma*. Um dieses Phänomen zu fassen, wird zur Illustration der Rolle von HTA-Berichten häufig auf die Unterscheidung zwischen „assessment" und „appraisal" zurückgegriffen. Assessment ist die wissenschaftliche Bewertung, die in einem HTA vorgenommen wird. Appraisal ist der Prozess bei dem die Erkenntnisse des HTA-Berichts zusammen mit anderen Faktoren in eine Entscheidung zu münden: *The output of assessment is knowledge; the output from appraisal is a decision* [Stevens u. Milne 2004]. In diesem Modell besteht das unmittelbare Ziel von HTA darin, den Entscheidungsträgern belastbare Informationen zur Verfügung zu stellen, die diese dann in den Entscheidungsprozess einfließen lassen. Im Gegensatz dazu sieht die prozessorientierte Perspektive Technologiebewertung weniger als ein Produkt (im obigen Modell das „assessment"), sondern vielmehr als einen interaktiven, politischen Prozess, der seinerseits Einfluss auf die Entwicklung der bewerteten Technologie nehmen kann [Van Eijndhoven 1997, Lehoux u. Blume 2000]. Die Erstellung eines HTAs wäre demnach weniger ein technokratischer, als ein diskursiver Vorgang, für dessen Erfolg die angemessene Repräsentation der Stakeholder eine wichtige Voraussetzung ist [Banta u. Andreasen 1990]. Wieder eine andere Perspektive stellt die HTA-induzierte Modifikation der Entscheidungs*kategorien* gegenüber der direkten Wirkung auf die Entscheidungs*inhalte* in den Vordergrund. Beispielsweise führe allein die Tatsache, dass patientenrelevante Endpunkte in HTA-Berichten einen hervorgehobenen Stellenwert haben dazu, dass diese bei den Entscheidungen besonders berücksichtigt werden.

Abgeleitet von diesen, sich partiell ergänzenden Modellen wird deutlich, dass HTA-Berichte ein wahres Kaleidoskop von Effekten auslösen können: Der G-BA entscheidet über die Erstattungsfähigkeit von Technologien, Ärzte verschreiben ein Medikament indikationsbezogener, Ärztekammern ändern ihre Weiterbildungsordnungen, Elemente von Qualitätssicherungssystemen werden angepasst, Patienten sind besser informiert. Neben diesen direkten, inhaltsbezogenen Wirkungen sind die diskursstrukturierenden Effekte oft ebenso wichtig, wie am Beispiel des Evidenzberichtes des IQWiG zu Insulinanaloga deutlich wurde: Der Bericht generierte zunächst Aussagen zum Stellenwert der Insulinanaloga in der Versorgung von Diabetikern, die der G-BA in eine Entscheidung über die Erstattungsfähigkeit umsetzte. Darüber hinaus induzierte der Bericht einen Diskurs unter Beteiligung von Herstellern, Fachverbänden und Ärzten sowie Patientenverbänden über geeignete Bewertungskriterien für Arzneimittel, einschließlich der Frage welche Methoden und Studiendesigns für die valide Bestimmung dieser Kriterien angemessen seien. Ein weiterer Diskurs befasste sich mit dem Verhältnis zwischen Pharmaindustrie, Ärzten und Patientenverbänden, u. a. am Beispiel von Arzneimittelbeobachtungsstudien.

Mit der Vielfältigkeit der Effekte geht auch eine meist unterschätzte Pluralität der möglichen Adressaten von HTA-Berichten einher, die weit über die zuständigen Instanzen der Erstattungsentscheidungen hinausgehen. In Infobox 9 sind mögliche Adressaten von HTA-Berichten aufgelistet.

Infobox 9:
Beispiele für Adressaten von HTA-Berichten
- Parlament
- Erstattungsinstanzen
- Bürger

- Verbände von Leistungserbringern
- Patientenverbände
- Hersteller von Arzneimitteln und Medizinprodukten
- Versicherungen, Krankenkassen
- Krankenhäuser
- Niedergelassene Ärzte
- Einzelne Patienten
- Forscher

2.9.2 Kann man die Effekte von HTA-Berichten erfassen?

Zu Beginn des Kapitels wurde dargestellt, dass die Erfassung der Effekte von HTA-Berichten für die Legitimation wie für die Steuerung notwendig ist. Zu der Frage, ob und wie diese Effekte erfasst werden können, wurden in den vergangenen Jahren immer wieder kleinere Untersuchungen durchgeführt. Insbesondere in den ersten Jahren dieser Forschungsrichtung beschränkten sich die Untersuchungen meist auf die Einschätzung der Autoren, die in der Regel mit den auftraggebenden HTA-Agenturen affiliiert waren. Zunehmend wurden dann aber quantitative und qualitative Methoden der empirischen Sozialforschung eingesetzt.

Die quantitative Methodik konzentriert sich vorwiegend auf strukturierte Fragebögen und Vorher-Nachher-Analysen von Versorgungsdaten. Dadurch lassen sich vorsichtige Aussagen über die Größe der Effekte treffen, deren Validität durch die fragliche Zuschreibung der Effekte zu den HTA-Berichten aufgrund der ökologischen Studiendesigns limitiert ist. Wünschenswerte kontrollierte Studien sind praktisch nicht realisierbar, da durch die meist nationale Reichweite der HTA-Empfehlungen die Bildung von Vergleichsgruppen ausgeschlossen ist.

Qualitative Methoden, wie offene Interviews oder Dokumentenanalysen, können dagegen eher einen Eindruck darüber vermitteln, wie der Bericht von den Akteuren aufgenommen bzw. für welche Zwecke er genutzt wird und welche relative Bedeutung ihm im Vergleich zu anderen Faktoren zukommt. Dies wird mit den bekannten Problemen des hohen Aufwands und der eingeschränkten Repräsentativität und Objektivierbarkeit erkauft. In der letzten Zeit werden daher quantitative und qualitative Methoden miteinander kombiniert.

Parallel zu der Weiterentwicklung der Methodik wurden auch die eingesetzten Indikatoren zunehmend differenzierter. Prospektive und transparente Kriterien haben die retrospektiven und subjektiven Einschätzungen der Autoren der frühen Veröffentlichungen abgelöst. Um die Verbreitung zu messen, werden Downloads gezählt und Zielgruppen gefragt, ob Ihnen die HTAs bekannt waren. Zitierungen in gesundheitlich relevanten Dokumenten werden gezählt, Fragebögen mit Likert-Skalen eingesetzt und Versorgungsdaten erfasst. Jeder dieser Indikatoren hat jedoch seine Grenzen: Berichte die von einer Internetseite geladen worden sind, müssen nicht zwangsläufig rezipiert worden sein, die Zahl der Zitierungen muss nicht den Grad des Einflusses widerspiegeln und Versorgungszahlen können auch durch andere Faktoren beeinflusst worden sein. Daher wird man immer mehrere Methoden und Indikatoren im Sinne einer Triangulation einsetzen müssen, um sich einem vollständigen Bild anzunähern.

Diese methodischen Limitationen bedingen es, dass die gegenwärtigen Instrumente nicht geeignet sind, um den Einfluss von HTA-Berichten untereinander zu vergleichen oder gar die Effektivität von HTA-Agenturen zu bewerten. Der Zweck der Erfassung der Effekte von HTA-Berichten liegt darin, Wissen darüber zu generieren, welche Faktoren für den Einflussgrad von HTA-Berichten verantwortlich sind sowie in der Unterstützung der zielgerichteten Steuerung von HTA-Berichten. Nach diesem Verständnis sollte diese Aufgabe im Rahmen des Qualitätsmanagements von HTA-Agenturen verortet sein.

2.9.3 Hatten HTA-Berichte Einfluss?

Aufgrund der beschriebenen konzeptionellen und methodischen Probleme sind valide Aussagen über die Effekte von HTA-Berichten nur eingeschränkt möglich. Dies ist auch das Ergebnis einer systematischen Übersichtsarbeit, in der 43 Artikel ausgewertet wurden, die den Einfluss von HTA-Berichten zum Gegenstand hatten [Gerhardus u. Dintsios 2005].

Auch in Deutschland beruhen die Erkenntnisse zum Einfluss von HTA-Berichten bisher lediglich auf Erfahrungsberichten und Befragungen: Eine Befragung von Autoren, deren Berichte im Rahmen des HTA-Projekts des BMG erstellt wurden ergab, dass von insgesamt 37 bis dahin publizierten Berichten vier bei Entscheidungen des Bundesausschusses einbezogen wurden, zwei wurden vom BMG zur Unterstützung bei der Entscheidungsfindung angefordert und bei einem Bericht gab es Hinweise auf Einfluss auf die Versorgungspraxis. Ein Bericht ging in ein Konsensuspapier und ein weiterer in eine Leitlinie ein [Gerhardus 2005]. Anders liegt der Fall bei den HTA-Berichten, die vom Bundesausschuss der Ärzte und Krankenkassen (BA Ä/KK) in Auftrag gegeben und erstellt wurden. Nach Einschätzung von Mitgliedern sind die Entscheidungen des BA zur ärztlichen Behandlung seit 1999 ganz wesentlich durch HTA-Berichte geprägt worden [Gibis u. Rheinberger 2002]. Diese wurden auch zur Entwicklung von Patienten- und Fachinformationen genutzt und initiierten mehrere randomisierte, kontrollierte Studien.

Vergleicht man die beiden HTA-Stränge, fällt auf, dass die Berichte des BA Ä/KK, im Unterschied zum BMG-Projekt, ausschließlich aufgrund eines konkreten Entscheidungsbedarfs angefertigt wurden und ihre Nutzung damit institutionell verankert war. Dadurch war auch eine enge Orientierung an den entscheidungsrelevanten Fragestellungen gewährleistet. Die methodische Vorgehensweise und die Qualität der Berichte waren dagegen in beiden Strängen annähernd identisch. Ein Unterschied bestand lediglich darin, dass in den Berichten des BMG-Projekts meist auch die ökonomischen Aspekte bewertet wurden, was bei den Berichten des BA Ä/KK die Ausnahme war. Diese Beobachtungen legen nahe, dass nicht zwangsläufig die Qualität oder die Breite der Bewertung für den späteren Einfluss entscheidend sind. Wichtiger scheinen die am Entscheidungsbedarf orientierte Auswahl der Themen, die institutionelle Einbindung in die Entscheidungsstrukturen und die Interaktion zwischen Auftraggebern und Autoren der HTA-Berichte zu sein. Andererseits kann diese Nähe auch die unvoreingenommene Bewertung erschweren, sodass zwei Ziele gegeneinander abgewogen werden müssen.

2.9.4 Wie lässt sich der Einfluss von HTA-Berichten steuern?

Die vorhandenen Untersuchungen weisen darauf hin, dass der Einfluss von HTA-Berichten von vielen komplexen Faktoren abhängt. Um die Wirkung von HTA-Berichten zu sichern, müssen zum einen die Voraussetzungen auf der Ebene des Gesundheitssystems bzw. der HTA-Agentur/den HTA-Erstellern stimmen und gleichzeitig besondere Anstrengungen im Zusammenhang mit der Erstellung des Berichts unternommen werden.

Zu den förderlichen Rahmenbedingungen auf der Ebene des Gesundheitssystems gehören eine kritisch-abwägende Evaluationskultur, die Einbindung von HTA-Berichten in die einschlägigen Verfahrensordnungen sowie HTA-bezogene Kenntnisse bei den rezipierenden und entscheidungstragenden Organen. Bei der Auswahl der HTA-Agentur und der HTA-Autoren ist darauf zu achten, dass diese als neutral und unabhängig anerkannt sind und über eine exzellente wissenschaftliche Reputation verfügen. Ausreichende Ressourcen sind eine wichtige Voraussetzung. Eine unzureichende finanzielle und personelle Ausstattung gefährdet die Qualität und damit mittelbar den Einfluss von HTA-Berichten.

Bei der Ausrichtung der HTA-Berichte ist ein Großteil des Potenzials noch ungenutzt. Notwendig ist, dass die erwarteten Effekte vor der Erstellung des HTA-Berichtes explizit und messbar formuliert werden – was bisher noch nicht der Fall ist. Die Entwicklung dieser „Impactziele" muss als eine gemeinsame Aufgabe von Auftraggebern und Erstellern von HTA-Berichten begriffen werden, an denen idealerweise auch andere Stakeholder beteiligt werden sollten [Gerhardus 2006]. Aus den Impactzielen leiten sich die zu bearbeitenden Aspekte sowie die Fragestellungen und Methoden des HTA-Berichtes ab.

Letztlich sollten die Effekte des HTA-Berichts nach prospektiv vereinbarten Kriterien evaluiert werden. So kann überprüft werden, ob die gewünschten Zielgruppen und -ebenen adäquat erreicht wurden und an welchen Stellen ggf. noch nachgesteuert werden muss.

2.10 Unabhängigkeit von HTA/Lobbyismus

HTA-Berichte dienen, zumindest in Deutschland, der Entscheidungsunterstützung im Gesundheitswesen auf der Makroebene. Mit der Bereitstellung von entscheidungskritischen Informationen beispielsweise zur Einführung von Verfahren wie der digitalen Mammografie wird potenziell Einfluss auf die Vermarktung kostenträchtiger Technologien genommen. Um die Verwendung von Gesundheitstechnologien durch Einflussnahme insbesondere auch Medien und Meinungsführer gezielt zu fördern, werden durch Firmen oder Interessensgruppen detaillierte Projektpläne erstellt, wie das Beispiel eines *Drug company worksheets* zeigt (s. Beispiel am Ende des Kapitels). Es ist deshalb nahe liegend, dass adaptierte Vorgehensweisen auch für die Einflussnahme auf HTA-Berichte existieren.

Informationen zur Entscheidungsunterstützung sollten deshalb, so weit möglich, ohne die Verfolgung eigener oder fremder Interessen aufbereitet und so als vertrauenswürdige Quelle Entscheidungsträgern zur Verfügung gestellt werden. Damit einher geht als Grundvoraussetzung eine Unabhängigkeit bei der Berichtserstellung, die Einflussnahmen, die das Ergebnis verzerren oder in unangemessener Weise beeinflussen, vermeidet (s. a. Kap. 7, Feststellung des Unabhängigkeitsstatus von HTA-Einrichtungen). Der Begriff Unabhängigkeit ist dabei nur schwer zu fassen. Wie groß muss die Unabhängigkeit vom Auftraggeber sein, damit dieser einen für die anstehende Information verwertbare Unterlage erhält? Inwieweit kann von Unabhängigkeit die Rede sein, wenn die überwiegende Anzahl von vorliegenden Studienergebnissen zielgerichtet durch Sponsoren finanziert wurden und deren Ergebnisse die Grundlage des HTA-Berichts bilden?

Unabhängigkeit muss in diesem Zusammenhang deshalb in zweierlei Hinsicht unterschieden werden: 1. Unabhängigkeit von möglichen Einflussnahmen des Auftraggebers auf das Ergebnis und 2. Unabhängigkeit von Interessengruppen:

1. Voraussetzung für die Verwendbarkeit des HTA-Berichts durch den Auftraggeber ist eine hinreichend scharf umrissene Fragestellung, deren Abarbeitung ergebnisoffen erfolgen sollte. Während der Erstellung des Berichts können sich durch die Recherche und Ergebniszusammenstellung neue Erkenntnisse ergeben, die der weiteren Fokussierung oder Erweiterung der Fragestellung dienen können. In der Regel reicht es nicht aus, einmalig eine Fragestellung zu formulieren und diese bis zur Fertigstellung des Berichts nicht mehr zu überprüfen. In regelmäßigen, strukturierten Treffen ist deshalb sicherzustellen, dass der HTA-Bericht den An-

2.10 Unabhängigkeit von HTA/Lobbyismus

sprüchen und dem Informationsbedürfnis des Auftraggebers entspricht, ohne jedoch unmittelbaren Einfluss auf die Ergebnisfindung zuzulassen. Die Grenzen hierfür sind fließend: Alleine durch die Entscheidung, bis zu welchem Jahr Studien recherchiert werden sollen, kann erheblichen Einfluss auf den Ergebnisausgang. Hier gilt, dass eine exakte Dokumentation über den Projektverlauf angelegt und transparent gemacht wird. Die Unabhängigkeit vom Auftraggeber ist deshalb häufig schwieriger herzustellen als von außenstehenden Gruppierungen.

2. Die Einflussnahme von Interessengruppen auf die Erstellung eines HTA-Berichts ist nicht zuletzt durch die Bedeutung, die HTA-Berichte bei Leistungsentscheidungen haben können, relativ häufig gegeben. Stakeholder in einem Prozess sind häufig auch Interessenvertreter und damit Lobbyisten, die ihre Sichtweise der Dinge in entsprechender Weise berücksichtigt wissen möchten. Legt man als zwei Hauptfunktionen des Lobbyismus die Bildung von Netzwerken und die Sammlung, Aufbereitung und gezielte Zurverfügungstellung von Information zugrunde, so sind beide Funktionen geeignet, Einfluss auf die Erstellung von HTA-Berichten zu nehmen. Dies kann sich auf eine Einflussnahme auf die Methodik genauso erstrecken wie auf die gezielte Intervention zur Ergebnisbeeinflussung von HTA-Berichten nehmen. Selten sind Einflussnahmen offen erkennbar (beispielsweise direkte, schriftliche Intervention zur Änderung der Ergebnisse), sondern werden auf unterschiedlichen Wegen vorgetragen. Hierzu gehört die Nutzung öffentlicher Medien zur Entscheidungsbeeinflussung genauso wie die gezielte Einbindung und Vereinnahmung von Experten (über Forschungsaufträge, Geldzuwendungen oder Förderung der wissenschaftlichen Karriere) oder Diskreditierung der Arbeitsgruppe oder einzelner Autoren, wenn die erwarteten Ergebnisse für die jeweilige Interessensgruppe missliebig sein könnten.

Zur Bewahrung der Unabhängigkeit können und müssen deshalb spezifische Maßnahmen ergriffen werden:
1. Offenlegung und Einhaltung methodischer Standards;
2. Abweichungen von der Methodik nur in begründeten Fällen und unter entsprechend detaillierter Dokumentation;
3. klare Regelung für die strukturierte Einbeziehung von Informationen;
4. Offenlegung der Auftraggeber und der Finanzierung des HTA-Berichts;
5. Einholung von Stellungnahmen zum HTA-Bericht durch einen Peer-Prozess sowie durch Stakeholder um mögliche Einflussnahmen aufzudecken.

Eine völlige Unabhängigkeit der HTA-Berichterstellung ist schwerlich möglich. Bei der Beurteilung von Sachverhalten wird nicht selten der gleiche Umstand unterschiedlich zu bewerten sein („Glas halb leer, halb voll"), wobei nicht immer die Einflussnahme durch Interessensgruppen Ursache fehlender Unabhängigkeit, sondern andere Faktoren wie Zugehörigkeit zu Wissenschaftsrichtungen oder Forschungsgruppen von Bedeutung sein können. Wichtig ist, dass solche möglichen Beeinflussungen dem Auftraggeber und auch dem späteren Leser deutlich werden. Gegen einen durch die Industrie in Auftrag gegebenen HTA-Bericht ist schwerlich etwas einzuwenden, wenn die Finanzierung und die Methodik den Tatsachen entsprechend dargelegt werden und deutlich wird, aus welcher Perspektive der Sachverhalt dargestellt wird. Nicht akzeptabel ist hingegen, wenn genau diese Informationen nicht zur Verfügung gestellt werden und die Nutzer ohne deren Kenntnis die Ergebnisse des HTA-Berichts in die Entscheidungsfindung einbeziehen. Auch hier gilt, dass Transparenz als

Schlüssel auch zur Unabhängigkeit der Arbeitsweise angesehen werden kann.

Beispiel: Drug company project worksheet. Zur Darstellung kommt die Vorgehensweise einer pharmezeutischen Firma zur Beeinflussung von Meinungsführern und Medien zur Bewerbung des eigenen Produkts.

Objectives

- *To build advocacy with consumer press to secure greater share of voice*
- *To increase understanding of the importance of visiting GPs for [disease marker] checks*
- *To create a positive press environment for Brand X in 2005*
- *To generate awareness of the positive risk: benefit of Brand X*
- *To secure publication of three articles within the consumer media by end of March 2005*

Description

- *Identify target publications within the publishing house*
- *Liasion with publishing house to confirm and arrange logistics*
- *Liasion with design company to develop press materials including take home booklet*
- *Liasion with key journalists to confirm attendance*
- *Liasion with xxx to confirm participation*
- *Identification and recruitment of a practice nurse and GP to conduct [disease marker] tests and provide medical information*
- *Ongoing liaison with attendees to secure media coverage*

Outputs/Deliverables

- *Attendance of eight key journalists at the session*
- *Three articles in consumer press agreed for publication in March 2005 (availability of case studies will support securing coverage)*
- *80 % key message delivery within coverage*

Outcomes

- *Positive press environment for Brand X*
- *Increased understanding of the need to approach GPs for information on monitoring*
- *Increased understanding of the centrality of [disease marker] management in reducing the risk of [condition]*
- *Strengthened relationships with target journalists to ensure Brand X possesses a greater share of voice in the future*

Target Audiences

- *Consumer journalists*
- *Consumers*

[Quelle: The House of Commons Health Committee, 2005]

3 Beschreibung des Status von Technologien

CHRISTIAN GAWLIK UND DAGMAR LÜHMANN

3.1 Lebenszyklus einer Technologie

„It is always too early to evaluate until suddenly it is too late"
(Buxton, zitiert in Carlson und Jörgensen, 1998)

Eine Herausforderung für ein Health Technology Assessment, welches zur Unterstützung von regulatorischen Entscheidungen dienen soll, besteht darin, den „Status" einer zu bewertenden Technologie korrekt zu bestimmen.

> *„Status" meint damit den Entwicklungsstand, Verbreitungsgrad und/oder Stellenwert, den das Verfahren im Kontext eines spezifischen Versorgungssystems einnimmt.*

In der Theorie lässt sich der „Status" einer Technologie anhand des so genannten Lebenszyklus beschreiben. Der Lebenszyklus bildet die Entwicklung und Verbreitung eines Verfahrens von der ersten Idee über die Erprobung und klinische Testung, die Markteinführung und Verbreitung bis zum Verschwinden aus der Versorgung ab (s. Abb. 4).

Nach Goodman [2006] lassen sich Technologien den folgenden Entwicklungsstufen zuordnen:
- *Zukünftige* Technologien:
  befinden sich in der Konzeption oder in den frühesten Stadien der Entwicklung,
- *Experimentelle* Technologien:
  befinden sich in der präklinischen Entwicklungs- und Erprobungsphase,
- Technologien *in der Erprobung*:
  befinden sich im Stadium der klinischen Evaluation (klinische Studien) für ausgewählte Indikationen,
- *Etablierte* Technologien:
  werden von Leistungsanbietern als Versorgungsstandard für bestimmte Indikationen angesehen, haben weite Verbreitung im System gefunden,

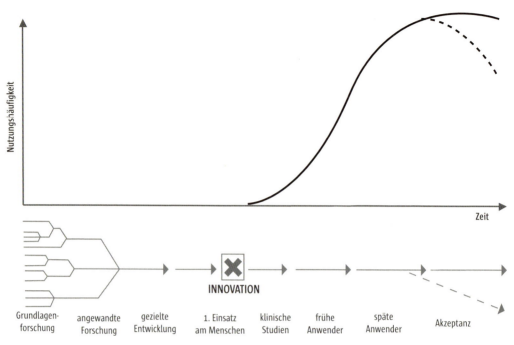

Abb. 4 Lebenslauf einer Technologie, theoretisches Modell [nach Banta, Luce 1993]

- *Obsolete* Technologien: wurden von Neuentwicklungen abgelöst oder haben sich als ineffektiv oder schädlich erwiesen.

Im theoretischen Modell werden die Phasenübergänge von regulatorischen Entscheidungen geprägt, die jeweils auf der Evidenzbasis, die in der vorangegangenen Entwicklungsphase geschaffen wurde, basieren. Dies trifft jedoch weitgehend nur für die Entwicklung von Medikamenten zu. In der Medikamentenentwicklung erfordert der Übergang von präklinischer in die klinische Forschung das Erbringen von bestimmten Sicherheits- und ersten Erfolgsnachweisen am Organ- oder Tiermodell. Bei der Entwicklung von Medizingeräten ist an dieser Stelle kein regulatorischer Schritt vorgesehen, ebenso wenig wie bei der Entwicklung von ärztlichen Behandlungsmethoden (z. B. chirurgischen Eingriffen) oder dem Entwurf von komplexen Versorgungskonzepten (z. B. Disease Management Programmen). Der Übergang von der klinischen Forschung zur Marktzulassung erfordert bei der Neuentwicklung von Medikamenten klinische Studien der Phase III, die Nutzen und Sicherheit der Präparate belegen. Für Medizingeräte ist die CE-Kennzeichnung zu erlangen, die Sicherheit und Zweckmäßigkeit bestätigt. Prozeduren müssen eine OPS-Ziffer erhalten, um identifizierbar und abrechenbar zu werden. Spezifische Wirksamkeits- und/oder Sicherheitsnachweise sind hierfür nicht zu erbringen. Für komplexe Interventionen erfolgt der Schritt wiederum unreguliert.

In Deutschland ist „Diffusion in die Routineversorgung" aus regulatorischer Sicht gleichbedeutend mit der Aufnahme der Technologie/Leistung in den Leistungskatalog der gesetzlichen Krankenversicherung, die die Kosten für die Gesundheitsversorgung von etwa 80 % der Bevölkerung trägt. Für die Bereiche Pharmaka, Geräte und Prozeduren ist der Gemeinsame

Bundesausschuss das relevante Gremium, welches über Erstattungsfähigkeit und -modalitäten befindet. In die Implementation von komplexen Interventionen mit erheblicher Tragweite (z. B. flächendeckende Screeningprogramme, Disease Management Programme) sind neben dem Gemeinsamen Bundesausschuss weitere regulatorische Behörden wie das Bundesversicherungsamt oder auch das Bundesministerium für Gesundheit eingebunden.

Die breite Diffusion einer Technologie in die Routineversorgung unterliegt schließlich keinen regulatorischen Schritten mehr sondern wird in erster Linie von der Akzeptanz unter Leistungsanbietern und Leistungsempfängern bestimmt. In dieser Phase des Lebenszyklus einer Technologie, die den rechten Teil der Kurve in Abbildung 4 bildet, werden soziale, gesellschaftliche und wirtschaftliche Kräfte, Werbung und Konkurrenz wirksam, die ein Abweichen der Diffusionskurve von der Ideallinie bedingen können.

Das Ausscheiden einer Technologie aus der Versorgung geschieht in einigen Fällen reguliert, auf dem Boden von Evidenz, die erst in der Phase der breiten Anwendung geschaffen wurde. So werden beispielsweise Pharmaka vom Markt genommen, wenn Surveillance-Daten ihre Sicherheit in Frage stellen. Verfahren, Prozeduren aber auch Pharmaka können durch den Gemeinsamen Bundesausschuss bei Vorliegen entsprechender Evidenz per Entscheid aus dem Leistungskatalog der gesetzlichen Krankenversicherung gestrichen werden. In den meisten Fällen werden Technologien aber nicht aktiv aus der Versorgung entfernt sondern werden passiv, z. B. durch Neuentwicklungen verdrängt. Auch dieser Prozess erfolgt nicht unbedingt evidenzbasiert sondern unterliegt den oben genannten Einflussfaktoren.

Wissenschaftsrichtungen, die sich mit der Verbreitung und Anwendung von Technologien in der Gesundheitsversorgung befassen sind die Diffusionsforschung und die Versorgungsforschung. Ihre Grundkonzepte und Methoden werden im Folgenden kurz vorgestellt und die Relevanz für HTA unterstrichen. Weiterhin wird auf die nicht-wissenschaftlichen Einflussgrößen eingegangen, die die Wahrnehmung von Technologien in der Öffentlichkeit prägen. Das Kapitel 3 schließt ab mit der Darstellung der Nutzungsmöglichkeiten von Routinedatenbeständen für die praktische HTA-Arbeit.

3.2 Konzepte und Methoden der Diffusionsforschung

3.2.1 Theorie der Diffusionsforschung

Konzepte zur Diffusionsforschung, d. h. zur Analyse und Beschreibung der Ausbreitung einer Technologie im System, stammen aus den Sozialwissenschaften.

Es werden drei Gruppen von Parametern unterschieden, die einen wesentlichen Einfluss auf die Diffusion einer Technologie haben:
- Wahrnehmung der Innovation (Wirksamkeit, Risiken)
- Eigenschaften der Zielgruppen (Anwender)
- Kontextfaktoren (Kommunikation, Anreize, Management, Führungsstil)

Wahrnehmung der Innovation

Die Wahrnehmung einer Innovation soll in der Regel über 50 % der Varianz der Verbreitung einer Innovation vorhersagen können. Dies bezieht sich auf die mit der Wahrnehmung einer Technologie einhergehenden Erwartungen hinsichtlich einer Veränderung der bisherigen Situation. Man kann fünf Aspekte unterscheiden.

Am wichtigsten scheinen die Erwartungen in Hinblick auf Verbesserungspotenziale zu sein. Dahinter steckt der komplizierte Prozess des Abwägens der Vorteile und Risiken einer neuen Technologie. Je genauer die Vorteile und Risiken abschätzbar sind, desto eher wird eine Innovation angenommen.

Ein zweiter Aspekt sind die Werte, Annahmen, bisherigen Erfahrungen und die aktuellen Bedürfnisse. Diese spielen beispielsweise eine Rolle als Hindernis bei der Implementation von Leitlinien in die klinische Praxis. Auch wissenschaftlich fundierte Leitlinien lassen sich aufgrund individueller bzw. lokaler Besonderheiten oft nur mühsam implementieren.

Ein dritter Aspekt betrifft die Komplexität einer Innovation. Viele Entwickler von Technologien streben eine hohe wissenschaftliche Eleganz und Komplexität ihrer Konzepte an und sind weniger an einer Beschränkung auf das Wesentliche und somit möglichst leicht verständlichen und flexiblen Konzepten interessiert. Innovative Technologien, die für Anwender einfach zu verstehen sind und flexibel an unterschiedliche Anwendungssituationen zu adaptieren sind, erhöhen jedoch in erheblichem Maße die Akzeptanz.

Die Testbarkeit einer Technologie stellt den vierten Aspekt dar. Wenn die Technologie „in kleinem Rahmen" - also ohne aufwändige Implementations- und Evaluationsprozesse - anhand einfacher Beobachtungen auf ihre Wirkung in der konkreten Anwendungssituation überprüft werden kann, wird sie auch häufiger überzeugen und Verbreitung finden. Diese einfache Beobachtbarkeit stellt den fünften Aspekt der Wahrnehmung einer Technologie dar.

Eigenschaften der Zielgruppen

Ursprünglich basierend auf Studien aus der Landwirtschaft - die inzwischen vielfach bestätigt wurden - können auch unter den Anbietern von Gesundheitsleistungen die Anwender von Innovationen in Bezug auf die mittlere Dauer bis zur Einführung einer Innovation in fünf Kategorien eingeordnet werden [Rogers 1995]. Es werden Innovatoren (Anteil ca. 2,5 %), frühe Anwender (ca. 13,5 %), frühe Mehrheit der Anwender (ca. 34 %), späte Mehrheit der Anwender (ca. 34 %) und Nachzügler (ca. 16 %) unterschieden.

Den verschiedenen Gruppen werden charakteristische Mentalitäten zugeschrieben. So gelten die Innovatoren als die „Abenteurer", die bereit sind die Risiken und Kosten von Innovationen in einem frühen Stadium auf sich zu nehmen. In dieser Gruppe finden sich aber eher selten Meinungsbildner. Diese sind vorzugsweise in der Gruppe der frühen Anwender anzutreffen. Sie bilden sich ihre Meinung durch Kommunikation mit der ersten Gruppe und mit Personen der gleichen Gruppe sowie aus der wissenschaftlichen Literatur. In dieser für Innovatoren (wie z. B. Pharmaindustrie) interessantesten Gruppe sind auch überdurchschnittlich häufig Führungspersönlichkeiten anzutreffen.

Die frühe Mehrheit der Anwender vertraut nicht auf wissenschaftliche Literatur, sondern verlässt sich auf das Urteil von regionalen Vertretern der zweiten Gruppe. Im Vergleich zu diesen meiden sie aber Risiken bei der Einführung von Veränderungen.

Die vierte Gruppe - die späte Mehrheit der Anwender - geht bei der Meinungsbildung gegenüber Innovationen konservativ vor. Sie beobachtet die Anerkennung einer Technologie durch die regionalen Vertreter der frühen Mehrheit der Anwender und ist erst bereit eine Technologie anzuwenden, wenn diese als Standard anerkannt ist.

Die Vertreter der letzten Gruppe stellen die Traditionalisten, die auf die bewährten Standards schwören. Im Zusammenklang mit den anderen Gruppen fällt auch dieser Gruppe eine wichtige Aufgabe zu: die zumindest punktuelle Bewahrung bewährter Konzepte, auf die zurückgegriffen werden kann, wenn Innovationen sich als „Schein-Innovationen" mit fragwürdiger oder gar schädigender Wirkung erweisen.

Die Nutzer und Ersteller von HTA-Berichten sind in dieses Schema schwer einzuordnen: Sie vertrauen vorzugsweise wissenschaftlichen Untersuchungen (wenn diese gute Qualität haben) und reagieren bei Mangel derselben eher konservativ und halten an den (gut belegten)

Standards fest. Dies wird mancherorts als „Innovationsfeindlichkeit" interpretiert.

In der Medizin ist natürlich auch die Nachfrage der Patienten nicht zu vernachlässigen. Gerade im Zeitalter des Internets bilden sich ähnliche Gruppen wie bei den Leistungsanbietern heraus. Einerseits fragen Patienten Technologien nach, die sich noch in der klinischen Erprobung befinden und andererseits gibt es Patienten, die die Anwendung auch wissenschaftlich gut belegter Innovationen ablehnen.

Kontextfaktoren

Die Etablierung neuer Technologien wird auch durch das Umfeld und soziale Faktoren beeinflusst. Bedeutend ist beispielsweise, ob in einer Einrichtung bzw. einem (Gesundheits-)system Veränderungsprozesse grundsätzlich als positiv angesehen oder eher grundsätzlich kritisch hinterfragt werden. Die handelnden Personen werden sich in der Tendenz dieser Grundstimmung anpassen. In einem Umfeld, das Kommunikation fördert und Prozesse zur Qualitätsverbesserung pflegt, werden wichtige Innovationen wahr- und angenommen werden.

Nicht zuletzt spielt der Führungsstil eine wichtige Rolle. Bei einem autoritären Führungsstil hängt der Umgang mit Innovationen beispielsweise von der Einstellung weniger Personen ab.

Analysen der Wahrnehmung der Innovation, der Eigenschaften der Zielgruppen sowie der Kontextfaktoren können Erkenntnisse zur Planung von Maßnahmen bereitstellen, die zum Ziel haben, die Diffusion einzelner Technologien – bzw. die grundsätzliche Haltung gegenüber Innovationen – in einer gewünschten Weise zu beeinflussen [Berwick DM, 2003].

3.2.2 Diffusionsforschung und HTA

Information zur Diffusion einer Technologie können für Entscheidungsträger relevante Informationen abseits der systematischen Analysen eines HTA-Berichts bereitstellen.

Zur Beschreibung der Diffusion wird mithilfe einer breiten Recherche ein Anwendungs- und Meinungsbild zu einer Technologie zusammengestellt (s. Tab. 7). Hierbei sind unterschiedliche Interessenlagen zu berücksichtigen: die Nachfrage seitens der Patienten und Leistungserbringer, aber auch die Perspektiven der Industrie und der Medien. Die Diffusion stellt somit eine qualitative Information zu einer Technologie dar. Die reine Nutzungshäufigkeit als quantitativ beschreibende Komponente des Status einer Technologie wird zumeist separat von der Diffusion behandelt.

Es existiert keine standardisierte Methodik zur Planung von systematischen Recherchen oder gar Reviews zur Diffusion. Im Gegensatz zur Bewertung der Wirksamkeit oder Kosten-Wirksamkeit einer Technologie werden für die Beschreibung des Diffusionsstandes keine wissenschaftlichen Studien gesucht, sondern Anwendungsdaten. Einen ersten Aufschluss über die Diffusion können beispielsweise Verkaufszahlen von Geräten, Leistungsstatistiken, Anzahl der Anbieter einer Leistung, Daten aus Qualitätssicherungsprojekten u. a. m. geben. Aufschlussreich sind insbesondere Daten, die diese Informationen im zeitlichen Verlauf abbilden.

3.3 Konzepte und Methoden der Versorgungsforschung

3.3.1 Hintergrund

Eine Forschungsrichtung, die in ihrer Inhaltsdefinition und ihren Methoden viele Gemeinsamkeiten mit HTA aufweist und aus der fruchtbare Synergien zu erwarten sind, ist die

Tab. 7　Einflussfaktoren auf die Diffusion medizinischer Technologien

Technologie	(potenzielle) Anwender	Systemseitige Faktoren
▪ technische Komplexität ▪ Investitionsbedarf ▪ Kosten/Preise ▪ Evidenzlage (überzeugend, widersprüchlich, negativ) ▪ Möglichkeit der Durchführung klinischer Studien ▪ Qualifikationsanforderungen, „Lernkurve"	Charakteristika der Leistungserbringer: ▪ Alter, Geschlecht ▪ Spezialisierung/Qualifikation ▪ persönliche Einstellung ▪ Wissensstand ▪ Unsicherheit Charakteristika der Einrichtung: ▪ Setting (Praxis, Krankenhaus) ▪ Größe ▪ Status (z. B. Universität, Lehrkrankenhaus) ▪ Prestige, Portfolio ▪ Konkurrenzdruck	▪ Nachfrage und Bedarf (objektiv, subjektiv) ▪ Patientenpräferenzen ▪ Medienpräsenz ▪ Marketingaktivitäten der Industrie (z. B. kostenlose Bereitstellung von Geräten) ▪ Förderung von Forschungsstandorten ▪ Weiterbildungsrecht ▪ Fortbildung von Leistungserbringern und Patienten Planung/Management: ▪ Regulation von Technologien (insb. Zulassung) ▪ Kostenübernahmeregelungen ▪ Planung von Einrichtungen und deren Ausstattung (z. B. Krankenhausplanung) ▪ Vorbehalt/Genehmigungspflicht von Investitionen Anreiz-/Fehlanreizstrukturen: ▪ Vergütungssysteme (z. B. Einzelleistungsvergütung vs. Komplexvergütung) ▪ Budgetierung ▪ Prospektive Vergütung ▪ Zuzahlungen ▪ Konkurrenz ▪ „Utilisation review"

in Deutschland soeben in Entwicklung begriffene Versorgungsforschung.

„Versorgungsforschung ist ein multidisziplinärer Ansatz zur Erforschung der Umsetzung wissenschaftlicher Erkenntnisse in die Praxis der Gesundheitsversorgung hinsichtlich ihrer Wirkung auf Qualität und Effizienz in individueller und sozioökonomischer Perspektive."

[Ständige Kongresskommission Versorgungsforschung, 22.9.2005]

Hintergrund für den Entwurf dieses Wissenschaftszweiges war die in Deutschland z. B. durch mehrere Gutachten des Sachverständigenrats für die konzertierte Aktion im Gesundheitswesen in die Diskussion gebrachte Erkenntnis, dass Veränderung in den Systemen wissenschaftlich basierte Planung und wenn dies nicht möglich ist, dann wenigstens sorgfäl-

3.3 Konzepte und Methoden der Versorgungsforschung

tige Evaluation braucht. Versorgungsforschung als neue wissenschaftliche Disziplin hat sich zum Ziel gesetzt, methodisch und inhaltlich die Verwissenschaftlichung der angestrebten Veränderungsprozesse (im Gesundheitswesen) voranzutreiben. Dabei will sie, im Gegensatz zu manchen sozialwissenschaftlichen Disziplinen nicht von außen „beforschend" arbeiten, sondern unter Einbindung der unterschiedlichen Interessenvertreter direkt aus dem System heraus. Dies spiegelt sich nicht nur in der Zusammensetzung von Projektteams aus Wissenschaftlern unterschiedlicher Disziplinen, Kostenträgern und Leistungsanbietern wider, sondern auch in der Förderungslandschaft. Neben den klassischen Forschungsförderungsinstitutionen fördern auch Kostenträger wie die gesetzliche Rentenversicherung und die gesetzlichen und privaten Krankenversicherungen Versorgungsforschungsprojekte. Die jüngste und bisher umfangreichste Ausschreibung wurde im Juli 2006 bekannt gemacht:

> „Die Bundesregierung und die Sozialversicherungsträger haben eine Vereinbarung über die Förderung der versorgungsnahen Forschung geschlossen. Beteiligt sind die Bundesministerien für Bildung und Forschung, für Gesundheit sowie für Arbeit und Soziales, die Deutsche Rentenversicherung, die Spitzenverbände der gesetzlichen Krankenkassen und der Verband der privaten Krankenversicherung e. V. Sie wollen die Forschung im Bereich „Chronische Krankheiten und Patientenorientierung" gemeinsam unterstützen und den Erkenntnistransfer im Bereich der Versorgungsforschung für eine bessere Patientenversorgung nutzen. Das BMBF, die Deutsche Rentenversicherung, die Spitzenverbände der gesetzlichen Krankenkassen und der Verband privater Krankenversicherung e. V. stellen dafür in den nächsten sechs Jahren rund 21 Millionen Euro zur Verfügung." [BMBF, Pressemitteilung 122/2006]

Während in Deutschland Versorgungsforschung als Themengebiet 1995 (und 1997, 2001) vom Sachverständigenrat für die konzertierte Aktion im Gesundheitswesen zum ersten Mal thematisiert wurde, geht vor allem im englischsprachigen Ausland die Tradition der Versorgungsforschung „Health Services Research" bereits fast 50 Jahre zurück. In den USA wurde der Begriff „Health Services Research" bereits 1960 geprägt. Seitdem gibt es sowohl akademische als auch behördliche Institutionen, die sich der Versorgungsforschung widmen. Besonders zu nennen sind hier die Agency for Healthcare Research and Quality (AHRQ) und die AcademyHealth. Letztere zielt neben Verbesserungen der wissenschaftlichen Bedingungen (Qualifikationen, Methoden, Finanzmittel, Datenbanken) für Versorgungsforschung auch auf die gezielte Verwertung von Ergebnissen in der Gesundheitspolitik.

Auch in Großbritannien hat die Versorgungsforschung, wie in den USA, neben der biomedizinischen Grundlagenforschung und der klinischen Forschung ihren festen Stellenwert als dritte Säule der Gesundheitsforschung. Die Hauptaktivitäten begannen hier in den 1990er Jahren, unterstützt durch staatliche (Department of Health, National Health Service (NHS), Medical Research Council (MRC)) und private (Nuffield Trust, Wellcome Trust) Fördermittel. Die universitäre Versorgungsforschung in Großbritannien vereinte sich auf Initiative des MRC zu einer Health Services Research Collaboration (HSRC), deren Ziele die Ausweitung von wissenschaftlichen Kapazitäten und die Planung von hochwertigen Forschungsprogrammen sind. Hier spielt auch die methodische Weiterentwicklung eine große Rolle. Der Kontakt zwischen Wissenschaft und Nutzern von Versorgungsforschung wird durch das seit 2005 auf Initiative des NHS gegründete Health Services Research Network gefördert.

Wenn auch die Versorgungsforschung in beiden Ländern eine längere Tradition und einen höheren Stellenwert aufweist als in Deutschland, bleibt doch das Hauptproblem, dass ihre Ergebnisse nicht die erwünschte Umsetzung im Gesundheitswesen erfahren [Pfaff u. Kaiser 2006].

3.3.2 Themen der Versorgungsforschung

Das übergeordnete Ziel der Versorgungsforschung ist „... die Effektivität und Effizienz patientenorientierter Versorgung unter Alltagsbedingungen zu verbessern" [Koch et al. 2006].

Das Aufgabengebiet der Versorgungsforschung lässt sich grob in fünf Untereinheiten unterteilen,
- die Ist-Analyse: Erfassung der Inputs, Prozesse und Ergebnisse von Kranken- und Gesundheitsversorgung
- die Klärung von Bedingungszusammenhängen
- die theoretisch und empirisch fundierte Neuentwicklung oder Verbesserung von Versorgungskonzepten
- die wissenschaftliche Begleitung der Umsetzung (Implementierung) der Konzepte
- die Evaluation von Versorgungsstrukturen und -prozessen oder definierten Versorgungskonzepten unter Alltagsbedingungen mit validen Methoden

Ziele der Arbeit im Bereich der Ist-Analysen sind neben der Beantwortung konkreter versorgungsrelevanter Fragestellungen (z. B. nach der Häufigkeit eines Krankheitsbildes, nach dem Zugang zu einer Behandlungsform, nach der Angemessenheit der Versorgung, nach der Zufriedenheit der Patienten) auch die Nutzbarmachung von validen Datenbeständen. Sowohl die Partikularisierung der Versorgung (ambulant vs. stationär; kurativ vs. rehabilitativ; allgemeinmedizinisch vs. fachärztlich usw.), unterschiedliche Kostenträgerschaften und nicht zuletzt komplexe Datenschutzbestimmungen führen dazu, dass bestehende Datenbestände sich hinsichtlich ihrer inhaltlichen Orientierung, Vollständigkeit und technischen Aufbereitung stark unterscheiden und für die Bearbeitung übergreifender Fragestellungen kaum geeignet sind. Das Memorandum II zur Versorgungsforschung in Deutschland stellt fest, dass die Datenbasis zur Bearbeitung von Fragestellungen aus den Bereichen Genderforschung, Forschung zur Versorgung älterer Menschen oder die Analyse von Fehlern und Schäden in der Medizin kaum geeignet ist. Als Voraussetzung für die Bearbeitung aussagekräftiger Versorgungsforschungsprojekte ist in diesem Bereich noch viel konzeptionelle und infrastrukturelle Grundlagenarbeit zu leisten [Schrappe et al. 2005].

Die Klärung von Bedingungszusammenhängen stellt angesichts der Komplexität von Versorgungsprozessen besondere Anforderungen an die Formulierung von beantwortbaren Fragestellungen, die Generierung von Hypothesen sowie an statistisch-methodische Auswertungsverfahren. Zur Komplexität tragen Einflussfaktoren aus mindestens vier Bereichen bei:
- Patienten-/Klientenabhängige Faktoren: z. B. Alter, Geschlecht, Schweregrad einer Erkrankung, Komorbidität, Präferenzen
- Professionsabhängige Faktoren: z. B. Ausbildung(sstand), Fähigkeiten, Lernbereitschaft
- Organisationsabhängige Faktoren: z. B. Flexibilität, Infrastruktur, Integrationsbereitschaft
- Systemabhängige Faktoren: finanzielle Ressourcen, sektorale Besonderheiten

Die Aufgabe der Berücksichtigung multipler Einflussgrößen stellt sich dabei nicht nur bei der Analyse von Ist-Zuständen sondern auch im Rahmen der Evaluation von komplexen Versorgungsinterventionen, da randomisierte Studiendesigns nur in den seltensten Fällen umsetzbar sind.

Die Neuentwicklung und Verbesserung von Versorgungskonzepten, die Interventionsplanung basiert sowohl auf der Grundlage der Ist-Analysen, berücksichtigt darüber hinaus aber internationale wissenschaftliche Evidenz, insbesondere in Form von systematischen Literaturübersichten, Leitlinien und HTA-Berichten.

Die wissenschaftliche Begleitung der Implementierung von geänderten oder neuen Versorgungskonzepten bildet bereits den Übergang zur Evaluation der Intervention unter Alltagsbedingungen. Formative Evaluationskonzepte erlauben während der Implementationsphase Modifikationen der Intervention zur optimalen Anpassung an kontextgebundene Bedingungen.

Die summative Evaluation schließlich soll die Antworten auf die zentrale Frage geben, wie sich die Implementation wissenschaftlich begründeter Versorgungskonzepte auf die Effektivität und die Effizienz der Gesundheitsversorgung auswirkt.

Quer zu den fünf Arbeitsgebieten wurden im zweiten Memorandum für Versorgungsforschung vier Bereiche benannt, in denen die Versorgungsforschung in Deutschland noch Defizite aufweist und die bei der weiteren Entwicklung der Disziplin prioritär vorangetrieben werden sollten:

- Der Stellenwert der Versorgungsforschung als wissenschaftliche Disziplin trifft noch nicht verbreitet auf Akzeptanz. Insbesondere in der DFG wird keine Unterscheidung zwischen klinischer (*efficacy*) Forschung und Effektivitätsforschung getroffen – was zu einer Ungleichverteilung von finanziellen Ressourcen zuungunsten der jungen Wissenschaftsdisziplin führt. Mangelnde Akzeptanz in den Professionen und in der Politik macht sich vor allem bei der Umsetzung von Forschungsergebnissen deutlich.
- Bisher existiert in Deutschland kein Konzept, wie die geforderte „Patientenorientierung" in Forschungsprojekten und im Alltag umgesetzt werden könnte. Außerdem findet derzeit kaum eine Diskussion über die „Angemessenheit" medizinischer Versorgung statt, die über die Bewertung von Wirksamkeit und Effizienz hinausgeht.
- Evaluations- und Qualitätssicherungsbemühungen sind immer noch weitgehend Prozess-, Struktur- und Effizienz-orientiert – es fehlt bisher eine konsequente Outcomeorientierung im Sinne der Definition von Clancy und Eisenberg [1998] „*Outcomes research – the study of the end results of health services that take patients experiences, preferences and values into account*"
- Aus methodischer Sicht besteht ein erheblicher Entwicklungs- und Validierungsbedarf für geeignete Instrumente und Auswertungsverfahren zur Bearbeitung von versorgungsrelevanten Fragestellungen – der allerdings erst gedeckt werden kann, wenn die oben genannten konzeptionellen Probleme gelöst wurden.

3.3.3 Methoden der Versorgungsforschung

Als multidisziplinäre Forschungsrichtung verfügt die Versorgungsforschung über kein eigenes Methodenspektrum. Die eingesetzten Methoden entstammen überwiegend der empirischen Sozialforschung, teilweise auch der klinischen Forschung. Eine Rolle spielen auch Sekundärdaten- und Literaturanalysen.

Eine besondere methodische Herausforderung für die Versorgungsforschung stellt die Notwendigkeit zur Evaluation von komplexen Programmen wie integrierten Versorgungsformen oder Disease Management Programmen dar. Von Bedeutung sind hier sowohl der Nutzen von Einzelkomponenten als auch deren Abstimmung und Kombination. Prozessabläufe, relevante Einflussfaktoren und auf unterschiedlichen Ebenen zu berücksichtigende Effekte bestimmen eine komplexe Programmstruktur, die sich in einem Evaluationskonzept widerspiegeln muss. Hinzu kommt die Notwendigkeit, Heterogenitäten in der Patientenstruktur zu berücksichtigen.

Der erste Schritt der Evaluation von komplexen Programmen besteht darin, zusammen mit allen beteiligten Interessenvertretern festzulegen, welche Variablen zur Beschreibung der relevanten Prozesse von Bedeutung sind und welche Wirkbeziehungen theoretisch und aus praktischer Perspektive für die Struktur entscheidend sind (Programmtheorie). Hieraus ergibt sich die Basis für ein angepasstes Evaluationskonzept, welches die Grundlage für die Identifikation der zu erhebenden Messgrößen, der zu berücksichtigenden Datenquellen und der relevanten Einflussfaktoren und Rahmenbedingungen bildet.

Zur summativen Evaluation kommen im Idealfall randomisierte kontrollierte Studiendesigns zum Einsatz, die allerdings für komplexe Interventionen unter Praxisbedingungen nur selten umsetzbar sind. Häufiger kommen quasi-experimentelle Studiendesigns zum Einsatz. Nach diesem Konzept werden die Ergebnisse natürlicher Versorgungseinheiten (z. B. Stationen, Praxispopulationen) verglichen, die sich in der unabhängigen Variable „Versorgungsangebot" unterscheiden.

Eine weitere Evaluationsform, deren Ergebnisse sowohl summativ als auch formativ verwendet werden können, ist das Monitoring. Unter Monitoring wird die kontinuierliche Beobachtung eines Programmverlaufs mittels eines systematisch zusammengestellten Datensatzes, der regelmäßig und routinemäßig erhoben wird verstanden [Darstellung nach Morfeld u. Wirtz 2006].

Ein Stufenmodell zur Integration von formativen und summativen Evaluationselementen für komplexe Programme orientiert sich an den Phasen der Arzneimittelprüfung [Campbell et al. 2000]. Dabei dient die „vorklinisch-theoretische Prüfungsphase" dem Entwurf der Programmtheorie, der konzeptionellen Definition des angepassten Evaluationskonzeptes mit Identifikation der wichtigsten Confoundervariablen und theoriegestützter Formulierung der zentralen Evaluationshypothesen. Den klinischen Phasen I und II Studien entsprechen erste Implementationen, mit prinzipieller Überprüfung einzelner Wirkungszusammenhänge im komplexen Wirkungsgefüge, den Analysen von Interaktionen, der Identifikation von Implementationsbarrieren und der Vorbereitung eines kontrollierten Evaluationsdesigns. Bis zu diesem Punkt haben die Evaluationen überwiegend formativen Charakter, das Methodenspektrum reicht von qualitativen Explorationen bis zu quasi-experimentellen Ansätzen. Der klinischen Studie der Phase III entspricht bei Campbell eine nach wissenschaftlichen Standards durchgeführte, transparent und nachvollziehbar dokumentierte, randomisierte kontrollierte Interventionsstudie mit ausreichend statistischer Power, um den Nachweis klinisch relevanter Effekte sicher zu stellen. Die Phase IV Studie dient der Überprüfung, ob die in Phase III erzielten Ergebnisse auch in anderen Settings replizierbar sind. In dieser Phase, in der die Prüfung der externen Validität im Vordergrund steht, kommen wieder unkontrollierte Studiendesigns zum Einsatz. Phase III und IV liefern damit summative Evaluationsergebnisse.

3.3.4 HTA und Versorgungsforschung

Zwischen HTA und Versorgungsforschung gibt es viele Parallelen und Überschneidungen thematischer und methodischer Art.

Legt man die Gliederung eines „vollständigen" prototypischen HTA zugrunde, werden Gemeinsamkeiten und Unterschiede schnell deutlich:

Policy Question: Jedes HTA beginnt *per definitionem* mit einer Policy Question, die den spezifischen Kontext für die Entscheidung aufzeigt, die durch das HTA unterstützt werden soll. Schon an dieser Stelle liegt vielleicht der deutlichste Unterschied zwischen Versorgungsforschung und HTA: HTA geht immer von einem Entscheidungsdruck aus – seine Zweckbestimmung ist die Unterstützung dieser Entscheidung. Auch wenn die Ergebnisse eines HTA nicht immer umgesetzt werden, ist die Anbindung an entscheidungstreffende Instanzen eng. Dies ist im

Bereich der Versorgungsforschung eher nicht der Fall. Viele Projekte entstehen zwar vor dem Hintergrund eines von wissenschaftlicher und/ oder versorgerischer Seite wahrgenommenen Informationsbedarfs, die konkrete Anbindung an eine Entscheidungssituation ist jedoch meist nicht gegeben. Dies führt beispielsweise auch in Ländern mit längerer versorgungsforscherischer Tradition dazu, dass Ergebnisse nicht umgesetzt werden, dass sie sogar als „poor value for money" eingestuft werden [Pfaff u. Kaiser 2006].

Hintergrund: Der Hintergrund eines prototypischen HTA verlangt Informationen zur Technologie (z. B. Entwicklungsstand, Diffusion, Akzeptanz, Einsatzgebiete ...) und zu den Zielkonditionen für die Technologien (z. B. Krankheitsbilder, Verläufe, Epidemiologie, Indikationen ...). An dieser Stelle wird die Versorgungsforschung mit ihren Zugängen zur sogenannten „Versorgungsepidemiologie" zu einer der wichtigsten Informationsquellen für HTA. In den meisten Projekten (zumindest in Deutschland) ist HTA aus Zeit- aber auch aus Ressourcengründen darauf angewiesen, auf einer Meta-Ebene zu arbeiten, d. h. Daten zusammenzuführen, die von anderer Seite erhoben wurden. Das Erheben von versorgungsrelevanten Daten ist aber genau eines der zentralen Aufgabengebiete der Versorgungsforschung.

Sicherheit und Wirksamkeit unter Studienbedingungen: Die Bewertung dieser beiden Aspekte, die im HTA regelhaft enthalten sein sollten und die – in vielen Fällen – den Hauptteil eines HTA ausmachen, sind auf der Agenda der Versorgungsforschung nicht zu finden. Dennoch muss auch in der Versorgungsforschung auf solche Informationen aufgebaut werden: Die Neuentwicklung bzw. Umstrukturierung von komplexen Versorgungskonzepten (z. B. Disease Management Programme) braucht Informationen zur prinzipiellen Wirksamkeit und Sicherheit der Einzelkomponenten, die in komplexe Interventionen eingebunden werden sollen. An dieser Stelle kann HTA „Input" für die Versorgungsforschung liefern.

Wirksamkeit unter Alltagsbedingungen: Die Bestimmung der Wirksamkeit einer Technologie unter Alltagsbedingungen gehört in beiden Bereichen zu den zentralen Aufgabengebieten. Unterschiede werden aber wieder in der Herangehensweise an die Thematik deutlich: HTA arbeitet auf der Meta-Ebene, Versorgungsforschungsprojekte generieren Daten. Synergien für beide Bereiche könnten hier durch die Abstimmung und gemeinsame Weiterentwicklung von Forschungsmethoden erzielt werden. HTA unternimmt, bevor Daten auf einer Meta-Ebene zusammengeführt werden, die Prüfung der Validität und Relevanz der verfügbaren Informationen. Diese hängen unmittelbar mit der inhaltlichen Konzeption und mit dem Design der Primärstudien zusammen. Die Abstimmung von Methoden und relevanzbestimmenden Faktoren (wie Art der untersuchten Zielgrößen, Art der Kontrollgruppen, Art des Settings ...) könnten die Forschungsergebnisse für HTA besser verwertbar machen und andererseits den Transfer von Ergebnissen regionaler oder nationaler Versorgungsforschung in Entscheidungskontexte befördern.

Ökonomische Evaluation: Gesundheitsökonomische Fragestellungen gehören nicht zum Themenkatalog der Versorgungsforschung. Allerdings finden ihre Ergebnisse, wie auch Informationen zur „Efficacy" bei der Konzeption von Versorgungsmodellen Berücksichtigung. Wichtige Daten liefert die Versorgungsforschung für das „Mengengerüst" gesundheitsökonomischer Evaluationen.

Soziale und ethische Implikationen: Diesem Bereich wird im Themengebiet HTA eine hohe Bedeutung beigemessen – bei gleichzeitig großer methodischer Unsicherheit, wie soziale und ethische Fragestellungen zu bearbeiten sind. Meta-Methoden zur Zusammenführung internationaler Daten sind hier kaum geeignet, da vor allem die Wahrnehmung von ethischen Problemlagen stark von kulturellen Gegebenheiten geprägt wird. Auch soziale Konsequenzen eines Technologieeinsatzes sind stark kontextabhängig. In vielen Versorgungsforschungsprojekten werden solche Kontextfaktoren zumindest angesprochen und ihre Einflüsse analysiert. Somit könnte auch der Bereich der sozialen und ethischen Implikationen als ein Feld ausgewiesen werden, in welchem sowohl HTA als auch Versorgungsforschung von methodischer und inhaltlicher Kooperation und Weiterentwicklung profitieren könnten.

3.3.5 Ressourcen für Versorgungsforschung

Informationen zu Inhalten, Projekten und Methoden der Versorgungsforschung sowie einschlägige Publikationen können folgenden Informationsquellen entnommen werden (s. Tab. 8, ohne Anspruch auf Vollständigkeit).

3.4 Identifikation und Auswertung von Routinedaten

Informationen zur Analyse des Entwicklungsstandes einer Technologie, ihres Diffusionsgrades und ihrer Akzeptanz im Versorgungssystem können nur in den seltensten Fällen klinischen Studien entnommen werden. Auch Fragen nach der Sicherheit einer Technologie (im Hinblick auf seltene unerwünschte Wirkungen) und ihre Wirksamkeit unter Alltagsbedingungen sind aus den Ergebnissen von meist kurzdauernden und an einer umschriebenen Anzahl von Patienten durchgeführten Studien kaum zu beantworten. Für diese Fragestellungen im Rahmen eines HTA muss, da Zeitrahmen und Ressourcen in der Regel keine eigenen Erhebungen erlauben, auf unterschiedliche Routinedatenbestände zurückgegriffen werden. Ein grundsätzliches Problem hierbei ist, dass die Daten immer zu einem anderen Zweck als zur Erstellung eines HTA erhoben wurden und somit den hohen Ansprüchen an Validität und Qualität nur in sehr unterschiedlichem Maß gerecht werden.

Im Kontext von HTA werden Routinedaten vor allem für die folgenden Fragestellungen herangezogen:

1. Zur Ermittlung einer Krankheitslast in der Bevölkerung (z. B. für die Prioritä-

Tab. 8 Informationsressourcen Versorgungsforschung

Deutschland	
www.dkvf.de	Deutsches Netzwerk für Versorgungsforschung
www.uni-bielefeld.de/gesundheitsw/zfv	Zentrum für Versorgungsforschung, Universität Bielefeld
www.zvfk.de	Zentrum für Versorgungsforschung, Köln
www.versorgungsforschung.nrw.de	Clearingstelle Versorgungsforschung Nordrhein-Westfalen
www.bundesaerztekammer.de	Rahmenkonzept zur Förderung der Versorgungsforschung
international	
www.nlm.nih.gov/hsrinfo/index.html	Health Services Research Ressourcen; USA, international
www.academyhealth.org	Academy Health, USA
www.ahrq.gov	Agency for Health Care Research and Quality, USA
www.hsrc.ac.uk	Health Services Research Collaboration, Großbritannien

tensetzung oder als Basis für gesundheitsökonomische Berechnungen),
2. zur Statusbestimmung, Ermittlung von Diffusionsgrad und Nutzungshäufigkeit,
3. zur Abschätzung der Häufigkeit von Risiken und unerwünschten Wirkungen,
4. zur Einschätzung der Wirksamkeit unter Alltagsbedingungen (*effectiveness*) einer Methode und
5. zur Abschätzung der Tragweite einer Entscheidung mit ihren möglichen organisatorischen und strukturellen Auswirkungen.

3.4.1 Krankheitslast in der Bevölkerung/Prioritätensetzung

Routinedaten von Sozialversicherungsträgern wie (gesetzliche) Krankenkassen oder Rentenversicherungen – insbesondere wenn sie versichertenbezogen zur Verfügung stehen – können epidemiologische Daten zur Prävalenz und Inzidenz von Krankheitsbildern (Diagnosen) ergänzen, etwa um die tatsächliche Inanspruchnahme von diagnosebezogenen Leistungen zu ermitteln. Diese Angaben können dazu dienen, bei begrenzten Evaluationskapazitäten von medizinischen Technologien dringliche Themen zu priorisieren, z. B. solche, die mit hoher Inanspruchnahme oder hohen individuellen Belastungen verbunden sind (s. Kap. 4).

Zur Ermittlung der Krankheitslast können außerdem amtliche Statistiken (Mortalität, Morbidität), Daten zur Inanspruchnahme von ambulanten und stationären Leistungen (Abrechnungsstatistiken, Frequenzstatistik), Diagnosestatistiken, Arzneimittelverordnungen, Daten zur Arbeitsunfähigkeit und zu vorzeitigen Berentungen herangezogen werden. Dabei ist zu beachten, dass das Führen und Aufbereiten von Statistiken in der Praxis ein relativ aufwändiger Prozess ist, so dass nicht alle Daten von gleicher Qualität sind. Vor der Verwendung von Routinedaten zur Bestimmung einer Krankheitslast sind daher mindestens drei Aspekte zu hinterfragen:
- Wie ist die Grundgesamtheit definiert – kann man davon ausgehen, dass die Population, für die die Aussage gemacht werden soll, adäquat abgebildet wird?
- Welches ist der Zeitrahmen für die Datenerfassung bzw. der Zeitpunkt der Datenerhebung?
- Gibt es erfassungsimmanente Probleme, die zu systematisch verzerrten Ergebnissen führen, und wenn ja, welche?

3.4.2 Statusbestimmung/Diffusion und Nutzungshäufigkeit

Die Frage, welchen Stellenwert eine bestimmte medizinische Technologie im Gesundheitswesen einnimmt, der sogenannte Status, spielt eine wichtige Rolle in der Praxis der Entscheidungsfindung. Der Status einer Technologie ist eng verbunden mit ihrem jeweiligen „Lebenszyklus", der je nach innovativem Potenzial, dem Nutzen und der Notwendigkeit der jeweiligen Methode unterschiedliche Verläufe annehmen kann. Jede medizinische Methode unterliegt dabei einem ständigen Wandel in ihrer Anwendung, Verbreitung und Vergütung. Dabei ist selten zu beobachten, dass Technologien gänzlich aus der Anwendung verdrängt werden. In der Regel werden sie ergänzt durch weitere Technologien (z. B. in der bildgebenden Diagnostik) oder ihr Indikationsgebiet wird präzisiert (z. B. Knochendichtemessung) bzw. wandelt sich völlig (z. B. Thalidomid). Es liegt daher nahe, die *Bestimmung des Status* einer Technologie stärker zu operationalisieren. Hierzu bietet sich eine Einteilung in formale Aspekte (z. B. Zulassungs- und Regulationsstatus in anderen Gesundheitssystemen), Verbreitungsgrad (Diffusion, Nutzungsfrequenz) und wissenschaftliche Evidenz (Evaluationsphase, Innovationsgrad/experimentell – etabliert) an. Wie der Status genau beschrieben wird und welche Datenquellen ausgewertet werden können, hängt jedoch letztlich von der jeweiligen Technologie ab. Es ist zu beachten, dass medizinische Technologien kein einheitliches Diffusionsmuster zeigen und je nach Verfahren sehr unterschiedliche Einflüsse berücksichtigt werden müssen.

3.4.3 Risiken/Sicherheit/ unerwünschte Wirkungen

Die Sicherheitsprüfung von Medizinprodukten und Arzneimitteln, die im Rahmen der Marktzulassung durchgeführt wird, ist in der Regel auf eine geringe Anzahl von Patienten bzw. auf Tierversuche limitiert. Sehr seltene oder erst mit zeitlicher Verzögerung auftretende Nebenwirkungen oder Sicherheitsprobleme offenbaren sich oft erst in der breiten Anwendung von Technologien, die allerdings selten systematisch dokumentiert werden. Zwei Methoden der systematischen Erfassung von Effekten und unerwünschten Wirkungen einer Technologie unter Alltagsbedingungen sind die Durchführung von Phase-IV-Studien (große, kontrollierte Studien nach Markteinführung einer Technologie – hier nicht weiter vertieft) und die Dokumentation der Technologieanwendung in einem (klinischen) Register. In einigen Fällen können auch Qualitätssicherungsdatensammlungen Antworten auf Risikofragestellungen geben.

Register

Grundsätzlich werden in klinischen Registern diagnose- und/oder prozedurbezogene Patientendaten systematisch erfasst und in regelmäßigen Abständen ausgewertet. Dabei sind für den Kontext von HTA zwei Arten von Registern relevant: bevölkerungsbasierte Krankheitsregister und die sogenannten „Prozeduren"register.

Krankheitsregister zielen auf die Erfassung aller Fälle mit einer Zielerkrankung in einer definierten Population und einer definierten Zeitspanne. Die erfassten Daten umfassen meist demografische und anamnestische Informationen zu den Patienten, Einzelheiten zur Diagnose(stellung), zu durchgeführten Behandlungen und zu Endpunkten, die für die Zielsetzung des Registers als relevant erachtet werden. In Deutschland werden klinische Krankheitsregister oft zu Qualitätssicherungszwecken (z. B. klinische Krebsregister, Herzinfarktregister) geführt, wobei der zeitliche Rahmen der Datenerhebung auf den Zeitraum des Klinikaufenthaltes eines Patienten beschränkt ist. HTA-relevante Fragestellungen lassen sich in der Regel nur aus Daten solcher Register beantworten, die zusätzlich systematische Nachbeobachtungen und -untersuchungen der Patienten anschließen – was über die Zweckbestimmung der meisten Register hinausgeht.

Bei den „Prozeduren"registern bestimmt nicht die Diagnose eines Patienten die Aufnahme seiner Daten in das Register, sondern die Tatsache, dass der Patient mit einem bestimmten Verfahren behandelt (oder diagnostiziert) wurde. Die Register erfassen die jeweilige Prozedur mit ihren technischen Charakteristika, ausgewählte Angaben zu den Patienten, zur Indikationsstellung, prä-, peri- und postprozedurale Behandlung sowie (bei diagnostischen Tests) Befunde. Beispiele für Prozedurenregister sind z. B. Transplantationsregister, Herzkatheterregister oder in vitro Fertilisationsregister. Auch die prozedurenbezogenen Register erfassen nur in Ausnahmefällen Behandlungsergebnisse durch Nachbefragung oder Nachuntersuchung. Als Beispiele hierfür können die schwedischen Qualitätsregister zur Hüftgelenkendoprothetik bzw. zu Wirbelsäulenoperationen genannt werden, in denen die in Schweden durchgeführten Eingriffe der jeweiligen Prozedurengruppe nahezu vollständig

3.4 Identifikation und Auswertung von Routinedaten

erfasst werden. Im Endoprothesenregister erfolgt eine indirekte Ergebnismessung dadurch, dass Zweiteingriffe nach Implantatversagen in der Datenbank erfasst werden. Das Register für Bandscheibenoperationen führt systematische Nachbefragungen der registrierten Patienten zum Operationserfolg nach 6, 12 und 24 Monaten durch. Damit liefert dieser Registertyp wichtige Informationen zu Wirksamkeit und Nutzen der Verfahren unter Routinebedingungen.

Tabelle 9 fasst die Bedeutung von Registern für HTA zusammen [Lühmann 2000]. Einige internationale Organisationen, z. B. das Australian Safety and Efficacy Register for New Interventional Procedures-Surgical (ASERNIP-S) oder das englische National Institute for Clinical Excellence (NICE) mit seinem Interventional Procedures Programm erstellen systematische Übersichten zu interventionellen Prozeduren und geben Empfehlungen zur Erbringung der bewerteten Verfahren im Kontext der staatlich finanzierten Gesundheitsversorgung unter Beobachtungsbedingungen (Registrierung) ab. Diese werden allerdings auch häufig vom privatwirtschaftlich arbeitenden Sektor umgesetzt und sind nicht öffentlich zugänglich.

Tab. 9 Bedeutung von Registern für HTA

Komponente	Krankheitsregister	Prozedurregister
Abschätzung der Krankheitslast	+++ (Inzidenz/Prävalenz der Zielkondition)	
Wirksamkeit unter Idealbedingungen		+ (falls die Durchführung der Prozedur unter Studienbedingungen erfolgt)
Abschätzung der unerwünschten Wirkungen einer Technologie		+++ (Identifikation von Komplikationen, Nebenwirkungen)
Bedarfsabschätzung	++ (Inzidenz/Prävalenz der Zielkondition)	++ (Identifikation des möglichen Nutzens für Patienten-Register mit Ergebnismessung)
Wirksamkeit unter Alltagsbedingungen		+++ (Register mit Ergebnismessung)
Wirtschaftlichkeit	++ (Inzidenz/Prävalenz der Zielkondition)	++ (Größe des Nutzens in verschiedenen Zielgruppen – Register mit Ergebnismessung)
Monitoring des Nutzens	+++ (Inzidenz/Prävalenz der Zielkondition)	++ (Größe des Nutzens in verschiedenen Zielgruppen – Register mit Ergebnismessung)

Legende: +++ = gut geeignet; ++ = bedingt geeignet; + = bedingt geeignet, aber nicht Methode der Wahl

Routinedaten

Routinedaten aus der Qualitätssicherung können ebenfalls eine Quelle für die Ermittlung von Risiken einer Behandlung darstellen. Beispielsweise sollen in einem Gemeinschaftsprojekt des AOK-Bundesverbandes, der HELIOS Kliniken GmbH, des Forschungs- und Entwicklungsinstituts für das Sozial- und Gesundheitswesen Sachsen-Anhalt (FEISA) und des Wissenschaftlichen Instituts der AOK (WIdO) „Qualitätssicherung mit Routinedaten (QSR)" [Heller et al. 2004] zukünftig auch Komplikationsraten, z. B. die Häufigkeit von Revisionen bei Hüft- und Kniegelenkendoprothesen, ausgewertet werden. Im Krankenhausbereich hat sich die Bundesgeschäftsstelle Qualitätssicherung (BQS) für zahlreiche Indikationen als flächendeckendes Berichtssystem etabliert (www.bqs-online.de). Für einige Bereiche liegen weitgehend vollständige Datensätze vor, so dass auch Komplikationsraten geschätzt werden können (soweit sie berichtet werden). Besondere Bedeutung kommt hierbei der Risikostratifizierung der verwendeten Daten zu [Iezzoni et al. 1994].

3.4.4 Einschätzung der Wirksamkeit unter Alltagsbedingungen (effectiveness) einer Methode

Untersuchungs- und Behandlungsmethoden werden in der Regel zunächst in protokollgestützten Studien evaluiert, für die besondere Bedingungen herrschen, die üblicherweise nicht die Realität des klinischen Alltags widerspiegeln. So sind die Patienten in klinischen Studien oft auf bestimmte Altersgruppen beschränkt und frei von Ko-Morbidität. Sie werden unter optimierten Bedingungen behandelt, die einen maximalen Behandlungseffekt erwarten lassen. In der Routineversorgung sind diese Bedingungen oft nicht gegeben, so dass der tatsächlich erzielbare Therapieeffekt die aus den Efficacy-Studien abgeleiteten Erwartungen nicht erfüllt. Die Größe der Differenz ist allerdings kaum vorhersagbar.

Um die Effektivität einer Leistung im Versorgungsalltag einschätzen zu können, sind entweder Studien unter den Bedingungen der Versorgungsrealität (Phase IV-Studien) oder die systematische und vollständige Dokumentation der Leistungserbringung, der Kontextbedingungen und ihrer Ergebnisse (z. B. in einem Register, s. oben) erforderlich.

Sogenannte „Anwendungsbeobachtungen", die häufig nach der Markteinführung eines neuen Arzneimittels von den Herstellern initiiert und mithilfe der verordnenden Ärzte durchgeführt werden, erfüllen die Anforderungen an Datenqualität, Systematik und Vollständigkeit nur selten. Ihre Ergebnisse sind daher mit Vorsicht zu interpretieren.

Im Hinblick auf die Einschätzung der Wirksamkeit einer Technologie unter Alltagsbedingungen haben die Auswertungen von Routinedaten, die z. B. in Form von Qualitätsindikatoren vorliegen, spezifische Vor- und Nachteile. Verzerrungen (bias) können beispielsweise durch systematische Fehler in den Daten (z. B. Fehlklassifikation von Diagnosen) auftreten. Der große Vorteil der Auswertung von Routinedaten ist die Tatsache, dass sie meistens Aussagen über sehr große Patientenkollektive (z. B. über die gesamte Versichertenpopulation einer Krankenkasse, die mit einer bestimmten Methode behandelt wurde) zulassen und mit hoher Vollständigkeit über längere Zeiträume erfasst werden. Auf diese Weise können auch Ergebnisse für Subgruppen ausgewertet werden, die in klinischen Studien nicht eingeschlossen wurden.

Auch die Kombination von Daten aus unterschiedlichen Quellen ist prinzipiell möglich, wobei es über das methodische Vorgehen bisher keinen Konsens gibt. Lewsey et al. [2000] haben beispielsweise gezeigt, dass Langzeitergebnisse von Therapien über ein Datenlink von Morbiditätsstatistik und Krankenhausbehandlungsdaten abgeschätzt werden können. Die Formulierung von Qualitätsanforderungen an Routinedaten, die Verbesserung ihrer Vernetzbarkeit und Zugänglichkeit sowie die Entwicklung von Auswertungsmethoden gehört zu den primären Forschungsfeldern der Versorgungsforschung.

3.4.5 Abschätzung der Tragweite einer Entscheidung – organisatorische, strukturelle und ökonomische Auswirkungen

Die Einführung oder Änderung einer neuen Leistung kann gravierende Auswirkungen auf die Struktur und die Organisation von Teilbereichen in Gesundheitssystemen haben. Busse et al. [2002] listen eine Reihe von möglichen Implikationen auf:

- Verschiebungen bei der Nutzungshäufigkeit von Leistungen - die Einführung interventioneller Prozeduren löst offene Operationen ab.
- Änderungen beim Ort der Leistungserbringung, Kapazitätsengpässe können mit Überkapazitäten in verschiedenen Sektoren parallel auftreten - Herzkatheter können, im Gegensatz zur Bypassoperation, auch ambulant durchgeführt werden.
- Trainings- und Qualifikationsanforderungen verändern sich, technische, bauliche und hygienische Anforderungen können sich ändern - die Einführung des Mammographiescreenings ist an eine Reihe von Anforderungen geknüpft.
- Kommunikations- und Kooperationsmodi müssen angepasst werden - in modernen Krebsfrüherkennungsprogrammen wird eine Aufarbeitung der Befunde, evtl. Doppelbefundung, Information der Patienten und interdisziplinäre Therapieplanung in kurzer Zeit, oft innerhalb weniger Tage, gefordert.

Mit Hilfe von qualitativen Methoden, aber auch der Auswertung von Routinedaten können einige Implikationen abgeschätzt werden. Modellierungen auf der Basis administrativer Daten sind hierzu ein wichtiges Hilfsmittel. Über Mengengerüste, epidemiologische Daten, Leistungszahlen, Preise und Kosten können ökonomische Auswirkungen abgeschätzt werden, die im Zusammenhang mit der Einführung oder Modifikation einer medizinischen Technologie stehen.

Wie schon in der Schweiz seit einigen Jahren praktiziert, geht auch der Gemeinsame Bundesausschuss zunehmend dazu über, neue Leistungen, insbesondere im Bereich der Krebsfrüherkennung, unter der Auflage von Registern einzuführen. Dies trifft beispielsweise auf die Koloskopie als Früherkennungsleistung im Rahmen der Krebsfrüherkennungsrichtlinien zu. Obwohl für die Koloskopie keine randomisierte kontrollierte Studie als Früherkennungsmethode vorliegt, haben sich Krankenkassen und Ärzte im Oktober 2002 darauf verständigt, die Früherkennungskoloskopie unter der Voraussetzung der verpflichtenden Dokumentation durch die erbringenden Ärzte in den Leistungskatalog aufzunehmen. Die Dokumentation erfasst dabei unter anderem die Reichweite der Koloskopie, den histologischen Befund sowie die ggf. aufgetretenen Komplikationen. Ziel ist es, die Vorverlagerung des Diagnosezeitpunkts und die Entfernung von Präkanzerosen bei gleichzeitiger Registrierung der aufgetretenen Komplikationen zu erfassen, um die Bedeutung und Qualität der Koloskopie im Kontext der Früherkennungsprogramme der Gesetzlichen Krankenversicherung zu evaluieren. Das Register ist zunächst auf drei Jahre angelegt. Die Auswertung wird Gegenstand der Beratungen des Gemeinsamen Bundesausschusses über die Fortführung sowie Weiterentwicklung des Programms.

Ähnliches gilt für die Mammographie als Bestandteil der Brustkrebsfrüherkennung, die im Januar 2004 in den Leistungskatalog der GKV aufgenommen wurde. Gegenüber Routinedaten besteht allerdings der Nachteil, dass die Erfassung nicht unabhängig von den Leistungserbringern erfolgt, weniger vollständig und insgesamt aufwendiger ist.

Tabelle 10 fasst die Vor- und Nachteile der Auswertung von administrativen Daten im Rahmen von Projekten zur Technologiebewertung zusammen.

3.4.6 Zukünftige Entwicklungen

Die mit der Gesundheitsreform 2004 eingeführte, aber bisher nicht umgesetzte Datentransparenzregelung (§ 303a-f SGB V) erlaubt in Verbindung mit der neu einzuführenden einheitlichen Krankenversichertennummer (§ 290 SGB V) erstmals eine versichertenbezogene und sektorenübergreifende Analyse von Routinedaten der Gesetzlichen Krankenversicherung. Damit sind Fragestellungen bearbeitbar, die bisher nur in eigens geplanten Studien beforscht werden konnten. Möglich werden dadurch u. a. Auswertungen im Bereich der Qualitätssicherung, die Analyse von Über-, Unter- und Fehlversorgungssituationen, sektorübergreifende und longitudinale Versorgungsanalysen. Die zunehmende Akzeptanz und Nutzung von HTA-Berichten in der Gesundheitspolitik sowie das Institut für Qualität und Wirtschaftlichkeit im Gesundheitswesen (IQWiG) werden zu einer größeren Aktivität bei der Erstellung und Nutzung von HTA-Berichten und zu einer Weiterentwicklung der Methodik führen und damit auch den Bedarf für die Nutzung von Sekundärdaten erhöhen. Insgesamt wird es damit leichter werden, die Versorgungsrealität abzubilden. Damit verbunden ist auch die Hoffnung, ein möglichst vollständiges Bild von Technologien im Rahmen von HTA zu erhalten.

3.4.7 Datenquellen

Bei der Recherche nach relevanten Datenquellen kann nicht, wie bei wissenschaftlichen Zeitschriftenpublikationen, auf systematisch geführte Datenbanken und bewährte Suchalgorithmen zurückgegriffen werden. Vielmehr muss bei jeder Fragestellung auf einschlägigen Internetseiten nach relevanten Daten gesucht werden.

Im Folgenden findet sich eine Zusammenstellung von Quellen, die einen Einstieg in die Recherche ermöglichen.

Epidemiologie und Register

- *Statistisches Bundesamt [www.destatis.de]*
- *Krebsregister [z. B. www.krebsregister.nrw.de]*
- *Dachdokumentation Krebs [Robert Koch-Institut: www.rki.de]*
- *Internetseiten Medizinischer Fachgesellschaften [z. B. Deutsche Gesellschaft für Kardiologie www.dgk.org]*
- *WHO [www.who.int und www.euro.who.int]*

Tab. 10 Vor- und Nachteile administrativer Datenbanken zu HTA-Zwecken

Vorteile	Nachteile
Keine zusätzliche Datenerhebung	Zweckbestimmung der erhobenen Daten nicht kompatibel mit der wissenschaftlichen Fragestellung (Sekundärauswertung)
Häufig große Fallzahlen vorhanden, hohe Vollständigkeit	
Zeitreihen möglich	
Verknüpfung *(data linkage)* mit anderen, im gleichen Kontext erhobenen Daten möglich	Zusammenfassung von Leistungen zu Komplexen (z. B. Abrechnungsdatenbanken) problematisch
	Risikostratifizierung aufgrund fehlender Daten oft eingeschränkt
	Eventuell Datenschutzprobleme

3.4 Identifikation und Auswertung von Routinedaten

Regulationsstatus von Arzneimitteln und Medizinprodukten

- Food and drug administration
  [FDA, www.fda.gov], USA
- Bundesinstitut für Arzneimittel und Medizinprodukte
  [BfArM, www.bfarm.de], Bonn
- Europäische Zulassungsbehörde
  [EMEA, www.emea.eu.int], London
- Paul-Ehrlich-Institut
  [PEI, www.pei.de]
- Benannte Stellen
  [www.dimdi.de/static/de/mpg/benannte-stellen/]

Leistungskataloge

- Einheitlicher Bewertungsmaßstab
  [EBM, www.ebm2000plus.de]
- Gebührenordnung für Ärzte
  [GOÄ, www.bundesaerztekammer.de]
- Centers for Medicare & Medicaid Services
  [CMS, www.cms.hhs.gov], USA
- Institut für das Entgeltsystem im Krankenhaus (InEK), Diagnosis Related Groups
  [DRG, www.g-drg.de]
- Deutsche Krankenhausgesellschaft
  [www.dkgev.de]
- Arbeitsgemeinschaft der Wissenschaftlichen Medizinischen Fachgesellschaften
  [AWMF, www.awmf-online.de]
- Gemeinsamer Bundesausschuss
  [www.g-ba.de]
- Individuelle Gesundheitsleistungen (IGeL)

Neben typischen Leistungskatalogen, wie dem Einheitlichen Bewertungsmaßstab sind „inoffizielle" Kataloge wie die Individuellen Gesundheitsleistungen informativ. Diese werden allerdings nicht von einer zentralen Stelle gepflegt. Die Recherche muss deshalb mit einer Internet-Suchmaschine erfolgen.

4 Priorisierung von HTA-Themen

MATTHIAS PERLETH UND BERNHARD GIBIS

Die Priorisierung von HTA-Themen wird wesentlich bestimmt durch den Charakter der erstellenden HTA-Einrichtung. Im Falle von HTA-Einrichtungen, die im gezielten Auftrag tätig werden, ist in der Regel eine Prioritätensetzung im formalen Sinne nicht erforderlich. Solche Einrichtungen werden sowohl in öffentlicher als auch privater Trägerschaft betrieben. Im Falle des IQWIG (s. Kap. 2) werden Aufträge durch den Gemeinsamen Bundesausschuss formuliert und zur Bearbeitung übergeben. Private HTA-Einrichtungen führen ebenfalls im Auftrage Berichte aus. Anders ist dies, wenn HTA-Einrichtungen, meistens als öffentliche Institutionen, mit der Aufgabe betraut werden, zu wesentlichen Fragen der Gesundheitsversorgung HTA-Berichte im Rahmen eines HTA-Programms zu erstellen. Diese Vorgehensweise wurde beispielsweise bei der Deutschen HTA-Agentur (DAHTA) beim Deutschen Institut für Medizinische Dokumentation und Information (DIMDI) gewählt. Da sich eine Prioritätensetzung in diesem Falle nicht automatisch aus der Auftragslage ergibt, sind hier Verfahren zu wählen, die unter Einbeziehung von Stakeholdern diejenigen Themen identifizieren, bei denen eine gezielte Aufarbeitung der vorhandenen Informationen eine Versorgungsverbesserung und erwarten lässt.

4.1 Modelle und Kriterien der Prioritätensetzung

Die Auswahl von Technologien im Rahmen eines HTA-Programms weist Parallelen zur Prioritätensetzung bei Leitlinien auf. Tatsächlich wurden Modelle der Prioritätensetzung im Bereich Leitlinienentwicklung zunächst für HTA entwickelt, etwa der 1992 vom Institute of Medicine publizierte Report *Setting priorities for Health Technology Assessment: a model process* [Donaldson u. Sox 1992].

Die Prioritätensetzung im Rahmen von HTA beinhaltet die (qualitative oder quantitative)

Gewichtung der Bedeutung einzelner Technologien anhand expliziter Kriterien, die Abschätzung des Impacts eines HTA, Kommunikation der Ergebnisse der Priorisierung sowie Monitoring und eventuell Revision von Prioritäten [Oortwijn 2000]. Zu den Instrumenten der Prioritätensetzung gehören Verfahren der Definition, Auswahl, Gewichtung und Messung von Priorisierungskriterien, Sammlung und Synthese von Expertenmeinungen, Rangbildung der formulierten Themenvorschläge und Konsensfindung [Helou et al. 2000].

4.1.1 Medizinisch-epidemiologische Ansätze der Prioritätensetzung

Systematische Ansätze zur (objektiven) kriteriengestützten Prioritätensetzung wurden vor allem in den USA entwickelt. Eddy [1989] analysierte verschiedene HTA-Programme in den USA hinsichtlich ihrer Kriterien zur Auswahl zu evaluierender Technologien. Aus den verschiedenen Programmen isolierte er drei gemeinsame Kriterienkomplexe, die auch für alle anderen Vorschläge zur Prioritätensetzung in unterschiedlicher Gewichtung wesentlich sind (s. Tab. 11):
1. Gesundheitliche Bedeutung (z. B. Häufigkeit des Problems, Häufigkeit der Nutzung der Technologie, individuelle Krankheitslast, erwarteter Nutzen der Technologie);
2. Ökonomische Bedeutung (z. B. Kosten für die Erkrankten und für die Gesellschaft, erwarteter Einfluss der Technologie auf die Krankheitskosten);
3. Erwartungen auf den Einfluss einer Evaluation (z. B. Reduktion von Praxisvariationen, Reduktion der Unsicherheit über den Nutzen der Technologie, Klärung von Kontroversen).

Aus diesen Kriterien entwickelte Eddy ein Modell zur quantitativen Abschätzung des Impacts eines HTA auf gesundheitliche und ökonomische Outcomes einer Population für eine beliebige Technologie, das *Technology Assessment Priority Setting System*. Subjektive Faktoren (z. B. Expertenbefragungen) wurden weitgehend ausgeschlossen. Dieses Modell ermöglichte zwar eine Abschätzung des möglichen Impacts (für den Fall, dass durch den HTA-Report auch eine Entscheidung zur Nutzung der Technologie getroffen wird). Es löste aber nicht das Problem der Vergleichbarkeit des Impacts verschiedener Technologien aufgrund unterschiedlicher Outcomes.

Das Institute of Medicine der amerikanischen National Academy of Sciences entwickelte ein Pilotmodell zur Prioritätensetzung auf nationaler Ebene [Lara u. Goodman 1990]. Dieses Modell kombinierte Expertenpanels (mittels Delphi-Studien) mit quantitativen Schätzungen analog dem Modell von Eddy [1989]. Die Kriterien wurden in primäre und sekundäre Kriterien unterteilt, wobei u. a. das Ausmaß der Quantifizierbarkeit die Zuordnung determinierte. Primäre Kriterien waren das Potential einer Technologie zur Verbesserung der individuellen oder bevölkerungsweiten Gesundheit, potentielle Kostenreduktion und der Einfluss auf unerklärte Praxisvariationen. In die Kategorie der sekundären Kriterien wurden auch übergreifende und subjektive Aspekte eingeordnet. Allerdings kam die Arbeitsgruppe zu dem Schluss, dass eine methodisch sinnvolle Quantifizierung der Prioritäten aufgrund der inkonsistenten Datenlage zum damaligen Zeitpunkt nicht möglich war.

Die amerikanische Agency for Health Care Policy and Research beauftragte eine andere Arbeitsgruppe des Institute of Medicine mit der Weiterentwicklung des Pilotmodells [Donaldson u. Sox 1992]. Das resultierende Modell sah den Prozess der Prioritätensetzung in einem Ablauf von sieben Schritten vor. Als wesentlicher Bestandteil dieses Ablaufs war vorgesehen, jeder vorgeschlagenen Technologie von einem Expertenpanel für jedes der objektiven (primären im obigen Pilotmodell) und subjektiven (sekun-

4.1 Modelle und Kriterien der Priorisierung

Tab. 11 Beispiele für Priorisierungskriterien unterschiedlicher Institutionen;
Quelle: Eigene Zusammenstellung nach Henshall et al. [1997] u. Helou et al. [2000]

Institution/Autoren	Priorisierungskriterien
Donaldson u. Sox [1992]	Allgemeine Kriterien (mit institutionsübergreifender Relevanz):
	Prävalenz (ev. Inzidenz) des klinischen Problems
	Krankheitslast (z. B. Mortalität, Morbidität, funktionelle Beeinträchtigung)
	Kosten für den Umgang mit dem klinischen Problem (Kosten pro Person)
	Praxisvariation (signifikante Unterschiede der Inanspruchnahme bzw. Durchführung präventiver, diagnostischer und therapeutischer Leistungen)
	Potential eines HTA zur Verbesserung der gesundheitlichen Outcomes
	Das Potential eines HTA zur Reduzierung von Kosten
	Institutionsspezifische Kriterien (werden im einzelnen von der jeweiligen Institution festgelegt)
	Hinsichtlich ihrer Wertigkeit umstrittene Kriterien
	Die Verfügbarkeit von wissenschaftlich abgesicherten Daten
	Umstrittene Gesundheits- oder Versorgungsprobleme, sofern sie einer Klärung zugänglich sind
	Gesundheitliche Probleme vulnerabler Bevölkerungsgruppen
	Offene soziale, ethische und rechtliche Fragen
	Zahl der Arzthaftungsprozesse
Battista u. Hodge [1995]	Krankheitslast in der Bevölkerung
	Die volkswirtschaftliche Belastung
	Kosten der Behandlung
	Das Ausmaß der Praxisvariation
	Stand der wissenschaftlichen Erkenntnisse
	Kosten des HTA
SIGN [1999] An introduction to SIGN methodology for the development of evidence-based clinical guidelines. Scottish Intercollegiate Guidelines Network	Bereiche medizinischer Unsicherheit (Variation der klinischen Praxis oder der Outcomes)
	Medizinische Probleme, für die eine erwiesenermaßen effektive Behandlung verfügbar ist, die die Mortalität oder Morbidität reduziert
	Medizinische Probleme, bei denen die Erbringung einer effektiven Behandlung zu relevanten Veränderungen in den klinischen Outcomes führt
	Iatrogene Krankheiten oder Interventionen, die mit signifikanten Risiken oder Kosten verbunden sind
	Priorisierungsbereiche des NHS in Schottland (gegenwärtig KHK, Schlaganfall, Krebs und psychiatrische Erkrankungen)
Basque Office for Health Technology Assessment (OSTEBA)	Variabilität der Nutzungsraten der Intervention (wichtigstes Kriterium)
	Bedeutung der Krankheit
	Prävalenz
	Wahrscheinlichkeit, dass ein HTA das gesundheitliche Resultat verändert
	Wahrscheinlichkeit, dass ein HTA ethische oder juristische Implikationen hat
	Wahrscheinlichkeit, dass ein HTA sich auf die Kosten auswirkt
	Kosten (am wenigsten wichtig)
Catalan Agency for Health Technology Assessment (CAHTA)	fehlende wissenschaftliche Evidenz/Unsicherheiten bzw. Kontroversen bezüglich der Effekte der Technologie
	epidemiologische Bedeutung der Zielkondition
	Angemessenheits- und Qualitätsaspekte der Anwendung der Technologie
	Variabilität der Nutzungsraten
	potentielle Reduktion der Mortalität und Morbidität
	mögliche Verbesserung der Lebensqualität für Patienten
	Ungleichheiten beim Zugang, Wartelisten
	stark steigende Kosten, Änderungen in der Ressourcennutzung
	soziale oder ethische Implikationen
	Dringlichkeit des Entscheidungsbedarfs
	Verfügbarkeit von Daten und von Evaluationskapazität

dären im Pilotmodell) Kriterien eine Bewertung zuzuteilen. Diese Bewertungen wurden dann summiert und in eine Rangfolge (Prioritätenliste) von Kandidaten-Technologien gebracht.

Beide Modelle hatten jedoch eine Reihe von Unklarheiten. Hierzu gehörten die Auswahl der Kriterien, die eher willkürliche Gewichtung der Kriterien, die Methode der Reduktion der Liste von Kandidaten-Technologien (s. Abb. 5) und die Methode der Kalkulation der Rangfolge.

Oortwijn et al. [1996] beschreiben die Auswahlprozedur zu evaluierender Technologien im (ehemaligen) HTA-Programm des niederländischen Krankenversicherungsrates (Ziekenfondsraad). In diesem Programm wurden HTAs auf Antrag gefördert. Im Gegensatz zu den amerikanischen Programmen wurden beim niederländischen Vorgehen sogenannte gesellschaftliche Kriterien zur Prioritätensetzung zusätzlich zu wissenschaftlichen Qualitätskriterien eingesetzt. Die Kriterien, die zur Anwendung kamen, waren ähnlich den schon vorher beschriebenen Kriterien der US-amerikanischen Modelle. Die Anwendbarkeit auf Prioritätensetzung von HTAs wird allerdings dadurch eingeschränkt, dass es sich bei dem niederländischen Vorgehen im Prinzip um die Beurteilung von Forschungsanträgen handelte. Die „Grundgesamtheit" zu evaluierender Technologien im Gesundheitswesen wird damit nicht erfasst und bewertet.

In Tabelle 11 sind inhaltliche Kriterienvorschläge von einigen international bedeutsamen Arbeitsgruppen aufgeführt. Die Tabelle macht deutlich, dass sich die Kriterien für die Erstellung von Leitlinien bzw. HTA durchaus überschneiden.

Im Rahmen eines europäischen Projekts zur Standardisierung von Methoden der Technologiebewertung, dem EUR-ASSESS-Projekt wurde auch eine Arbeitsgruppe zur Prioritätensetzung eingesetzt [Henshall et al. 1997, Oortwijn 2000]. Aufbauend auf den früher vorgestellten Modellen fokussierte diese Arbeitsgruppe in ihrem Modell auf den Kontext, in dem die Prioritätensetzung stattfindet. Das bedeutet, dass die Ziele des jeweiligen HTA-Programms, die in dem jeweiligen Programm angewandten HTA-Methoden, die institutionelle und finanzielle Verankerung der HTA-Einrichtung sowie deren Verantwortlichkeiten und Kompetenzen zu berücksichtigen sind. Das heißt aber auch, dass die Arbeitsgruppe kein bestimmtes Modell der Prioritätensetzung favorisiert.

Es ist evident, dass bei einer kontextsensitiven Betrachtungsweise der Prozess der Prioritätensetzung auch die Frage der effizienten Nutzung von Fördermitteln für HTA einschließt. Im Gegensatz zu den früheren Ansätzen zielt die EUR-ASSESS-Arbeitsgruppe deshalb auf den Nutzwert eines HTA, und nicht nur auf den potentiellen Nutzen einer zu bewertenden Technologie. Konsequenterweise wurde von dieser Arbeitsgruppe nur eine Rahmenkonzeption vorgeschlagen, keine Handlungsanleitung, obwohl der Detaillierungsgrad der einzelnen Empfehlungen durchaus unterschiedlich und zum Teil recht weitgehend ist.

Die Arbeitsgruppe schlägt auf der Basis der theoretischen Erwägungen ein pragmatisches, flexibles System der Prioritätensetzung vor. Dieses besteht aus sechs Elementen:

1. *Formulierung von Zielen und Klarstellung von Verantwortlichkeiten*: Alle Beteiligten sollten sich über die Ziele und Schwerpunkte des HTA-Programms einig sein.
2. *Wahl des Ansatzes, der Methode und der Kriterien für die Prioritätensetzung*: In diesem Schritt muss zunächst festgelegt werden, bis zu welchem Grad der Prozess explizit und systematisch (und damit auch nachvollziehbar) sein soll. Das impliziert eine Entscheidung über die Einbeziehung von Experten und Organisationen und die Gewichtung dieser Informationen. Ein weiterer Aspekt ist die Frage der Offenheit des Vorgehens, das heißt, inwieweit werden die Methoden und Entscheidungen öffentlich gemacht. Schließlich müssen noch die für die Prioritätensetzung verfügbaren Ressourcen bestimmt werden.

3. *Etablierung von Beratungsmechanismen und von Beziehungen zu externen Einrichtungen:* Beratung durch multidisziplinär zusammengesetzte Expertengremien ist in der Regel bei der Identifikation neuer Technologien, der Einschätzung von potentiellem Nutzen und Kosten sowie bei der eigentlichen Prioritätensetzung notwendig.
4. *Aufbau administrativer Strukturen und des Managements des gesamten Prozesses:* Insbesondere die Einbeziehung externer Beratung durch Gremien oder durch Befragungen macht ausreichend administrative Kapazitäten notwendig, um zeitnah dem Organisationsaufwand bewältigen zu können. Alle Aktivitäten müssen im voraus hinsichtlich des formalen und zeitlichen Ablaufs festgelegt sein.
5. *Festlegung eines Zeitplans und zyklischer Aktivitäten:* Ausgehend vom Zeitpunkt, zu dem eine Entscheidung aufgrund der Prioritätensetzung getroffen werden muss, wird ein Zeitplan erstellt. Dieser muss für die einzelnen Verfahrensschritte, z. B. Einholung von Stellungnahmen, genügend Zeit vorsehen. Werden mehrere Runden zur Reduktion der Themenanzahl durchlaufen, dann muss die Zahl der Durchläufe festgelegt werden.
6. *Evaluation und Weiterentwicklung des Systems:* Prinzipiell ist zwischen der Evaluation des Prozesses und dem Erfolg der Prioritätensetzung zu unterscheiden. Ein wichtiges Kriterium für die Evaluation des Erfolgs ist, inwieweit es gelungen ist, das HTA-Programm auf diejenigen Technologien zu konzentrieren, die den höchsten Nutzen versprechen. Bisher gibt es allerdings noch keinen methodischen Königsweg für diese Fragestellung.

4.1.2 Ökonomische Ansätze der Prioritätensetzung

Neben diesen mehr oder weniger auf epidemiologische und medizinische Kriterien gestützten Ansätzen zur Prioritätensetzung wurden stärker auf der ökonomischen Theorie basierende Modelle vorgeschlagen. Diese sind ein Wohlfahrtszuwachs-Modell und Ertrags-Zuwachs-Modelle.

Das Wohlfahrtszuwachs-Modell [Phelps u. Mooney 1992] fokussiert auf eine Optimierung des Ressourceneinsatzes durch die Anpassung von Interventionsraten auf ein optimales Niveau. Demnach ist die unangemessene Anwendung von medizinischen Maßnahmen mit Wohlfahrtsverlusten verbunden. Unter unangemessener Anwendung verstehen die Autoren dabei eine Verwendungsrate, für die der Grenzwert solcher Interventionen nicht ihren Grenzkosten entspricht (d. h. entweder höher oder niedriger liegt). Das Modell nimmt an, dass Evaluationen dazu beitragen, die Interventionsraten ihrem optimalen Niveau anzupassen, d. h. die Variationen in der Nutzung zu reduzieren, was in dem Modell zu Wohlfahrtsgewinnen führt.

Die alleinige Anwendung dieses Modells im Prozess der Prioritätensetzung ist allerdings nicht möglich. Wegen der Betonung der interregionalen Variationen kann das Modell nur auf Interventionen angewandt werden, die bereits routinemäßig eingesetzt werden. Außerdem werden gewissen Ansprüche an die Datenlage gestellt, die zumindest in Deutschland nur für wenige Verfahren – wenn überhaupt – erfüllt werden kann. Schließlich dürften Wohlfahrtsverluste nur zum Teil durch unangemessene Nutzung bedingt sein. Die von Phelps & Mooney [1992] berichtete Anwendung des (modifizierten und fehlerbereinigten) Modells auf den Bundesstaat New York zeigt aber, dass eine breite Palette von Interventionen mit relativ geringem Aufwand hinsichtlich des potentiellen Nutzens einer Evaluation bewertet werden können.

Eine Reihe von Modellen sind mit dem Ziel entwickelt worden, den Ertrag einzelner Forschungsprojekte (sowohl in der biomedizinischen Forschung als auch der Versorgungsforschung) zu beurteilen. Vorgeschlagen wurden auf dem Humankapitalansatz beruhende Kosten-Nutzen-Analysen, Kalkulation des erwarteten Werts der aus einer Evaluation stammenden Informationen, auf bayesianischer Statistik beruhende Berechnungen, entscheidungsanalytische Ansätze, Diese Modelle können im Prinzip für die Prioritätensetzung bei der Technologiebewertung verwendet werden.

Mit der Zielsetzung, eine Einschätzung des *value for money* im britischen HTA-Programm einzuschätzen, hat eine Arbeitsgruppe des Centre for Health Economics der Universität York ein ökonomisches Modell entwickelt und getestet [Davies et al. 1999]. Im Gegensatz zu einigen anderen ökonomischen Modellen zielt das York-Modell auf eine *ex ante* Einschätzung des Gegenwertes eines HTA. Hierzu wurden zunächst drei Voraussetzungen definiert, die allerdings nur bedingt erfüllt werden konnten: a) vollständige Daten zu Inzidenz, Kosten und Endpunkte der Zielerkrankungen; b) Datenerhebung bzw. Schätzung sicher möglich; c) gut definierte Patientenpopulation und Intervention. Der Zeitrahmen wurde auf maximal 20 Jahre ausgelegt. Letztlich wurde ein entscheidungsanalytisches Modell entwickelt, in das auf den folgenden Daten bzw. Schätzungen basiert:
- Nutzungsfrequenz der neuen Technologie;
- Wahrscheinlichkeit, dass ein der Nachweis der Wirksamkeit bzw. Nichtwirksamkeit der zu untersuchenden Technologie gelingt;
- maximale Verweildauer der Technologie im Gesundheitswesen;
- Wahrscheinlichkeit zusätzlicher Technologien und hoher Nutzungsfrequenz;
- Transitionskosten der Einführung einer neuen Technologie;
- Kosten des HTA.

Der Wert der Durchführung eines HTA wurde danach eingeschätzt, ob dadurch Änderungen in der Gesundheitspolitik oder der Praxis mit dem Ziel der Erhöhung der Effizienz des Systems erwartet werden können. Die zu erwartenden Ergebnisse wurden monetarisiert und mit der Alternative, kein HTA durchzuführen, verglichen. Die Kosten wurden einer Sensitivitätsanalyse unterzogen.

Das Modell wurde an HTA-Themen des pharmazeutischen Panels von 1997 und 1998 getestet. Es zeigte sich, dass für 65 % aller untersuchten Themen keine Aussage im Sinne einer wahrscheinlichen Kostenersparnis durch ein HTA getroffen werden konnte. Die Einschätzungen reichten dann jeweils von möglicher Kostenersparnis bis zu möglicher Kostenerhöhung. Die wichtigsten Determinanten für eine *ex ante* Aussage zum Nutzen eines HTA waren die Kostendifferenz der neuen zur existierenden Technologie, die Wirksamkeit der untersuchten Technologie sowie der mögliche Impact auf die Nutzungsfrequenz.

4.1.3 Praktische Aspekte der Prioritätensetzung

Der Prozess der Auswahl von Technologien, für die ein HTA durchgeführt werden soll, besteht aus mindestens zwei Schritten. Um entscheiden zu können, ob eine Kandidaten-Technologie überhaupt gewisse Mindestvoraussetzungen erfüllt, um für ein HTA in Frage zu kommen, müssen bestimmte Informationen über die Technologie vorliegen. Hierzu zählen Angaben über die Sicherheit für Patienten und Anwender, Indikationsspektrum bzw. Patientengruppen, die für eine Anwendung in Frage kommen, soweit bekannt klinische Wirksamkeit und Kosten (für Investition und Vorhaltung). Die o. g. Kriterien müssen also um einige vorläufige Angaben zur verfügbaren Evidenz und den möglichen Ergebnissen des HTA ergänzt werden. In einigen HTA-Programmen, in denen systematischen Technologien für HTAs priorisiert werden, sind in der Tat vorläufige Assessments üblich. Dies ist beispielsweise im englischen HTA-Programm der Fall, in dem sogenannte Vignetten für Kandidatentechnologien erstellt werden, die für die jeweils nächste Stufe des Verfahrens der Prioritätensetzung grundlegende Informationen liefern oder sogar selbst

4.1 Modelle und Kriterien der Prioritätensetzung

zur Entscheidungsfindung ausreichen. Letzteres ist z. B. möglich, wenn durch die Vignette bereits aufgezeigt werden kann, dass die Evidenzlage in Richtung einer Alternative eindeutig ist [NHS Executive 1998, Oortwijn 2000].

Die Technologie sollte idealer Weise unmittelbar (d. h. wenige Monate oder Jahre) vor der Serienreife und damit der möglichen Einführung in die Routineversorgung stehen. Im so genannten Lebenszyklus einer Technologie wäre dies also der flach ansteigende Teil der (idealtypischen) S-förmigen Diffusionskurve (s. Abb. 4 Kap. 3.1). Im ersten Schritt werden diese Voraussetzungen geprüft (= *horizon scanning*) [Stevens et al. 1998].

Wesentlich für die Selektion von Technologien im ersten Auswahlschritt ist also die Unterscheidung von neuer versus etablierter Technologie, wobei traditionell der Adoptions- bzw. Diffusionsgrad als wichtigstes Unterscheidungsmerkmal gilt [McKinlay 1981]. Eine Technologie kann auch wieder als neu bzw. experimentell gelten, wenn sich neue Anwendungsbereiche erschließen (wie dies zum Beispiel beim Aspirin als Medikament zur Schlaganfallprophylaxe der Fall war). Reiser [1994] führt folgende Kriterien zur Unterscheidung von experimentellen und etablierten Technologien mit Blickrichtung auf therapeutische Verfahren an: (a) durch Studien abgesicherte Indikationen; (b) vorhersagbare Ergebnisse (*outcomes*) der Therapie; (c) standardisierte Anforderungen an die Applikation; (d) etablierte Kriterien für die Qualifikation (und Qualitätssicherung) zur Anwendung der Therapie.

In einer kanadischen Studie [Harstall u. Hailey 1998] wurde eine modifizierte Delphi-Umfrage zu den Determinanten des Entwicklungsstatus einer medizinischen Technologie durchgeführt. Hinsichtlich der Frage, ob eine Technologie als experimental einzustufen sei, wurden den Experten eine Reihe von Aussagen vorgelegt und nach dem Grad der Zustimmung oder Ablehnung gefragt. Die Aussagen bezogen sich auf Anforderungen an die wissenschaftliche Evidenz in Form von klinischen Studien. Als etabliert wurden demnach Technologien nur bezeichnet, wenn mehrere kontrollierte Studien bzw. mindestens eine randomisierte kontrollierte Studie mit statistisch *und* klinisch signifikanten Ergebnissen vorlag. Allerdings konnte keine klare Abgrenzung zwischen experimentellen Verfahren und Verfahren in der Grauzone zwischen etabliert und experimentell gefunden werden.

Im zweiten Schritt muss aus einer vermutlich noch immer umfangreichen Liste von Kandidatentechnologien für ein HTA eine endgültige Liste erstellt werden (s. Abb. 5). Im Gegensatz zum eher formalen Vorgehen des 1. Auswahlschrittes geht es im zweiten Schritt darum, eine an medizinischen, gesellschaftlichen, ökonomischen oder sonstigen Kriterien geleitete Auswahl zu treffen. Dieser zweite Auswahlschritt kann je nach Umfang der Prioritätenliste in mehrmals wiederholt werden.

Sowohl die Kriterien, die für eine Einengung der Auswahl herangezogen werden, wie auch die Entscheidung zur Durchführung von HTAs, die ja im Prinzip Entscheidungen zur Mittelvergabe darstellen, sind bisher noch wenig systematisch bearbeitet.

Die bereits oben erwähnte Arbeitsgruppe [Oortwijn 2000] schlägt vor, bei der Prioritätensetzung nicht nur die erwähnten epidemiologisch-gesellschaftlichen Auswahlkriterien zu berücksichtigen, sondern auch Überlegungen zum Nutzen des Assessments selbst. Zur vorgelagerten Abschätzung des möglichen Nutzens können die folgenden Fragen hilfreich sein:

- Wie groß ist die *Unsicherheit bezogen auf die Wirksamkeit* der medizinischen Technologie, die bewertet werden soll?

Dies kann abgeschätzt werden, indem auf der Basis verfügbarer Informationen eine plausible Spanne der möglichen Wirksamkeit ermittelt wird. Die Differenz zwischen der bestmöglichen und der geringsten Wirksamkeit reflektiert das Ausmaß der Unsicherheit. Ähnlich lässt sich auch das Ausmaß der *Unsicherheit bezogen auf die ökonomischen Konsequen-*

4 Priorisierung von HTA-Themen

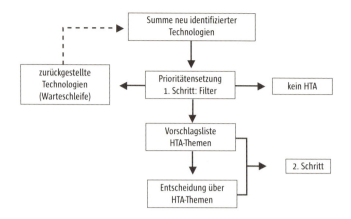

Abb. 5 Prinzipieller Ablauf der Prioritätensetzung. Die Summe der neu identifizierten Technologien wird zweifach gefiltert, um eine handhabbare Reduktion der Themenzahl zu erhalten.

zen der Anwendung einer Technologie ermitteln.
- Auf *wie viele Patienten* ist die zur Diskussion stehende Technologie anwendbar?
- Welchen Einfluss hat der *Zeitplan* des Assessments auf den Nutzen?
  Ein Ansatz zur Abschätzung dieser Frage besteht u. a. darin, die *Geschwindigkeit der Diffusion* der Technologie zu bestimmen, und zwar unter Berücksichtigung der voraussichtlichen Fertigstellung des HTA.
- Wie wahrscheinlich ist eine *Zunahme oder Abnahme der Nutzungshäufigkeit* der Technologie vor oder während des Assessments und wie wahrscheinlich ist eine Änderung der Nutzungsfrequenz nach Fertigstellung des HTA, vorausgesetzt die Schlussfolgerungen, die eine Änderung nahe legen, sind korrekt?
- Kann von dem HTA ein Beitrag zur *Lösung sozialer, ethischer oder sonstiger Fragen* im Zusammenhang mit der Technologie erwartet werden?
- Welche Relevanz hat ein HTA für die Gesundheitspolitik oder für andere relevante Bereiche?

Neben dem Thema selbst, sollte im Rahmen der Prioritätensetzung auch der Umfang bzw. die Art des Assessments festgelegt werden. Hier sind derzeit mindestens sechs Möglichkeiten gebräuchlich:

- systematische Übersicht über die Wirksamkeit und Kostenwirksamkeit einer Technologie, inklusive Metaanalyse;
- schnelle HTAs, vornehmlich zur Bestimmung des Status einer Technologie bzw. bei streng begrenzten Fragestellungen;
- Politikanalysen, etwa der Vergleich nationaler und lokaler Vorgehensweisen;
- Initiierung von Primärstudien zur Erhebung von klinischen und ökonomischen Daten bei Evidenzlücken;
- Bearbeitung einer methodischen Fragestellung um die Instrumente der Technologiebewertung weiterzuentwickeln;
- Modellbildungen, z. B. Entscheidungsanalysen, zur Vorhersage der Effekte bei unterschiedlichen diagnostisch-therapeutischen Strategien oder bei unsicherer Evidenzlage.

4.2 Frühwarnsysteme (Horizon Scanning)

4.2.1 Einleitung

Ziel von Horizon Scanning ist die frühzeitige Identifikation signifikanter neuer Techno-

4.2 Frühwarnsysteme (Horizon Scanning)

logien und die Information über deren mögliche Auswirkungen. Hierdurch soll eine bessere Kontrolle der Einführung von Innovationen ermöglicht werden. Horizon Scanning ist nur als ein Baustein im Rahmen eines umfassenderen Innovationsmanagements zu sehen.

Aufgabe von Horizon Scanning/Frühwarnsystemen ist es, aus der Vielzahl von Entwicklungen auf dem biomedizinisch-technischen Sektor diejenigen herauszufiltern und in ihren Konsequenzen einzuschätzen, die wahrscheinlich in den nächsten Jahren zur Serienreife gelangen und somit auch für die Patientenversorgung zur Verfügung stehen sowie mehr als nur marginale Auswirkungen auf das Gesundheitswesen haben werden. Das kann sich auf therapeutische Effekte wie auch auf ökonomische oder organisatorische Konsequenzen beziehen [Robert et al. 1999].

> *Unter neuen Technologien versteht man dabei sowohl Innovationen wie auch neue Anwendungen für bereits etablierte Verfahren. In der international konsentierten Terminologie wird noch zwischen* new *und* emerging technologies *unterschieden. Als „neu" bezeichnet man Technologien, die sich in der Adoptionsphase (s. Kap. 2) befinden, d. h. erst seit kurzer Zeit verfügbar sind. Unter* emerging *versteht Technologien, die sich noch nicht in der Adoptionsphase befinden, also noch vor der Marktzulassung. Bei Arzneimitteln entspricht das klinischen Studien der Phase II oder III. Bei Medizinprodukten ist das definiert als die Phase bis zu 6 Monaten vor der Markteinführung oder nach Markteinführung aber nur auf wenige Zentren beschränkt bzw. in weniger als 10 % der Einrichtungen verfügbar [Langer 2006].*

4.2.2 Vorgehensweise beim Horizon Scanning

Die Arbeitsweise von Horizon Scanning-Programme lässt sich üblicherweise in fünf Schritten beschreiben:

1. Identifikation und Filterung neuer Technologien, Zusammenstellung technischer Informationen und Anwendungsmöglichkeiten;
2. Prioritätensetzung hinsichtlich der im Rahmen des Horizon Scanning zu evaluierenden Technologien;
3. Durchführung von HTAs bei den ausgewählten Technologien im frühen Stadium des Lebenszyklus;
4. Dissemination von Informationen zu wichtigen Technologien, die einer Bewertung unterzogen werden;
5. Monitoring der bewerteten Technologien und Evaluation des Einflusses des Frühwarnsystems auf Entscheidungen im Gesundheitswesen (*impact assessment*).

In der Praxis von Horizon Scanning-Programmen werden oft nur die Schritte 1 bis 4 realisiert.

Im ersten Schritt geht es darum, aus der Gesamtmenge von neuen Technologien solche von möglicher Relevanz zu identifizieren und zu filtern. Durch das Setzen von Filtern wird die Anzahl der identifizierten Technologien systematisch reduziert. Typische Filterkriterien sind z. B. Tierversuche und andere experimentelle Studien, da diese indizieren, dass noch keine Daten über die Auswirkungen einer Technologie am Menschen vorliegen (s. Infobox 10).

Infobox 10:
Für den ersten Schritt (Identifikation und Filterung) werden eine Reihe von Datenquellen herangezogen:
- Ergebnisse aus Frühwarnaktivitäten anderer Einrichtungen (Programme, Netzwerke)
- Publikationen der Industrie (Medizingeräte, Arzneimittel)
- Publikationen in medizinischen Fachzeitschriften (spezielle und allgemeine)
- Tierversuchsstudien
- Studien mit erstmaliger Anwendung neuer Prozeduren am Menschen
- Studienregister, Ethikkommissionen

- Experten, einschließlich Fachgesellschaften – formelle und informelle Netzwerke
- Konferenzen (Pressemitteilungen, Abstractbände)
- Zeitungen, andere Medien einschließlich Finanzberichte von Unternehmen
- Internet/Newsdienste (z. B. Reuters Health)
- Informationen zur Marktzulassung/Patente
- Zukunftsszenarien/Delphi-Studien zur zukünftigen Entwicklung (Zeithorizont >10 Jahre)

Im nächsten Schritt erfolgt die Festlegung, welche Innovationen in welcher Detailtiefe einer Bewertung unterzogen werden sollen (Prioritätensetzung). Obligater Bestandteil eines Frühwarnsystems ist daher ein Mechanismus der Prioritätensetzung. Die Leitfrage dabei lautet, welche Kriterien werden für die Auswahl zu bewertender Technologien herangezogen. Mögliche Kriterien hierfür sind beispielsweise postulierter Nutzen, Zeit bis zur Marktreife, Anzahl betroffener Patienten, Kosten, Schadenpotential, Hinweise auf eine zu schnelle oder zu langsame Diffusion, signifikante ethische, soziale, organisatorische oder juristische Probleme u. a. Bei großer Unsicherheit sind Expertennetzwerke zur Einschätzung des Entwicklungspotentials einer Technologie unabdingbar. Im internationalen Vergleich sind die am häufigsten verwendeten Kriterien erwarteter Nutzen, Kosten und Unsicherheit [Langer 2006].

Eines der schwierigsten Probleme im Rahmen der Prioritätensetzung ist das adäquate Timing. Da das Verfahren sehr aufwändig ist – es müssen ja auch für einige Technologien Aktualisierungen eingeplant werden – kann eine zu frühe Bewertung zu Fehleinschätzungen oder zur Ressourcenverschwendung führen. Im Durchschnitt sollen neue Verfahren 2–3 Jahre vor der Markteinführung evaluiert werden; eine früher ansetzende Evaluation ist oft nicht lohnend, da viele Verfahren ohnehin nicht zu Ende entwickelt werden. Oft ist die subjektive Einschätzung von Experten aus Forschung, Industrie oder Fachgesellschaften realistisch.

Es besteht aber immer die Gefahr, dass der Anspruch eines sorgfältigen Assessments mit der zum Evaluationszeitpunkt zur Verfügung stehenden Evidenz kollidiert [Mowatt et al. 1997]. Wenn ein Horizon Scanning Programm in einen formalen Entscheidungsprozess eingebunden ist, dann lässt sich über das Assessment zumindest Zeit im Umgang mit einer neuen Technologie gewinnen, um beispielsweise zusätzliche Daten zu generieren.

Ziel von Berichten über neue Technologien ist es, die Auswirkungen auf den Gesundheitszustand und das Gesundheitssystem zu evaluieren (Schritt 3). Hierfür bedienen sie sich der Methodik des *Early Assessments*. Das wichtigste Dilemma liegt darin, dass die Notwendigkeit besteht, frühzeitig und zuverlässig zu informieren, zu diesem frühen Zeitpunkt aber oft noch keine für eine valide Bewertung ausreichenden Daten vorliegen, was die Einbeziehung von Experten in der Regel notwendig macht. Für die Evaluation von innovativen medizinischen Technologien lässt sich eine Sequenz aus fünf Stufen unterscheiden, die je nach Verfügbarkeit von Daten und Ressourcen unterschiedlich lange dauern können. Die Stufen 2 und 3 werden meist im Rahmen von Frühwarnaktivitäten absolviert [Langer 2006]:

1. Primärdaten, die für die Marktzulassung ausreichen, in der Regel vom Hersteller kompiliert;
2. Kurzbericht (*brief report*) über die Vor- und Nachteile einer neuen Technologie einschließlich Beschreibung der offenen Fragen respektive des Forschungsbedarfs;
3. schnelle systematische Reviews auf der Basis publizierter und unpublizierter Daten sowie der Modellierung der Kosten-Effektivität;
4. ausführlicher systematischer Review, Cochrane Reviews verfügbarer RCTs, umfassende HTAs;
5. pragmatische randomisierte kontrollierte Studie(n) zur Ermittlung der Wirksamkeit unter Alltagsbedingungen.

4.2 Frühwarnsysteme (Horizon Scanning)

Wenig entwickelt sind Strategien zur Dissemination der Ergebnisse (Schritt 4), insbesondere im Hinblick auf die weit verbreitete Vorgehensweise von Forschern und Herstellern, frühzeitig Massenmedien, Informationsdienste, Selbsthilfegruppen usw. über neue Entwicklungen zu informieren. Hierdurch wird die Diffusion schwerer vorhersagbar. Andererseits sind einige Informationen, die im Rahmen des Horizon Scanning gesammelt werden, als vertraulich einzustufen, um keine Wettbewerbsverzerrung auszulösen.

Oft werden Frühwarnsysteme als Möglichkeit eingestuft, die ungebremste Diffusion von Technologien zu kontrollieren; das Gegenteil, die Diffusion von erwünschten Technologien zu beschleunigen kann aber auch eine wichtige Aufgabe darstellen. Hier sind Strategien zu entwickeln, wie durch eine angemessene Disseminationsstrategie eine adäquate Information der Entscheidungsträger und der Öffentlichkeit sicher gestellt werden kann, ohne dass die Regeln der Vertraulichkeit verletzt werden.

Wie kann der Effekt bzw. der Nutzen von Horizon Scanning Programmen gemessen werden (Schritt 5)? Simpson et al. [2004] haben einen Ansatz erarbeitet, der die Vorhersagegenauigkeit von Frühwarnsystemen anhand der Methodik der Ermittlung der diagnostischen Testgenauigkeit abschätzt. Der „Goldstandard" war dabei ein Expertenkonsens, ob ein vom Horizon Scanning Programm vorhergesagter Einfluss auf das Gesundheitswesen nach 3-5 Jahren tatsächlich eingetreten war. Die „Sensitivität" betrug 71 %, die „Spezifität" 72 %, die „Prävalenz" der Technologien mit Bedeutung für das Gesundheitswesen betrug lediglich 6 %. Die Sensitivität besagt hierbei, dass bei 72 % aller gescannten Technologien korrekt vorhergesagt wurde, ob sie für das Gesundheitswesen bedeutend werden (z. B. Nutzen, Kosten). Eine hohe Sensitivität ist wichtig, um relevante Technologien nicht zu übersehen. Umgekehrt ist eine hohe Spezifität wichtig, damit nicht unnötig Ressourcen in Technology Assessments investiert werden, die ohnehin wieder vom Markt verschwinden.

4.2.3 Horizon Scanning in Deutschland

Es gibt bisher keine systematischen Frühwarnaktivitäten für potentiell relevante Innovationen im deutschen Gesundheitswesen. Neben den Spitzenverbänden der Krankenkassen beschäftigt sich vor allem der Medizinische Dienst der Krankenkassen mit der frühzeitigen Erfassung von Innovationen, z. B. über die Erfassung der Begutachtungsfälle (positive Einzelfallbegutachtungen zu neuen Methoden) und das Projekt Innovationsbegleitung. Auf die Erfassung und Klassifizierung von Innovationen ausgerichtet ist die Innovationsdatenbank des IGES, die jedoch weder einer Prioritätensetzung noch eine Bewertung von neuen Technologien vorsieht. Die Kassenärztliche Bundesvereinigung (KBV) bietet einen Innovationsservice an, der eine „Innovationsprüfung" mit dem Ziel beinhaltet, Innovationen schneller als bisher in die vertragsärztliche Versorgung einzuführen. Alle aufgeführten Aktivitäten sind jedoch weder koordiniert noch führen sie zu einer *aktiven* systematischen Erfassung und Auswertung von Informationen zu Innovationen, wie sie im Rahmen von Horizon Scanning-Programmen angestrebt wird.

Anforderungen an ein Frühwarnsystem in Deutschland

Im Rahmen eines deutschen Horizon Scanning-Programms müssten folgende Aufgaben erfüllt werden:
- Informationen aus verschiedenen Aktivitäten sammeln und aufbereiten (klassifizieren);
- Aufbau einer Datenbank mit innovativen Verfahren, Abgleich mit anderen Datenbanken;
- Filterung identifizierter Innovationen anhand noch zu definierender Kriterien für eine ausführliche Bewertung;
- Erstellung von Berichten für den G-BA, Patienten und die Öffentlichkeit zu ausgewählten Innovationen;

- Generierung von Vorschlägen zum Umgang mit kritischen Innovationen (z. B. Einführung im Rahmen von Studien, Registerpflicht etc.);
- Frühzeitiges Feedback an die Entwickler (Forscher, Industrie);
- Internationaler Austausch, Vernetzung, Beteiligung an EuroScan.

4.2.4 Beispiele für Horizon Scanning-Programme/Netzwerke

Es gibt international eine Reihe von Initiativen, die sich dem Horizon Scanning zurechnen lassen. Ergänzend, aber nicht ersetzend sind Programme zu sehen, die „schnelle" HTAs bzw. Kurz-Übersichten zu neuen Technologien erstellen, aber nicht in ein formales Horizon Scanning-Programm eingebettet sind. Zwischen den Einrichtungen gibt es zahlreiche Unterschiede was die Arten der jeweils zu scannenden Technologien betrifft, aber auch die verwendeten Informationsquellen und Suchstrategien unterscheiden sich.

Ein Beispiel für ein Horizon Scanning Programm ist das NHamm:

NHS National Horizon Scanning Centre (Birmingham): http://www.publichealth.bham.ac.uk/horizon/

Eine Pionierfunktion für Frühwarnaktivitäten nimmt das englische National Horizon Scanning Centre (NHSC) wahr. Aufgabe des NHSC ist es, Einrichtungen des National Health Service (NHS), insbesondere das Gesundheitsministerium aber mittelbar auch NICE und das HTA-Programm über relevante neue Technologien bzw. neue Anwendungsgebiete etablierter Technologien zu informieren, deren Assessment eilig ist, deren medizinische und ökonomische Konsequenzen adressiert werden sollten oder die zur Modifikation bisheriger Empfehlungen bzw. Leitlinien führen könnten.

Identifkation: Neue Technologien werden vom NHSC anhand einer Reihe von Quellen identifiziert, die in primäre, sekundäre und tertiäre eingeteilt werden. Zu den primären Quellen zählen Forscher und die Industrie. Sekundäre Quellen schließen Expertenstatements und Literatur ein. Tertiärquellen sind Informationen anderer Horizon Scanning-Netzwerke. Zu berücksichtigende Technologien müssen einer der folgenden Kategorien angehören: Arzneimittel, medizinische Produkte, diagnostische Tests und Prozeduren, interventionelle, chirurgische und radiologische Prozeduren, Gesundheitsförderung, Prävention, Screening und Rehabilitation. Quantitativ dominieren jedoch Arzneimittel.

Die folgenden vier Quellen haben sich als besonders nützlich herasgestellt:
1. Publikationen, insbesondere Mitteilungen in medizinischen und wissenschaftlichen Zeitschriften und Konferenzen sowie in anderen Medien. Alle zwei Jahre bzw. alle vier Jahre werden systematische Recherchen für verschiedene Sachgebiete durchgeführt.
2. Kooperation mit anderen Arbeitsgruppen, insbesondere mit Registern und Arzneimittelinstituten.
3. Umfragen bei Fachgesellschaften, Kliniken etc.
4. persönliche Kontakte zu Spezialisten und anderen Horizon Scanning-Einrichtungen.

Filter: Identifizierte Technologien müssen beim NHSC mehrere Filter passieren, bevor sie als relevant erfasst werden. „Mee-Too"-Produkte, Therapien für tropische Krankheiten, präklinische und Tierversuchsstudien sowie Phase-I-Studien werden ausgeschlossen. Einschlusskriterien sind primär neben den bereits erwähnten: großes Interesse seitens der Medien, der Patienten oder der Öffentlichkeit; Therapie für eine Krankheit, für die derzeit keine zufrieden stellende Therapie existiert; potentielles Kostenproblem; neues Verfahren erfordert eine si-

4.2 Frühwarnsysteme (Horizon Scanning)

gnifikante Reorganisation der Leistungserbringung oder zusätzliches Training der Anwender; Berichte aus verschiedenen, anerkannten Quellen. Weitere Faktoren können sein: große Patientengruppe betroffen; potentiell großer zusätzlicher klinischer Nutzen; schnelle Diffusion nach Marktzutritt zu erwarten; signifikante Unsicherheit bezüglich der Effekte; innovativer Ansatz zu einer Therapie.

Netzwerke:

- *EuroScan:*
  http://www.euroscan.bham.ac.uk
  Es handelt sich um ein europäisches Netzwerk von Einrichtungen, die sich mit Horizon Scanning beschäftigen. Das Netzwerk hat derzeit 14 Mitglieder. In der Datenbank von EuroScan befinden sich rund 400 Berichte, die zwar exklusiv den Mitgliedern zur Verfügung stehen, aber über die individuellen Mitglieder in der Regel frei zugänglich sind. EuroScan versteht sich auch als Forum für die Weiterentwicklung von Methoden und führt eigene Studien durch.

- *Australia and New Zealand Horizon Scanning Network [ANZHSN,*
  http://www.horizonscanning.gov.au/index.htm]
  Das Netzwerk ist eine gemeinsame Initiative des australischen Medical Services Advisory Committee (MSAC), dem australischen Gesundheitsministerium und der australischen Gesundheitsministerkonferenz. Input kommt von der National Horizon Scanning Unit (NHSU), die an der Universität von Adelaide angesiedelt ist, sowie vom Australian Safety and Efficacy Register of New Interventional Procedures – Surgical (ASERNIP-S). Arzneimittel werden explizit nicht bewertet, chirurgische Verfahren werden im Rahmen der Tätigkeit vom ASERNIP-S beobachtet.

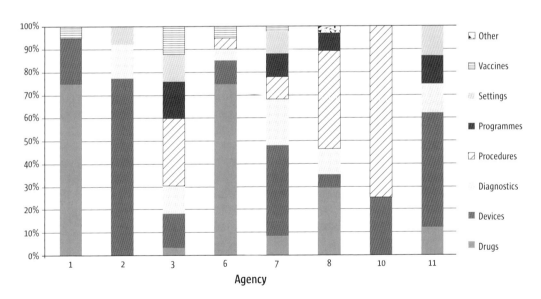

Abb. 6   Die Abbildung zeigt die Arbeitsschwerpunkte von Frühwarnsystemen in 11 verschiedenen Institutionen. Arzneimittel, Medizinprodukte und Prozeduren dominieren quantitativ in den meisten Programmen [Simpson et al. 2002].

4 Priorisierung von HTA-Themen

Arbeitsschwerpunkte verschiedener Horizon Scanning-Programme

Auch wenn die meisten Innovationen in den Bereich Arzneimittel und Medizinprodukte angesiedelt sind, haben sich in einigen Horizon Scanning-Programmen Schwerpunkte herausgebildet. Die folgende Abbildung vermittelt einen Eindruck von der Vielfalt der Programme (s. Abb. 6).

5 Informations- und Wissensmanagement

Sigrid Droste

Die wichtigste Grundlage für die Bewertung einer medizinischen Technologie bildet die vollständige und umfassende Aufarbeitung der vorhandenen wissenschaftlichen Literatur. Sie umfasst neben einer systematischen Recherche nach verfügbaren Publikationen auch die Verwaltung/das Management der identifizierten Literatur, eine umfassende Dokumentation sämtlicher Arbeitsschritte der Informationsgewinnung und -selektion sowie die Präsentation der Ergebnisse der Auswahl in Form von Flussdiagrammen und Referenzlisten.

Das Informations- und Wissensmanagement ist von zentraler Bedeutung im Health Technology Assessment, da es die Basis für alle weiteren Arbeitsschritte bildet. Fehler und Versäumnisse in diesen Prozessen lassen sich im späteren Verlauf des Projektes kaum ausgleichen.

5.1 Prinzipien der systematischen Informationsgewinnung

Motivation für die systematische Informationsgewinnung ist das Bestreben, die bestmögliche Evidenzbasis für die Bewertung von Wirksamkeit, Sicherheit, Effizienz sowie sozialer, ethischer und rechtlicher Aspekte einer medizinischen Technologie zur Verfügung zu stellen. Dementsprechend sind wichtige Prinzipien der systematischen Informationsgewinnung
- Vollständigkeit,
- Transparenz und Nachvollziehbarkeit,
- Aktualität.

Vollständigkeit der Information meint hier eine umfassende und vollständige Ermittlung der bestehenden wissenschaftlichen Evidenz zu allen Fragestellungen der Bewertung. Dies erfolgt mittels systematischer Literaturrecherchen, deren Ziel die Identifizierung nicht aller, aber aller *relevanten* Publikationen ist. Diese Zielerreichung wird über die Sensitivität und Präzision einer Recherche („Gütekriterien") definiert. Systematische Literaturrecherchen im HTA-Bereich verfolgen dabei in der Regel vorrangig eine maximale Sensitivität, die damit einhergehende geringere Präzision wird in Kauf genommen.

Die Güte einer systematischen Literaturrecherche wird durch ihre Sensitivität und Präzision bestimmt. Sensitivität bezeichnet hier den Grad der Vollständigkeit, mit dem die inhaltlich relevante Literatur im Hinblick auf die definierte Fragestellung erfasst wird. Präzision dagegen bezeichnet den Grad der Relevanz (z. B. als qualitativ höherwertige Dokumente, in denen bereits Informationssynthesen enthalten sind), den die identifizierten Quellen im Vergleich zur Gesamtheit der vorhandenen Publikationen aufweisen. Messbar sind Sensitivität und Präzision mit dem Recall- und Precision-Index (s. u.).

Mit Transparenz und Nachvollziehbarkeit ist im Kontext von Literaturrecherchen nicht nur die angemessene Dokumentation des Prozesses der Informationsgewinnung und -selektion, sondern auch die Dokumentation der identifizierten Publikationen selbst gemeint. Um eine größtmögliche Transparenz und Nachvollziehbarkeit des gesamten HTA-Prozesses zu gewährleisten, beschränkt sich die Informationsgewinnung zumeist auf publizierte Daten. Werden unpublizierte Daten für die Bewertung herangezogen, sollte aus Gründen der Transparenz der Beschaffungsweg dieser Informationen mit dem HTA publiziert werden.

Nicht zuletzt zielt die Informationsgewinnung auf eine höchstmögliche Aktualität der verwendeten Informationen. Praktisch bedeutet dies, dass der Prozess der Informationsgewinnung während der Selektion und Bewertung der bereits identifizierten Informationen weiter geführt wird. Dies kann beispielsweise durch Aktualisierungslieferungen („Alert-Lieferungen") der Datenbankanbieter oder durch Nachrecherchen erfolgen.

5.2 Informationsressourcen

Grundlage der systematischen Informationsgewinnung ist die weltweit bestehende vorhandene wissenschaftliche Literatur. Unter Literatur versteht man im weitesten Sinne alle sprachlichen Texte, die veröffentlicht sind oder zur Veröffentlichung bestimmt sind bzw. waren [Hacker 2000]. Wissenschaftliche Literatur ist Bestandteil der Sachliteratur und unterscheidet im Wesentlichen zwischen

- Monographien (selbstständige Veröffentlichungen),
- Bänden einer Serie,
- Aufsätzen (in Zeitschriften und Sammelwerken).

Wissenschaftliche Literatur wird z. B. in Form von Hochschulschriften (Diplomarbeiten, Dissertationen, Habilitationsschriften), Kongressberichten oder Reports bzw. Forschungsberichten veröffentlicht. Der größte Teil der biomedizinischen Literatur wird in Form von Zeitschriftenaufsätzen publiziert: Weltweit erscheinen derzeit über 22.000 medizinische Journals (nur rund 3.700 davon sind in MEDLINE gelistet). Wissenschaftliche Online-Publikationen sind deutlich seltener als die vorgenannten Publikationsformen.

Neben der Erscheinungsform wird die wissenschaftliche Literatur differenziert nach Primär- und Sekundärliteratur. Unter Primärliteratur versteht man die originäre Publikation von (eigenen) Untersuchungen. In den meisten medizinischen Literaturdatenbanken richtet sich die Terminologie zur Bezeichnung der Primärliteratur direkt nach den in den Untersuchungen verwendeten Studiendesigns, d. h. zur Primärliteratur zählen u. a. die Publikationstypen [Glasziou et al. 2003]:

- Randomisierte kontrollierte Studien (RCT),
- Kontrollierte klinische Studien (CCT),
- Kohortenstudien,
- Fall-Kontroll-Studien,
- Querschnitt-Studien,

5.2 Informationsressourcen

- Fallserien,
- Surveys, Register.

Publikationstypen wie Fallberichte, Editorials, Expertenmeinungen, Tierstudien oder in vitro-Studien gehören ebenfalls zur Primärliteratur. Sie spielen im Kontext von HTA, welches auf die Auswertung von empirischen Studienergebnissen ausgerichtet ist, eine eher untergeordnete Rolle.

Als Sekundärliteratur werden in erster Linie Übersichtsarbeiten bezeichnet. Diese Veröffentlichungen sollen einen Überblick über die Ergebnisse von verfügbaren Primärstudien zu einer Fragestellung geben. Übersichten können mit oder ohne Zweckbindung verfasst werden. Zur Sekundärliteratur zählen u. a. die Publikationstypen:

ohne Zweckbindung:
- Reviews (Übersichtsarbeiten, systematisch oder unsystematisch)
- Meta-Analysen (Übersichtsarbeiten mit quantitativer Informationssynthese)
- Entscheidungsanalysen

mit Zweckbindung (Politikberatung):
- HTA-Berichte

mit Zweckbindung (Handlungsanweisung für Kliniker):
- evidenzbasierte Leitliniendokumente.

5.2.1 Für HTA relevante Publikationstypen

Die Frage, welche Publikations- bzw. Studientypen für ein HTA relevant sind, hängt von der zu beantwortenden Fragestellung ab.

Ein umfassender Überblick über die (potenziellen) Auswirkungen eines Technologieeinsatzes kann häufig aus bereits veröffentlichten *Health Technology Assessments* regionaler, nationaler oder internationaler HTA-Organisationen gewonnen werden. Die einfache Übernahme oder Adaptation ihrer Ergebnisse ist jedoch aus zwei Gründen problematisch: Einerseits gibt es keine standardisierte HTA-Methodik, sodass die Validität der Ergebnisse von HTA-Berichten nicht per se vorausgesetzt werden kann, andererseits sind die Fragestellungen für ein HTA immer vom (gesundheits-)politischen Kontext abhängig, sodass nicht regelhaft davon ausgegangen werden kann, dass sich aus internationalen, bzw. älteren Publikationen die aktuelle Fragestellung beantworten lässt. Während die methodische Qualität von HTA-Berichten relativ einfach z. B. mithilfe einer Checkliste [Perleth 2000] beurteilt werden kann, erfordert die Beurteilung der Kontextrelevanz oft genauere Systemkenntnisse.

Im Weiteren orientiert sich die Literaturrecherche an den zu beantwortenden Unterfragestellungen des zu erstellenden Assessments.

Sicherheits-/Nutzenbewertung

Für die Bewertung des medizinischen Nutzens einer Technologie (das Kernelement der meisten HTA) orientiert sich die Auswahl der zu berücksichtigenden *Primärliteratur* an der klinisch-epidemiologischen Qualität der berichteten wissenschaftlichen Untersuchung(en). Mit „Qualität" ist in diesem Zusammenhang die Validität (=Wahrscheinlichkeit, dass die Untersuchung die Realität unverzerrt abbildet) einer Untersuchung bzw. Studie gemeint. Diese Validität ist umso größer, je stärker das jeweilige Studiendesign den Einfluss von systematisch verzerrenden Faktoren („Biases") kontrolliert. Geht es beispielsweise um die Beurteilung der Wirksamkeit einer medizinischen Behandlung, sind verzerrende Einflüsse in einer randomisierten kontrollierten Studie weitaus besser kontrollierbar als in einer Fallserie.

Im Kontext der evidenzbasierten Medizin (EbM) wurden von verschiedenen Arbeitsgruppen sogenannte „Evidenzhierarchien" bzw. „Levels of Evidence" zusammengestellt. Sie erlauben eine Orientierung, welche Studiendesigns für welche spezifische Fragestellung am wahrscheinlichsten unverzerrte Ergebnisse liefern. Dabei sind die für eine Fragestellung verfügbaren Studientypen meist in absteigender Reihenfolge nach ihrer Anfälligkeit für systematische Fehler angeordnet. Ein Beispiel für eine Evidenzhierarchie (stark vereinfacht und modifiziert nach Phillips et al. 2001) ist in Tabelle 12 dargestellt.

Eine Recherche nach der besten verfügbaren Evidenz zur Bewertung der Wirksamkeit einer therapeutischen Intervention wäre demnach zunächst auf das Auffinden von randomisierten kontrollierten Studien ausgerichtet. Sind diese nicht verfügbar, wird auf die nächste Evidenzstufe, die nicht randomisierten kontrollierten Studien, zurückgegriffen, sind diese ebenfalls nicht verfügbar, dann auf die Ergebnisse von Kohortenstudien usw. Dieser Rechercheansatz wird auch als „Best-Evidence"-Ansatz bezeichnet.

In den gängigen medizinischen Datenbanken werden die verschiedenen Studiendesigns als „Publikationstyp" verschlagwortet, wobei die Zuordnung allerdings oft nicht eindeutig und nicht immer fehlerfrei ist. So finden sich unter dem Publikationstypkürzel CCT (für „controlled clinical trial") häufig auch randomisierte kontrollierte Studien, die eigentlich als RCT (für „randomized controlled trial") klassifiziert werden müssten.

Im Idealfall finden sich in der Literaturrecherche eine oder mehrere Übersichtsarbeiten (Reviews), in denen bereits eine Zusammenfassung der relevanten (und qualitativ besten) Literatur zur Fragestellung vorgenommen wurde. Hier sind die sogenannten „systematischen Reviews" von den „narrativen Reviews" zu unterscheiden.

Systematische Reviews *sind eigenständige wissenschaftliche Arbeiten, in denen unter Verwendung einer expliziten Methodik die Aufarbeitung aller verfügbaren (und nach Möglichkeit qualitativ hochwertigen) wissenschaftlichen Literatur zu einer spezifischen Forschungsfragestellung vorgenommen wurde. Die methodischen Schritte eines systematischen Reviews betreffen das Auffinden aller rele-*

Tab. 12 Beispiel einer „Evidenzhierarchie"

Hierarchiestufe	Therapie/Prävention	Diagnostik
1	Randomisierte kontrollierte Interventionsstudie (**RCT**)	Randomisierte-kontrollierte Studie (diagnostischer **RCT**)
2	Nicht-randomisierte **kontrollierte Studie**	Validierende **Kohortenstudie** mit adäquatem Referenzstandard
3	prospektive **Kohortenstudie**	Explorative **Kohortenstudie** mit adäquatem Referenzstandard
4	Outcome-Studien, ökologische Studien	Kohortenstudie an selektierten Populationen bzw. mit inkonsistent eingesetztem Referenzstandard
5	Fall-Kontroll-Studien	**Fall-Kontroll-Studien** mit schlechtem oder inkonsistent eingesetztem Referenzstandard
6	Fallserien	
7	Expertenvoten ohne Angabe der Evidenzbasis; Analogieschlüsse aus Grundlagenstudien, Tierversuchen	Expertenvoten ohne Angabe der Evidenzbasis; Analogieschlüsse aus Grundlagenstudien, Tierversuchen

5.2 Informationsressourcen

vanten Forschungsergebnisse, ihre Selektion und Qualitätsbewertung und die Zusammenfassung (Synthese) der Ergebnisse. Kommt beim Zusammenfassen der Ergebnisse mehrerer Einzelstudien ein statistisches Verfahren zum Einsatz, wird von „Meta-Analyse" gesprochen. Das zentrale Qualitätskriterium für systematische Reviews ist die transparente Dokumentation jedes Arbeitsschrittes, sodass die Leser klare und nachvollziehbare Informationen bekommen, auf welchen Grundlagen die Schlussfolgerungen der Übersichtsarbeit beruhen.

Weiterführende Informationen zur Methodik von systematischen Reviews finden sich z. B. auf den Internetseiten der Cochrane Collaboration [www.cochrane.org] oder in der einschlägigen Fachliteratur (s. Kap. 6.1).

Systematische Informationszusammenstellungen zu spezifischen Fragestellungen (im Sinne von systematischen Reviews) sind als Elemente auch in qualitativ hochwertigen HTA-Berichten und systematisch entwickelten, evidenzbasierten Leitlinien enthalten.

Die Erstellung von „narrativen Reviews" folgt keiner expliziten Methodik. Für die Leser ist daher meist nicht zu erkennen, ob eine narrative Literaturübersicht eine wahrheitsgetreue Abbildung des wissenschaftlichen Kenntnisstandes zur Fragestellung liefert oder aber lediglich die Perspektive der Autoren abbildet.

Die Unterscheidung zwischen systematischen und nicht-systematischen Reviews wird allerdings bei der Verschlagwortung der Literatur in den meisten medizinischen Datenbanken nicht berücksichtigt, sodass die Auswahl potenziell relevanter Arbeiten erst nach Kenntnisnahme der Abstracts bzw. Volltexte vorgenommen werden kann.

Ökonomische Bewertung

Die Bewertung der ökonomischen Folgen des Technologiegebrauchs gehört ebenfalls zu den Kernelementen der meisten HTA. In der Regel geht es darum, die Kosten für einen Technologieeinsatz ins Verhältnis zum erzielbaren Nutzen zu setzen. Werden hierzu von der HTA-Organisation eigene Kalkulationen und Modellierungen durchgeführt, beschränkt sich die Literaturanalyse auf die Kenntnisnahme der Literatur zum Technologienutzen; die Recherche folgt den oben angedeuteten Grundsätzen. Soll die ökonomische Bewertung allerdings auf „Meta-Ebene" erfolgen, d. h. unter Rückgriff auf eine systematische Analyse und Synthese von Ergebnissen bereits publizierter ökonomischer Studien, kommt der Literaturrecherche ein höherer Stellenwert zu. Je nach Fragestellung wird es darum gehen, alle Kostenanalysen, Kostenminimierungsstudien, Kosten-Nutzen-Analysen oder Kosten-Nutzwert-Analysen (s. Kap. 6.3) aufzufinden und ihre Ergebnisse in der Art eines systematischen Reviews zusammenzuführen. Bei ökonomischen Analysen, die als Primärliteratur in Zeitschriften veröffentlicht wurden, richtet sich die Verschlagwortung als „Publikationstyp" wieder nach dem der Veröffentlichung zugrunde liegenden Studiendesign (z. B. „cost-effectiveness-study", „cost-utility-analysis"). Wegen ihres starken Kontextbezugs und Spezifität der Ergebnisse werden ökonomische Analysen auch häufig als sogenannte „graue Literatur" (s. u.) veröffentlicht, d. h. als Bestandteil von Projektberichten oder internen Gutachten.

Ethische, soziale und juristische Aspekte

Die Literatur, die sich mit der Analyse von ethischen, sozialen und/oder juristischen Implikationen des Technologiegebrauchs beschäftigt, kann keinem definierten „Publikationstyp" zugeordnet werden. Veröffentlichungen in medizinischen und/oder ökonomischen Fachzeitschriften sind eher die Ausnahme. Ergebnisse der aufwändigen Analysen finden sich vor allem in Monographien, Buchkapiteln und Projektberichten. Gerade für diese Aspekte sind auch HTA- und TA-Berichte ergiebige Informationsquellen.

5.2.2 Datenbanken

Primäre Informationsquelle für systematische Recherchen sind die zahlreich verfügbaren elektronischen Literaturdatenbanken. Wenngleich auch in diesen Datenbanken die weltweit publizierte Literatur nicht vollständig erfasst wird, so ist doch der überwiegende Anteil wenigstens in einer Datenbank verzeichnet. Basis für die Informationsgewinnung im Kontext von HTA sind insbesondere Datenbanken aus den Bereichen der

- Medizin, Zahnmedizin und medizinverwandten Gebieten (Pflegewissenschaft, Physikalische Therapie usw.),
- Pharmazie,
- Psychologie,
- Sozialwissenschaft,
- Ethik,
- Ökonomie.

Neben inhaltlichen Kriterien unterscheiden sich die vorhandenen Datenbanken auch hinsichtlich der erfassten Literaturtypen. Es gibt Datenbanken, die vordringlich Primärliteratur listen und solche, deren Ziel die Erfassung von Sekundärliteratur ist. Zeitschriftenaufsätze werden tendenziell in anderen Datenbanken erfasst als Monografien oder Kongressbeiträge. Auch die Zweckbindung spielt für die Spezialisierung einzelner Datenbanken eine wichtige Rolle: so bestehen Datenbanken, die vordringlich Leitlinien erfassen oder solche, die HTA-relevante Publikationen auflisten.

In den gängigen biomedizinischen Datenbanken sind überwiegend Primärpublikationen erfasst, die als Artikel in wissenschaftlichen Fachzeitschriften erschienen sind. Hinweise auf Sekundärliteratur wie systematische Reviews, HTA-Berichte und Leitlinien waren hier bisher seltener zu finden. Seit dem Jahr 2000 etwa macht sich auch in der medizinischen Fachliteratur ein Paradigmenwechsel bemerkbar: Renommierte Zeitschriften und Betreiber von Literaturdatenbanken erkennen zunehmend den Stellenwert von systematischen Reviews als Quelle für hochwertige wissenschaftliche Informationen an und fördern deren Erstellung, Publikation und Registrierung in Datenbanken.

Die wichtigsten Quellen für hochwertige Sekundärliteratur sind allerdings nach wie vor die Datenbanken der Cochrane Collaboration, die Datenbanken des NHS Centre for Reviews and Dissemination (NHS-CRD) der Universität York sowie spezifische HTA- und Leitliniendatenbanken.

Welche Datenbanken für die Informationsgewinnung im aktuellen Fall relevant sind, ist in hohem Maße abhängig von der Fragestellung des Assessments (vgl. Ausführungen weiter unten im Text). Datenbanken, die aber bei jedem Thema recherchiert werden sollten, sind

- Die Cochrane Library,
- Medline,
- mindestens eine komplementäre biomedizinische Datenbank (je nach Thema eher EMBASE oder BIOSIS oder SciSearch).
- CCMed

Die Cochrane Library

Die Cochrane Library umfasst sieben Datenbanken mit evidenzbasierten Informationen zur gesundheitlichen Versorgung, die (mindestens) vierteljährlich aktualisiert werden.
1. „Cochrane Reviews" (früher CDSR): enthält die von der Cochrane Collaboration erstellten systematischen Reviews und Reviewprotokolle. Beide Dokumenttypen sind als Volltexte in der Datenbank erfasst.
2. „Other Reviews" (früher DARE): enthält die vom CRD zusammengestellte Database of Reviews of Effectiveness. In der Datenbank

5.2 Informationsressourcen

enthalten sind strukturierte Abstracts qualitativ hochwertiger Reviews, sowie bibliographische Hinweise auf Reviews mit eingeschränkter methodischer Qualität.
3. „Clinical Trials" (früher CENTRAL): enthält bibliografische Angaben und Abstracts klinischer (Therapie-) Studien.
4. „Methods Reviews": enthält systematische Übersichten und Protokolle zu methodischen Fragestellungen. Beide Dokumenttypen sind als Volltexte in der Datenbank erfasst.
5. „Methods Studies": enthält bibliografische Angaben und Abstracts studienmethodischer Arbeiten.
6. „Technology Assessments" (früher NHS-HTA): enthält die vom CRD zusammengestellte Health Technology Assessment Database. In der Datenbank enthalten sind strukturierte Abstracts von HTA-Berichten einschlägiger HTA-Institutionen – der Registrierung in der Datenbank geht *keine* Qualitätsbewertung der Dokumente voraus. Außerdem ist zu beachten, dass die HTA-Datenbank keinen Anspruch auf Vollständigkeit erhebt. Weder sind alle HTA-Institutionen vertreten, noch sind von den vertretenen Institutionen sämtliche Publikationen gelistet. Je älter ein HTA-Bericht ist, desto geringer ist die Wahrscheinlichkeit, dass die Publikation in der Datenbank enthalten ist.
7. „Economic Evaluations" (früher NHS-EED): enthält die vom CRD zusammengestellte Economic Evaluations Database (EED). In der Datenbank enthalten sind strukturierte Abstracts qualitativ hochwertiger ökonomischer Evaluationen, sowie bibliografische Hinweise auf ökonomische Studien mit eingeschränkter methodischer Qualität.

Recherchierbar sind diese Datenbanken mithilfe des MeSH-Thesaurus und Freitext-Suchformulierungen. Die Cochrane Library wird derzeit vom britischen Wiley-Verlag bereitgestellt. Prinzipiell ist die Nutzung der kompletten Library kostenpflichtig (Zugriffe sind z. B. möglich direkt über die Webseite des Wiley-Verlages, über das Deutsche Institut für Dokumentation und Information (DIMDI) oder über internationale Datenbankanbieter wie OVID).

Auf Teile der Cochrane Library kann aber auch kostenlos zugegriffen werden: DARE, NHS EED und die HTA-Datenbank sind über das CRD recherchierbar [http://www.york.ac.uk/inst/crd/crddatabases.htm]. Dort wird zusätzlich ein „Open Access" zum britischen National Research Register angeboten, in dem auch in Bearbeitung befindliche systematische Reviews identifiziert werden können. Die Abstracts der Cochrane Reviews und der Methods Reviews sind auch über den Zugang des Wiley-Verlages kostenlos einsehbar [www.mrw.interscience.wiley.com/cochrane].

MEDLINE

Die biomedizinische Datenbank MEDLINE wird von der amerikanischen National Library of Medicine (NLM) gepflegt und bereitgestellt. Es handelt sich hierbei um die größte und weltweit am meisten genutzte biomedizinische Datenbank. Sie enthält bibliografische Angaben und, wenn verfügbar, Kurzfassungen von biomedizinischen wissenschaftlichen Publikationen aus etwa 5000 biomedizinischen Fachzeitschriften und Schriftenreihen. Die Eintragungen datieren zurück bis in die 1950er Jahre, die systematische Sammlung begann 1966. Derzeit (Ende 2006) sind bereits über 15 Millionen Artikel in der Datenbank gelistet. Der regionale Fokus von MEDLINE liegt im nordamerikanischen und – nachgeordnet – im australasiatischen Bereich. Aber auch viele wichtige europäische – insbesondere englischsprachige – Zeitschriften sind in MEDLINE gelistet. In den vergangenen Jahren wurden die bis dahin bestehenden kleineren fachspezifischen Literaturdatenbanken (wie AIDSLINE, BIOETHICSLINE etc.) aufgelöst und ihre Zeitschriftenreferenzen in MEDLINE integriert – Hinweise auf Monografien, Kongressberichte usw. wurden der NLM-Datenbank „LocatorPlus" zugeordnet.

Alle MEDLINE Eintragungen werden mithilfe eines umfangreichen, hierarchisch gestalteten Thesaurus (Medical Subject Headings MeSH) verschlagwortet. Dieser Thesaurus wird regelmäßig erweitert und angepasst. Zur einfachen Identifizierung von systematischen Übersichtsarbeiten bietet die NLM ein sogenanntes Subset „systematic" an. Nachdem die NLM den Publikationstyp „Review, Academic" aus ihrem Verzeichnis gestrichen hat, ist das erzielte Ergebnis weniger spezifisch als zuvor. Eine eindeutige Unterscheidung von systematischen und narrativen Reviews anhand der Verschlagwortung ist nicht möglich.

In MEDLINE kann kostenfrei direkt über das PubMed-System der NLM [http://www.ncbi.nlm.nih.gov/entrez] recherchiert werden. Dieser Zugriff bietet den Vorteil, dass auch aktuelle Datensätze, die sich noch im Bearbeitungsprozess befinden, identifiziert werden können („In-Process Citations"). Weiterhin gestatten verschiedene Datenbankanbieter kostenfreien oder kostenpflichtigen Zugriff auf den MEDLINE-Datenbestand. Erwähnenswert für den deutschsprachigen Raum ist der Zugriff über das Recherchesystem des Deutschen Institus für Medizinische Dokumentation und Information (DIMDI). Hier erfolgt die Benutzerführung in deutscher Sprache und es kann ein deutscher, dem englischsprachigen MeSH entsprechender, Schlagwortkatalog genutzt werden [http://www.dimdi.de].

EMBASE

Die vom niederländischen Verlagshaus Elsevier bereitgestellte biomedizinische Datenbank EMBASE berücksichtigt in größerem Maße europäische Zeitschriften als MEDLINE und legt einen inhaltlichen Schwerpunkt auf den Bereich Pharmazie. EMBASE bezieht seine Verschlagwortung auf den EMTREE-Thesaurus. Dieser weicht häufig in der Definition der Termini und den hinterlegten Synonymen vom MeSH-Thesaurus (MEDLINE) ab. Die Datensätze (bibliografische Angaben und – sofern verfügbar – Kurzfassungen) werden in englischer Sprache bereitgehalten und beziehen sich auf Zeitschriften und Schriftenreihen, die seit 1974 publiziert wurden. EMBASE enthält etwa 11,5 Millionen Eintragungen (Stand 2007). EMBASE ist ausschließlich kostenpflichtig recherchierbar.

BIOSIS Previews

BIOSIS Previews ist eine biomedizinische Datenbank, die vom amerikanischen Unternehmen Thomson Scientific erstellt und vertrieben wird. Die Datensätze (bibliografische Angaben und – sofern verfügbar – Kurzfassungen) liegen in englischer Sprache vor, beziehen sich auf seit 1970 erschienene Quellen und fokussieren auf den nordamerikanischen und europäischen Bereich. Inhaltlich liegt der Schwerpunkt auf Biologie, Human- und Veterinärmedizin, Biochemie, Toxikologie und Umweltforschung. BIOSIS hat keinen eigenen Thesaurus; die enthaltenen Dokumente (ca. 16 Millionen Ende 2006) sind aber mit datenbankeigenen Schlagwörtern versehen. Neben Zeitschriften und Schriftenreihen werden auch Kongressberichte und Monografien erfasst. BIOSIS ist ausschließlich kostenpflichtig recherchierbar.

SciSearch

SciSearch ist ebenfalls eine vom amerikanischen Unternehmen Thomson Scientific erstellte Datenbank. Inhaltlich deckt die Datenbank über den biomedizinischen Bereich hinausgehend Bereiche der Naturwissenschaften und Technik ab. Die Datensätze (bibliografische Angaben – sofern verfügbar – Kurzfassungen, zitierte Referenzen) liegen in englischer Sprache

5.2 Informationsressourcen

vor, beziehen sich auf seit 1974 erschienene Publikationen und fokussieren ebenfalls auf den nordamerikanischen und britischen Bereich (englischsprachige Quellen). SciSearch hat keinen eigenen Thesaurus, die enthaltenen Dokumente sind aber mit datenbankeigenen Schlagwörtern versehen. Gegenüber den meisten anderen biomedizinischen Datenbanken zeichnet sich SciSearch durch die Erfassung der von den Autoren zitierten Referenzen aus. Hierdurch ist die Möglichkeit des „prospektiven" Recherchierens (citation tracking) gegeben. Es kann recherchiert werden, welche Arbeiten einen bestimmten Artikel nach dessen Erscheinen zitiert haben. Dieses Vorgehen ist sinnvoll, wenn es beispielsweise darum geht, Arbeitsgruppen zu identifizieren, die sich mit einer bestimmten Thematik befassen bzw. wenn festgestellt werden soll, ob eine bestimmte Hypothese oder Theorie überhaupt weiter verfolgt wurde. SciSearch ist ausschließlich kostenpflichtig recherchierbar.

Insgesamt existiert eine Vielzahl, je nach Thema relevanter wissenschaftlicher Datenbanken. Sowohl die hier explizit genannten als auch die Mehrheit der weiteren bestehenden Datenbanken können – soweit sie nicht direkt über den Ersteller adressierbar sind – über spezielle Datenbankanbieter („Hosts") recherchiert werden. Je nach Anbieter unterscheiden sich die Suchoptionen und Steuerzeichen zur Formulierung einer Suchabfrage und Preise sowie Bezugsbedingungen. Zu den Datenbankanbietern, die derzeit in Deutschland im Bereich von Medizin und Gesundheitswesen am häufigsten frequentiert werden, zählen:

- DIMDI (Deutsches Institut für medizinische Dokumentation und Information)
- OVID Technologies
- STN (Fachinformationszentrum Karlsruhe)
- Dialog (The Thomson Corporation).

Mit öffentlichen Mitteln finanzierte Internetportale für die Recherche in wissenschaftlichen Datenbanken werden erst in geringem Umfang bereitgestellt. Zu nennen ist hier z. B. Medpilot [http://www.medpilot.de]. Ihre Funktionalität ist jedoch für systematische Recherchen (noch) nicht optimal geeignet.

Monografien werden im Allgemeinen in anderen Datenbanken indexiert als Zeitschriftenaufsätze. Die NLM hält die Datenbank NLM Catalogue vor, in welcher auch zahlreiche HTA-Berichte enthalten sind. Für den deutschen Bereich gibt es zahlreiche Bibliotheksportale, die eine Suchoberfläche für Monografien bereitstellen. Erwähnenswert sind beispielsweise der Karlsruher Virtuelle Katalog (KVK) [http://www.ubka.uni-karlsruhe.de/kvk.html], die DigiBib NRW [http://www.hbz-nrw.de/recherche/digibib/] oder auch die Kataloge der Deutschen Zentralbibliothek für Medizin (ZB MED) [http://www.zbmed.de/].

5.2.3 Internet

Das Internet hat sich in den vergangenen 10 Jahren als das wichtigste Medium für die Informationsgewinnung zur Erstellung von Health Technology Assessments herausgebildet. Dabei sind zwei unterschiedliche Funktionen des Internets zu unterscheiden. Zum einen ist dies die Nutzung des Internet als Transportmedium für Informationen, d. h. gezielter Zugriff auf Datenbanken, Studienregister etc. Als solches hat das Internet einen erheblichen Beitrag dazu geleistet, hochwertige Informationen – die zuvor teilweise per CD oder nur auf Papier oder gar nicht öffentlich verfügbar waren – aktueller und mit erheblich geringeren zeitlichen- und personellen Ressourcen zu identifizieren und zu beschaffen. Der Charakter der Information, z. B. in Form einer Publikation in einer Zeitschrift mit Peer-Review-Verfahren, bleibt dabei jedoch unverändert.

Zum anderen ist „das Internet" selbst als Informationsplattform zu betrachten, die mithilfe von zahlreichen Suchmaschinen (die größten unter den vielen Tausend existierenden sind Google, Yahoo! und Microsoft MSN) durchsucht werden kann. Diese Funktion ist für die systematische Gewinnung hochwertiger wissenschaftlicher Informationen jedoch nur von begrenztem Nutzen. Je nach Fragestellung können bislang unveröffentlichte (von ungeprüfter Qualität) oder laufende Studien identifiziert werden [Eysenbach et al. 2001], die in die Technologiebewertung einbezogen werden können. Insgesamt ist davon auszugehen, dass die „nur" im Internet und nicht in den Fachdatenbanken dargestellten Informationen häufig von geringer Qualität und Transparenz sind. Einen anderen Stellenwert haben Internetrecherchen, wenn es nicht darum geht, Fakten zu recherchieren sondern Sichtweisen und Einstellungen von Interessengruppen zu einer bestimmten Technologie. Zum Beispiel kann die Recherche auf den Webseiten von Patientenselbsthilfegruppen Aufschluss darüber geben, mit welchen Erwartungen und Hoffnungen die Ankündigung einer neuen Technologie von Betroffenen aufgenommen wird.

5.2.4 Graue Literatur

Neben den oben genannten Publikationen spielt die sogenannte „graue Literatur" (= Sammelbegriff für die Erscheinungsform einer Publikation, kein Merkmal für Qualität und Relevanz!) für die systematische Informationsgewinnung eine wichtige Rolle. Diese wird außerhalb von Verlagen und dem Buchhandel, insbesondere von Regierungsstellen, Behörden, internationalen Organisationen, Forschungseinrichtungen, Hochschulen, Firmen, Verbänden und Vereinen herausgegeben. „Graue Literatur" wurde in den vergangenen Jahren in zunehmendem Maße in Form von Dateien im pdf-Format über das Internet kostenfrei verfügbar.

Folgende Publikationstypen werden häufig als „Graue Literatur" veröffentlicht:
- HTA-Berichte,
- Systematische Übersichtsarbeiten aus Instituten, Verbänden, Vereinen,
- Leitlinien,
- Hochschulschriften (Habilitationen, Dissertationen),
- Forschungsberichte,
- Register-, Survey-Daten,
- Konferenzbeiträge,
- Laufende Studien/Projekte.

Wichtigste Vertreter der „grauen Literatur" für die Erstellung von Health Technology Assessments sind die HTA-Berichte der weltweit zahlreich vorhandenen HTA-Institutionen [vgl. AHFMR 2006]. Daneben sind die Leitliniendokumente – insbesondere die evidenzbasierten – aus der Gruppe der „grauen Literatur" von Bedeutung. Vor allem bei neuen medizinischen Technologien, z. B. Arzneimitteln, sind auch aktuelle Konferenzbeiträge als Informationsquelle zu berücksichtigen.

Die Bedeutung von Hochschulschriften für die Technologiebewertung ist unterschiedlich. Habilitationen enthalten häufig systematische Informationssynthesen, während medizinische Dissertationen eher einen unsystematischen Ansatz haben. Allerdings gibt es gelegentlich auch Dissertationen zu klinischen Studien, deren Ergebnisse nicht als separater Zeitschriftenaufsatz publiziert wurden. Diese zu identifizieren ist Bestandteil der systematischen Informationsgewinnung.

„Graue Literatur" wird in speziellen Datenbanken, wie z. B. den HTA- und Leitlinien-Datenbanken, in den Dissertationsdatenbanken, Bibliothekskatalogen (u. a. Integrated Catalogue der British Library) oder auch im SIGLE (System for Information on Grey Literature in Europe) gelistet. Weitere Datenbanken sind im E-Text der NLM unter http://www.nlm.nih.gov/nichsr/ehta/chapter10.html genannt [Helmer 2004].

5.2.5 Handsuche

Die meisten Publikationen – unabhängig davon, ob es sich um Aufsätze oder Monografien handelt – sind in über das Internet zugänglichen Datenbanken wissenschaftlicher Literatur indexiert. Diese Literatur kann durch eine entsprechende Auswahl zu recherchierender Datenbanken und der Modellierung angemessener Suchstrategien identifiziert werden. Hierdurch wird der überwiegende Teil aller für die Technologiebewertung relevanten Informationen erschlossen.

Einige wenige, für die Bearbeitung einer Fragestellung relevante Informationen sind jedoch sicher nicht in den ausgewählten Datenbanken enthalten. Wie hoch dieser Anteil ist, ist vorab oft nicht bekannt. Um diese Publikationen aufzufinden, können neben den bisher dargestellten Maßnahmen zur systematischen Informationsgewinnung auch ergänzende Handsuchen notwendig werden. Handsuchen umfassen:

- die Durchsicht von Referenzlisten identifizierter Publikationen, insbesondere der systematischen Reviews und HTA-Berichte;
- die Durchsicht sogenannter *key journals* (sofern für die bearbeitete Fragestellung verfügbar) – insbesondere wenn Zeitschriften nicht (vollständig) in einer der recherchierten Datenbanken gelistet, nicht englischsprachig oder neueren Datums sind;
- die Durchsicht von Dissertations-, Bibliotheks- und Monografiekatalogen des Buchhandels zur Identifizierung von Dissertationen, Habilitationsschriften und sonstigen Monografien (s. Kap. 5.2.4 „Graue Literatur");
- die Durchsicht von Registern, auch nationale Forschungsregister – falls zum Thema vorhanden;
- die Durchsicht von Verzeichnissen, Internetseiten etc. nach laufenden Projekten, z. B. zur Erstellung von systematischen Reviews, HTA-Berichten, hochwertigen klinischen Studien;
- ggf. Anschreiben von Personen, Arbeitsgruppen und Institutionen, die sich mit der betreffenden Technologie befassen, z. B. laufende Studien oder Projekte betreuen.

Die Bedeutung einer Handsuche für die systematische Informationsgewinnung hat sich in den vergangenen 10 Jahren deutlich geändert. Während in den 90er Jahren die Handsuche noch zum Standardprozedere einer systematischen Recherche zählte, erfolgt diese heute nur noch punktuell. Bei manchen Themen kann sogar ganz darauf verzichtet werden. Die Durchsicht von Zeitschriften per Hand ist heute nur noch bei wenigen Fragestellungen angezeigt. Ein Beispiel für eine zwingende Indikation zur Handsuche besteht bei zahnmedizinischen Themen: Seit Beginn der 90er Jahre werden in den großen Datenbanken wie MEDLINE und EMBASE keine deutschsprachigen (und anderen nichtenglischsprachigen) zahnmedizinischen Zeitschriften mehr gelistet.

Da viele Verlage zumindest die Inhaltsverzeichnisse ihrer Zeitschriften – auch für zurückliegende Jahre – auf ihren Internetseiten veröffentlichen, ist ein großer Teil der Handsuche online möglich.

5.3 Informationsgewinnung und Bias

Ein wichtiges, aber häufig wenig beachtetes Problem im Kontext von systematischen Recherchen ist die Möglichkeit, durch selektives Auffinden von wissenschaftlichen Daten in den folgenden Informationssynthesen systematisch verzerrte Ergebnisse zu produzieren [Song 2000]. Insbesondere die Möglichkeiten des *publication bias* und des *retrieval bias* müssen bei der Konzeption einer Recherche und der Plausibilitätsprüfung ihrer Ergebnisse berücksichtigt werden.

5.3.1 Publication bias

„Publication bias is the tendency on the parts of investigators, reviewers, and editors to submit or accept manuscripts for publication based on the direction or strength of the study findings" [Dickersin 1990].

Sowohl seitens der Wissenschaft als auch der publizierenden Zeitschriften besteht nach wie vor (trotz umfangreicher Bemühungen, diesem entgegen zu wirken) die Tendenz, positive Ergebnisse oder größere Effekte früher, häufiger und in Zeitschriften mit höherem Impact zu publizieren als negative oder inkonsistente Ergebnisse bzw. nicht signifikante oder nicht nachweisbare Effekte. Dies birgt die Gefahr für systematische Reviews und Meta-Analysen, die sich auf publizierte Materialien beschränken, tatsächliche Effekte zu überschätzen.

Eine systematische Informationsgewinnung kann dieses Problem nicht beheben. Es bestehen jedoch einige Optionen, die Größenordnung und damit Relevanz des Problems *publication bias* für eine bestimmte Fragestellung abzuschätzen. Dazu zählt z. B. die gezielte Recherche in Studienregistern (Sind Studien begonnen, aber nie publiziert worden?), die Suche nach laufenden Studien (Warum wird diese Fragestellung nochmals untersucht? Gibt es Zwischenergebnisse?), grauer Literatur und Kongressbeiträgen (Welche Ergebnisse wurden nicht als vollständige Publikation veröffentlicht?). Auch die Erhöhung der Sensitivität einer Recherche oder die Fokussierung auf Studiendesigns mit niedriger Wahrscheinlichkeit für verzerrte Ergebnisse (s. o. Evidenzhierarchie) können einen Beitrag zur Minderung des Einflusses des *publication bias* auf die Ergebnisse liefern. Nicht zuletzt ist auch die Identifizierung und Weitergabe von Informationen zur Finanzierung einer Studie und potenzieller Interessenkonflikte von Bedeutung für die Minimierung von Verzerrungen (Ist zu vermuten, dass die Publikation gerade dieser Ergebnisse interessengeleitet erfolgte?).

Im Bereich der Medizintechnik und der Arzneimittel spielt das Berichten von möglicherweise verzerrten Ergebnissen (zugunsten der Technologie) eine größere Rolle als bei wirtschaftlich weniger attraktiven Verfahren. Soweit Zugriffsrechte dies zulassen, muss in diesen Bereichen auch über die Einbeziehung unpublizierter Daten in ein Health Technology Assessment entschieden werden.

5.3.2 Retrieval bias

Mehr Einfluss als auf den *publication bias* hat das Informationsmanagement auf den sogenannten *retrieval bias*. Dieser bezeichnet die potenzielle Verzerrung der Ergebnisse (von Literaturübersichten) durch das unvollständige Auffinden von publizierten Studien in Datenbanken [Antes et al. 1999]. Wenngleich auch dieses Problem in einer systematischen Literaturrecherche deutlich geringer ist als in unsystematischen Recherchen, so sollte es dennoch nicht vernachlässigt werden. Die Ursachen für einen *retrieval bias* sind vielfältig. Sie hängen sowohl mit der Auswahl und den Eigenschaften der durchsuchten Datenbanken, mit den verwendeten Suchstrategien und mit den Eigenarten der Publikationen zusammen. Zu den typischen Problemen gehören:

- Sprache der Publikationen (auch *language bias* genannt): Die großen biomedizinischen Datenbanken listen vorzugsweise (große) Zeitschriften, die in englischer Sprache publizieren. Artikel, die in (kleineren) nicht englischsprachigen Journals erschienen sind, werden durch die Datenbankrecherchen nicht immer aufgefunden. Eine systematische Verzerrung der Daten für die Technologiebewertung kann dadurch entstehen, dass negative, indifferente bzw. wenig spektakuläre Ergebnisse eher in kleineren, muttersprachlichen Zeitschriften publiziert werden und – bei Nichtidentifizierung dieser Studien – zu

einer Überschätzung der Effekte der untersuchten Technologie führen können.
- Art der Publikation: Monografien und Buchartikel werden in den großen biomedizinischen Literaturdatenbanken gar nicht oder nur unvollständig gelistet. Zwar sind hierdurch kaum Verzerrungen der Wirksamkeits- oder Sicherheitsbewertung zu erwarten als vielmehr das Übersehen von relevanten Aspekten, wie z. B. ethische Problemlagen, da solche eher in Monografien diskutiert werden.
- Unvollständige bzw. fehlerhafte Datenbankauswahl: Die Auswahl der zu recherchierenden Datenbanken muss anhand der konkreten Fragestellung vorgenommen werden. Beispielsweise würde ein Verzicht auf eine Recherche in EMBASE bei einer pharmakologischen Fragestellung vermutlich einen großen Teil der publizierten Literatur übersehen. Auch hier ist die Richtung des Bias schwer einschätzbar. Ein nicht zu unterschätzendes Problem sind auch die für manche Datenbanken (z. B. EMBASE, SciSearch) extrem hohen Recherchekosten, welche in der Praxis häufiger dazu führen, dass solche Datenbanken nicht in die Recherchen eingeschlossen werden. Das Problem der nicht tragbaren Kosten als Verzerrungsmöglichkeit von Rechercheergebnissen wird aller Voraussicht nach aufgrund der zunehmenden Konzentration der verfügbaren Datenbanken bei wenigen Anbietern mittel- und langfristig deutlich zunehmen – sofern die Politik hier nicht eingreift.
- Fehlerhafte/unzureichende Verschlagwortung in der Datenbank: Die Verschlagwortung der Dokumente in den Datenbanken ist immer unvollständig und mit Fehlern behaftet oder kann sich durch die Aktualisierung von Schlagwortkatalogen in verschiedenen Publikationszeiträumen stark unterscheiden. Eine Suchstrategie, die nur auf Schlagworten beruht, wird immer einen großen Teil der relevanten Publikationen übersehen.

- Mehrfachpublikationen: Durch Mehrfachpublikation von Studienergebnissen besteht die Möglichkeit, dass Daten auch mehrfach in eine systematische Übersicht oder Meta-Analyse eingeschlossen werden. Die in diesen mehrfach publizierten Studien nachgewiesenen Effekte sind in den Ergebnissen der Technologiebewertung überrepräsentiert.
- Fehlerhafte/unzureichende Suchstrategien: Die Entwicklung von Suchstrategien bietet viele Ansatzstellen für Fehler. Zu den Hauptproblemen, die zur Nicht-Identifizierung von Studien führen sind: unvollständige Listen von Suchtermini (Cave: Synonyme!), zu viele „UND"-Verknüpfungen, zu kleine Suchzeiträume, Rechtschreibfehler usw.
- Fehlender Zugriff auf Zeitschriften und Monografien: ist vor allem ein organisatorisches (das mit den zahlreichen Möglichkeiten des Internets zur Informationsbeschaffung aber immer geringer wird) bzw. finanzielles Problem.
- Zitierhäufigkeit: Da im Rahmen der Handsuche auch die Referenzlisten der systematischen Reviews und Meta-Analysen gesichtet werden, steigt die Wahrscheinlichkeit der Identifizierung mit der Zitierung einer Studie.

Eine wichtige Maßnahme zur Minimierung des *retrieval bias* ist die Berücksichtigung möglichst vieler komplementärer (falls vorhanden, auch kleinerer, nationaler) Datenbanken. Auch das Einschließen von „grauer Literatur", eine kombinierte Suche nach Schlagwörtern und Freitextformulierungen, der Berücksichtigung unterschiedlicher Schreibweisen, möglicher und häufiger Tippfehler können hierzu beitragen.

5.4 Literaturrecherchen

Für die Erstellung eines Health Technology Assessments stehen i. d. R. nur begrenzte zeitliche und finanzielle Ressourcen zur Verfügung. Daher ist auch vom Informationsmanagement, insbesondere für die Identifizierung und Beschaffung der Informationen, eine systematische und effiziente Vorgehensweise gefordert. Verzögerungen im Informationsmanagement führen zwangsläufig zu Verzögerungen in der Berichterstellung.

Die per Literaturrecherchen identifizierten Dokumente werden in einem mehrstufigen Verfahren anhand vorher festgelegter Ein- und Ausschlusskriterien bewertet. Je mehr Dokumente recherchiert werden, desto größer ist der nachfolgende Aufwand für die Aus- und Bewertung. Um diesen Aufwand überschaubar zu halten – vor allem bei komplexen Fragestellungen – sollte eine optimale Literaturrecherche sowohl eine hohe Sensitivität als auch eine hohe Präzision anstreben. Ein systematisches Informationsmanagement umfasst die Abarbeitung folgender Arbeitsschritte:

- Technische „Feasibility-Prüfung",
- Konkretisierung der Fragestellung,
- Aufbereitung des Hintergrundes und Vorabrecherche,
- Erstellung eines Recherchekonzeptes,
- Datenbankauswahl,
- Erstellung von Suchstrategien,
- Durchführung der Recherche,
- Aufbereitung des Recherche-Ergebnisses,
- Dokumentation und Kommunikation des Recherchekonzeptes und der Suchstrategien einschl. Ergebnisse.
- Beschaffung der Literatur

5.4.1 Technische Feasibility-Prüfung

Je nach vertragsrechtlichem Hintergrund für die Erstellung eines Health Technology Assessments kann bzw. sollte die Prüfung der Bearbeitbarkeit einer Fragestellung vor Beginn der Auftragsbearbeitung erfolgen. Im Rahmen einer „Feasibility-Prüfung" kann geklärt werden, ob

- die Fragestellung hinreichend präzise formuliert wurde,
- die Anzahl der zu erwartenden Studien zur Fragestellung, differenziert nach Sekundär- und Primärliteratur, genügend groß ist,
- die Qualität der zu erwartenden Studien hinreichend ist,
- ggf. laufende Primärstudien mit Relevanz für die Fragestellung oder Projekte zur Erstellung systematischer Informationssynthesen existieren.

Herangezogen werden die bekannten biomedizinischen Datenbanken – primär solche, die qualitativ hochwertige Literatur und Informationssynthesen enthalten sowie solche, die Informationen über laufende Studien und in Bearbeitung befindliche systematische Informationssynthesen liefern. Ergebnis der Feasibility-Prüfung kann sein, dass

- die Fragestellung hinreichend präzise formuliert und bei einer quantitativ und qualitativ ausreichenden Literaturbasis im vorgegebenen Zeitrahmen bearbeitbar ist. Die Bearbeitung kann beginnen.
- keine bzw. eine unzureichende Informationsgrundlage vorhanden ist, die eine evidenzbasierte Aussage als nicht wahrscheinlich vermuten lässt. Eine Bearbeitung wäre in diesem Fall nicht zu empfehlen – es sei denn, es ergeben sich im Rahmen der „Feasibility-Prüfung" Anhaltspunkte für eine sinnvolle und relevante Umformulierung oder Ausweitung der Fragestellung, für die sich dann eine ausreichende Informationsgrundlage bietet oder der Auftraggeber eine Bearbeitung ausdrücklich wünscht.
- relevante laufende Studien existieren oder systematische Informationssynthesen in Bearbeitung sind. Die Bearbeitung sollte in diesem Fall – sofern aus inhaltlichen und formalen Gründen möglich und sinnvoll – zurückgestellt werden.
- eine so große und qualitativ hochwertige Informationsbasis identifiziert wurde, die

5.4 Literaturrecherchen

eine Bearbeitbarkeit der Fragestellung im verfügbaren Zeitrahmen als unwahrscheinlich vermuten lässt. Eine Bearbeitung mit einer differenzierten Fragestellung wäre möglicherweise sinnvoll.
- die Fragestellung zu unpräzise und nicht bearbeitbar ist.

5.4.2 Konkretisierung der Fragestellung

Zumeist sind die an das Informationsmanagement herangetragenen Fragestellungen nicht hinreichend präzise genug, um ohne weitere Konkretisierungen in eine recherchierbare Fragestellung umgewandelt werden zu können. Ein Beispiel für die Definition bzw. Strukturierung einer recherchierbaren Fragestellung ist das aus der evidenzbasierten Medizin bekannte (und von der McMaster-Universität entwickelte) PICO-Schema [s. http://www.uic.edu/depts/lib/lhsp/resources/pico.shtml, University of Illinois at Chicago 2005].

Das PICO-Schema:

P = *Patient and/or Problem*
(Patient: z. B. Altersgruppe/n, Geschlecht; Problem: z. B. Krankheit)
I = *Intervention*
(zu bewertende Technologie: z. B. diagnostisches oder therapeutisches Verfahren)
C = *Comparison (falls relevant)*
(Vergleichsintervention: z. B. Goldstandard, etablierte Verfahren)
O = *Outcomes*
(patientenrelevante Endpunkte: z. B. Herzinfarkt)
häufig ergänzt um
S = *Study design*
(Studientyp: z. B. randomisierte kontrollierte Studie)

5.4.3 Vorabrecherche

Nachdem die Fragestellung definiert bzw. konkretisiert ist, kann der eigentliche Prozess der Informationsgewinnung beginnen. Dieser umfasst zunächst eine Vorabrecherche, die nicht systematisch ist und informativen und definitorischen Zwecken dient. Zu definieren sind die inhaltlichen (z. B. relevante Indikationen, Begleiterkrankungen, Settings, zu berücksichtigendes Geschlecht und/oder Alter/sgruppe/n) und formalen (z. B. die mindestens erforderliche Studienqualität, bestimmte Studienmerkmale, maximales Alter der Studien) Ein- und Ausschlusskriterien.

Um eine optimale Sensitivität (Wahrscheinlichkeit, keine relevanten Publikation zu übersehen) und Präzision (Wahrscheinlichkeit, irrelevante Publikationen aus dem Rechercheergebnis herauszuhalten) einer Recherche zu erreichen, sollten zum Zeitpunkt der Konzepterstellung (s. Kap. 5.4.4) die Ein- und Ausschlusskriterien bereits festlegen. Je spezifischer die zu bearbeitende Fragestellung formuliert ist, desto leichter ist eine angemessene Literaturrecherche durchführbar und desto höher ist ihre Präzision. Definierte Einschlusskriterien minimieren auch das Risiko zu einem späteren Zeitpunkt einzelne Aspekte nachrecherchieren zu müssen.

Weiterhin dient die Vorabrecherche der Identifizierung von Hintergrundmaterial, welches für die Darstellung des Technologieeinsatzes im Kontext hilfreich ist. Neben systematischen Übersichtsarbeiten können hierzu auch narrative Reviews und aktuelle Lehrbücher/Fachbücher eine wichtige Hilfe sein. Zu beachten ist grundsätzlich, dass die Recherche zum Hintergrundmaterial (also die Vorabrecherche) getrennt von der systematischen Literaturrecherche nach Primärstudien und Sekundärliteratur zur Effektivität und/oder Effizienz einer Technologie durchgeführt und dokumentiert werden sollte.

5.4.4 Erstellung eines Recherchekonzepts

Wichtiges Ziel der systematischen Literaturrecherchen für ein Health Technology Assessment ist eine möglichst hohe Sensitivität, d. h. es sollen möglichst alle tatsächlich existierenden relevanten Dokumente identifiziert werden. Hierzu ist eine präzise, aber nicht zu umfassende Formulierung der Fragestellung erforderlich, aus der sich das Recherchekonzept und die zu recherchierenden Komponenten ableiten lassen: Jedes der Elemente des PICO-Schemas kann (mindestens) eine Komponente im Recherchekonzept bilden, hinzukommen die Komponenten für die formalen Einschlusskriterien. Die Komponenten werden anschließend unter Verwendung von so genannten „Operatoren" zum Recherchekonzept zusammengefügt. Tabelle 13 zeigt ein Recherchekonzept zur Fragestellung „Wirksamkeit und Sicherheit der Koronarangioplastie im Vergleich zur koronaren Bypassoperation bei männlichen Patienten mit Angina Pectoris".

Je nach Konkretisierung der Fragestellung kann die Struktur zur Identifizierung von Sekundärliteratur für dieses Beispiel lauten:

Komponente 1 UND Komponente 2 UND (Komponente 3 ODER Komponente 4) UND Komponente 5 UND Komponente 7
oder:
Komponente 1 UND Komponente 2 UND Komponente 3 UND Komponente 4 UND Komponente 5 UND Komponente 7.

Für die Identifizierung von Primärstudien kann die Struktur des Recherchekonzeptes für dieses Beispiel lauten:

Komponente 1 UND Komponente 2 UND Komponente 3 UND Komponente 4 UND Komponente 6 UND Komponente 7.

Für jede der Komponenten sind alle relevanten Begriffe und deren Synonyme zu ermitteln. Dies erfolgt z. B. unter Zuhilfenahme von Medizinlexika, HTA-Berichten und Reviews zum Thema bzw. dem MeSH-Katalog der NLM. Da viele Thesauri, darunter auch der MeSH-Katalog wie ein Baum mit Stämmen, gefolgt von großen und kleineren Ästen aufgebaut ist, kann eine Technologie in mehreren Thesaurus-Stämmen erwähnt sein – wobei die Termini nicht immer identisch sind und somit auch nicht zwangsläufig automatisch identifiziert werden. Beispielsweise befindet sich der Begriff „Dental Implants" auf den Ästen „Dental Prosthesis" und „Prostheses and Implants", der Begriff „Dental Implantation" jedoch auch noch auf den Ästen „Oral Surgical Procedures" und „Prosthodontics".

Hilfreich zur Gewinnung von relevanten Begriffen sind auch die „Related Articles"-Funktion des PubMed-Systems und der EXTRACT-Befehl in den DIMDI-Datenbanken.

Zu manchen Fragestellungen existieren bereits Suchstrategien (z. B. in HTA-Berichten oder Cochrane-Reviews). Diese müssen allerdings geprüft und zumeist an die aktuelle Fragestellung angepasst werden.

Die identifizierten relevanten Suchbegriffe werden innerhalb jeder Komponente mit-

Tab. 13 Komponenten zur Recherche „Koronarangioplastie"

Komponente 1	Komponente 2	Komponente 3	Komponente 4	Komponente 5	Komponente 6	Komponente 7
Angina Pectoris	männliches Geschlecht	Koronarangioplastie	Koronare Bypassoperation	Systematischer Review, Meta-Analyse	RCT	Zeitraum 1998–2007

5.4 Literaturrecherchen

einander verknüpft. Ebenso werden die einzelnen Komponenten entsprechend den Erfordernissen verbunden. Für die Verknüpfungen stehen die logischen Operatoren „AND", „OR" oder „NOT" zur Verfügung – je nach verwendeter Suchoberfläche auch weitere Verknüpfungsoptionen (sogenannte Kontextoperatoren) (s. Abb. 7, 8 und 9).

Exkurs: Logische Operatoren oder Boolesche Operatoren:

Logische Operatoren sind solche Operatoren, die einen Wahrheitswert liefern, d. h. die Aussagen liefern, die wahr oder falsch sind. Wird z. B. der Begriff „angina" im Titelfeld eines Datensatzes einer Literaturdatenbank gesucht, werden im Ergebnis alle Datensätze angezeigt, für die der gesuchte Suchtext „wahr" ist. Zur Verknüpfung mehrerer Suchbegriffe sind die folgenden logischen Operatoren verfügbar:

AND *Beispiel „Angina" (A) AND „Pectoris" (B): Beide Elemente sind gleichzeitig wahr; es werden solche Datensätze gesucht, die „Angina" enthalten und zusätzlich auch „Pectoris".*

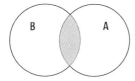

Abb. 7   Boolesche Operatoren: AND-Verknüpfung

OR *Beispiel „Angina" (A) OR „Pectoris" (B): Eines der Elemente oder beide Elemente sind wahr; es werden solche Datensätze gesucht, die „Angina" enthalten oder die „Pectoris" enthalten.*

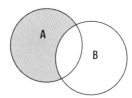

Abb. 8   Boolesche Operatoren: OR-Verknüpfung

NOT *Beispiel „Angina" NOT „Pectoris": Das Element „Angina" (A) ist wahr, das Element „Pectoris" (B) ist falsch; es werden solche Datensätze gesucht, die „Angina" enthalten, gleichzeitig aber nicht „Pectoris" enthalten dürfen.*

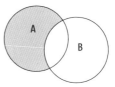

Abb. 9   Boolesche Operatoren: NOT-Verknüpfung

Die Suchformulierungen können mit mehr oder weniger komplexen Klammerausdrücken gebildet werden. Zu beachten ist die Hierarchie der Operatoren: NOT wird vor AND oder OR abgearbeitet. Ansonsten gelten die aus der Mathematik bekannten Klammerregeln.

Innerhalb einer Komponente werden die Suchbegriffe üblicherweise durch das logische „OR" miteinander verknüpft, d. h. es wird für jede Komponente ein Ergebnis erstellt, in dem jedes Dokument nur einmal vorhanden ist. Die Ergebnisse der Komponenten werden dann durch das logische „AND" miteinander verknüpft, d. h. es werden diejenigen Dokumente selektiert, die in mehreren bzw. allen Komponenten vorhanden sind. Auf diese Weise können beliebig viele und komplexe, der Fragestellung angemessene Verknüpfungen gebildet werden.

Der zu recherchierende Zeitraum wird zumeist durch Entwicklungen oder Veränderungen im Bereich der zu bewertenden Technologie bestimmt. Bei einigen Fragestellungen – insbesondere bei neueren Technologien – kann der Zeitraum sehr kurz sein (z. B. ein Jahr), bei manchen jedoch auch sehr lang sein (z. B. bis in die 70er Jahre zurückgehen). Ist der Zeitrahmen nicht durch die Entwicklung der Technologie selbst bestimmt, entscheidet man sich häufig für einen Zeitrahmen von ungefähr 10 Jahren.

Hinsichtlich der zu berücksichtigenden Sprachen sollte keine Einschränkung erfolgen – es sei denn, die zu bewertende Technologie lässt dies als sinnvoll erscheinen. Deshalb ist hier keine weitere Komponente im Recherchekonzept einzufügen.

5.4.5 Datenbankauswahl

Viele der existierenden Literaturdatenbanken haben eigene thematische Schwerpunkte oder wurden explizit für ein Fachgebiet geschaffen. Deshalb ist es notwendig, vor der Durchführung der systematischen Literaturrecherche diejenigen Datenbanken zu identifizieren, die für die aktuelle Fragestellung relevante Informationen enthalten. Dies gilt für die Zeitschriftendatenbanken genauso wie für Datenbanken mit „grauer Literatur" oder Bibliothekskataloge.

Hilfestellung bei der Identifizierung von thematisch relevanten Datenbanken die -ergänzend zu den großen biomedizinischen und allgemeinen Datenbanken – durchsucht werden, leisten verschiedene Datenbankinformationen und Datenbank-Suchmaschinen. Dort können Spezialdatenbanken für einzelne Fachgebiete identifiziert werden. Hilfreich sind z. B. die „Memokarten" des DIMDI als einem der großen deutschen Datenbankanbieter [www.dimdi.de]. Zusätzlich lassen sich über das Suchfenster zur Datenbankrecherche auf der Startseite des DIMDI einzelne Suchbegriffe eingeben und im Resultat ablesen, wieviele Treffer in welcher der (vorausgewählten) Datenbanken erzielt wurden. Eine Entscheidung für oder gegen den Einschluss einer Datenbank nach Eingabe einzelner thematisch wichtiger Suchbegriffe ist in der Regel zuverlässiger als eine Entscheidung anhand der Datenbankspezifikation.

Für eine systematische Literaturrecherche ist es empfehlenswert, zusätzlich zu den im Kapitel 5.2.2 „Datenbanken" genannten Quellen weitere Datenbanken für Sekundärliteratur heranzuziehen. Zum Beispiel:
- TRIP Database [http://www.update-software.com/trip/logon.asp?Log=1&SrchEx=_SrchEx_] mit begrenzter Anzahl kostenfreier Recherchen,
- HSTAT [http://www.ncbi.nlm.nih.gov/books/bv.fcgi?rid=hstat], kostenfrei recherchierbar als Bookshelf bei der NLM,
- IHTA (ECRI), kostenfrei recherchierbar über das ECRI für HTAi-Mitglieder,
- DAHTA-Datenbank (DIMDI) [http://www.dimdi.de/dynamic/de/hta/db/index.htm], kostenfrei recherchierbar,
- SIGLE [http://www.tib.uni-hannover.de/en/digital_library/databases/alphabetically/?dbid=113], kostenfrei recherchierbar für Angehörige der Universität Hannover,
- Leitliniendatenbanken [http://www.leitlinien.de/, http://www.awmf-online.de/, HSTAT, TRIP Database], alle kostenfrei (begrenzt) recherchierbar.

Für die Recherche nach Primärliteratur ist (themenspezifisch) ebenfalls die Berücksichtigung weiterer Datenbanken – zusätzlich zu den unter Kapitel 5.2.2 „Datenbanken" (s. o.) genannten Informationsquellen – notwendig oder empfehlenswert. Im Folgenden einige Beispiele:

Beispiel Arzneimittel
- Derwent Drug File
- IPA

Beispiel Pflege
- CINAHL
- Gerolit
- SOMED

Beispiel Physiotherapie
- AMED
- PEDRO

Zur Erinnerung: Je mehr Datenbanken ausgewählt werden, desto geringer ist die Wahrscheinlichkeit einer Verzerrung des Ergebnisses durch den Retrieval Bias und umso höher wird die Sensitivität der Recherche.

5.4.6 Erstellung von Suchstrategien

Generische Überlegungen und medizinische Effektivität

Nachdem die Auswahl der relevanten Datenbanken erfolgt und das Recherchekonzept entwickelt ist, kann die Formulierung von Suchstrategien erfolgen. Bei der Formulierung der Suchstrategien geht es darum, die im Rahmen des Recherchekonzeptes identifizierten Begriffe in eine konkrete, datenbankspezifische Suchstrategie umzuwandeln. Dies bedeutet, es muss geprüft werden, ob und welche der identifizierten Begriffe als Schlagworte existieren und wie diese definiert sind. Bei der Erstellung einer Suchstrategie ist grundsätzlich zwischen Schlagwort- und Freitextsuchen zu unterscheiden, wobei die endgültige Struktur einer Suche immer eine Kombination aus beidem darstellt. Alle Suchstrategien – abgesehen von solchen in nationalen Datenbanken – werden in englischer Sprache formuliert. Deutsche Thesauri sind zwar für die Generierung von Suchbegriffen hilfreich, können in den finalen Suchstrategien aber nicht verwendet werden.

Schlagwortsuche:

Schlagwortsuche meint hier die Identifizierung sogenannter Thesaurusbegriffe – in MEDLINE als MeSH-Terms und in EMBASE als EMTREE-Terms bezeichnet. Diese Schlagworte sind in datenbankspezifischen Schlagwortkatalogen verzeichnet, welche hierarchisch in Form von Bäumen mit über- und untergeordneten Begriffen organisiert sind. Diese Schlagwortbäume können entsprechend auch hierarchisch durchsucht werden [vgl. z. B. http://www.ncbi.nlm.nih.gov/entrez/query.fcgi?db=mesh]. Jedem Datensatz wird bzw. werden vom Datenbankersteller ein, mehrere oder viele Schlagwort/e zugewiesen.

Eine Freitextsuche orientiert sich immer an der Verfügbarkeit von Schlagworten. Freitextformulierungen werden eingesetzt, um Aspekte zu ermitteln, die nicht mit Schlagworten abgedeckt sind, Defizite der Indexierung mit Schlagworten aufzudecken und Fehler in der Indexierung mit Schlagworten auszugleichen.

Außerdem ist in einer ersten Suchstrategie zu klären, ob das aus der Eingabe einzelner Suchformulierungen resultierende Ergebnis tatsächlich dem gewünschten Ergebnis entspricht. Zu diesem Zwecke eignet sich das PubMed-System der NLM besonders gut, da hier der hinterlegte MeSH-Thesaurus gut nachvollziehbar abgebildet ist und die Ergebnisse direkt eingesehen werden können. Bei vielen Fragestellungen reicht es aus, das Ergebnis einzelner Eingabezeilen zu prüfen, bei manchen Fragestellungen ist diese Prüfung aber für jede Eingabezeile notwendig. Dies gilt insbesondere für Freitextformulierungen und solchen Themen, deren Begrifflichkeiten bei unterschiedlichen medizinischen Fachgebieten vorkommen. Ein klassisches Beispiel sind hier die Materialien, die in gleicher Weise in der Endoprothetik (z. B. Hüftgelenke) eingesetzt werden wie in der Zahnprothetik. Ungeprüfte Suchformulierungen führen hier leicht zu hohen Zahlen an Fehltreffern und verursachen in der Folge einen hohen Aufwand bei der Selektion des Rechercheergebnisses.

Die Erfordernisse an die Struktur einer Suchstrategie für die Identifizierung von Sekundärliteratur, z. B. eine Suche in der Cochrane Library, sind deutlich andere als die Struktur einer Suche nach Primärliteratur.

Sekundärliteratur

Nachdem eine erste, vorläufige Suchstrategie mithilfe von z. B. PubMed entwickelt wurde und sowohl die relevanten Suchbegriffe wie auch die verfügbaren Thesaurusbegriffe bekannt sind, empfiehlt sich eine systematische Recherche in der Cochrane Library. Bei der Suche nach – im Volltext recherchierbaren – Cochrane Reviews können auch komplexe Suchstrategien mit vielen Komponenten abgefragt werden. Bei den übrigen, in der Cochrane Library enthaltenen Datenbanken wie DARE, HTA, NHS EED und den Methoden-Datenbanken, sollten die Suchstrategien jedoch einfach gestaltet werden. Ein Teil der Datensätze verfügt über Abstracts; viele Datensätze aber verfügen ausschließlich über einen Titel, der zur Suche bereitgestellt wird. Eine Forderung zur Erfüllung von zu vielen Komponenten würde mit hoher Wahrscheinlichkeit relevante Dokumente nicht identifizieren. Außerdem haben HTA-Berichte tendenziell eher weit gefasste Fragestellungen, z. B. Nutzenbewertung von Diagnostik und Therapie der Angina Pectoris. Solche Publikationen können nur mit einfachen, nicht aber mit differenzierten Suchstrategien gefunden werden. Gleichzeitig ist zu berücksichtigen, dass die Cochrane Library zwar mit MeSH-Terms recherchiert werden kann, man hier – wie auch in den übrigen überwiegend Sekundärliteratur enthaltenden Datenbanken – jedoch überwiegend im Freitextmodus arbeiten muss, um ein angemessenes Suchergebnis zu erhalten (Beispiel s. Tab. 14).

Die Verwendung eines Suchfilters für relevante Studientypen entfällt bei der Cochrane Library, da diese durch die Einschlusskriterien der jeweiligen Datenbanken bereits festgelegt sind. Bei den Datenbanken, die auch Primärliteratur enthalten, wie z. B. MEDLINE oder EMBASE, ist die Formulierung eines solchen Studientypfilters jedoch notwendig. Am einfachsten ist dies für PubMed, da hier die NLM ein sogenanntes Subset anbietet mit dem Namen „systematic". Verknüpft man die Ergebnisse der inhaltlichen Komponenten einer Recherche mit „AND systematic [sb]", erhält man die potenziell als systematische Reviews angesehenen Dokumente. Bei den anderen Datenbanken und anderen Suchoberflächen für MEDLINE muss ein solcher Sekundärstudienfilter explizit formuliert werden.

Vordefinierte Studienfilter

Für viele Studientypen, z. B. systematische Übersichtsarbeiten, randomisierte Studien, und inhaltliche Aspekte, z. B. ökonomische Studien oder Arbeiten zur Ethik, existieren weltweit viele vorgefertigte Suchfilter. Diese – häufig in einem bestimmten Kontext und für eine bestimmte Fragestellung entwickelten – Suchfilter sollten nie ungeprüft übernommen werden. Im Normalfall empfiehlt es sich, einen sehr sensitiven Filter (der vordefiniert sein kann und die maximal zu erwartende Trefferzahl liefert) und einen Filter mit hoher Präzision (der ebenfalls vordefiniert sein kann und die untere Grenze der zu erwartenden Treffer abbildet) anzuwenden, um den Range der zu erwartenden Treffer abschätzen zu können. Die der jeweiligen Fragestellung angemessen angepassten Suchfilter werden dann eine Trefferzahl liefern, die irgendwo zwischen diesen vorab ermittelten Grenzen liegt.

Recherchen in den weiteren – Sekundärliteratur enthaltenden Datenbanken – sind einfacher zu gestalten als in der Cochrane Library. In der Regel ist es sinnvoll, lediglich einzelne Suchbegriffe abzufragen. Nicht alle Datenbanken ermitteln bei Verwendung von Platzhaltern ein zuverlässiges Ergebnis.

Exkurs Platzhalter:

Jede der biomedizinischen Datenbanken und auch viele der Sekundärliteratur führenden Datenbanken – kennt sogenannte Platzhalter. Man bezeichnet diese Platzhalter auch als Wildcards oder Trunkierungszeichen. Platzhalter können – je nach Definition – ein oder beliebig viele Zeichen ersetzen, die entweder am Ende eines Suchwortes (=rechtsseitige Trunkierung) oder in der Mitte (=Maskierung) stehen. Lediglich DIMDI bietet die Option eines Platzhalters auch am Anfang eines Wortes (=linksseitige Trunkierung). Je nach Datenbankanbieter werden unterschiedliche Zeichen für die verschiedenen Arten von Platzhaltern verwendet – gebräuchlich sind „", „%", „?", „$" oder „#" (s. Tab. 14).*

5.4 Literaturrecherchen

Tab. 14 Beispielstrategie für Komponente 1 „Angina Pectoris" in der Cochrane Library:

(Alternative A: Hohe Präzision der Strategie)			(Alternative B: Hohe Sensitivität der Strategie)		
#	Hits	Suchtext	#	Hits	Suchtext
#1	3.416	MeSH Angina Pectoris explode all trees	#1	3.416	MeSH Angina Pectoris explode all trees
#2	3.271	angina:ti	#2	6.788	angina
#3	4.647	#1 OR #2	#3	6.788	#1 OR #2
Ergebnis			**Ergebnis**		
Cochrane Reviews:	17		Cochrane Reviews:	188	
DARE:	40		DARE:	128	
CENTRAL:	4.442		CENTRAL:	6.113	
Method Reviews:	0		Method Reviews:	2	
Method Studies:	6		Method Studies:	21	
HTA:	35		HTA:	62	
NHS EED:	97		NHS EED:	270	
Cochrane Groups:	0		Cochrane Groups:	4	

Primärstudien

Nachdem die Recherche zur Identifizierung von Sekundärliteratur abgeschlossen ist, kann die Suche in den überwiegend Primärliteratur enthaltenden Datenbanken beginnen. Hier bedient man sich in erster Linie der Schlagwortsuche.

Für jede berücksichtigte Datenbank, die über einen eigenen Thesaurus verfügt, muss eine eigene Suchstrategie entwickelt werden. Für die Datenbanken, die nur per Freitextsuche abgefragt werden können, ist die Bildung von Blöcken möglich. Wird ein Host verwendet, der multiple Datenbanken anbietet (z. B. DIMDI oder OVID) können Datenbanken mit einer Recherchestrategie parallel recherchiert werden, die in der gleichen Sprache erstellt wurden und die gleiche Ausführlichkeit der erfassten Datensätze haben (sogenannte Superbase-Recherchen). Datenbanken, die nur Titel enthalten, sollten nach Möglichkeit nicht vermengt werden mit Datenbanken, die auch Abstracts enthalten.

Der Aufbau der Recherchestrategie erfolgt – wie bei der Konzepterstellung vorgestellt – komponentenweise. Zunächst werden für jede der Komponenten alle vorhandenen Schlagwörter zusammengestellt (s. Kap. 5.4.4 „Recherchekonzept"). Zu prüfen ist im Rahmen der Schlagwortsuche, ob die Indexierung der Dokumente so vorgenommen wurde, dass alle relevanten Dokumente eingeschlossen sind. Tendenziell sind häufigere Erkrankungen oder bekanntere diagnostische und therapeutische Verfahren besser und differenzierter mit Thesaurusbegriffen indexiert als Dokumente zu seltenen Erkrankungen, wenig bekannten und neueren Technologien oder insbesondere methodische Arbeiten. Wegen der Fehleranfälligkeit der Verschlagwortung empfiehlt es sich, auch solche Begriffe, die eigentlich als Thesaurusbegriffe verfügbar sind, zusätzlich über eine Freitextformulierung in die Suchstrategie einzubinden (Beispiel s. Tab. 15).

Alle nicht per Thesaurus abgedeckten Begriffe bzw. Verknüpfungen mehrerer Begriffe sowie die kompletten Suchstrategien der Datenbanken, die über keinen Thesaurus verfügen, werden in einer den Inhalten einer Komponente angepassten Freitextsuche formuliert. Die einzelnen Suchschritte werden dabei möglichst einfach strukturiert und danach verknüpft. Dieses Vorgehen ist weniger fehleranfällig als die Konstruktion einer hochkomplexen Strategie mit vielen Klammerausdrücken und Operatoren innerhalb der Suchschritte. Auf diese Weise können die Ergebnisse der Datenbanken leichter auf Plausibilität überprüft werden, Eingabefehler werden schneller identifiziert und nicht zuletzt ist das Ergebnis stabiler, d. h. fehlerfreier.

Zusätzlich gilt es, bei der Erstellung einer Suchstrategie einige generelle Aspekte zu beachten, die zu fehlerhaften Ergebnissen – im Sinne einer zu geringen Sensitivität – führen können:

- laufende Änderungen in den Thesauruskatalogen und vordefinierten Feldeinträgen (im Publication Type-Feld in MEDLINE z. B. der Eintrag „Scientific Integrity Review" oder z. B. wurde in 2000 der MESH-Term „Chromosomal-Disorders-Nervous" eingeführt; 1966 bis 1999 wurden die entsprechenden Dokumente mit „Chromosome Abnormalities" oder „Nervous System Diseases/genetics" indexiert),
- unterschiedliche Schreibweisen eines Begriffs (z. B. „mould" oder „mold", „ageing" oder „aging"),
- Platzhalter bzw. Trunkierungen, die bei Recherchen im Freitext-Modus zu früh gesetzt werden, erfassen nicht zwingend alle tatsächlich relevanten Endungen (z. B. in PubMed werden – in alphabetischer Reihenfolge – die ersten 600 Endungen berücksichtigt; beliebte Suchbegriffe wie „cost*" oder „therap*" kennen sehr viele Begriffe mit diesem Wortstamm und werden deshalb mit diesen Platzhaltern nicht immer vollständig erfasst),
- nicht alle Felder eines Datensatzes werden automatisch im Freitextmodus durchsucht (siehe z. B. die vordefinierte Feldauswahl bei OVID oder das Feld „Publication Type (PT)" in MEDLINE, welches explizit adressiert werden muss, Einträge enthält wie „Meta-Analysis", „Controlled Clinical Trial", „Randomized Controlled Trial" usw. sowie eine exakte und vollständige Schreibweise verlangt),
- unterschiedliche Aktualität und Ausführlichkeit der Datensätze in den einzelnen Datenbanken für die gelisteten Dokumente. Neue Publikationen (noch nicht vollendete Datensätze) und nicht-englischsprachige Dokumente z. B. in PubMed haben (da nur Titel und kein Abstract verfügbar) in komplexen Recherchen eine geringere Chance aufgefunden zu werden, als ältere und englischsprachige Dokumente (je länger ein Abstract, desto größer die Wahrscheinlichkeit der Identifizierung – bei gleicher inhaltlicher Relevanz).

Um bereits existierende systematische Übersichtsarbeiten zur Fragestellung für die Suche nach Primärliteratur optimal nutzen zu können, sollte die systematische Literaturrecherche hierarchisch erfolgen. Wenn die Recherchen nach hochwertiger Sekundärliteratur beginnt – also systematische Reviews und HTA-Berichte, Meta-Analysen und evidenzbasierte Leitlinien – zuerst identifiziert werden, können ergänzend und aufbauend auf gefundene, geprüfte und qualifizierte systematische Übersichtsarbeiten – d. h. nur für fehlende Zeiträume, nicht berücksichtigte Sprachen, inhaltliche Aspekte usw. – dann biomedizinische und (falls für das Thema vorhanden) fachspezifische Datenbanken im Hinblick auf hochwertige und relevante Primärstudien durchsucht werden. Ein solches Vorgehen ist zeit- und Ressourcen sparend, aber nicht immer anerkannt. Trifft letzteres zu, muss die Primärliteratur ungeachtet vorliegender systematischer Übersichtsarbeiten in vollem Umfang und für den gesamten definierten Recherchezeitraum identifiziert werden (s. Tab. 15).

5.4 Literaturrecherchen

Tab. 15 Beispielstrategie für Komponente 3 „Koronarangioplastie" in PubMed:

(Alternative A: Hohe Präzision der Strategie)			(Alternative B: Hohe Sensitivität der Strategie)		
#	Hits	Suchtext	#	Hits	Suchtext
#1	19.007	„Angioplasty, Transluminal, Percutaneous Coronary"[MeSH]	#1	19.007	„Angioplasty, Transluminal, Percutaneous Coronary"[MeSH]
#2	6.798	Coronar* [ti] AND Angioplast* [ti]	#2	27.910	Coronar* AND Angioplast*
#3	54	Coronar* [ti] AND Balloon Dilatation* [ti]	#3	1.331	Coronar* AND Balloon Dilatation*
#4	935	PTCA [ti]	#4	20.783	PTCA
#5	21.244	#12 OR #16 OR #17 OR #18	#5	173	PTA AND coronary AND transluminal
			#6	23.947	„Angioplasty"[MeSH] AND coronary
			#7	29760	#1 OR #2 OR #3 OR #4 OR #5 OR #6

Ökonomische Studien

Für die systematische Identifizierung von ökonomischen Studien müssen Änderungen im Recherchekonzept zur medizinischen Wirksamkeit vorgenommen werden. Da die nach Komponente 5 aus dem obigen Beispiel (s. Kapitel 5.4.4 „Recherchekonzept") recherchierten Studientypen ungeeignet sind für eine Bewertung der ökonomischen Effizienz einer Technologie, kann diese Komponente 5 entfallen bzw. ersetzt werden durch einen „Ökonomie-Filter"; während alle anderen Komponenten bleiben wie gehabt. Inwieweit Komponente 6 sinnvoll ist oder verändert werden muss, hängt von den Rahmenbedingungen ab. Wenn sich die Finanzierungsregelungen oder andere relevante Bedingungen grundlegend verändert haben, wie z. B. beim Zahnersatz in Deutschland, sind hier entsprechend andere Zeiträume einzusetzen.

Relevante Datenbanken für ökonomische Studien sind neben den großen biomedizinischen Datenbanken auch ökonomische Spezialdatenbanken. Die NHS EED ist – als wichtigster Vertreter dieser Kategorie – enthalten in der Cochrane Library. Da bei der Recherche in der Cochrane Library die Komponente 5 „Studientyp" ohnehin nicht berücksichtigt wird, können die Ergebnisse zu ökonomischen Studien direkt und ohne weiteren Aufwand aus der Cochrane Library gelesen und in einer separaten Datei gespeichert werden.

Insgesamt sind die folgenden Datenbanken zusätzlich zu den großen biomedizinischen Datenbanken empfehlenswert für die Identifizierung ökonomischer Literatur:
- NHS EED
- ECONLIT
- HEED.

Da die Zugangskosten zur Datenbank HEED sehr hoch sind, wird diese Datenbank häufig nicht berücksichtigt. Pharmaökonomische Leitlinien sind auch über die ISPOR recherchierbar [http://www.ispor.org/].

Bei der Erstellung der Recherchestrategien ist zu unterscheiden, ob in einer biomedizinischen oder in einer ökonomischen Datenbank recherchiert werden soll. In den großen biomedizinischen Datenbanken erfolgt die Suche analog zur Recherche nach Dokumenten zur medizinischen Wirksamkeit. Für die inhaltlichen Komponenten (insbesondere für die

Komponente „Problem") wählt man im Zusammenhang mit der Identifizierung von ökonomischen Studien eher eine sensitive als eine präzise Strategie.

Für die Komponente „Ökonomie-Studien" muss eine eigene Strategie – analog dem oben beschriebenen Vorgehen entwickelt werden. Ökonomische Suchfilter sind mit unterschiedlicher Sensitivität und Präzision vordefiniert verfügbar (z. B. von der InterTASC Information Specialists' Sub-Group unter http://www.york.ac.uk/inst/crd/intertasc/econ.htm). Der Einsatz eines Suchfilters mit hoher Sensitivität und eines mit hoher Präzision in Verknüpfung (logisches AND) mit den inhaltlichen Komponenten (möglichst wenige, um nicht zu viele (nicht erfüllbare) Bedingungen für die zu identifizierenden Studien zu fordern) ergibt eine Einschätzung der tatsächlich zu erwartenden Dokumente. Entsprechend kann dann der themenspezifisch eingesetzte Ökonomie-Filter modifiziert werden.

Wie bei der Recherche zur medizinischen Wirksamkeit setzt sich der Ökonomiefilter aus Thesaurusbegriffen und Freitextformulierungen zusammen. Eine auf eine hohe Präzision der Strategie ausgerichtete Formulierung kann folgendermaßen lauten:

Beispiel für eine Komponente „Ökonomie-Studien" mit hoher Präzision (PubMed):

#	Suchtext
#1	„Economics"[MeSH] OR „economics" [Subheading]
#2	„Efficiency, Organizational"[MeSH]
#3	cost* [ti] OR econom* [ti] OR burden of disease* [ti] OR burden of illness [ti] OR efficien* [ti]

Bei den ökonomischen Fachdatenbanken ist es eher unangebracht, zu differenzierte Abfragen vorzunehmen. Jede AND-Verknüpfung erhöht die Wahrscheinlichkeit, tatsächlich vorhandene relevante Dokumente nicht zu identifizieren. Ergebnisse ökonomischer Evaluationen sind häufig auch in den Datenbanken und sonstigen Quellen „grauer Literatur" enthalten.

Studien zu ethischen Aspekten

Wie bei der Identifizierung von Studien zur ökonomischen Evaluation einer Technologie, muss auch für die Identifizierung von Studien zu ethischen Aspekten eine Modifikation des Recherchekonzeptes erfolgen. Systematische ethische Diskurse haben den Charakter von qualitativen Studien. Sie werden in spezifischen Fachzeitschriften, häufig aber auch als Monografien oder Projektberichte publiziert. Gelegentlich enthalten HTA-Berichte Analysen und Diskussionen ethischer Implikationen eines Technologiegebrauchs. Noch seltener werden ethische Aspekte einer Technologie im Kontext von randomisierten oder überhaupt von klinischen Studien diskutiert.

Für das Recherchekonzept bedarf es zumeist einer Vereinfachung und einer Erhöhung der Sensitivität über die inhaltlichen Recherchekomponenten (Komponenten „Problem", „Intervention" und „Vergleichsintervention"), wobei deren Anzahl auf das notwendige Mindestmaß beschränkt werden sollte. Der für die medizinische Wirksamkeit definierte Zeitrahmen muss/sollte häufig ausgeweitet werden.

Relevante Datenbanken sind für ethische wie rechtliche Aspekte die großen biomedizinischen Datenbanken wie MEDLINE und EMBASE. Darüber hinaus gibt es fachspezifische Datenquellen. Zu empfehlen ist für die Identifizierung von Publikationen zu ethischen Aspekten die Berücksichtigung insbesondere von:

- Euroethics
- ERIC
- ETHMED

Wichtig sind im Bereich der Identifizierung von Publikationen zu ethischen Aspekten die Monografiedatenbanken, „graue Literatur" und

5.4 Literaturrecherchen

auch die Webseiten der mit Ethik befassten Institutionen.

Zur Erstellung einer Suchstrategie „Ethische Aspekte" geht man analog dem Vorgehen zur Suche nach ökonomischen Studien vor. Es werden die verfügbaren Thesaurusbegriffe identifiziert und ergänzt um die entsprechenden Freitextbegriffe. PubMed bietet zusätzlich ein Subset „Bioethics" an, welches eine Identifizierung von potenziell relevanten Dokumenten in nur einem Suchschritt gestattet.

Eine Beispielstrategie kann also z. B. folgendermaßen aussehen:

Komponente „Angina Pectoris"

#	Hits	Suchtext
#1	33.304	„Angina Pectoris"[MeSH]
#2	14.132	Angina [ti]
#3	34.621	#1 OR #2

Komponente „Ethik"

#	Hits	Suchtext
#4	205.590	bioethics[sb]
#5	103.525	„Ethics"[MeSH]
#6	6.314	„Social Justice"[MeSH]
#7	50.263	„Health Services Accessibility"[MeSH]
#8	10.265	„Freedom"[MeSH]
#9	2.699	„Altruism"[MeSH]
#10	26.101	„Informed Consent"[MeSH]
#11	53.444	„Quality of Life"[MeSH]
#12	28.859	„Morals"[MeSH]
#13	58.824	quality of life [ti] OR informed consent [ti] OR altruism* [ti] OR freedom [ti] OR accessibility [ti] OR social justice [ti] OR ethic* [ti] OR moral* [ti]
#14	2.527	beneficence* [ti] OR autonomy [ti]
#15	305.251	#4 OR #5 OR #6 OR #7 OR #8 OR #9 OR #10 OR #11 OR #12 OR #13 OR #14

Komponente „Angina Pectoris" AND Komponente „Ethik"

#	Hits	Suchtext
#16	473	#3 AND #15

Die Identifizierung von Dokumenten zu ethischen Aspekten einer medizinischen Technologie ist zum Teil aufwendig und bedarf – je nach Thema – möglicherweise größerer Modifikationen des vorliegenden Recherchekonzeptes oder der ausgearbeiteten Suchstrategien. Zu möglichen Lösungsansätzen bei einem unzureichenden oder auch zu umfangreichen Suchergebnis vgl. Droste et al. 2003.

Studien zu rechtlichen Aspekten

Methodische Überlegungen zur Berücksichtigung rechtlicher Aspekte in der Technologiebewertung liegen nur wenige vor. Grundlagenarbeiten zur Definition von Recht und HTA, die auch für die Erstellung eines Recherchekonzepts und von Suchstrategien hilfreich sind, stellen die Übersichtsarbeiten von Hart [Hart 2004 und 2001] dar.

Der Bereich „rechtliche Aspekte" umfasst dabei einerseits die *rechtlichen Grundlagen* bzw. den rechtlichen Hintergrund für den allgemeinen Einsatz einer Technologie (z. B. rechtliche Grundlage für eine allgemeine Fluoridierung des Trinkwassers), andererseits *rechtliche Implikationen* der Technologieanwendung bei bestimmten Gruppen oder Individuen (z. B. Erteilung eines „informed consent" zu einer medikamentösen Behandlung bei nichteinwilligungsfähigen Demenzkranken). Entsprechend ist auch bei der Informationsgewinnung zu unterscheiden. Bei den rechtlichen Grundlagen einer Technologiebewertung ist nur das deutsche Recht oder das Recht der europäischen Union wirksam. Deshalb sind relevante Dokumente zu diesem Bereich in den großen biomedizinischen Datenbanken kaum zu identifizieren. Jedoch bietet das Institut für Gesundheits- und Medizinrecht der Universität Bremen eine Literaturauswertung an [http://www.igmr.uni-bremen.de/]. Als Datenbank ist insbesondere „JURIS" eine wichtige Informationsquelle. Von Interesse sind häufig auch patentrechtliche Grundlagen. Hierzu bestehen die deutsche und europäische Patentdatenbank [s. unter http://www.dpma.de/suche/patentdatenbanken.html]. Die technologiespezifischen rechtlichen Grundlagen, wie das Medizinproduktegesetz oder das Arzneimittelrecht sowie die ggf. betroffenen Richtlinien der gesundheitlichen Selbstverwaltung sind insbesondere bei den Verantwortlichen direkt recherchierbar, also beim Bundesministerium der Justiz oder beim Gemeinsamen Bundesausschuss etc.

Bezüglich der rechtlichen Implikationen – nicht der rechtlichen Grundlagen – können auch in den biomedizinischen Datenbanken relevante Dokumente identifiziert werden. In MEDLINE bestehen beispielsweise die Thesaurusbegriffe „Third-Party Consent", „Jurisprudence", „legislation and jurisprudence [Subheading]", „Legislation", „legislation [Publication Type]". Für diesen Bereich gelten die gleichen Regeln zur Erstellung von Suchstrategien wie bei der Identifizierung von Dokumenten zu ethischen Aspekten. Deshalb sei an dieser Stelle auf die dortigen Ausführungen verwiesen.

Studien zur Sicherheit

Eine umfassende Technologiebewertung beinhaltet auch die Berücksichtigung der Sicherheit einer Technologie. Sicherheit bedeutet hier vor allem das Auftreten von unerwünschten Wirkungen. Insbesondere in der Medizintechnik oder im Bereich der Arzneimittel sind diese Aspekte wichtig. Für die Informationsgewinnung stellen sie eine eigene Rubrik dar, da zwar die identifizierte Sekundärliteratur zu diesem Punkt Aussagen machen sollte, die zur medizinischen Wirksamkeit identifizierte Primärliteratur jedoch selten geeignet ist, valide Informationen zu dieser Fragestellung zu liefern. So sind beispielsweise die Studienpopulationen von randomisierten kontrollierten Studien meist zu klein und die Studiendauer zu kurz, um seltene unerwünschte Ereignisse oder Spätfolgen mit einer statistisch akzeptablen Sicherheit zu erfassen. Hierfür werden Daten aus großen Anwendungsbeobachtungen gebraucht.

Die Anpassung der Suchstrategie ist daher unumgänglich. Konkret wird beim Recherchekonzept die Komponente 5 „Studientyp" weggelassen und ersetzt durch eine Komponente „Safety". Als Informationsquellen dienen dabei dieselben Literaturdatenbanken wie zur medizinischen Wirksamkeit.

Die Entwicklung der Komponente „Safety" erfolgt in bekannter Weise: Es werden zunächst die zugehörigen Thesaurusbegriffe in den Datenbanken identifiziert und durch Freitextbegriffe ergänzt. Wie umfassend diese Freitextergänzung erfolgt, hängt von dem Ziel der Recherche - also hohe Präzision oder hohe Sensitivität – ab. Hochsensitive Suchstrategien produzieren zumeist extrem umfangreiche Ergebnisse (zu Suchstrategien zur Sicherheit siehe auch Golder et al. 2006).

Beispielstrategie für die Komponente „Safety" in PubMed:

#	Hits	Suchtext
#1	1.153.030	„adverse effects"[Subheading]
#2	214.330	„toxicity"[Subheading]
#3	14.720	„Drug Toxicity"[MeSH]
#4	2.786	„Adverse Drug Reaction Reporting Systems"[MeSH]
#5	28.770	„Drug Hypersensitivity"[MeSH]

5.4 Literaturrecherchen

#	Hits	Suchtext
#6	5.919	„Product Surveillance, Postmarketing"[MeSH]
#7	93.504	safe [ti] OR safety [ti] OR side-effect* [ti] OR undesirable effect* [ti] OR treatment emergent* [ti] OR toleabilit* [ti] OR toxicity [ti] OR ADRS [ti]
#8	12.751	adverse [ti] OR unjurious [ti] OR undesirable [ti]) AND (effect* [ti] OR reaction* [ti] OR event* [ti] OR outcome* [ti])
#9	1.204.027	#1 OR #2 OR #3 OR #4 OR #5 OR #6 OR #7 OR #8

Sofern es sich nicht um eine Arzneimittelbewertung handelt, sind die im obigen Beispiel eingefügten entsprechenden Thesaurusbegriffe zu entfernen.

Wichtige Informationen zur Sicherheit von Arzneimitteln und Medizinprodukten sind darüber hinaus von der FDA und der WHO erhältlich sowie administrativen Datenbanken und Registern zu entnehmen. Hier gestaltet sich der Identifizierungsprozess jedoch sehr zeitaufwendig.

5.4.7 Durchführung der Recherche

Nachdem alle Suchstrategien für die zu durchsuchenden Datenbanken erstellt und auch an die Sprache/Syntax der jeweiligen Datenbank angepasst wurden, kann die tatsächliche Durchführung der Recherche erfolgen. Dabei sind einige allgemeine Regeln zu beachten:

- Einige Datenbankanbieter bieten zusätzliche Verknüpfungsoperatoren an. Dies sind insbesondere solche, die die Präzision eines Suchergebnisses erhöhen. Es sind Operatoren, wie z. B. NEAR, NEXT, ADJACENT etc. die den Abstand zwischen zwei oder mehreren Suchbegriffen zu definieren vermögen. Dies sollte bei der Übertragung der Suchstrategie in die jeweilige Datenbanksyntax beachtet werden.
- Die großen Datenbankanbieter wie z. B. DIMDI oder OVID bieten die gleichzeitige Suche in mehreren bzw. vielen Datenbanken an, sogenannte Superbase-Recherchen. Empfehlenswert ist aber zur optimalen Nutzung der Möglichkeiten einzelner Datenbanken, jede Datenbank einzeln zu durchsuchen. Manche Thesaurusbegriffe sind in den Datenbanken unterschiedlich definiert. Eine unkorrekte Nutzung von Thesaurusbegriffen kann zu einer größeren Zahl an Fehltreffern führen bzw. zum Verlust relevanter Treffer.
- Wird eine sogenannte Superbase-Recherche durchgeführt (Vorsicht!), können am Ende der Recherche über eine automatische Dublettenentfernung die Ergebniszahlen teilweise deutlich reduziert werden, was ggf. Kosten reduziert.
- Bei einigen kostenpflichtigen Datenbanken, die pro „heruntergeladenen" Datensatz abrechnen, kostet nicht nur der Export von Datensätzen Geld, sondern auch das Ansehen am Bildschirm (häufig sind nur Titel zur Ansicht kostenfrei)!
- Es ist durchaus möglich, die Suchstrategien für eine Fragestellung – unter Beachtung von Klammerregeln und logischen Operatoren – in eine einzige Eingabezeile zu fassen, jedoch ist das Verfahren hochgradig fehleranfällig. Günstiger ist die Verwendung einzelner Suchschritte und Kombination der Ergebnisse mittels Operatoren.
- Die Durchführung einer umfangreichen Recherche nimmt viel Zeit in Anspruch und erfordert erhebliche Rechnerkapazitäten. Abgekürzte und vereinfachte Strategien gehen allerdings fast immer mit einem Verlust an Sensitivität und/oder Präzision einher, sodass nach Möglichkeit darauf verzichtet werden sollte.
- Erst nachdem die Recherchen in den elektronischen Datenbanken abgeschlossen sind, erfolgt eine Handsuche wie oben beschrieben.

5.4.8 Aufbereitung des Recherche-Ergebnisses

Die in den unterschiedlichen Datenbanken ermittelten, potenziell relevanten Dokumente sollten als kompletter Datensatz gespeichert und in ein Literaturverwaltungsprogramm (z. B. Reference Manager®, EndNote®, RefWorks®) importiert werden. Hierfür gibt es unterschiedliche Wege. Bei OVID beispielsweise ist eine direkte, automatische Übertragung über eine entsprechende Schnittstelle in die großen Literaturverwaltungsprogramme möglich.

Bei anderen Datenbankanbietern werden für den automatischen Import sogenannte „Importfilter" gebraucht, die, integriert in das Literaturverwaltungsprogramm, die Erkennung von datenbankspezifischen Referenzformaten und die korrekte Übertragung der Datensätze ermöglichen. Auf den Webseiten der oben genannten Literaturverwaltungsprogramme, aber auch von vielen Datenbankanbietern werden diese „Importfilter" zum Download bereitgestellt. Ein zumeist aufwändiges Prozedere ist die Anpassung von Importfiltern der Literaturverwaltungsprogramme an die individuellen Erfordernisse des Nutzers. Da diese Aufgabe jedoch im Idealfall nur einmal durchgeführt werden muss, lohnt sich i. d. R. der Arbeitseinsatz. Durch eine manuelle Optimierung der Importfilter (z. B. Nutzung gegebener Korrekturoptionen für Fehler/unterschiedliche Schreibweisen etc. in der Quelldatenbank) im Filtereditor (Reference Manager), lässt sich bei der späteren Aufbereitung der Datensätze viel Zeit sparen.

Nicht alle Datenbanken bieten automatisch eine Speicherung in einem Datenbankformat (mit Feldnamen=Field Tags) an. Diese Datensätze müssen manuell in die Literaturverwaltung übertragen werden.

Sind alle Datensätze aus den Recherchen in eine Literaturdatenbank importiert, beginnt das Verfahren der Dublettenkontrolle. Da für die Erstellung eines HTA-Berichtes zumeist viele unterschiedliche Datenbanken – deren Datensätze von unterschiedlicher Qualität sind – berücksichtigt werden, sind nach dem Import immer Dokumente doppelt vorhanden. Dies wird verursacht durch unterschiedliche Formatierungen der Felder der Quelldatenbanken, Eingabefehlern in den Quelldatenbanken, aber auch durch Unzulänglichkeiten der Importfilter usw. Die Dublettenkontrolle – empfehlenswert ist eine manuelle Dublettenkontrolle – kann so erfolgen, dass einmal die Autorenfelder alphabetisch sortiert werden und dann im Listenformat nach doppelten Datensätzen gesucht wird (die Seitenangaben stellen die zuverlässigste und schnellste Prüfung dar). Sind die so entdeckten Dubletten entfernt, empfiehlt sich eine Sortierung nach dem Titel und eine nochmalige Durchsicht und Dublettenentfernung.

Außer Dubletten werden keine Dokumente aus der Literaturdatenbank gelöscht!

Erstes Screening

Nachdem die Literaturdatenbank dublettenbereinigt ist, kann das erste Screening durchgeführt werden. Dafür werden die erstellten Dateien an die jeweiligen Bearbeiter (HTA-Autoren) weitergeleitet. Die Bearbeiter (nach Möglichkeit zwei unabhängig voneinander arbeitende Personen) liefern die Dateien nach Sichtung der Abstracts unter Beachtung definierter Ein- und Ausschlusskriterien mit einem entsprechenden Eintrag für jedes Dokument an das Informationsmanagement zurück (i. d. R. wird im ersten Screening nur ein Eintrag vorgenommen – definitiver Ausschluss bzw. potenzieller Einschluss). Alle im ersten Screening nicht definitiv ausgeschlossenen Dokumente werden im Volltext beschafft (s. u.). Weiterhin werden ihre Eintragungen in der Datenbank bereinigt. Fehler in den einzelnen Eingabefeldern (Autoren, Titel, Zeitschriftenname, Jahrgang, Heftnummer und Seitenzahlen müssen so korrigiert werden, dass bei Verwendung des vereinbarten Formatierungsstils die Referenzen kor-

5.4 Literaturrecherchen

rekt formatiert ausgegeben werden. Spanische oder deutsche Autorennamen, nicht-englischsprachige Titel und insbesondere Referenzen aus der Cochrane Library oder zu HTA-Berichten sind (fast) immer zu korrigieren. Sind mehrere Personen an dieser Fehlerbereinigung beteiligt, empfiehlt sich immer die Anfertigung einer Ausfüllanleitung für die einzelnen Datenbankfelder. Üblich ist bei der Erstellung von HTA-Berichten die Verwendung des Vancouver-Styles. Entsprechende Dokumentationen der Formatierungsregeln dieses „Outputstyles" finden sich im Internet [z. B. http://www.lib.monash.edu.au/tutorials/citing/vancouver.html].

Zweites Screening

Anhand der Volltexte wird von den Berichterstellern in einem zweiten Selektionsschritt anhand von vorformulierten Ein- und Ausschlusskriterien endgültig entschieden, welche der beschafften Dokumente in die systematische Literaturauswertung einbezogen werden. Das Ergebnis des zweiten Screenings wird wiederum in die Literaturdatenbank eingetragen. Es muss anhand der Literaturdatenbank möglich sein, für alle recherchierten Dokumente den Verbleib im Selektionsprozess nachvollziehen zu können.

> Während des Berichterstellungsprozesses sollte beim Informationsmanagement immer eine Datei vorliegen, in der die Ergebnisse des Selektionsprozesses für die identifizierte Literatur gespeichert sind.

5.4.9 Update-Recherchen

Der Prozess der Berichterstellung kann sich über viele Monate erstrecken. Nicht ungewöhnlich ist es, wenn zwischen dem Prozess der Informationsgewinnung und dem Vorliegen des fertigen Berichtes ein Jahr liegt. Aus Gründen der Aktualität eines Berichtes ist es daher erforderlich, sogenannte „Update-Recherchen" durchzuführen. Diese Recherchen sind so gestaltet, dass sie nur diejenigen Dokumente identifizieren, die nach der initialen Recherche in die Datenbanken aufgenommen wurden. Es werden also dieselben Suchstrategien durchgeführt, unter zusätzlicher Berücksichtigung des Datums der Eingabe eines Dokumentes in die recherchierte Datenbank. Fast alle Datenbanken führen ein solches Datenfeld; es wird nur jeweils unterschiedlich bezeichnet. In manchen Datenbanken heißt es „Entry date" und erwartet die Eingabe eines Tagesdatums, in einigen anderen Datenbanken heißt es „Entry week" und es wird die Eingabe der betreffenden Kalenderwoche erwartet.

Um Update-Recherchen mit einem geringen Zeitaufwand und weitgehend automatisiert durchführen zu können, sollten die Strategien der initialen Recherchen bei den Datenbankanbietern abgespeichert werden. Dies ist mittlerweile bei allen Datenbankanbietern möglich. Bei der Angabe des Eingabedatums in die Datenbank sollte eine Überschneidung von etwa 2 Wochen berücksichtigt werden.

Eine Alternative oder auch Ergänzung zur Update-Recherche bieten die „Alert"-Funktionen vieler Datenbankanbieter. Nach Einrichtung eines „AutoAlerts" bei z. B. OVID erhält man entsprechend der eingetragenen Optionen regelmäßig automatisch per E-Email die neu in die Datenbank/en aufgenommenen Datensätze zugeschickt. Lediglich eine Dublettenelimininierung wird bei diesem automatisierten Prozess nicht vorgenommen.

Werden im Rahmen der Update-Recherche Fehler oder nicht berücksichtigte Begriffe identifiziert, sollten diese bereinigt werden – auch wenn dadurch die ursprünglichen Suchstrategien verändert werden.

Die Ergebnisse der Update-Recherche müssen denselben Selektionsprozess durchlaufen wie die ursprünglichen Rechercheergebnisse. Die Rechercheergebnisse und Ergebnisse des Selektionsprozesses müssen dokumentiert und in ein evtl. angefertigtes Flussdiagramm nachgetragen werden.

5.4.10 Dokumentation und Kommunikation des Recherchekonzeptes und der Suchstrategien einschl. Ergebnisse

Dokumentation

Ein vielfach in seiner Bedeutung unterschätzter Bereich des Wissens- und Informationsmanagements stellt die Dokumentation des Prozesses der Informationsgewinnung dar. Eine unzureichende Dokumentation der Suchstrategien und Suchergebnisse kann leicht die Wiederholung einer Recherche erfordern. Im HTA-Bericht sollten folgende Informationen enthalten sein:
- Darlegung des Recherchekonzeptes,
- Name der recherchierten Datenbank/en,
- Name des Datenbankanbieters,
- Recherchezeitraum,
- Datum der Recherche (Woche oder Monat reicht hier i. d. R.),
- Protokollierung der Suchen und differenzierte Angabe der Ergebnisse je Datenbank bzw. Datenbankgruppe, idealerweise als Tabelle (Beispiel s. Tab. 16)
- Darlegung der Ergebnisse des Selektionsprozesses, idealerweise als Flussdiagramm (Beispiel s. Abb. 10)

Bei der Darstellung der Dokumentation der Informationsgewinnung ist einerseits darauf zu achten, dass die durchgeführten Suchstrategien mit den tatsächlichen Ergebnissen vollständig und darüber hinaus auch im Layout so gestaltet sind, dass ein Nicht-Experte die Dokumentation nachvollziehen kann.

Die Dokumentation des unter dem Kapitel 5.4.6 „Studien zu ethischen Aspekten" angeführten Beispiels würde sich folgendermaßen gestalten:

Tab. 16 Rechercheprotokoll

#	Hits	Suchtext
#1	33.304	„Angina Pectoris"[MeSH]
#2	14.132	Angina [ti]
#3	34.621	#1 OR #2
#4	205.590	bioethics[sb]
#5	103.525	„Ethics"[MeSH]
#6	6.314	„Social Justice"[MeSH]
#7	50.263	„Health Services Accessibility"[MeSH]
#8	10.265	„Freedom"[MeSH]
#9	2.699	„Altruism"[MeSH]
#10	26.101	„Informed Consent"[MeSH]
#11	53.444	„Quality of Life"[MeSH]
#12	28.859	„Morals"[MeSH]
#13	58.824	quality of life [ti] OR informed consent [ti] OR altruism* [ti] OR freedom [ti] OR accessibility [ti] OR social justice [ti] OR ethic* [ti] OR moral* [ti]
#14	2.527	beneficence* [ti] OR autonomy [ti]
#15	305.251	#4 OR #5 OR #6 OR #7 OR #8 OR #9 OR #10 OR #11 OR #12 OR #13 OR #14
#16	473	#3 AND #15

5.4 Literaturrecherchen

Recherchekonzept

Komponente 1		Komponente 2		Komponente 3
Angina Pectoris	AND	Ethische Aspekte	AND	Zeitraum 1966–2006

Dokumentation der Suchstrategie mit Ergebnissen

Name der Datenbank/en: MEDLINE
Name des Datenbankanbieters/der Suchoberfläche: NLM PubMed
Recherchezeitraum: 1966–2006
Datum der Recherche: 20.07.2006 (s. Tab. 16 und Abb. 10)

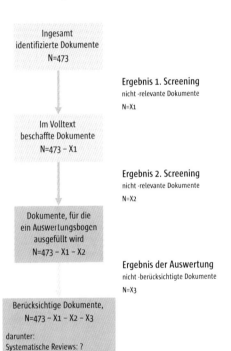

Abb. 10 Selektionsprozess

Kommunikation

Der Prozess der Informationsgewinnung ist nicht nur transparent zu dokumentieren, sondern auch dem Auftraggeber und/oder den beteiligten Projektmitarbeitern zu kommunizieren und zu präsentieren. Da es sich bei den Adressaten i. d. R. nicht um Experten in Sachen Literaturrecherche und -management handelt, ist hier im Sinne einer kundenorientierten Darstellung großer Wert auf die Allgemeinverständlichkeit der präsentierten Inhalte zu legen.

Für die Präsentation eignet sich in besonderer Weise die Anfertigung einer Präsentation z. B. mit MS PowerPoint. Hier kann schrittweise das Recherchekonzept erläutert (auch ein etwas komplexeres Konzept) und die einzelnen Komponenten nacheinander eingeführt und einzeln erläutert werden. Zur Umsetzung des Konzeptes in die realisierten Recherchestrategien ist die Ergänzung durch Hintergrundinformationen hilfreich. Insbesondere ein Hinweis auf die Möglichkeit unterschiedlicher – gleichermaßen akzeptabler – Umsetzungsmöglichkeiten eines Konzeptes in Suchstrategien erleichtert das Verständnis für Nichtexperten. Für die Präsentation der Recherche-Ergebnisse ist insbesondere eine strukturierte, nicht zu lange Darstellung, in der klar die einzelnen Komponenten aus dem Konzept wieder erkennbar sind, von Bedeutung. Zur Erstellung eines Flussdiagramms ist die Verwendung eines einfachen Mindmapping-Programms hilfreich.

5.4.11 Beschaffung der Literatur

Der klassische Weg der Dokumentbeschaffung, die Bestellung von Papierkopien, verliert zugunsten elektronischer Dokumente immer mehr an Bedeutung. Nicht zuletzt, weil elektronische Dokumente kommunikations- und verwaltungstechnisch einfacher handhabbar sind. Auf Papierkopien, die anschließend durch Scannen in ein elektronisches Format umgewandelt werden, wird lediglich zurückgegriffen, wenn ein umfangreicher, vor Ort verfügbarer Bibliotheksbestand einen kostengünstigen Zugriff erlaubt. Die Beschaffung von Kopien über den klassischen Fernleihverkehr wird man, auch aufgrund langer Lieferfristen, heute nur noch in Ausnahmefällen wählen.

In der Regel werden Aufsatzkopien in elektronischer Form beschafft. Hierzu kommen mehrere Möglichkeiten in Frage:
- Die Zeitschrift ist kostenfrei im Internet verfügbar [z. B. http://www.freemedicaljournals.com, http://www.pubmedcentral.gov/, http://rzblx1.uni-regensburg.de/ezeit, http://www.biomedcentral.com/].
- Die Bibliothek bzw. der örtliche Uni-Campus verfügen über ein Online-Abonnement.
- Per kostenpflichtigem Lieferdienst (z. B. subito, infotrieve etc.). Hier liegen die Kosten für die Bestellung eines Aufsatzes (von max. 20 Seiten) bei mindestens 5 Euro.

Wartezeiten, die länger sind als die Bearbeitungszeit eines Health Technology Assessments – in der Vergangenheit ein ernstzunehmendes Problem – spielen heute nur noch in Ausnahmefällen bei kleineren ausländischen Zeitschriften eine Rolle. Größer ist allerdings das Problem der Beschaffung von vorab elektronisch publizierten und in den Datenbanken bereits gelisteten Dokumenten (Datenbankeintrag: epub ahead print). Die Beschaffungskosten für diese Dokumente sind – sofern kein Online-Abonnement vorliegt – extrem hoch (zwischen 30 und 70 Euro je Volltextdokument).

Auch viele Monografien sind inzwischen über die Lieferdienste, wie z. B. subito, beschaffbar, sodass auch in diesem Bereich die Bedeutung der klassischen Fernleihe abnimmt. „Graue Literatur" ist häufig kostenfrei über das Internet beschaffbar. Berichte der HTA-Institutionen werden – abgesehen von wenigen Ausnahmen – als pdf-Dokumente bereitgestellt. Auch Leitliniendokumente sind in aller Regel frei im Internet verfügbar (s. Tab. 17).

5.4.12 Qualitätssicherung der elektronischen Literaturrecherchen

Eine aussagefähige Qualitätskontrolle der (elektronischen) Literaturrecherchen kann erst nach der Berichterstellung erfolgen, da die Qualitätsparameter „Sensitivität" (auch Recall genannt) und „Präzision" erst bestimmt werden können, wenn der „Goldstandard" – die tatsächlich existierenden relevanten Publikationen, d. h. also auch die in den elektronischen Recherchen nicht identifizierten, aber relevanten Publikationen – bekannt sind. Für die Berechnung von Sensitivität und Präzision der Suchstrategien wird eine klassische Vierfeldertafel erstellt (s. Tab. 18).

Es ergibt sich für die Sensitivität:

$$\text{Sensitivität} = \frac{A}{A + C}$$

Es ergibt sich für die Präzision:

$$\text{Präzision} = \frac{A}{A + B}$$

Beide Werte werden in Prozentzahlen (%) angegeben.

5.5 Software zur Literaturverwaltung

Ein angemessenes Management der identifizierten Informationen ist unabdingbare Voraussetzung für die professionelle und termingerechte Erstellung eines Health Technology Assessments. Ziele sind
- eine optimierte Organisation und Kommunikation der identifizierten Informationen,
- ein ressourcensparender Prozess der Berichterstellung,
- eine transparente und nachvollziehbare Offenlegung aller Schritte im Recherche- und Selektionsprozess.

5.5 Software zur Literaturverwaltung

Tab. 17 Kopier- und Fernleihdienste für Zeitschriftenaufsätze und Monografien (alle kostenpflichtig)

Dienste	Art	Lieferzeit
ZB Med Dokument Lieferdienst	Aufsätze, Monografien	Normalbearbeitung: ca. 7 Tage Eildienst: 24 Stunden (Werktags)
GBV direkt/Subito Lieferdienst der Bibliotheken online	Aufsätze Monografien	Normaldienst 3 Werktage, Eildienst 1 Werktag
Auslandsbestellung British Library ■ NLM (Loansome Doc)	Aufsätze, Monografien Aufsätze	— — —
webis	Aufsätze, Monografien	Normaldienst 3 Werktage, Eildienst 1 Werktag
Die Deutsche Nationalbibliothek	Aufsätze, Monografien	72 Stunden (außer an Wochenenden und Feiertagen)
GetInfo	Aufsätze, Monografien	Normaldienst: 72 Stunden, Eildienst: 24 Stunden
TIBORDER	Aufsätze, Monografien	Normal: 72 Stunden, Eildienst: 24 Stunden, Sehr eilig: 3 Stunden (Eingang bis 13:00 Uhr)
Infotrieve	Aufsätze, Monografien	Normaldienst: 2–3 Werktage Eildienst: 24 Stunden Sehr eilig: 2–4 Stunden

Tab. 18 Vierfeldertafel zur Berechnung von Sensitivität und Präzision von Suchstrategien

Publikationen	relevant	nicht relevant
identifiziert	A richtig identifiziert	B falsch identifiziert
nicht-identifiziert	C falsch nicht-identifiziert	D richtig nicht-identifiziert

Die Organisation und Kommunikation von Informationen in Form von Literatur bzw. Referenzen von Literatur umfasst dabei die
- Erfassung,
- Speicherung,
- Duplikatentfernung,
- Aufbereitung,
- Verteilung,
- Nutzung und
- Präsentation.

Für diese Zwecke ist eine Menge spezifische, lizenzpflichtige oder kostenfrei zugängliche Datenbanksoftware erhältlich – sogenannte Literaturverwaltungsprogramme. Weit verbreitete Programme sind in Deutschland z. B. Reference Manager®, EndNote®, ProCite®, LIDOS® oder RefWorks®. Neben der unterschiedlichen Eignung dieser Programme für die verschiedenen Betriebssysteme haben sie aufgrund ihrer produktspezifischen Eigenschaften Vor- und Nachteile für den Einsatz im Health Technology Assessment. Zusätzlich ist zu berücksichtigen, dass einige dieser Programme mittlerweile vom selben Hersteller vertrieben werden und deshalb nicht in gleichem Maße weiterentwickelt werden. Soll an einer Datenbank von mehreren Bearbeitern gleichzeitig und möglicherweise an verschiedenen Orten gearbeitet werden, haben internetgestützte Programme wie z. B. RefWorks® deutliche Vorteile gegenüber den ausschließlich lokal nutzbaren Programmen. Die Entscheidung für eine bestimmte Software hängt also wesentlich von der Rechnerkonfiguration, dem Betriebssystem des Nutzers, aber auch von der Art der Nutzung ab.

Eine standardmäßige Nutzung eines Literaturverwaltungsprogramms im Rahmen der Erstellung eines HTA besteht darin,

1. zunächst die in den einzelnen Datenbanken identifizierten Dokumente (kompletter verfügbarer Datensatz) in eine Datenbank zu importieren. Zu diesem Zweck bieten die Programme Importfilter an, die ggf. an benutzerdefinierte Einstellungen angepasst werden müssen. Dieser Prozess des Imports kann je nach genutzter Suchoberfläche weitgehend automatisiert werden.
2. nach Fertigstellung des Imports eine – über eine bereits vom Programm durchgeführte – hinausgehende manuelle Dublettenprüfung und -entfernung sicherzustellen. Die verbleibenden Dokumente bilden die Basis für das erste Screening.
3. das Ergebnis des ersten Screenings in der Datenbank für jeden Datensatz zu dokumentieren.
4. die Datensätze, die im ersten Screening die vorher definierten Einschlusskriterien erfüllen und die Ausschlusskriterien nicht erfüllen, soweit notwendig bibliografisch zu korrigieren (importbedingte oder Datenbankeingabefehler zu bereinigen). Es handelt sich bei diesen im ersten Screening eingeschlossenen Datensätzen um diejenigen, die in der Endfassung eines HTA-Berichtes aufgelistet werden – entweder als im zweiten Screening ausgeschlossene (mit Nennung des Ausschlussgrundes) oder als berücksichtigte und ausgewertete Dokumente (ggf. unterteilt in mehrere Unterkategorien). Je nach Bedarf können die einzelnen Dokumente bzw. Datensätze individuell oder im Rahmen von Gruppenkorrekturen ergänzt, verschlagwortet etc. und ggf. zwischen mehreren Bearbeitern ausgetauscht werden.
4. über Schnittstellen mit einem Textverarbeitungsprogramm von einem solchen auf die Literaturdatenbank zuzugreifen und sowohl im Text Zitate einzufügen als auch am Ende eines Textdokumentes Referenzlisten zu erzeugen. Alle Literaturverwaltungsprogramme bieten entsprechende – ggf. individuell veränderbare – Ausgabeformate (Output-Styles). Diese ermöglichen eine automatisierte und beliebig häufig wiederholbare Erstellung von aktuellen (in den individuellen Bedürfnissen entsprechend formatierten) Referenzlisten. International weit verbreitet

5.5 Software zur Literaturverwaltung

ist im HTA-Bereich – wie in der Medizin insgesamt – der Vancouver-Style als Zitiervorschrift. Anleitungen für diesen Zitierstil sind zahlreich im Internet abrufbar, z. B. unter [http://www.lib.monash.edu.au/tutorials/citing/vancouver.html, Monash University Library 2005]. Angepasst werden sollten die für die angloamerikanische Sprache formulierten Vorschriften jedoch an die Regeln der deutschen Grammatik.

6 Einführung in die Methodik der Erstellung von HTA-Berichten

Das Methodenspektrum von HTA hat sich seit den 1970er Jahren erheblich gewandelt. Das hängt zum einen damit zusammen, dass sich die Fragen änderten, die ein HTA zu beantworten suchte oder beauftragt war zu beantworten. Zu Beginn seiner Aktivitäten hatte das (weltweit erste) HTA-Programm im US Congress Office of Technology Assessment (OTA) noch seinen Schwerpunkt in der Untersuchung der sozialen Implikationen medizinischer Technologien gesehen. Der Höhepunkt und zugleich Abschluss der methodisch orientierten Publikationen des OTA, die 1994 erschienene Schrift *Searching for evidence. Identifying health technologies that work* stand dagegen ganz im Zeichen der *outcome*- und *evidence*-Bewegung der 1990er Jahre [US Congress 1994].

Zum anderen hat der finanzielle Druck auf alle Gesundheitswesen der industrialisierten Länder in den letzten dreißig Jahren stark zugenommen und damit auch die Hoffnung, den technologischen und kostentreibenden Fortschritt in der Medizin mit Hilfe der Technologiebewertung zumindest ansatzweise steuern zu können. Gleichzeitig wurde die Methodik der Erstellung systematischer Übersichten (s. Kap. 6.1.2) entwickelt, vor allem von Therapiestudien, als mächtiges Hilfsmittel der zusammenfassenden Wirksamkeitsbewertung, auf das auch HTA-Ersteller zurückgreifen [Mulrow 1987, Mulrow & Cook 1998].

Das in diesem Kapitel vorgestellte Methodenspektrum spiegelt die derzeit eingesetzten Methoden von HTA-erstellenden Institutionen wider; dieses befindet sich jedoch in ständiger Weiterentwicklung, da der professionelle Kontakt von HTA-Einrichtungen untereinander und zwischen HTA-Einrichtungen und anderen Organisationen (z. B. Cochrane Collaboration, Leitlinienentwicklern, Qualitätssicherung) in den vergangenen Jahren intensiviert wurde, was auch zu einem verstärkten Austausch bezüglich der verwendeten Methoden beitrug.

HTA geht aber über die bloße Erstellung systematischer Übersichten hinaus. In diesem Kapitel werden daher die Methoden systematischer Übersichten nur soweit dargestellt, dass eine kritische Bewertung abgeschlossener HTAs damit ermöglicht wird. Da eine zusammenfassende Darstellung des gesamten Methodenspektrums von HTA bisher aussteht, werden die weiteren Bausteine umfassender HTA-Berichte möglichst ausführlich dargestellt. Dabei soll deutlich werden, dass sich ein HTA keineswegs in der Betrachtung des „Nutzens" einer Technologie erschöpft. In den Kapiteln 6.2 und 6.3 werden organisatorische, ethische und juristische Aspekte sowie gesundheitsökonomische Bewertungen von medizinischen Technologien ausführlich diskutiert. HTA ist eine multidisziplinäre Aktivität, was jedoch den eigenständigen Charakter der verwendeten Methoden, z. B. der Gesundheitsökonomie, nicht in Frage stellt. Die Recherche der Literatur wird aufgrund des Umfangs und der inhaltlichen Besonderheiten separat in Kapitel 5 behandelt.

Zu Beginn der Durchführung eines HTA sollten die Fragen definiert werden, die mit dem HTA beantwortet werden sollen. Das kann unter Zuhilfenahme des aus der evidenzbasierte Medizin bekannten PICO-Schemas erfolgen (Patienten, Intervention, Vergleich [*Comparison*], Endpunkte [*Outcome*]), sollte aber nicht auf klinische Aspekte reduziert werden.

Am *Beispiel* eines aktuellen HTA-Berichts zur laparoskopischen versus offenen Appendektomie [Gorenoi et al. 2006] kann das verdeutlicht werden. Hier wurden die folgenden Forschungsfragen formuliert:

Medizinisch:
Wirksamkeit des Einsatzes von laparoskopischer Appendektomie und der Komplikationen im Vergleich zur offenen Appendektomie
Subfragestellungen (Auswahl):
- Komplikationsraten
- Einfluss auf Schmerzintensität, Zeit bis zur Rückkehr zur normalen Aktivität
- Einfluss auf kosmetische Effekte, Lebensqualität
- Einfluss auf Operationsdauer, Anästhesiedauer, Dauer des Krankenhausaufenthalts, Rückkehr an den Arbeitsplatz

Ökonomisch:
Kostenwirksamkeit laparoskopischer Appendektomie und der Komplikationen im Vergleich zur offenen Appendektomie vor dem Hintergrund des deutschen Gesundheitswesens
Subfragestellungen (Auswahl):
- inkrementelle Kosten (direkte und indirekte Kosten) beim Einsatz der laparoskopischen im Vergleich zur offenen Appendektomie
- Kostenwirksamkeitsverhältnisse der beiden Verfahren im Vergleich

HTA ist aber eine entscheidungsbezogene Methode und entsprechend sollte auch dargestellt werden, warum ein HTA überhaupt und warum es zum jetzigen Zeitpunkt durchgeführt werden soll. Was sind die politischen Hintergründe? Diese *Policy Question* stellt einen wichtigen Schritt zum Verständnis des HTA-Prozesses dar. Durch die *Policy Question* ergibt sich auch die thematische Breite, mit der ein HTA durchgeführt werden soll, z. B. ob und wie eine gesundheitsökonomische Evaluation und aus welcher Perspektive diese durchgeführt werden soll. Bestandteile der *Policy Question* sind [Busse et al. 2002]:

- Wer hat den HTA-Bericht initiiert?
- Wer hat ihn in Auftrag gegeben?
- Warum wird ein HTA zum jetzigen Zeitpunkt begonnen?
- Welche Entscheidung soll getroffen bzw. durch den HTA unterstützt werden?
- An wen ist der Bericht primär adressiert?

Nach der Klärung der *Policy Question* können detaillierte Forschungsfragen formuliert werden, die sich aus dem politischen Kontext und aus der orientierenden Literaturrecherche ergeben. Das umfasst technische Aspekte, klinische Fragestellungen, weitere Aspekte wie ethische oder juristische Implikationen etc. Dieser erste Überblick über das zu bearbeitende Thema sowie die Detailfragestellungen ergeben ein Protokoll des HTA-Berichts, das – je nach Institution – einen hohen Grad an Verbindlichkeit annehmen kann.

6.1 Ermittlung der Wirksamkeit und Sicherheit einer Technologie

Matthias Perleth

6.1.1 Nutzenbewertung

Die Wirksamkeit einer medizinischen Technologie ist eine Dimension des Nutzens. Im Kontext der medizinischen Technologiebewertung kann Nutzen als diagnostischer oder therapeutischer Effekt einer Technologie verstanden werden, der über dem der bestverfügbaren Alternative oder Plazebo oder der Alternative, nichts zu tun, liegt. Windeler [2006] schlägt vor, Nutzen als (messbare) Effekte einer Intervention zu definieren, die zu einer mehr als geringfügigen Verbesserung der Prognose, der Symptomatik oder der Lebensqualität führen. Kurz, der Nutzen muss für den Patienten relevant sein. Dies beinhaltet auch eine vertretbare Nutzen-Schaden-Relation. Deshalb ist die Analyse der Sicherheit einer Technologie intrinsischer Bestandteil der Nutzenbewertung. Welche Endpunkte zur Diskussion stehen, hängt von der Technologie und der Erkrankung ab. Für diagnostische Verfahren kann die Testgüte (Sensitivität, Spezifität) ebenso ein relevanter Endpunkt sein wie der Nachweis einer therapeutischen Konsequenz mit Verbesserung des Gesundheitszustands. Bei therapeutischen Verfahren stehen vermiedene Ereignisse oder Komplikationen einer Krankheit (z. B. Herzinfarkt), Verbesserung der Lebensqualität (z. B. Schmerztherapie) oder eine Verbesserung der Funktionalität (z. B. Beweglichkeit) im Vordergrund. Es ist darauf hinzuweisen, dass die Bewertung von Technologien in der Regel anhand publizierter Evidenz erfolgt und daher vom Wesen her retrospektiv und analytisch angelegt ist. Es kann also nur das beurteilt werden, was in der Vergangenheit als Nutzen ermittelt worden ist. Dies muss aber nicht unbedingt mit der Interpretation des Nutzens einer Maßnahme durch einen Arzt oder einen Patienten in einer konkreten Situation kongruent sein – und ist es wohl oft auch nicht. HTA ist ein Instrument der Entscheidungs*unterstützung* im Gesundheitswesen, das überhaupt nur dann genutzt werden sollte, wenn die Absicht besteht, evidenzbasierte Entscheidungen zu treffen.

6.1.2 Bedeutung von systematischen Übersichten

Systematische Übersichten (synonym: systematische Reviews), wie sie unter anderem von der Cochrane Collaboration erstellt werden, stellen die Basis der auf klinischen Studien basierten Bewertung von medizinischen Technologien dar. Damit ist jedoch nicht nur die bloße Verfügbarkeit tausender hochwertiger systematischer Reviews gemeint, sondern gerade der *Prozess* der Erstellung derartiger Übersichten. Die Durchführung von systematischen Reviews wird als originäre Forschung anerkannt und entsprechend gewertet. In den folgenden Kapiteln wird davon ausgegangen, dass die Sicherheit und Wirksamkeit jeweils im Rahmen systematischer Reviews bewertet wird. Das heißt, die späteren Kapitel stellen die generelle Methodik systematischer Literaturübersichten nicht noch einmal separat dar.

Der Wert von systematischen Übersichten für die evidenzbasierte Entscheidungsunterstützung in allen Bereichen des Gesundheitswesens kann nicht hoch genug eingeschätzt werden. Qualitativ hochwertige und glaubwürdige Übersichten können die mühsame Suche nach Primärstudien und deren Auswertung ersparen und so die Entscheidungsfindung beschleunigen. Mit dem Bedarf an systematischen Übersichten wachsen allerdings auch die Anforderungen an die Qualität der Übersichten. Insbesondere Nutzer von systematischen Übersichten, zu denen auch HTA-Experten gehören, sollten die Methodik einer systematischen Übersicht sorgfältig bewerten, bevor sie deren Ergebnisse nutzen.

An dieser Stelle soll die Methodik systematischer Reviews lediglich kurz zusammengefasst dargestellt werden, um zum besseren Verständnis beizutragen. Für weitere Details wird auf das ausführliche Handbuch der Cochrane Collaboration [www.cochrane.de] sowie auf einschlägige Publikationen verwiesen [Egger et al. 2001].

Unter einem systematischen Review versteht man eine Übersichtsarbeit auf der Basis von Primärstudien zu einer klar formulierten Fragestellung, bei der systematisch und anhand expliziter Kriterien relevante Literatur identifiziert, kritisch bewertet und einer qualitativen und eventuell auch quantitativen Analyse (Metaanalyse) unterzogen wird.

Zu den Prinzipien systematischer Übersichtsarbeiten gehört die Fokussierung der Fragestellung, die Erstellung eines Reviewprotokolls inklusive Festlegung von Ein- und Ausschlusskriterien für Primärstudien, eine auf Vollständigkeit zielende Literaturrecherche, Qualitätsbewertung der eingeschlossenen Studien, detaillierte Extraktion der Studiendaten in Tabellen, Durchführung von Metaanalysen falls möglich und sinnvoll, Tests auf Robustheit und Verzerrungsfreiheit der Ergebnisse der Metaanalyse sowie Ableitung von Schlussfolgerungen auf der Basis der vorliegenden Evidenz. Systematische Reviews bzw. Metaanalysen von RCTs sollen nach einem im QUOROM-Statement veröffentlichten Berichtsschema veröffentlicht werden, um eine höchstmögliche Transparenz der Vorgehensweise zu gewährleisten [Moher et al. 1999] (s. Infobox 11).

Infobox 11:
Unterschiede zwischen systematischen und narrativen Reviews
Das systematische Vorgehen und die Fokussierung auf eine relevante Fragestellung oder mehrere miteinander verbundene Fragestellungen unterscheidet systematische von so genannten narrativen Reviews. Zu den narrativen Übersichten gehören die praxisorientierten Übersichten in Zeitschriften, die in der Regel ein Krankheitsbild oder eine Intervention (z. B. ein diagnostisches oder therapeutisches Verfahren) behandeln. Es handelt sich dabei um Zusammenstellungen von Experten, die nicht auf systematischen Recherchen und Analysen beruhen. Die Methodik des Vorgehens wird meist nicht beschrieben. In diese Kategorie fallen auch viele Lehrbuchkapitel, die zudem noch an den jeweiligen Leserkreis adaptiert sein können. Eine grundsätzliche Kritik an narrativen Reviews besteht in ihrer Anfälligkeit für Bias durch selektives Zitieren die eigenen Thesen stützender Literatur. Dies wurde u. a. für Aufsätze des bekannten Chemikers und Nobelpreisträgers Pauling nachgewiesen [Mulrow 1987; Knipschild 1994].

Ein wesentliches Merkmal von systematischen Übersichten ist die eng begrenzte oder zumindest stark fokussierte Fragestellung bzw. Studienhypothese. Da es sich bei systematischen Übersichten um originäre wissenschaftliche Arbeiten handelt, ist die sorgfältig formulierte Hypothese ein wesentliches Element. Fragestellungen sollten die Elemente Patienten/Zielpopulation, Intervention und Kontrolle oder Alternative und die Endpunkte enthalten. Eine für einen systematischen Review typische Fragestellung lautet beispielsweise „Wie ist die vergleichende Wirksamkeit der Ballonangioplastie und der Bypass-Chirurgie als initiale Therapiestrategie der koronaren Herzkrankheit bei Patienten, für die beide Verfahren in Frage kommen". Eine sorgfältig ausgearbeitete Fragestellung determiniert bereits zu einem Teil die Einschlusskriterien für Studien.

6.1 Ermittlung der Wirksamkeit und Sicherheit einer Technologie

Die Einschlusskriterien können in fünf Kategorien eingeteilt werden [nach Mulrow & Cook 1998]:
- Patienten/Zielpersonen: Definition von Krankheit und Krankheitsschwere bzw. Stadium, Alter, Geschlecht sowie Setting,
- Exposition: Intensität, Dosis, zeitlicher Ablauf, Dauer, Methode der Verabreichung,
- Kontrolle: Risiko- und Prognosefaktoren, Referenztest (Diagnostik) bzw. Therapiekontrollen, Plazebo oder offene Kontrolle,
- Endpunkte: klinische oder Patientenrelevanz, Surrogatparameter, unerwünschte Effekte, Risiken, Zeithorizont,
- Studiendesign: je nach Fragestellung experimentelle oder beobachtende Designs; es sollten bevorzugt Studien eingeschlossen werden, die die geringste Wahrscheinlichkeit für Bias aufweisen.

Die Suche von Primärstudien, die die Einschlusskriterien für einen systematischen Review erfüllen, wurde vielfach beschrieben und Standardprozeduren für die wichtigsten Datenbankanbieter und Fragestellungen wurden entwickelt (s. Kap. 5).

Die Auswertung der Primärstudien inklusive der Bewertung ihrer Qualität wird in den folgenden Kapiteln beschrieben. Das Instrument des systematischen Reviews ist nicht mehr nur auf – wie initial der Fall – therapeutische Interventionen beschränkt, auch wenn darauf weiterhin der größte Teil der Publikationen entfällt. Systematische Übersichten können für alle relevanten Bereiche der Bewertung medizinischer Technologien (wie etwa Sicherheit, Wirksamkeit, Wirtschaftlichkeit, ethische Aspekte) durchgeführt werden.

Vorgehensweise bei der Erstellung systematischer Übersichten

Die Vorgehensweise bei der Erstellung von systematischen Reviews kann vereinfacht wie folgt dargestellt werden [siehe auch www.cochrane-net.org/openlearning/HTML/modo-3.htm]:

Erstellung eines Protokolls/Formulierung von präzisen Fragestellungen

Wie bei einer klinischen Studie wird vorab festgehalten, was genau untersucht werden soll. Dazu gehören u. a. Informationen zum Hintergrund; Fragestellungen (bzw. Ziel es Reviews); die Festlegung der einzuschließenden Studientypen (z. B. RCTs), Patienten, Vergleichsinterventionen und Endpunkte (z. B. Mortalität, Lebensqualität).

Literaturrecherche

(s. Kap. 5)

Auswahl, Qualitätsbewertung und Datenextraktion

Die Auswahl der Studien erfolgt in der Regel schrittweise (Durchsicht der Titel und Abstracts, schließlich der Volltexte) und richtet sich u. a. nach den folgenden Kriterien: Erfüllung der Einschlusskriterien (Studiendesign, Intervention, Patienten, Endpunkte), Ausschlussgründe, Qualitätsmerkmale (z. B. Dropout-Anteil). Die Qualitätsbewertung orientiert sich an der Berichtsqualität der Publikation und berücksichtigt in erster Linie die interne Validität. Die wichtigsten Aspekte (bei RCTs) sind verdeckte Zuordnung, Verblindung und Vollständigkeit der Nachbeobachtung (Follow-up). Schließlich werden in standardisierter Form die relevanten Studiendaten in Tabellen extrahiert.

Qualitative und/oder quantitative Datenauswertung (Metaanalyse)

Je nach Studienlage muss eine Entscheidung getroffen werden, die Daten in einer qualitativen Übersicht oder im Rahmen einer Metaanalyse auszuwerten. Es sollte jedoch vorab spezifiziert werden, welche Form der Datenanalyse vorgenommen werden soll. Die Vergleiche und Endpunkte ergeben sich bereits aus dem Protokoll. Bevor eine Metaanalyse durchgeführt wird, muss geklärt werden, ob die Studien ausreichend homogen sind und sich auf diese Weise Informationen generieren lassen, die sonst nicht gewonnen werden können. Eine Metaanalyse ist nicht angebracht bei klinisch und statistisch relevanter Heterogenität zwischen den Studien. Auf Metaanalysen wird in Kapitel 6.1.4 eingegangen.

Diskussion/Schlussfolgerungen/ Empfehlungen

In der Diskussion geht es darum, die Ergebnisse zu interpretieren. Insbesondere sollten die Limitationen und Annahmen in ihren möglichen Auswirkungen auf das Ergebnis diskutiert werden. In den Schlussfolgerungen bzw. Empfehlungen, etwa zum Nutzen einer Therapie bei bestimmten Indikationen, sollte die Evidenzstärke und die Relevanz angegeben werden. Die Evidenzstärke lässt sich u. a. anhand der Qualität, Homogenität und Menge der eingeschlossenen Studien abschätzen; zusätzlich werden Faktoren wie z. B. die biologische Plausibilität und Konkordanz mit anderen Reviews herangezogen (s. Kap. 6.1.6).

Für die Bewertung der Berichtsqualität von systematischen Reviews von RCTs wurde die QUOROM-Checkliste [Moher et al. 1999] entwickelt.

6.1.3 Evaluation von Sicherheit, Risiko und der unerwünschten Nebenwirkungen

Definitionen und methodische Aspekte

Die Bewertung der Sicherheit bzw. des Risikos (definiert als Eintrittswahrscheinlichkeit einer unerwünschten Wirkung) der Anwendung einer medizinischen Technologie ist obligatorischer Bestandteil eines HTA-Berichts. Es gibt viele Beispiele für medizinische Technologien, bei denen der Nutzen durch das Schadenpotential aufgewogen wird, so dass die Nutzen-Schaden-Bilanz negativ ausfällt. Ziel der Bewertung der Sicherheit einer Technologie ist letztlich die Frage, ob der Nutzen das mit der Anwendung verbundene Risiko rechtfertigt. Diese Einschätzung ist auch abhängig von der Schwere der Erkrankung (um eine schwerwiegende Erkrankung behandeln zu können, werden eher gravierende Nebenwirkungen in Kauf genommen, wie das Beispiel von Chemotherapien bei Krebs illustriert).

Zur Bewertung der Sicherheit gehört die Beschreibung von Art und Häufigkeit unerwünschter Nebenwirkungen/Verträglichkeit einer Technologie (z. B. Übelkeit nach Medikamenteneinnahme bei einem Anteil von x Prozent der Patienten) bzw. die mit der Anwendung verbundene Sicherheit/Komplikationen (Morbidität oder Mortalität).

Unter unerwünschten Ereignissen (englisch: *adverse events*) versteht man alle Einschränkungen des Wohlbefindens eines Patienten, aber auch Symptome und pathologische Laborwerte im zeitlichen Zusammenhang mit der Anwendung der Technologie. Die Intensität der Symptome unterteilt man in leicht (Symptome vorhanden, aber leicht zu tolerieren), mittel (Unbehagen führt zu Beeinträchtigungen im Alltag) und schwer (Arbeitsunfähigkeit bzw. Unfähigkeit zur Bewältigung des Alltags). Die Häufigkeit unerwünschter Nebenwirkungen wird nach internationaler Übereinkunft in fünf Gruppen klassifiziert (s. Infobox 12). Davon grenzt man noch schwerwiegende unerwünschte Ereignisse (englisch: *serious adverse events*) ab, das sind unerwünschte Ereignisse, die dosisunabhängig zum Tode führen, lebensbedrohlich sind, einen Krankenhausaufenthalt erfordern bzw. einen bestehenden verlängern, zu einer dauerhaften Behinderung führen oder eine kongenitale Anomalie/einen Geburtsdefekt verursachen [Arzneimittelgesetz, § 4].

6.1 Ermittlung der Wirksamkeit und Sicherheit einer Technologie

Infobox 12:
Klassifikation von Häufigkeiten unerwünschter Nebenwirkungen
- sehr häufig (≥10 %)
- häufig (≥1 %–<10 %)
- gelegentlich (≥0,1 %–<1 %)
- selten (≥0,01 %–<0,1 %)
- sehr selten (<0,01 %)
- Einzelfälle.

[Quelle: Europäische Kommission 1999, [http://pharmacos.eudra.org/F2/eudralex/vol-2/C/SPCGuidRev0-Dec99.pdf]]

Auch für die kausale Zuordnung einer Nebenwirkung zur angewandten medizinischen Technologie wurden von der WHO Kriterien definiert (s. Infobox 13).

Infobox 13:
WHO-Schema zur Bewertung des kausalen Zusammenhangs zwischen unerwünschter Nebenwirkung und Intervention:
Gesichert: Ein klinisches Ereignis das in einem plausiblen zeitlichen Zusammenhang mit der Behandlung auftritt und durch keine Begleiterkrankungen, Begleitbehandlungen oder andere Einflüsse erklärt werden kann.
Wahrscheinlich: Ein klinisches Ereignis mit Auftreten in einem sinnvollen zeitlichen Zusammenhang mit der Behandlung; das Ereignis kann relativ unwahrscheinlich einer Begleiterkrankung, Begleittherapie oder anderen Einflüssen zugeordnet werden.
Möglich: Ein klinisches Ereignis mit Auftreten in einem sinnvollen zeitlichen Zusammenhang mit der Behandlung; das Ereignis könnte jedoch auch durch eine Begleiterkrankung/Begleittherapie erklärt werden.
Unwahrscheinlich: Ein klinisches Ereignis in einem zeitlichen Zusammenhang mit der Behandlung, der einen Kausalzusammenhang unwahrscheinlich werden lässt und das durch andere Erkrankungen, Behandlungen oder Medikamente plausibel erklärt werden kann.
Bedingt: Ein als unerwünschtes Ereignis beschriebenes klinisches Ereignis (einschließlich abnormaler Laborwerte) für dessen Beurteilung weitere, derzeit laufende Untersuchungen nötig sind.
Nicht zu beurteilen: Bericht eines unerwünschten Ereignisses dessen Zusammenhang mit der Behandlung aufgrund fehlender oder widersprüchlicher Informationen, die weder ergänzt noch überprüft werden können, nicht zu beurteilen ist.
[Quelle: Naranjo et al. 1981]

Die ausschließliche Berücksichtigung von RCTs zur Bewertung der Sicherheit einer Technologie ist oft nicht ausreichend, da zu kleine Fallzahlen für die Identifikation seltener Nebenwirkungen vorliegen. Obwohl ein erweitertes CONSORT-Statement vorliegt, das eine verbesserte Berichterstattung von Nebenwirkungen in RCTs fordert [Ioannidis et al. 2004], sind RCTs als alleinige Informationsquelle für die Sicherheit und Nebenwirkungen einer Technologie zumindest in der Theorie (ungenügende Power zur Erfassung signifikanter Unterschiede zwischen den Therapiearmen für seltene Ereignisse) nicht ausreichend. In einem Vergleich von RCTs mit nicht-randomisierten kontrollierten Studien (einschließlich Kohortenstudien) für eine Reihe von gravierenden Nebenwirkungen zeigte sich, dass in Nicht-RCTs das relative Risiko, ein unerwünschtes Ereignis zu erleiden, konservativer eingeschätzt wird als in RCTs. Das heißt, in RCTs wurde das Risiko für die einem Vergleich zugänglichen Nebenwirkungen deutlich höher ermittelt. Allerdings wurden auch Metaanalysen ausgewertet, in denen die Fallzahl für eine Intervention durch die statistische Zusammenfassung mehrerer RCTs, und damit auch die Power, erhöht wird. Außerdem muss davon ausgegangen werden, dass Nebenwirkungen protokollbedingt in RCTs zuverlässiger erfasst werden. Schließlich wurden nur wenige, dafür aber für die Patienten schwerwiegende Nebenwirkungen ausgewertet [Papanikolaou et al. 2006]. Für sehr seltene und weniger gravierende Nebenwirkungen ist die Auswertung von RCTs bzw. Metaanalysen von RCTs nicht ausreichend.

Die Recherche nach unerwünschten Effekten einer Technologie im Rahmen eines HTA-Berichts sollte sich daher nicht auf RCTs und andere klinische Studien beschränken, sondern auch Kohortenstudien und andere epidemiologische Studien erfassen. Das impliziert, dass eine Literaturrecherche nach Sicherheitsaspekten separat von der Recherche nach Studien zur Wirksamkeit oder zu anderen Aspekten (Kosten, Ethik, Recht) zu erfolgen hat. Den höchsten Stellenwert nehmen aus methodischer Sicht systematische Übersichtsarbeiten über prospektive dezidierte Studien zur Sicherheit sowie einzelne Kohortenstudien ein (s. Tab. 19).

Sicherheit von Arzneimitteln

Bei Arzneimitteln ist die Darstellung der Art und Häufigkeit unerwünschter Nebenwirkungen Teil des Zulassungsverfahrens (eine Lehre aus dem Contergan-Skandal). Da zum Zeitpunkt der Zulassung eines neuen Arzneimittels aber nur begrenzte Erfahrungen mit den Arzneimitteln vorliegen, findet eine Post-Marketing Surveillance statt. Zwei Jahre nach der Zulassung eines Arzneimittels ist der zuständigen Bundesoberbehörde (dem BfArM; das Paul-Ehrlich-Institut, PEI, ist zuständig für Sera, Impfstoffe, Testallergene, Testsera, Testantigene und Blutprodukte) vom Hersteller des Medikaments ein Erfahrungsbericht über die abgegebene Menge, über Wirkungen, Nebenwirkungen, Gegenanzeigen und Wechselwirkungen, Gewöhnung oder Abhängigkeit und nicht bestimmungsgemäßen Gebrauch des Arzneimittels vorzulegen (Phase IV oder Pharmakovigilanz). Berichtspflichten und Vorgehensweise bei Vorliegen bisher unbekannter unerwünschter Nebenwirkungen sind detailliert

Tab. 19 Hierarchie von Studientypen zur Erhebung der Sicherheit

Studientyp	Vor-/Nachteile
systematische Übersicht über prospektive Studien zur Sicherheit, einschließlich RCTs	+ Vollständigkeit, Validität, Inzidenz und Prävalenz eventuell berechenbar, Subgruppenbildung möglich
Kohortenstudie, RCT	+ Validität, Inzidenz und Prävalenz berechenbar − aufwändig, kleine Fallzahl
prospektives Audit, Monitoring (Fragebogen), Register	+ Vollständigkeit, Validität, Inzidenz berechenbar − aufwändig
Querschnittsstudie, Survey	+ große Fallzahlen u. Prävalenzschätzung möglich − kausale Attribution schwierig, keine Inzidenz, Gefahr von underreporting
Fall-Kontroll-Studie	+ große Fallzahlen möglich, Erfassung seltener Ereignisse − kausale Attribution schwierig
systematische Übersicht über epidemiologische Studien	+ Übersicht über Spektrum an unerwünschten Wirkungen − kausale Attribution schwierig
Übersicht über Kasuistiken	+ Übersicht über Spektrum an unerwünschten und schweren Nebenwirkungen
Kasuistik (einzeln, mehrere)	+ seltene Nebenwirkungen erfassbar − keine Aussage zur Inzidenz möglich

6.1 Ermittlung der Wirksamkeit und Sicherheit einer Technologie

geregelt im Rahmen eines Stufenplans (in den Abschnitten 10 und 11 des Arzneimittelgesetzes). Eingehende Meldungen werden medizinisch und pharmakologisch-toxikologisch bewertet und es werden entweder Risikoabwehrmaßnahmen eingeleitet (im Extremfall Ruhen der Zulassung) oder es werden Änderungen in den Produktinformationen veranlasst.

Eine wichtige Funktion bei der Pharmakovigilanz hat die Arzneimittelkommission der deutschen Ärzteschaft (AkdÄ). Entsprechend der ärztlichen Berufsordnung erhält sie Meldungen über unerwünschte Arzneimittelwirkungen, über die sie die Ärzteschaft informiert. Beim Bundesinstitut für Arzneimittel und Medizinprodukte (BfArM) ist die AkdÄ am Ärzteausschuss Arzneimittelsicherheit und am Stufenplanverfahren beteiligt. Außerdem unterhalten BfArM und AkdÄ eine Datenbank zur Spontanerfassung unerwünschter Arzneimittelwirkungen.

Sicherheit von Medizinprodukten

Medizinprodukte müssen für die Marktzulassung (Erteilung eines CE-Zeichens) ebenfalls nachweisen, dass sie für Patienten und Anwender sicher sind. Mit der Verabschiedung des Medizinproduktegesetzes (MPG) 1995 und der Medizinprodukte-Betreiberverordnung im Jahre 1998 wurde in Deutschland auch ein Medizinprodukte-Beobachtungs- und Meldesystem für Vorkommnisse nach der Marktzulassung eingerichtet. Dieses System zielt auf die Hebung des Sicherheitsniveaus von Medizinprodukten ab. Ein zugehöriger Sicherheitsplan für Medizinprodukte trat Mitte 2002 in Kraft. Damit ist nun, ähnlich wie bei Arzneimitteln, ein Verfahren zur Erfassung, Bewertung und Minimierung von Risiken von sich in Verkehr oder in Betrieb befindlichen Medizinprodukten vorhanden. Im Rahmen des Medizinprodukte-Beobachtungs- und Meldesystems haben der Verantwortliche (das ist in der Regel der Hersteller) eines Medizinprodukts, sowie Anwender und Betreiber Vorkommnisse (s. Infobox 14) mit Medizinprodukten an das BfArM zu melden [Wörz et al. 2002].

Infobox 14:
Definition von Vorkommnis bei Medizinprodukten
Unter einem „Vorkommnis" versteht man „eine Funktionsstörung, ein Ausfall oder eine Änderung der Merkmale oder der Leistung oder eine Unsachgemäßheit der Kennzeichnung oder der Gebrauchsanweisung eines Medizinprodukts, die unmittelbar oder mittelbar zum Tode oder zu einer schwerwiegenden Verschlechterung des Gesundheitszustands eines Patienten, eines Anwenders oder einer anderen Person geführt hat, geführt haben könnte oder führen könnte" (§ 2 Medizinprodukte-Sicherheitsverordnung).

Die beim BfArM eingegangenen Meldungen werden einer Risikobewertung unterzogen. Wird das Ereignis als meldepflichtig eingestuft, so erhält die für den Hersteller zuständige Behörde eine Kopie der vom Hersteller zu erstattenden (ergänzenden) Meldung. Die vorzunehmende Risikobewertung basiert im Wesentlichen auf dem Inhalt der Meldung, Literaturdaten und die vom Hersteller durchgeführten Untersuchungen und übermittelten weiteren Informationen. Letztlich endet die Risikobewertung in einer Entscheidung über die Notwendigkeit einer korrektiven Maßnahme. Wird eine korrektive Maßnahme durchgeführt, werden grundsätzlich die Europäische Kommission und die übrigen Staaten des Europäischen Wirtschaftsraumes in einem Bericht (EU-Vigilance Report) darüber informiert (s. Infobox 15).

Meldungen über Vorkommnisse beziehen sich auf Fehlfunktionen bzw. Funktionsausfälle, mechanische Probleme, elektrische Fehler, Schädigungen von Patienten (z. B. Verbrennungen, allergische Reaktionen, Schmerzen, Therapieversagen), Kontamination u. a. m.

Infobox 15:
Statistik der Meldungen zur Medizinprodukten beim BfArM bis einschließlich 2005

	2000	2001	2002	2003	2004	2005
aktive Medizinprodukte	926	906	995	1116	1378	1515
nicht-aktive Medizinprodukte	987	1080	1213	1298	1519	1665
in-vitro Diagnostika	21	33	58	121	200	207
Summe	1934	2019	2266	2535	3097	3387

[Quelle: BfArM]

Eine Möglichkeit, langfristige Wirkungen, Komplikationen, Standzeiten/Haltbarkeit und andere Informationen von Medizinprodukten, insbesondere Implantaten zu erhalten, sind populationsbasierte Register. Diese haben in einigen Ländern bereits eine längere Tradition, etwa in Schweden, Norwegen und Finnland für den Bereich Orthopädie (s. Infobox 16).

Infobox 16:
Das schwedische Hüftgelenksendoprothesen-Register
Ein gutes Beispiel für ein solches Register ist das schwedische National Hip Arthroplasty Register, das bereits 1979 initiiert wurde. Es basiert auf einer freiwilligen Kooperation aller Krankenhäuser in Schweden, die Hüftgelenke operieren. Primäres Ziel des Registers ist die Qualitätssicherung in den beteiligten Einrichtungen. Die Erfassungsrate für Schweden wird als nahezu vollständig angesehen. Klinische Ergebnisse und unerwünschte Ereignisse neuer Prozeduren und Materialien sollen erfasst werden [The Swedish Hip Arthroplasty 2005]. Vergleichbare Register existieren auch in Dänemark (seit 1995) und Norwegen (seit 1987). Bis Ende 2006 wurden im schwedischen Register 270.000 primäre Hüftendoprothesen erfasst, außerdem rund 31.500 Reoperationen und 25.500 Revisionsoperationen [Kärrholm et al. 2007]. Die Auswertung der Daten des Registers ergaben bereits in den 1990er Jahren, dass zementierte Prothesen deutlich länger halten als zementfreie Prothesen.

Ohne ein sorgfältig geführtes Register über einen langen Zeitraum (von nunmehr 28 Jahren!) wären solche Erkenntnisse nur schwer in einer validen Weise zu gewinnen. Neuerdings wird auch die Lebensqualität vor, unmittelbar nach der Operation und abschließend nach 10 Jahren erhoben. Auf diese Weise werden auch ökonomische Auswertungen (Kosten-Nutzwert-Analysen) möglich.

Weitere Aspekte

Für Aspekte der Sicherheit und Risiken durch Arzneimittel und Medizinprodukte sind die Datenbanken des BfArM (www.bfarm.de) eine wichtige Informationsquelle. Hier werden Meldungen über unerwünschte Nebenwirkungen ausgewertet und veröffentlicht.

Transparenz bezüglich unerwünschter Wirkungen und der Sicherheit von medizinischen Technologien ist nicht nur von Behörden, sondern vor allem von Herstellern zu fordern. Eine „passive" Transparenz (Bereitstellung von Informationen auf Anfrage) kann von „aktiver" Transparenz (Information wird für bestimmte Zielgruppen bereitgestellt) und von „forcierter" Transparenz (wird von anderen erzwungen) abgegrenzt werden. Beispiele für „forcierte" Transparenz finden sich in der jüngeren Vergangenheit vor allem bei Arzneimitteln, aber auch bei Medizinprodukten. Kommunikationsdefizite seitens eines Herstellers von implantierbaren Defibrillatoren führten zu massiver Kritik durch Fachgesellschaften und der Öffentlichkeit, so dass sich der Hersteller gezwungen sah, bisher unveröffentlichte Dokumente zu publizieren [Myerburg et al. 2006]. Infobox 17 zeigt einige Beispiele für durchgeführte Stufenplanverfahren bei Arzneimitteln und Medizinprodukten.

Für die Ermittlung der Sicherheit bzw. von Risiken für andere Technologien gibt es keine einheitlichen Standards. Angaben zur Sicherheit von medizinischen oder chirurgischen Prozeduren müssen in Publikationen oder Registern recherchiert werden.

6.1.4 Ermittlung der Wirksamkeit

Studiendesigns

Grundlage der Evaluation der Wirksamkeit medizinischer Technologien sind in der Regel klinische Studien bzw. Übersichten über klinische Studien. In der Praxis findet sich allerdings eine

Infobox 17:
Stufenplanverfahren bei Arzneimitteln und Medizinprodukten (Beispiele)

Wirkstoff/Verfahren	Maßnahme	Inhalt
ß-Carotin	Ergänzung der Gegenanzeigen in der Fachinformation und der Packungsbeilage	Wirkstoff erhöht bei Rauchern das Lungenkrebsrisiko
Selektive Serotonin-Wiederaufnahme-Inhibitoren (SSRI)	Änderung der Zulassung, der Fachinformation und der Packungsbeilage	suizidale Verhaltensweisen und Feinseligkeit bei Kindern und Jugendlichen häufiger, die mit SSRIs behandelt werden
Kava-Kava (Piper methysticum)-haltige und Kavain-haltige Arzneimittel	Ruhen der Zulassung	Gefahr schwerwiegender hepatotoxischer Reaktionen
Tsunami Gold Koronar Stent 4.0	Rückruf bestimmter Chargen aufgrund von Qualitätsproblemen	Qualitätsproblem mit dem Trägersystem
Robodoc® (Hüftgelenksimplantation)	BfArM-Empfehlung	Anwendung nur noch unter folgenden Konditionen: ■ ausreichende Erfahrung des Anwenders, die im Hinblick auf Ergebnis und Komplikationsrate die Anwendung des Verfahrens rechtfertigen; ■ strenge Indikationsstellung; ■ ausführliche Aufklärung der Patienten über die Besonderheiten des Verfahrens und daraus resultierende mögliche Risiken; ■ Ergebnisse des Verfahrens müssen systematisch erfasst und im Vergleich zu durchgeführten manuellen Operationen bewertet werden

[Quelle: BfArM]

Vielzahl von Studiendesigns, deren Ergebnisse als Belege für die Wirksamkeit oder den Nutzen medizinischer Verfahren herangezogen werden, bzw. von denen behauptet wird, sie würden als Nutzennachweise ausreichen. Es ist daher wichtig, ein Grundverständnis der Aussagekraft und Eignung von Studiendesigns für verschiedene Fragestellungen zu entwickeln (s. Tab. 20).

Grundsätzlich kann man zwischen Beobachtungsstudien und Interventionsstudien unterscheiden. Zu den Beobachtungsstudien zählen z. B. Querschnittsstudien, Fall-Kontroll-Studien und Kohortenstudien. Im weiteren Sinne können auch systematische Übersichten bzw. Metaanalysen als Beobachtungsstudien bezeichnet werden, denn hier werden Studien (=Beobachtungseinheiten) ausgewertet, auf die die Reviewer selbst keinen Einfluss nehmen. Klinische Studien zählen zu den Interventionsstudien, d. h. die Forscher kontrollieren die Zuordnung der Studienteilnehmer zu den Interventionen. Im Idealfall erfolgt die Zuordnung per Zufallsauswahl (Randomisierung). Interventionsstudien können auch als Sonderfall prospektiver Kohortenstudien bezeichnet werden. Eine weitere wichtige Unterscheidung betrifft die Klassifikation in retrospektive und prospektive Studien. Retrospektiv bedeutet hierbei, dass ein Ereignis bereits stattgefunden hat und eine Exposition oder Intervention in der Vergangenheit identifiziert wird. Bei prospektiven Studien werden die Studienteilnehmer einer Exposition oder Intervention zugeteilt und ein Ereignis (Endpunkt) wird nach einer definierten Zeit erhoben. Schließlich kann noch zwischen vergleichenden und nicht vergleichenden Studien unterschieden werden. Vergleiche können zwischen verschiedenen Gruppen von Studienteilnehmern, die unterschiedlichen Expositionen oder Interventionen ausgesetzt sind oder im Zeitverlauf vorgenommen werden.

Jedes Studiendesign weist Stärken und Schwächen auf und ist daher nur für bestimmte Fragestellungen geeignet (s. Tab. 20). Es gibt auch zahlreiche Beispiele dafür, wie über einen längeren Zeitraum verschiedene Studiendesigns eingesetzt werden, um medizinische Probleme zu untersuchen. Elwood zeigt am Beispiel der Folsäure, wie im Laufe von 20 Jahren zunächst deskriptive und analytische epidemiologische Studien durchgeführt wurden, die einen Zusammenhang von Folsäurespiegeln und Neuralrohrdefekten aufzeigten (Fall-Kontroll-Studien). Jahre später konnte eine prospektive Kohortenstudie nachweisen, dass Neugeborene von Frauen mit niedrigen Folsäurespiegeln in der Frühschwangerschaft ein höheres Risiko für Neuralrohrdefekte hatten. In den folgenden Jahren wurden zunächst nicht randomisierte und schließlich randomisierte kontrollierte Interventionsstudien durchgeführt, in denen eine Gruppe von Frauen jeweils Folsäure erhielt, die Kontrollgruppe jedoch nicht. In der Folsäuregruppe konnte durch diese Intervention die Häufigkeit von Neuralrohrdefekten drastisch reduziert werden [Elwood 1998].

Evidenzhierarchien

In HTA-Berichten, aber auch in Leitlinien und anderen Evidenzübersichten wird oft auf so genannte Evidenzhierarchien (*levels of evidence*) zurückgegriffen. Dabei handelt es sich um hierarchische Darstellungen von Studiendesigns (s. Tab. 21 als Beispiel für eine weit verbreitete Skala).

Die Hierarchie bezieht sich nur auf die interne Validität von Studien und ordnet diese entsprechend. Die interne Validität sagt etwas über die Nähe des beobachteten zum wahren Effekt aus, oder anders ausgedrückt, den Grad der Freiheit von systematischen Fehlern, die verzerrend auf das Studienergebnis wirken können. Eine (therapeutische) Studie auf dem Evidenzlevel II (s. Tab. 21), also eine lege artis durchgeführte (und publizierte!) randomisierte kontrollierte Studie (systematische Übersichten sollen hier zunächst unberücksichtigt bleiben), kann demnach als Studie mit hoher Aussage-

6.1 Ermittlung der Wirksamkeit und Sicherheit einer Technologie

Tab. 20 Studiendesigns und ihre relevanten Anwendungsbereiche; [Quelle: eigene Zusammenstellung]

Bezeichnung	Prinzip	Aussagekraft
Fallstudie/Kasuistik	ein einzelner Fall wird beschrieben bzw. analysiert, Symptomatik steht im Vordergrund; keine Studie im engeren Sinne	ggf. geeignet zur Hypothesenbildung; auch zum Nachweis seltener Nebenwirkungen falls Kausalität nachgewiesen wird
Fallserie (retrospektiv, prospektiv)	eine Gruppe oder Serie von Fällen mit einheitlicher Diagnose, die ähnlich therapiert wurden; keine Studie im engeren Sinne	durch fehlende Kontrollgruppe nicht zum Wirksamkeitsnachweis geeignet, Selektionsbias möglich; zur Hypothesenbildung geeignet
Querschnittsstudie	repräsentativ ausgewählte Gruppe aus einer Population wird zu einem bestimmten Zeitpunkt (Zeitfenster) untersucht, kein Follow-up	keine Trennung von Ursache und Wirkung, aber Bestimmung der Prävalenz möglich, auch für epidemiologische Studien, bei denen keine langen Zeiträume zu beachten sind
Kohortenstudie	aus einer Population wird eine möglichst homogene Gruppe (Kohorte) ausgewählt, bevor ein interessierender Endpunkt eintritt und über einen längeren Zeitraum beobachtet (keine Intervention)	Einflussfaktoren für das Auftreten von Symptomen oder Ereignissen können erfasst werden (z. B. Alter, verhaltensassoziierte Risikofaktoren); Gefahr, dass relevante Einflussfaktoren nicht gemessen werden
Fall-Kontroll-Studie	bekannte Fälle (Ereignis bereits eingetreten) werden mit gesunden, aber sonst vergleichbaren (gematchten) Kontrollen retrospektiv hinsichtlich Expositionen und Risikofaktoren verglichen	für die Ermittlung des Zusammenhangs zwischen Exposition und Ereignis insbesondere bei seltenen Erkrankungen geeignet; möglicher Bias durch retrospektives Design (Erinnerungsbias) oder fehlerhaftes Matching
Vorher-Nachher-Studie, kontrollierte Vorher-Nachher-Studie (CBA), Interrupted time-series (ITS)	Fälle werden im Zeitverlauf vor und nach einer Intervention beobachtet; bei multiplen Beobachtungen, die von einer Intervention „unterbrochen" werden, spricht man von einer ITS; Kontrollgruppen können gebildet werden	wird für die Evaluation komplexer Interventionen benutzt; um überhaupt aussagekräftig zu sein, muss zunächst ein eindeutiger Zeitpunkt für die Intervention festgelegt werden, da der Zeitverlauf für diesen Studientyp entscheidend ist; verschiedene Biasformen sind möglich (z. B. Selektionsbias), die die interne Validität gefährden können
prospektive, unkontrollierte klinische Studie	Patienten werden in eine prospektive klinische Studie eingeschlossen und im Verlauf beobachtet; wird häufig für explorative Fragestellungen und für Phase II-Arzneimittelstudien verwendet, geht dann RCTs voraus	durch das Fehlen einer Kontrollgruppe kann ein Vergleich lediglich mit der Baseline erfolgen, ein Effekt kann nicht eindeutig der Intervention zugeschrieben werden; Bias ist möglich (z. B. Selektionsbias)
nicht-randomisierte kontrollierte klinische Studie (CCT)	fälschlich auch als „Fall-Kontroll-Studie" bezeichnet; oft wird eine Quasi-Randomisierung vorgenommen, z. B. nach Geburtstagen	hier besteht die Gefahr des Selektionsbias, indem sich Patienten selbst einer Gruppe zuordnen bzw. die Ärzte das übernehmen und dabei bewusst oder unbewusst die Entscheidung anhand prognostisch relevanter Charakteristika getroffen wird
randomisierte kontrollierte klinische Studie (RCT)	randomisierte (zufällige) Zuteilung von Patienten (oder Praxen oder Organe) zu einer Behandlungs- und einer Kontrollgruppe und Nachbeobachtung nach durchgeführter Intervention, idealer Weise mit Verblindung von Patienten, Behandlern und Auswertern	geeignet zum Wirksamkeitsnachweis von Therapieverfahren oder diagnostisch-therapeutischen Strategien; zahlreiche Varianten (parallel, cross-over, Cluster u. a.); durch Randomisierung wird der Einfluss verzerrender Faktoren minimiert
N-of-1-Studie	experimentelle Form des Heilversuchs: eine randomisierte Studie, bei der in zufälliger Reihenfolge eine experimentelle und eine Kontrollintervention bei einem einzelnen Patienten für eine bestimmte Zeitperiode verabreicht wird; eine Verblindung sollte angestrebt werden; die Gabe erfolgt abwechselnd solange, bis Arzt und Patient davon überzeugt sind, dass sich die beiden Regime voneinander unterscheiden	kann bzgl. der Wirksamkeit einer Therapie bei individuellen Patienten hilfreich sein, wenn keine weitere Evidenz zur Verfügung steht; ist an eine Reihe von Voraussetzungen gebunden: Therapie schlägt schnell an und klingt rasch ab; Therapiedauer gut determinierbar; relevante Endpunkte vorhanden und messbar u. a.

kraft im Sinne der internen Validität gewertet werden. Eine über die Validität hinausgehende Differenzierung von Studien ist alleine anhand einer solchen Skala nicht möglich.

In der Verfahrensordnung des Gemeinsamen Bundesausschusses (G-BA) werden separate Evidenzhierarchien zur Klassifizierung von Studien nach diagnostischen und therapeutischen Technologien verwendet, an deren oberster Stelle jedoch ebenfalls systematische Übersichten über RCTs stehen. Eine systematische Übersicht ist oft höher zu bewerten als eine einzelne Studie, unabhängig vom Design. Systematische Übersichten stellen letztlich für jede klinische Fragestellung und damit auch für jeden Evidenzlevel den „Goldstandard" dar, was zu einer „horizontalen" Betrachtungsweise von Evidenzhierarchien führt. Dieser Überlegung folgt auch die Evidenzskala des Center for Evidence-based Medicine in Oxford (www.cebm.net).

Eine Reihe von Limitationen des Konzepts der Hierarchie der Evidenz sollte beachtet werden [Perleth und Raspe 2000]:

- Evidenzhierarchien berücksichtigen nicht das Verhältnis von Studiendesign und Fragestellung. In den gängigen Hierarchiemodellen sind verschiedene Studiendesigns eingeordnet, die nur für jeweils bestimmte Fragestellungen geeignet sind. Die Evidenzskalen umfassen sowohl prospektive, experimentelle Designs wie auch retrospektive und epidemiologische beobachtende Studientypen. Die Anwendung der Evidenzhierarchie auf therapeutische Fragestellungen beispielsweise, sollte sich streng genommen nur auf die für therapeutische Fragestellungen relevanten Studiendesigns beziehen.
- Sie lassen keine Aussage über die Adäquanz von klinischen Studien zu. Die Adäquanz (klinische Angemessenheit) einer Studie bezeichnet die Verwendbarkeit einer Studie in einer konkreten klinischen Situation. Eine Studie auf methodisch hohem Niveau kann klinisch dennoch unangemessen sein, etwa wenn für den Patienten völlig irrelevante Endpunkte untersucht worden sind. Kriterien der Adäquanz sind u. a. die Bedeutung des Behandlungsziels und -verfahrens im Alltag komplexer Patientenprobleme, Übertragbarkeit der Studienbedingungen auf die Bedingungen des klinischen Alltags, Auswahl der Endpunkte, Akzeptanz durch Ärzte und Patienten, technische und finanzielle Umsetzbarkeit.
- Externe Validität, Konsistenz der Studienergebnisse, klinische Relevanz und Qualität der Studie und der Nutzen für die Patienten werden in der Regel nicht in Evidenzskalen abgebildet. Unter externer Validität versteht man die Frage, ob und wie in Studien gewonnene Ergebnisse auch außerhalb der Studienpopulation Anwendung finden kön-

Tab. 21 Hierarchie von Studientypen zur Erhebung der Sicherheit

Stufe	Evidenz-Typ
I	Starke Evidenz: wenigstens ein systematischer Review auf der Basis methodisch hochwertiger kontrollierter, randomisierter Studien (RCTs)
II	wenigstens ein ausreichend großer, methodisch hochwertiger RCT
III	methodisch hochwertige Studien ohne Randomisierung bzw. nicht prospektiv (Kohorten-, Fall-Kontroll-Studien)
IV	mehr als eine methodisch hochwertige nichtexperimentelle Studie
V	Meinungen und Überzeugungen von angesehenen Autoritäten (aus klinischer Erfahrung), Expertenkommissionen, beschreibenden Studien

6.1 Ermittlung der Wirksamkeit und Sicherheit einer Technologie

nen. Diese kann bei einer bevölkerungsbasierten Beobachtungsstudie (niedriger Evidenzgrad) deutlich höher sein als bei einem RCT mit höchstem Evidenzgrad.
- Klinisch irrelevante Ergebnisse aus Level-I-Studien sind nicht immer höher zu gewichten als dramatische Ergebnisse aus Studien mit niedrigerem Evidenzgrad. Maßnahmen mit offensichtlicher Wirksamkeit, beispielsweise lebensrettende Sofortmaßnahmen, bedürfen keines peniblen Wirksamkeitsnachweises. Umgekehrt ist der Wirksamkeitsnachweis umso aufwändiger, je kleiner der Effekt einer Maßnahme ist. Insbesondere bei widersprüchlichen Studien kann eine Klärung nur noch über den Weg systematischer Übersichten erfolgen, in denen sämtliche vorhanden Studien gewürdigt werden.

Die Orientierung an Evidenzhierarchien darf jedenfalls nicht die Bewertung der Qualität von Studien ersetzen, noch dürfen diese dogmatisch angewendet werden. Sie sind lediglich eine Orientierungshilfe und können die Darstellung der Studienlage erleichtern.

Diagnostische Verfahren

Die Überprüfung des Nutzens diagnostischer Testverfahren in der Medizin ist ebenso komplex wie ihre Verwendung im klinischen Alltag. Zu Unrecht wurde die Methodik der Nutzenbewertung lange Zeit zu Gunsten von therapeutischen Technologien vernachlässigt. Feinstein hat in einem posthum veröffentlichten Beitrag auf eine Reihe von wichtigen Aspekten hingewiesen [Feinstein 2002]. Die Funktion diagnostischer Testverfahren für prognostisch und therapeutisch relevante Entscheidungen stellt demnach die häufigste Anwendung im klinischen Alltag dar. Hierfür ist aber die Analyse der Testgenauigkeit (Sensitivität, Spezifität) nicht ausreichend.

Viele Tests (z. B. Ultraschall) bieten nicht nur eine isolierte Information, sondern bilden verschiedene anatomische Strukturen ab und die Gesamtaussage wird mit der Betrachtung nur eines Teils dieser Informationen nicht angemessen erfasst. Oft wird nicht nur ein diagnostisches Verfahren eingesetzt, sondern ein Test ist Bestandteil einer diagnostischen Kette. Die diagnostische Genauigkeit nur eines Tests aus der Testkette ist dann für die Sicherung einer Diagnose wenig aussagekräftig. Nur in den wenigsten Fällen dürfte ein einziger diagnostischer Test ausreichend sein, um eine Therapieentscheidung zu begründen. Es müssen in der Regel Informationen aus der Anamnese, der klinischen Untersuchungen (ihrerseits jeweils eine Kette von diagnostischen Tests) usw. vorliegen.

Diagnostische Tests können verschiedene Funktionen haben, z. B. Screening (Aufdeckung eines Merkmals in asymptomatischen Personen), Differentialdiagnose (Bestätigung oder Ausschluss eines Merkmals ggf. mit Entscheidung zum Einsatz eines weiteren Testverfahrens), Staging (Bestimmung eines Krankheitsstadiums, v. a. bei Krebs), Überwachung (z. B. Serumspiegelbestimmungen bei Medikamenten). Je nach Kontext müssen unterschiedliche Informationen zur Leistungsfähigkeit eines Testverfahrens vorliegen [Feinstein 2002].

Diagnostische Verfahren sind also kein Selbstzweck, vielmehr determinieren sie therapeutische Entscheidungen was die hohen Anforderungen an ihre Zuverlässigkeit erklärt. Sie sind aber auch nicht isoliert vom klinischen Entscheidungskontext zu sehen. Es ist ein Unterschied ob ein Elektrokardiogramm bei einem übergewichtigen 55jährigen Patienten angefertigt wird, der zudem noch stark raucht, und der plötzlich mit Schmerzen in der Brust zusammengebrochen ist oder als Bestandteil des „Check-up 35" bei einem schlanken Mittvierziger ohne bekannte Risikofaktoren für eine koronare Herzkrankheit.

Von verschiedenen Autoren bzw. Arbeitsgruppen wurden daher Klassifikationen von diagnostischen Studien hinsichtlich der Qualität, der jeweiligen Evaluationsphase bzw. der Generalisierbarkeit ihrer Ergebnisse vorgeschlagen, die bereits diese Komplexität ansatzweise berücksichtigen. Allgemein akzeptiert ist ein Vorschlag von Fryback und Thornbury einer sechsstufigen Hierarchie (s. Tab. 22) von Studiendesigns entsprechend den Charakteristika der jeweiligen Testphase [Fryback & Thornbury 1991].

Bei der Einteilung diagnostischer Tests in ihre jeweilige Evaluationsphase sind die Anforderungen an die Berichtsqualität (s. u.) entsprechend zu berücksichtigen. Praktische Bedeutung im Rahmen von HTA haben derzeit vor allem die Ebenen diagnostische Genauigkeit und diagnostischer bzw. therapeutischer Impact. Die diagnostische Genauigkeit wird gelegentlich auch als Surrogat für den diagnostisch-therapeutischen Impact akzeptiert. Die technische Qualität wird selten im Rahmen von HTA betrachtet. Für die Nutzenbetrachtung aus Patientenperspektive bzw. aus der Perspektive der Gesellschaft liegen in der Regel keine aussagekräftigen Studien vor, aus heutiger Perspektive erscheint die Trennung der Level 4 und 5 allerdings auch artifiziell. Die Änderung einer therapeutischen Entscheidung wird im Zeitalter der partizipativen Entscheidungsfindung immer selbstverständlicher.

Das Stufenmodell wie von Fryback & Thornbury vorgeschlagen berücksichtigt allerdings nicht den häufigen Fall, dass ein neues Testverfahren nicht unbedingt eine Sequenz aufeinander folgender Studien entsprechend dieser hierarchi-

Tab. 22 Hierarchisches Modell der Evaluierung diagnostischer Tests

Level 1: Technische Qualität	■ Demonstration der Korrelation der Diagnose (pathologisch gesichert) mit dem Testergebnis ■ Untersuchung der Inter- und Intra-Rater-Reliabilität ■ eindeutige Auswertungskriterien für den Test müssen vorliegen
Level 2: Diagnostische Genauigkeit	■ Bestimmung von Sensitivität und Spezifität an ausreichend großen Stichproben bzw. mit Hilfe von Metaanalysen ■ Repräsentation eines möglichst breiten Spektrums von Patienten/Krankheitsstadien ■ Etablierung von Referenzwerten
Level 3: Diagnostischer Impact	■ Vergleich von zwei Tests bei einem Patienten in zeitlich naher Abfolge und zufälliger Reihenfolge ■ verblindete (d. h. ohne Kenntnis von Krankheitszustand und Ergebnis des jeweils konkurrierenden Tests) Auswertung der Testergebnisse ■ Vergleich mit Referenzstandard („Goldstandard")
Level 4: Therapeutischer Impact	■ Demonstration therapeutischer Konsequenzen im Vergleich mit Hilfe klinischer Studien (vorzugsweise RCTs) ■ Verwendung expliziter Kriterien zur Demonstration des therapeutischen Impacts
Level 5: Nutzen aus der Perspektive des Patienten	■ wie therapeutischer Impact, aber Betonung auf patientenrelevante Endpunkte wie funktioneller Status, Schmerzstatus, Lebensqualität ■ Demonstration mit Hilfe von RCTs, aber auch retrospektiver Studien (ethisch weniger problematisch), Entscheidungsanalyse
Level 6: Nutzen aus gesellschaftlicher Perspektive	■ Nutzen und Kosten-Nutzen aus gesellschaftlicher Sicht

6.1 Ermittlung der Wirksamkeit und Sicherheit einer Technologie

schen Betrachtungsweise durchlaufen kann. Beispielsweise fehlt bisweilen ein Referenzstandard oder der Test wird als Teil einer Abklärungsstrategie eingesetzt usw. Es ist deshalb schwierig, eine generelle Vorgehensweise bei der Evaluation diagnostischer Testverfahren zu identifizieren.

Für die angemessene Beurteilung eines diagnostischen Testverfahrens im Rahmen eines HTA-Berichts ist es entscheidend, die jeweilige klinische Testsituation korrekt zu erfassen und zu beschreiben um dadurch Anforderungen an die Aussagekraft des zu untersuchenden Tests ableiten zu können. Bossuyt et al. [2006] schlagen drei grundsätzliche Fragestellungen für Diagnostikverfahren vor:

- Ersatztest (*replacement test*): Ein neuer Test weist eine höhere Genauigkeit auf als ein etabliertes Verfahren (z. B. Magneresonanztomographie statt Myelographie zum Nachweis von Bandscheibenvorfällen). Das kann auch bei Screeninguntersuchungen der Fall sein.
- Entscheidungstest (*triage test*): Ein neuer Test wird vor der Durchführung einer diagnostischen Abklärungsstrategie (*diagnostic pathway*) eingeschaltet und die Entscheidung für die Durchführung weiterer Tests wird von dem zusätzlichen Testverfahren abhängig gemacht (z. B. D-Dimer-Test bei Verdacht auf Lungenembolie vor der Durchführung einer Computertomographie). Ziel kann es sein, die Häufigkeit des Einsatzes von invasiven Testprozeduren zu reduzieren.
- Zusatztest (*add-on test*): Ein Test wird zusätzlich durchgeführt, um bei einer Subgruppe von Patienten Informationen zu erhalten, die ohne den Zusatztest nicht verfügbar sind (z. B. Positronenemissionstomographie beim Staging bei Krebs). Mit Zusatztests kann die Sensitivität einer Abklärungsstrategie erhöht bzw. die Rate falsch-positiver Ergebnisse reduziert werden.

Für jede dieser Situationen sind andere Studiendesigns erforderlich, um den Nutzen des zu evaluierenden diagnostischen Tests nachweisen zu können. In vielen Fällen ist es notwendig, Informationen über verschiedene Eigenschaften von Diagnoseverfahren zu überprüfen, beispielsweise die diagnostische Genauigkeit im Vergleich zu einem Referenzstandard. Bevor entschieden werden kann, ob ein zusätzlicher Test im Rahmen einer diagnostischen Abklärungsstrategie nützlich ist, sollte klar sein, ob der Test überhaupt mit hinreichender Sicherheit Zustände von Krankheit und Gesundheit unterscheiden kann.

Die Auswertung von diagnostischen Studien im Rahmen von HTA-Berichten hängt vom Studiendesign ab. Handelt es sich um eine randomisierte kontrollierte Studie dann sind auch die entsprechenden Qualitätskriterien anzulegen. Vor allem für diagnostische Genauigkeitsstudien (*diagnostic accuracy*) wurden spezifische Kriterien diskutiert.

Auswertung und Bewertung der Qualität von diagnostischen Genauigkeitsstudien

Leider sind die Anforderungen an das Design von diagnostischen Studien nicht auf so einem hohen Niveau etabliert wie das bei RCTs der Fall ist. Eine aktuelle Auswertung von vier spezialisierten medizinischen Zeitschriften ergab beispielsweise, dass von 43 im Jahre 2002 dort veröffentlichten Studien zur Evaluation der diagnostischen Genauigkeit nur zwei eine Fallzahlkalkulation berichteten, allerdings nicht für vorab geplante Subgruppenanalysen [Bachmann et al. 2006]. Schwächen im Design von diagnostischen Studien können zu einer Überschätzung der diagnostischen Genauigkeit führen, insbesondere wenn die Patienten nicht konsekutiv eingeschlossen werden, bei retrospektiver Datenauswertung und wenn schwere Fälle und gesunde Kontrollen die Studienpopulation bilden [Lijmer et al. 1999, Rutjes et al. 2006].

Es gibt bisher kein international anerkanntes Werkzeug zur Einschätzung der Qualität und Validität von Studien zur diagnostischen Genauigkeit. Die Arbeitsgruppe Standards for Reporting of Diagnostic Accuracy (STARD) hat Empfehlungen für einen Berichtsstandard von diagnostischen Genauigkeitsstudien in Anlehnung an das CONSORT-Statement (www.consort-statement.org) für RCTs publiziert [Bossuyt et al. 2003]. Ziel der Initiative ist es, die Berichtsqualität von Publikationen so weit zu verbessern, dass ein möglicher Bias und die Generalisierbarkeit der Studienergebnisse eingeschätzt werden können. Zum Berichtsstandard gehören ein Flussdiagramm und eine Checkliste (s. Tab. 23) für die strukturierte Beurteilung der Berichtsqualität. Übergreifende Qualitätskriterien sind dabei die Reportqualität, die eine Replikation der Studie erlauben würde, die Angabe von Konfidenzintervallen um TPR (*true-positive*)- und FPR (*false-positive*)-Werte, Anzahl und Spektrum der untersuchten Patienten sowie Anwendung von Methoden zur Reduktion von Bias (z. B. Auswertung von Testergebnissen ohne Kenntnis des Krankheitsstatus des Patienten). Ergänzend dazu kann für die Bewertung der Qualität diagnostischer Genauigkeitsstudien das so genannte QUADAS-Tool verwendet werden [Whiting et al. 2003]. Diese Checkliste schlägt 14 Fragen vor, die in einem Delphi-Verfahren aus einem Set von 28 potentiell relevanten Kriterien herausgearbeitet wurden (s. Infobox 18). Die Fragen werden jeweils mit „ja", „nein" und „unklar" bewertet. Ein zusammenfassender Score wird nicht gebildet. Der Anteil der erfüllten Items kann allerdings im Rahmen von Metaanalysen als Kovariable verwendet werden. Der Einfluss einzelner Items auf die diagnostische Genauigkeit kann im Rahmen von Regressionsanalysen berechnet werden. Ein anschauliches Beispiel für den Einsatz des QUADAS-Tools im Rahmen einer Metaanalyse diagnostischer Genauigkeitsstudien liefert die Publikation von Westwood et al. [2005].

Es ist bei der Anwendung solcher Checklisten zu beachten, dass die Berichtsqualität und die Qualität der Studie von einander abweichen können. Es erscheint daher sinnvoll, bei offenen Fragen weitere Informationen zu einer Studie bei den Autoren einzuholen, falls dies entscheidungsrelevant ist.

Infobox 18:
QUADAS-Tool zur Qualitätsbewertung diagnostischer Genauigkeitsstudien [Whiting et al. 2003]

1. War das Spektrum der Patienten repräsentativ für die Patienten, die den Test später erhalten sollen?
2. Wurden Selektionskriterien eindeutig beschrieben?
3. Ist der Referenzstandard geeignet, die Zielkondition korrekt zu klassifizieren?
4. Ist der zeitliche Abstand zwischen der Anwendung des Index- und des Referenztests kurz genug, um anzunehmen, dass sich die Zielkrankheit in der Zwischenzeit nicht verändert hat?
5. Wurde an der gesamten Stichprobe oder an einer Zufallsauswahl aus der Stichprobe die Diagnose mittels eines Referenzstandards verifiziert?
6. Wurde derselbe Referenzstandard bei allen Patienten unabhängig vom Ergebnis des Indextests angewandt?
7. War der Referenzstandard unabhängig vom Indextest (d. h. der Indextest war nicht Teil des Referenztests)?
8. Wurde die Durchführung des Indextests ausreichend detailliert beschrieben, so dass eine Replikation möglich wäre?
9. Wurde die Durchführung des Referenzstandards ausreichend detailliert beschrieben, so dass eine Replikation möglich wäre?
10. Wurden die Ergebnisse des Indextests ohne Kenntnis des Referenztests ausgewertet?
11. Wurden die Ergebnisse des Referenztests ohne Kenntnis des Indextests ausgewertet?
12. Waren dieselben klinischen Angaben zum Zeitpunkt der Auswertung der Testergebnisse verfügbar, die auch in der Praxis bei der Testdurchführung verfügbar wären?
13. Wurden nicht interpretierbare/intermediäre Testergebnisse berichtet?
14. Wurden aus der Studie ausgeschiedene Patienten beschrieben?

Tab. 23 Anforderungen an die Berichtsqualität von Level-2-Studien nach Bossuyt et al. 2003 (STARD)

Abschnitt	Unterabschnitt	Beschreibung
Titel		Identifizierung als Studie zur Ermittlung der diagnostischen Genauigkeit inklusive Angabe der zu vergleichenden Tests
Abstract		strukturiertes Format
Einführung		präzise Angabe der Fragestellung und des klinischen Problems
Methoden	Design/Protokoll	■ Setting ■ Untersuchungsabfolge, z. B. zufällige Zuordnung zum Test, zeitliche Abfolge ■ Patientenzuteilung zu den Testverfahren ■ Datenerhebung prospektiv oder retrospektiv ■ Ein-/Ausschlusskriterien bzw. Indikation
	Beschreibung der Testverfahren	■ technische Charakteristika, z. B. Gerätetyp, Hilfsmittel, Reagenzien, Test-Kits, vorbereitende Maßnahmen, technische Qualitätssicherung ■ Auswertungsalgorithmus bei computergestützten Verfahren
	Referenztest	■ Benennung des Referenztests oder des Goldstandards ■ Methode der Verifizierung, z. B. Pathologie
	Patientenselektion	■ Beschreibung der Studienpopulation, z. B. Stadienverteilung, Komorbidität, Alter, Geschlecht ■ Methode der Rekrutierung der Patienten, z. B. konsekutiv, geschichtet, getrennte Erhebung bei Kranken und Gesunden („Fall-Kontroll-Ansatz")
	Fallzahlplanung	■ Angabe der Fallzahl für die erwünschte Schätzgenauigkeit (Varianz, Konfidenzintervall) ■ Fallzahlplanung für Subgruppenanalysen
	Auswertung/ Interpretation der Tests	■ Kenntnisstand des/der Auswerter in Bezug auf Vor-Testergebnisse und Krankheitsstatus ■ Definition/Klassifikation der Testergebnisse
	Datenanalyse/ statistische Auswertung	■ Datenaufbereitung, Beschreibung und Begründung von Klassenbildung, z. B. Dichotomisierung kontinuierlicher Variablen ■ Berechnung von Effektschätzern, Angabe von statistischen Testverfahren ■ Umgang mit unklaren oder nicht interpretierbaren Befunden
Ergebnisse	Patientenfluss	■ Anzahl der untersuchten Patienten bzw. Organe ■ Vollständigkeit der Testdurchführung
	Datenpräsentation	■ Anzahl der korrekt und nicht korrekt durch den Test identifizierten Entitäten (Vierfeldertafel) ■ Angabe von abgeleiteten Effektschätzern, z. B. Sensitivität, Spezifität, prädiktive Werte sowie der Konfidenzintervalle ■ Angabe von Kurvenfläche und Konfidenzintervallen bei ROC-Kurven für quantitative Tests

Abschnitt	Unterabschnitt	Beschreibung
Diskussion	Diskussion design-typischer Biasformen	■ Spektrum-Bias* ■ Verifikations-Bias (Work-up-Bias)# ■ Diagnostik-/Review-Bias¶ ■ Inkorporations-Bias$
	Generalisierbarkeit (externe Validität)	■ Reproduzierbarkeit der Testergebnisse in anderen Settings bzw. Abhängigkeit von der Interpretation ■ Abhängigkeit bzw. Änderung der Richtung der Ergebnisse z. B. von Krankheitsstadium, Komorbidität, Alter, Geschlecht ■ Repräsentativität der untersuchten Patientenpopulation ■ Zufallsfehler

Erläuterungen:
* Hiermit wird Bias aufgrund des Einflusses des Patientenspektrums und der Krankheitsschwere (case mix) bezeichnet. Dieser Bias kann sich auf die Generalisierbarkeit der Ergebnisse auswirken. Zur Minimierung dieses Bias können Überweisungen von Patienten zum Index-Test aus unterschiedlichen Subpopulationen vorgenommen werden.
# Unter Verifikations-Bias (auch Workup-Bias genannt) versteht man eine Verzerrung der Ergebnisse dadurch, dass gesunde Patienten in verschiedenen Studien mit unterschiedlich hoher Wahrscheinlichkeit einem (invasiven) Referenztest unterzogen werden. Wenn Patienten mit einem negativen Testergebnis nicht mit dem Referenztest untersucht werden, können bei unterschiedlicher Prävalenz (und damit einer unterschiedlichen Relation Falsch-Negativer zu allen Test-Negativen) falsch-hohe Sensitivitäten resultieren. Diese Möglichkeit ist insbesondere dann gegeben, wenn die Auswahl der Patienten, deren Krankheitsstatus mit dem Referenztest verifiziert wurde, nicht randomisiert erfolgte. Dieser Bias kann u. a. vermieden werden, wenn alle Patienten mit dem Referenztest untersucht werden.
¶ Dieser Bias kommt dadurch zustande, dass die Enddiagnose bzw. das Ergebnis aus dem Vergleichstest zur Interpretation des Index-Tests herangezogen wird. Vermeidung kann durch eine verblindete Testauswertung und Randomisierung erreicht werden.
$ Die Durchführung des Referenztests (Goldstandard) wird durch das Ergebnis des Index-Tests beeinflusst. Dies ist vor allem bei histopathologischer Probenentnahme von Bedeutung.

Die Kombination der (maximal) sechs Evaluationsphasen (s. Tab. 22) und der methodischen Qualität ergibt eine Matrix (*technology assessment frontier*), in die sämtliche zu einer Fragestellung vorliegenden diagnostischen Studien eingeordnet werden können (s. Tab. 24). Dieses Vorgehen ermöglicht einen raschen Überblick über den Status einer Technologie.

Der Nachweis des diagnostischen und/oder therapeutischen Impacts von diagnostischen Verfahren zu untersuchen, erfordert meist aufwändigere Studiendesigns (s. u. ‚Weitere Studien zur Evaluation diagnostischer Testverfahren').

Metaanalysen diagnostischer Genauigkeitsstudien

Von der Möglichkeit, einen gemeinsamen Effektschätzer für die Testgenauigkeit (z. B. Sensitivität, Spezifität) im Rahmen von Metaanalysen zu ermitteln, wird zunehmend Gebrauch gemacht. Unter diagnostischer Genauigkeit versteht man die Fähigkeit eines Tests, zwischen Vorhandensein oder Nichtvorhandensein einer Krankheit zu unterscheiden. Wie bereits ausgeführt, deckt die Ermittlung der diagnostischen Genauigkeit nur eine Dimension der Eigenschaften eines diagnostischen Tests ab, gleichwohl aber eine wichtige. Mit Hilfe von Metaanalysen ist es möglich, aus mehreren Studien Punktschätzer für Sensitivität, Spezifität, diagnostisches Odds Ratio und andere Testeigenschaften zu ermitteln, sowie den Einfluss von Kovariaten auf die Testgenauigkeit zu untersuchen.

Es gibt keinen internationalen Konsens darüber, wie viele Studien mindestens vorhanden sein müssen, um eine Metaanalyse durchführen zu können. Auch bezüglich der Qualitätsbewertung diagnostischer Studien in Metaanalysen besteht bislang nur darüber ein Konsens, dass, wenn man Studien mit schlechter Qua-

6.1 Ermittlung der Wirksamkeit und Sicherheit einer Technologie

Tab. 24 Evaluationsmatrix diagnostischer Testverfahren am Beispiel der Magnetresonanz-Spektrometrie (MRS) bei Gehirntumoren [nach Tatsioni et al. 2005]

Level [nach Fryback & Thornbury]	Beispiel für Studienziel oder Endpunkt	Anzahl verfügbarer Studien (%)	Anzahl Patienten (%)
I	Fähigkeit zur Generierung konsistenter Spektren	85 (88)	2.434 (80)
II	Sensitivität, Spezifität	8 (8)	461 (15)
III	Häufigkeit mit der sich die subjektive Einschätzung der Diagnose durch Kliniker nach dem Test änderte	2 (2)	32 (1)
IV	Häufigkeit der Änderung des Therapieplans nach Testdurchführung	2 (2)	105 (3,5)
V	Anteil der Patienten mit verbessertem Gesundheitszustand nach dem Test im Vergleich zu einer nicht mittels MRS getesteten Gruppe	0	0
VI	Kosten-Wirksamkeits-Analyse	0	0

lität in die Analyse aufnimmt, die Qualität in der Analyse berücksichtigt werden muss. Wenn es genügend Studien mit guter Qualität gibt, können solche mit schlechterer Qualität ausgeschlossen werden. Genauso wenig konnte bisher ein einheitliches Vorgehen bei Heterogenität innerhalb und zwischen den Studien festgelegt werden. Allerdings wurden von einer internationalen Arbeitsgruppe Leitlinien für die Evaluation von diagnostischen Testverfahren [Irwig et al. 1994] entwickelt. Diese empfehlen ein schrittweises Vorgehen (s. Tab. 25), legen sich aber nicht auf ein spezielles statistisches Verfahren fest.

Übersichten über statistische Methoden der Metaanalyse diagnostischer Genauigkeitsstudien finden sich in der Literatur [Moses et al. 1993, Raum & Perleth 2003], ebenso Artikel zu speziellen Aspekten [Lijmer et al. 1999, Deeks 2001, Dinnes et al. 2005] und zur Software [Zamora et al. 2006], mit der sich Metaanalysen durchführen lassen (s. Infobox 19).

Infobox 19:
Beispiel für eine Metaanalyse diagnostischer Genauigkeitsstudien [Perleth et al. 2003]
Ausgewertet wurden Studien zur diagnostischen Genauigkeit von tragbaren Geräten die ein Schlafapnoesyndrom diagnostizieren sollen. Insgesamt wurden 26 Studien mit 2.083 Patienten in die Metaanalyse eingeschlossen. Aufgrund vorhandener Heterogenität zwischen den Studien wurde eine stratifizierte Auswertung nach Grenzwert (dem Apopnoe-Hypopnoe-Index, AHI) vorgenommen. Außerdem wurden die Ursachen für die Heterogenität untersucht, indem Subgruppen (Gerätetyp, Grenzwert, Untersuchungssetting) gebildet wurden. Die Ergebnisse wurden in Form von summativen Effektschätzern mit 95%-Konfidenzintervallen und graphisch als sogenannte Summary Receiver Operator Characteristics (SROC)-Kurven nach der Methode von Moses et al. [1993] dargestellt. Für die Metaanalyse wurde die Software MetaDiSc 1.4 verwendet.

Die Prävalenz in den Studienpopulationen betrug im Durchschnitt 62,1% (22,1–84,3%). Fünf von 26 Studien evaluierten tragbare Geräte im

Tab. 25 Schritte bei der Durchführung von Metaanalysen diagnostischer Testverfahren

1	*Festlegung von Ziel und Umfang der Metaanalyse*
	Gibt es eine eindeutige Feststellung zu folgenden Aspekten:
	▪ Dem zur Diskussion stehenden Test?
	▪ Der zu diagnostizierenden Krankheit und dem Referenztest („Goldstandard")?
	▪ Der klinischen Fragestellung und dem Setting?
	▪ Ist es Ziel, einen einzelnen Test zu evaluieren oder mehrere Tests zu vergleichen?
2	*Identifizierung der relevanten Literatur*
	Sind die Details der Literaturrecherche inklusive Such- und Verbindungswörtern angegeben?
	Sind Ein- und Ausschlusskriterien definiert?
3	*Datenextraktion und Präsentation der Daten*
	Wurden die Studien von zwei oder mehr Personen bewertet?
	Erklären die Autoren, wie Meinungsverschiedenheiten geklärt wurden?
	Wurde für jede Primärstudie eine komplette Auflistung der Studiencharakteristika und der Testgüte angegeben?
4	*Abschätzung der Testgüte*
	Berücksichtigt die Methode der Datensynthese von Sensitivität und Spezifität die gegenseitige Abhängigkeit dieser Werte?
	Falls multiple Testkategorien verfügbar sind, wurden diese in der Datensynthese berücksichtigt?
5	*Einschätzung der Konsequenzen von Variationen der Studienvalidität bei der Bestimmung der Testgüte*
	Wurde die Beziehung zwischen der Bestimmung der Testgüte und der Validität der Studien für jedes der folgenden Kriterien untersucht:
	▪ Angemessener Referenztest
	▪ Unabhängige Bewertung von Test und Referenztest
	▪ Vermeidung von Verifikations-Bias
	Wurden in Vergleichsstudien alle Tests bei jedem Patienten angewendet oder die Patienten zufällig einem der Tests zugeteilt?
	Wurden analytische Methoden eingesetzt, um abzuschätzen, inwiefern methodische Mängel von Primärstudien die Testgüte beeinflussen?
6	*Einschätzung der Konsequenzen von Variationen von Patientencharakteristika und des Tests auf die Bestimmung der Testgüte (Generalisierbarkeit)*
	Wurde die Beziehung zwischen der Bestimmung der Testgüte und Patienten- bzw. Testcharakteristika untersucht?
	Wurden analytische Methoden eingesetzt, um zwischen Einflüssen auf die Testgüte und die Grenzwerte zu unterscheiden?

Heimsetting, die restlichen Studien untersuchten die Testgenauigkeit im Schlaflabor, meist simultan zum Referenzstandard, der Polysomnographie. Die beste Kombination aus Sensitivität und Spezifität fand sich für einen Grenzwert von AHI≥10 (d. h. 10 oder mehr Atempausen pro Stunde) mit einer Sensitivität von 92 % (95 %-CI 90;94) und einer Spezifität von 84 % (95 %-CI 81;87). Für Spezifität zeigte sich eine signifikante Heterogenität, die sich mit den variablen Ergebnissen der Geräte zum Homemonitoring erklären ließ. Die Abbildung 11 zeigt die graphische Darstellung der SROC-Kurve.

6.1 Ermittlung der Wirksamkeit und Sicherheit einer Technologie

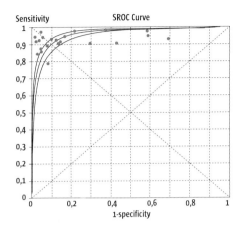

Abb. 11 Die Punkte stellen einzelne Studien dar, die Größe der Punkte entspricht der Patientenzahl und damit dem statistischen Gewicht. Die diagnostische Genauigkeit ist umso höher, je besser sich die Kurve an die linke obere Ecke anschmiegt.

Weitere Studien zur Evaluation diagnostischer Testverfahren

Bisher wurden lediglich Studien auf dem Fryback & Thornbury-Level 2 (diagnostische Genauigkeit) besprochen (s. Tab. 22). Wesentlich für die Einschätzung des Nutzens eines diagnostischen Tests ist jedoch die Frage (vorausgesetzt, der Test erfüllt die Anforderungen an die diagnostische Genauigkeit), ob sich durch die Einführung eines neuen Tests im diagnostischen Ablauf (Level 3: diagnostischer Impact) bzw. in der Therapie (Level 4 bzw. 5: therapeutischer Impact ev. gemessen an patientenrelevanten Endpunkten) Änderungen zur bisherigen Teststrategie ergeben.

Hierfür werden methodisch aufwändigere Studiendesigns benötigt, z. B. Kohortenstudien oder RCTs. Entscheidend ist, dass ein ausreichender Zeitraum zur Nachverfolgung der Patienten zur Verfügung steht, um klinisch und für die Patienten relevante Endpunkte erheben zu können. Qualitätskriterien orientieren sich dann an den jeweiligen Studiendesigns (s. www.consort-statement.org).

Lord et al. [2006] haben Kriterien entwickelt, die bei der Wahl des passenden Studiendesigns hilfreich sein können. Generell ist zu fragen, ob ein zu evaluierender Test eine höhere Sensitivität oder Spezifität aufweist als ein Vergleichstest bzw. ob er eine höhere Sicherheit bietet. Bei identischer Sensitivität wäre eine Bewertung des Therapieeffekts nicht notwendig, da ja die Detektion des Anteils von Erkrankten unverändert bleibt. In diesem Fall wären andere Vor-/Nachteile abzuwägen (z. B. Sicherheit, Kosten, Spezifität). Dies war beispielsweise bei der Evaluation der Dopplersonographie im Vergleich zur Venographie zur Diagnose der tiefen Venenthrombose der Fall (Sonographie ist preiswerter und sicherer). Dieses Vorgehen setzt allerdings voraus, dass ein therapeutischer Nutzen der Diagnose bereits gezeigt wurde (was bei der Therapie der Beinvenenthrombose der Falle ist). Schwieriger ist es, wenn der neue Test eine höhere Sensitivität aufweist, bei vergleichbarer Spezifität. Dann wäre zu zeigen, ob die zusätzlich detektierten Fälle von einer Therapie profitieren. So muss die Aufdeckung von zusätzlichen Metastasen oder Tumorrezidiven nicht notwendig mit einer angemessenen Therapiemöglichkeit korrelieren. In diesem Fall wäre der Einsatz eines Tests fraglich, weil andere Krankheitsstadien durch den Test gefunden wurden, für die es keine Therapiemöglichkeit gibt (verändertes Krankheitsspektrum). Das ist etwa der Fall bei peripheren arteriellen Durchblutungsstörungen, die eher durch die MRT-Angiographie als mittels konventioneller Angiographie erkannt werden kann; die chirurgische oder perkutane transluminale Therapie wird allerdings nur bei kritischer Durchblutungssituation empfohlen, so dass eine höhere Sensitivität für ein noch nicht kritisches Stadium (Claudicatio) nicht unbedingt klinische Konsequenzen hat.

Letztlich relevant ist noch die Frage, ob ein wirksames therapeutisches Verfahren überhaupt zur Verfügung steht, dessen Einsatz ein diagnostischer Test ja determinieren soll. Die

Frage der Wirksamkeit therapeutischer Technologien wird im nächsten Kapitel behandelt.

Therapeutische Verfahren

Die kritische Bewertung von Therapieverfahren ist auf verschiedenen Ebenen auf deutlich höherem Niveau etabliert als die Evaluation diagnostischer Verfahren. Dies bezieht sich sowohl auf die primäre Evaluation der Sicherheit und Wirksamkeit, wie auch auf die Durchführung systematischer Übersichten und Metaanalysen. Vor allem aufgrund der traumatischen Ergebnisse unzureichender Methodik bei der Einführung von Arzneimitteln (s. Infobox 20) hat sich die Evaluation in mehreren Phasen und der randomisierte kontrollierte Versuch (*randomised controlled trial*, RCT) als Standarddesign von Therapiestudien (entspricht bei Arzneimitteln der Phase III) durchgesetzt. Hinsichtlich der Standardisierung von Primärstudien von der Protokollerstellung bis hin zur Publikation der Ergebnisse ist der Arzneimittelbereich am weitesten fortgeschritten.

Infobox 20:
Thalidomid und die Folgen
Hier sei insbesondere auf den „Contergan-Skandal" hingewiesen, der durch das Medikament Thalidomid (Handelsname Contergan) ausgelöst wurde und letztlich zur Einführung des Arzneimittelgesetzes in der Fassung von 1973 in Deutschland führte. Thalidomid wurde von der Firma Grünenthal v. a. als Schlafmittel von 1957 bis 1961 verkauft, bis es wegen zahlreicher Nebenwirkungen, deren gravierendste Fehlbildungen bei Säuglingen darstellten, vom Markt genommen werden musste. Von 1967 bis 1970 fand ein Verfahren gegen Mitarbeiter der Firma statt, das mit einem Vergleich schloss. Interessanterweise war genau ein halbes Jahr bevor Thalidomid vom Markt genommen wurde (im November 1961) ein Arzneimittelgesetz in Kraft getreten, das vor allem eine Vereinheitlichung des damals stark fragmentierten Rechts umsetzte, aber keine Wirksamkeits- geschweige denn Sicherheitsprüfung vorsah. Mit dem „Contergan-Skandal" wurde dieses Gesetz dann obsolet und schließlich durch das noch heute gültige aber bereits vielfach novellierte Arzneimittelgesetz (AMG) ersetzt [Deutsch 1999].

Die oben diskutierten Evidenzhierarchien beziehen sich primär auf Therapiestudien. Die Limitationen des Ansatzes wurden bereits dargestellt. Trotz der Präferenz für RCTs ist es in der Praxis der Technologiebewertung notwendig, nicht nur RCTs bzw. Metaanalysen von RCTs bei der Evaluation der Wirksamkeit von Therapiemaßnahmen zu berücksichtigen. In vielen Fällen liegen lediglich Fallserien oder unkontrollierte prospektive Therapiestudien oder sogar retrospektive Auswertungen vor. Bei jedem der Studiendesigns sind eine Reihe von Aspekten bei der Auswertung der Studien zu beachten, auf die hier nicht näher eingegangen werden kann. Hinweise liefert die Webseite des CONSORT-Statements (www.consort-statement.org; auch das Buch von Elwood [1998] ist hilfreich. Hier soll primär die kritische Bewertung von RCTs diskutiert werden. Einen Überblick über weitere Studiendesigns und ihre Aussagekraft liefert auch die Tabelle 20. Entscheidend für die Qualität und die Verwendbarkeit einer klinischen Studie ist letztlich die Frage, inwieweit Biasmöglichkeiten berücksichtigt bzw. minimiert oder in der statistischen Auswertung und Diskussion berücksichtigt wurden.

Auswertung und Bewertung der Qualität von randomisierten kontrollierten Studien (RCTs)

Unter der kritischen Bewertung von RCTs (*critical appraisal*) versteht man die systematische Beurteilung der Validität, der Ergebnisse und ihrer Relevanz. Dabei kann zwischen der Berichtsqualität und der Studienqualität unterschieden werden. Beide müssen nicht notwendigerweise miteinander korrelieren, obwohl ein Zusammenhang plausibel wäre. Von Berichtsqualität spricht man, wenn die Publikation einer Stu-

6.1 Ermittlung der Wirksamkeit und Sicherheit einer Technologie

die bestimmte Details berichtet, die für die Einschätzung von Validität und Qualität wichtig sind. Sie kann anhand von Checklisten überprüft werden, wie im Folgenden beschrieben. Die Studienqualität kann letztlich nur durch Einsicht in das Studienprotokoll und die detaillierten Auswertungen beurteilt werden.

Eine wichtige Hilfe bei der Einschätzung der Berichtsqualität von RCTs ist das *Consolidation of Standards for Reporting Trials* (CONSORT) Statement [Begg et al. 1996, Moher et al. 2001]. Dabei handelt es sich um einen Konsens von zwei Arbeitsgruppen, die unabhängig voneinander Berichtsstandards für RCTs erarbeitet hatten. Mittlerweile ist das CONSORT-Statement von zahlreichen medizinischen Zeitschriften in die Autorenrichtlinien übernommen worden, so dass sich die durchschnittliche Berichtsqualität von RCTs seit 1996 erhöht haben dürfte. Der Berichtsstandard nach CONSORT sieht eine strukturierte Berichterstattung vor, ergänzt um ein Patientenflussdiagramm (s. Tab. 26). Anhand dieser Checkliste kann eine Einschätzung der Berichtsqualität von RCTs erfolgen. Ähnliche Checklisten gibt es auch für systematische Übersichtsarbeiten (s. Kap. 6.1.2), für diagnostische Studien und für Beobachtungsstudien (s. o.).

Bisher konnte international kein Konsens über die am besten geeignete Methode zur Bewertung der Qualität therapeutischer Studien erzielt werden. Dies hängt unter anderem damit zusammen, dass die Studienqualität und die Berichtsqualität oft nicht sauber voneinander getrennt werden können, bzw. eine gute Berichtsqualität Funktion einer qualitativ hochwertigen Studie ist. Zudem legen die zahlreichen Instrumente zur Qualitätsbewertung unterschiedliche Gewichtungen auf die eigentliche Studienqualität und die Berichtsqualität [Jüni et al. 1999].

Moher et al. [1999] untersuchten die Verfahren der Qualitätsbewertung (bezogen auf die interne Validität) in insgesamt 240 Metaanalysen, die zwischen 1966 und 1995 publiziert wurden. Sie konnten drei Ansätze unterscheiden: Einschätzung einzelner Komponenten (z. B. Randomisierung, Verblindung) der Studien, Checklisten und Skalen. Es existieren zahlreiche verschiedene Instrumente zur Bewertung der Qualität von RCTs, am häufigsten wurden Komponentenbewertungen und Skalen eingesetzt. Allerdings wurde nur in 48 % der untersuchten Metaanalysen überhaupt über die Studienqualität berichtet und nur 25 % bezogen die Studienqualität als Kovariablen in die Metaanalyse mit ein. Die Autoren kommen zu dem Schluss, dass eine Qualitätsbewertung von RCTs (für die Durchführung von Metaanalysen) unerlässlich ist. Die Autoren sprechen sich aber nicht für ein bestimmtes Instrument aus sondern empfehlen die Bewertung der kritischen Komponenten verdeckte Allokation, doppelblindes Design und Art des RCT (cross-over-Studien beispielsweise könnten den Therapieeffekt gegenüber Paralleldesigns überschätzen).

In einer neueren Studie [Jüni et al. 1999] wurde eine publizierte Metaanalyse zur Standard-Heparin-Therapie versus Therapie mit niedermolekularem Heparin, die nur einen marginalen Vorteil für das niedermolekulare Heparin ergab, wiederholt. Dabei wurden 25 verschiedene Bewertungsinstrumente für die Studienqualität eingesetzt. Es zeigte sich, dass bei Anwendung von einigen Skalen dieses Ergebnis bestätigt wurde, während bei Anwendung anderer Skalen genau gegenteilige Ergebnisse resultierten. Eine dritte Gruppe von Instrumenten zeigte schließlich Äquivalenz der beiden Regime. Die wichtigste Schlussfolgerung dieser Studie ist, dass die Wahl des Instruments die Ergebnisse determinieren kann. Aus diesem Grund raten die Autoren vor allem von Instrumenten ab, die einen Gesamtscore ergeben, da hierbei der Einfluss von einzelnen Komponenten der Studienqualität auf das Ergebnis nicht mehr differenziert werden kann. Außerdem werden solche Skalen nicht unbedingt den unterschiedlichen Einflüssen auf die Studienqualität

Tab. 26 Berichtselemente für RCTs mit Paralleldesign nach CONSORT [Begg et al. 1996, Moher et al. 2001]

Sektion	Nr.	Beschreibung
Titel und Abstract	1	Kennzeichnung der Studie als RCT (wie wurden Patienten einer Behandlungsgruppe zugeordnet)
Einleitung		
Hintergrund	2	Wissenschaftlicher Hintergrund und Erklärung der Rationale der Studie
Methoden		
Teilnehmer	3	Einschlusskriterien, Setting und Ort der Datensammlung
Interventionen	4	geplante Interventionen je Gruppe und ihre zeitliche Abfolge
Ziele	5	spezifische Ziele und Hypothese
Endpunkte	6	primäre und sekundäre klinische Endpunkte sowie Methoden zur Verbesserung der Qualität der Messungen
Stichprobengröße	7	Bestimmung Stichprobengröße, Interimanalysen und Stopregeln
Randomisierung		
Generierung der Sequenz	8	Methode der Generierung der Allokationssequenz
Verdeckung der Randomisierungsliste	9	Methode der Implementierung der Allokationssequenz
Implementierung	10	Wer hat die Allokationssequenz generiert, Patienten rekrutiert und den Gruppen zugewiesen
Verblindung (Maskierung)	11	Beschreibung des Maskierungsverfahrens sowie der Kontrollmechanismen zur Aufrechterhaltung der Verblindung
Statistische Methoden	12	Angabe der statistischen Auswertungsverfahren, zusätzliche Analysen
Ergebnisse		
Patientenfluss	13	Angabe eines Patientenflussdiagramms mit Anzahl und zeitlicher Abfolge der Randomisierung, Interventionen und Messung der Endpunkte
Rekrutierung	14	Daten zum Zeitablauf der Rekrutierung und zum Follow-up
Baseline-Daten	15	Demographische und klinische Charakteristika für jede Gruppe
Anzahl ausgewerteter Teilnehmer	16	Anzahl der Teilnehmer (Nenner) in jeder Gruppe und ob Auswertung nach Intention-to-Treat, Angabe absoluter Zahlen
Endpunkte	17	Angabe der Effekte der Intervention auf primäre und sekundäre Endpunkte mit Punktschätzer und Konfidenzintervallen
Zusätzliche Analysen	18	Zusätzliche Analysen, z. B. adjustiert, oder Subgruppen
Unerwünschte Ereignisse	19	Alle wichtigen Nebeneffekte in jeder Interventionsgruppe
Diskussion		
Interpretation	20	Interpretationen der Studienergebnisse in Relation zur Hypothese, einschließlich möglicher Biasquellen und der zusätzlichen Analysen
Generalisierbarkeit	21	Generalisierbarkeit (externe Validität) der Ergebnisse
Gesamteinschätzung der Evidenz	22	Generelle Interpretation der Ergebnisse relativ zur insgesamt verfügbaren Evidenz

6.1 Ermittlung der Wirksamkeit und Sicherheit einer Technologie

gerecht, die aber je nach Intervention verschieden sein können. In der erwähnten Metaanalyse erwies sich die verblindete Outcomemessung als Prädiktor für die Effektgröße; dies dürfte aber bei eindeutigen Endpunkten (z. B. Überlebensrate) keine Rolle spielen. Weitere mögliche Einflussgrößen, wie z. B. Studien an einzelnen Zentren vs. Multicenter-Studien können ebenfalls die Studienqualität bedingen.

Die einzige evidenzbasierte und validierte Skala zur Einschätzung der Studienqualität ist die Jadad-Skala [Jadad 1998]. Die Skala reicht von 0 (niedrigste Qualität) bis 5 und beinhaltet die Randomisierungsmethode, Doppelverblindung und Umgang mit Studienausscheidern (*dropouts*). Für die Beschreibung jeder dieser Komponenten wird ein Punkt vergeben, je ein Punkt wird addiert/subtrahiert, wenn die Beschreibung der Randomisierung und Verblindung angemessen/nicht angemessen war. Studien mit weniger als drei Punkten werden als qualitativ minderwertig eingestuft. Der Jadad-Skala wird allerdings entgegengehalten, dass die Verdeckung der Randomisierungsliste (*concealment of allocation*) nicht in den Score eingeht und somit auch Pseudorandomisierung (unangemessener Weise) einen Punkt erhalten kann.

Es kann also gefolgert werden, dass eine Qualitätsbewertung durchgeführt werden sollte, es ist jedoch sinnvoller, einzelne Qualitätskomponenten separat zu diskutieren als einen Gesamtscore einzusetzen.

Im Folgenden soll die Auswertung von RCTs anhand der Aspekte Methodik – Ergebnisse – Diskussion (s. a. Tab. 26) etwas ausführlicher behandelt werden.

Wichtige *methodische Aspekte* von RCTs sind:

Randomisierung

Alle Teilnehmer haben dieselbe Chance, einer Gruppe zugeteilt zu werden. Bei einer verdeckten Zuordnung (concealed allocation) *haben weder die Studienärzte noch die Patienten einen Einfluss auf die Zuteilung. Ziel der Randomisierung ist die Vergleichbarkeit der jeweiligen Gruppen zu Studienbeginn hinsichtlich bekannter und unbekannter Einflussfaktoren. Randomisierungssequenzen werden in der Regel durch Computer im Zufallsmodus generiert und können ungewichtet, gewichtet, stratifiziert oder in Blöcke unterteilt sein. Randomisierungseinheiten können Patienten, Cluster (z. B. Krankenhäuser, Arztpraxen, Regionen) oder (symmetrische) Organe (z. B. Augen) sein.*

Kontrollgruppe

Am häufigsten werden Parallelgruppen (z. B. Verum vs. Plazebo) gebildet, d. h. Interventions- und Kontrollgruppe werden gleichzeitig geführt. Im faktoriellen Design werden zwei oder mehr experimentelle Therapien in Kombination und gegen einen Kontrollgruppe getestet (z. B. verschiedene Chemotherapieschemata). Cross-over-Designs bieten die Möglichkeit, mehrere (mindestens zwei) Behandlungen bei jedem Patienten zu evaluieren; bei gleicher statistischer Power sind weniger Patienten notwendig. Zu berücksichtigen sind dabei Wirksamkeitsdauer (wash-out) *und Beeinflussung der zweiten durch die erste Behandlung* (carry-over). *Randomisiert werden die Patienten dabei in eine Abfolge von Behandlungen.*

Maskierung/Verblindung

RCTs können offen, d. h. ohne jegliche Verblindung (z. B. in der Chirurgie) oder verblindet (maskiert) durchgeführt werden. Im einfachsten Fall sind die Patienten verblindet, wissen also nicht, ob sie sich in einer Kontrollgruppe oder in einer Verumgruppe befinden. Hierdurch werden Erwartungseffekte reduziert. Neben dieser einfachblinden Variante gibt es die Doppelverblindung (die beteiligten Ärzte) und die Dreifachverblindung (die Auswerter bzw. diejenigen, die die Endpunkte erheben). Zur Aufrechterhaltung der Verblindung ist es wichtig, dass die verschiedenen Therapieformen bzw. Verum und Plazebo nicht ohne weiteres voneinander unterschieden werden können (z. B. gleiches Aussehen und gleicher Geschmack bei Tabletten). Zu berücksichtigen sind auch Vorerfahrungen der Patienten.

Endpunkte

Der Sinn von RCTs liegt darin, die Effekte von Therapieverfahren miteinander zu vergleichen. Diese Effekte werden in Form von Endpunkten (outcomes) gemessen. Je nach Krankheitsbild und Therapieform sind das z. B. Lebenserwartung, Beschwerden, Auftreten unerwünschter Ereignisse, Lebensqualität, Patientenzufriedenheit, Behandlungsaufwand, Stoffwechselparameter u. a. m. Wichtig ist, dass ein im jeweiligen Kontext angemessener Endpunkt ausgewählt wird. Vorsicht ist bei so genannten Surrogatendpunkten geboten. Diese werden oft als Ersatz für patientenrelevante Endpunkte verwendet, um Zeit und Kosten zu sparen. Damit Surrogatendpunkte akzeptabel sind für den Nachweis der Wirksamkeit, ist ein plausibler, konsistenter, gleichgerichteter und ausreichend ausgeprägter Zusammenhang mit einem patientenrelevanten Endpunkt nachzuweisen.

Trotz des vermeintlichen Wundermittels der Randomisierung können systematische Verzerrungen (bias) in RCTs auftreten. Die wichtigsten Biasarten, die die interne Validität eines RCT gefährden können, sind:

- Selektionsbias: Bezieht sich auf Patientencharakteristika. Die Zuordnung zu den Gruppen erfolgt nicht zufällig, d. h. die Patienten haben nicht dieselbe Chance, einer der Gruppen zugeordnet zu werden. Dieser Bias wird durch die nicht vorhersagbare und verdeckte Zuordnung vermieden.
- Performancebias: Bezieht sich auf die Leistungserbringung. Patienten in Therapie- und Kontrollgruppe werden, abgesehen von der zu prüfenden Intervention, unterschiedlich behandelt. Das Problem kann auftreten, wenn die Gruppenzuordnung bekannt ist. Dieser Bias kann durch Verblindung der Patienten und Prüfärzte vermieden werden.
- Detektionsbias (ascertainment bias): Bezieht sich auf die Erhebung der Endpunkte. Diese Verzerrung kann auftreten, wenn die Gruppenzuordnung der Patienten bekannt ist und dieses Wissen die Erhebung der Endpunkte beeinflusst. Damit besteht auch eine Beziehung zum Performancebias. Auch hier kann Verblindung Abhilfe schaffen. Außerdem sollte ausgeschlossen werden, dass die statistische Auswertung durch Auswahl von Endpunkten oder Erhebungszeitpunkten beeinflusst wird.
- Attritionsbias: Bezieht sich auf das Auftreten und den Umgang mit fehlenden Daten und Studienausscheidern. Fehlende Daten können aus Protokollverletzungen, dem vorzeitigen Ausscheiden von Patienten (dropouts, loss to follow-up) oder dem nicht korrekten Erheben der Endpunkte resultieren. Dieser Bias kann durch die Intention-to-treat-Analyse und weitere statistische Verfahren (z. B. last observation carried forward-Methode) vermieden werden.

Die Auswertung und Darstellung der Ergebnisse von RCTs sollte möglichst standardisiert erfolgen, um wichtige Information nicht zu übersehen. Hierzu werden Auswertungsbögen verwendet, in die die Studiendetails extrahiert werden. Aus diesen Extraktionsbögen können dann übersichtliche Ergebnistabellen generiert werden (z. B. Übersichtstabellen zur Methodik, zu Patientencharakteristika und zu den Studienergebnissen). Die Detailauswertung der Studien erfolgt in der Regel tabellarisch. Aus den detaillierten Auswertungen werden dann für die vorab definierten Endpunkte die Ergebnisse qualitativ dargestellt und/oder im Rahmen von Metaanalysen quantitativ ausgewertet. Es sollte jedoch nicht übersehen werden, dass die ausschließliche Durchführung von Metaanalysen zu einer Reduktion des Informationsgehaltes führen kann, da eventuell nicht alle relevanten Endpunkte in der Metaanalyse berücksichtigt werden können.

6.1 Ermittlung der Wirksamkeit und Sicherheit einer Technologie

Ob die Datenextraktion von zwei oder mehr Reviewern unabhängig voneinander und verblindet durchgeführt werden sollte, ist Gegenstand der Diskussion. Aufwand und Nutzen sollten hier gut gegeneinander abgewogen werden.

Beispiele für solche auch als Evidenztabellen bezeichnete Übersichtstabellen finden sich u. a. in Cochrane Reviews und HTA-Berichten (s. Infobox 21).

Infobox 21:
Vorschlag für die Struktur
einer Datenextraktionstabelle
aus dem Methodenhandbuch des Ludwig-Boltzmann-Instituts für Health Technology Assessment (LBI-HTA) [LBI-HTA 2007]:

Allgemeine Informationen zur Publikation/Studie
- Autor/Jahr
- Finanzierung
- Land/Gesundheitssystem, in dem die Studie durchgeführt wurde
- Zielsetzung

Spezifische Informationen
- Studiendesign
- Studiendauer
- Studiengröße
- Einschluss-/Ausschlusskriterien der Studienpopulation
- Charakteristika der Studienteilnehmer
- Intervention/Exposition
- Zielvariablen

Ergebnisse
- Zielvariablen, die für die Fragestellung relevant sind; die Information sollte Effektgröße, Konfidenzintervall und p-Wert beinhalten und nicht nur auf statistisch signifikante Resultate beschränkt sein

Beurteilung der internen Validität (Qualität)

Kommentare

Der entscheidende Schritt bei der Darstellung der Ergebnisse der Studien ist die Zusammenschau aller Studienergebnisse. Je nach Fragestellung (s. u.) werden nun die relevanten Daten zur Sicherheit, Wirksamkeit, Kostenwirksamkeit usw. systematisch präsentiert. Das kann wiederum in Tabellenform oder als zusammenfassender Text geschehen. Eine qualitative Darstellung der Ergebnisse beinhaltet allerdings auch die Präsentation der quantitativen Angaben aus den Studien, etwa die Anzahl der Studien insgesamt, der Anteil positiver und negativer Studien, die Konsistenz der Studienergebnisse, die Größenordnung der Effekte etc. Letztlich kann sich eine reine qualitative Ergebnisdarstellung schwieriger gestalten als eine Metaanalyse, weil die Informationen in ihrer Komplexität dargestellt werden müssen. Metaanalysen werden ohnehin nur für die Dimensionen Wirksamkeit und eventuell Sicherheit durchgeführt (s. u.).

Die *Diskussion* der Ergebnisse greift die eingangs eines HTA formulierten Forschungsfragen wieder auf. Aufgabe der Diskussion ist es, die Ergebnisse im Kontext der Fragestellungen auf ihre Glaubwürdigkeit hin zu überprüfen. Das beinhaltet die Diskussion möglicher Limitationen (z. B. methodische Qualität der Studien), Unsicherheiten, Biasmöglichkeiten, Konsistenz mit anderen Studien (nicht-RCTs) und weiterer Faktoren, die einen Einfluss auf die Ergebnisse haben können. Einschränkungen in der Qualität der ausgewerteten RCTs können die Evidenzstärke (*strength of evidence*) reduzieren (s. Kap. 6.1.6).

Metaanalysen von RCTs

Bei ausreichend homogener Studienlage kann für die relevanten Endpunkte zur Wirksamkeit (und ggf. Sicherheit) eine Metaanalyse erstellt werden. Unter einer Metaanalyse versteht man die statistische Zusammenfassung der Ergebnisse zu vergleichbaren Endpunkten verwandter, aber unabhängiger Studien oder die gemeinsame Analyse der individuellen Patientendaten verschiedener Studien. Wichtigstes Ziel ist die Erhöhung der statistischen Power zur Entdeckung eines Effekts gegenüber einer einzelnen Studie. Auch bei widersprüchlichen Ergebnissen verschiedener Studien kann eine Metaanalyse zur Kalkulation eines durchschnittlichen Effektschätzers herangezogen werden. Weiterhin können bestimmte Studiencharakteristika mit der Größe oder Richtung eines Therapieeffekts korreliert werden. Wie man Metaanalysen durchführt, kann einschlägigen Lehrbüchern und Manualen entnommen werden [Egger et al. 2001, Cochrane Handbook for Systematic Reviews of Interventions, www.cochrane.dk/cochrane/handbook/hbook.htm].

Bevor eine Metaanalyse durchgeführt wird, ist deren Sinnhaftigkeit sorgfältig abzuwägen. Es gibt allerdings keine harten Kriterien dafür, wann eine Metaanalyse sinnvoll erscheint. Neben der Anzahl verfügbarer Studien müssen Design, Endpunkte, Patientencharakteristika, die Interstudien-Variabilität, ein möglicher Publikationsbias, die methodische Qualität der Studien u. a. m. berücksichtigt werden. Mit der Durchführung von Metaanalysen ist oft auch die Umrechnung oder Extrapolation von Studiendaten verbunden. Heterogenität, Limitationen und Unsicherheiten sollten ausführlich untersucht und diskutiert werden. Insbesondere der Umgang mit der Qualität von RCTs in Metaanalysen (z. B. als Gewichtungs- oder Stratifizierungsfaktor) stellt ein bisher nicht gelöstes Problem dar.

6.1.5 Generalisierbarkeit von Studienergebnissen

Es sind vor allem Faktoren aus drei Bereichen, die bei der Diskussion der Übertragbarkeit von Studienergebnissen zwischen Versorgungskontexten bzw. bei der Verallgemeinerbarkeit berücksichtigt werden müssen. Außerdem muss bei der Diskussion der Übertragbarkeit auch hinsichtlich der Bewertungsdimension unterschieden werden: Wirksamkeit, Sicherheit, Kosten, sozio-kulturelle Faktoren, ethische oder juristische Sachverhalte. In diesem Kapitel werden nur die Aspekte Wirksamkeit und Sicherheit behandelt. Außerdem ist zwischen der Übertragbarkeit und der Generalisierbarkeit von Studienergebnissen zu unterscheiden. Im Anwendungsbereich von HTA steht die Generalisierbarkeit im Vordergrund (s. Infobox 22).

Infobox 22:
Definitionen: Übertragbarkeit (Individualisierung), Generalisierbarkeit

Unter *Übertragbarkeit* versteht man die Anwendung bzw. Anwendbarkeit von Ergebnissen klinischer Studien oder systematischer Übersichten auf individuelle Patienten. Von statistisch an einer Gruppe von Patienten ermittelten Effektschätzern wird in diesem Falle auf den Effekt bei einzelnen Patienten geschlossen. Der im Englischen gebräuchliche Begriff *Individualisierung* ist als passender zu betrachten.

Generalisierbarkeit wird definiert als die Anwendung bzw. Verallgemeinerung von Ergebnissen klinischer Studien (oder von Subgruppenanalysen) auf andere Patientenpopulationen, die an kleinen Patientenkollektiven gewonnen wurden. Dies wird beispielsweise bei Arzneimittelzulassungen in verschiedenen Ländern praktiziert, da ja nicht in jedem Land entsprechende Studien durchgeführt werden können. Die Generalisierbarkeit einer Studie wird auch als externe Validität bezeichnet. Die Generalisierbarkeit von Studienergebnissen ist von Bedeutung, wenn Indikationen für die Anwendung medizinischer Technologien festgelegt werden sollen, etwa bei der Leitlinienerstellung oder bei Kostenübernahmeentscheidungen.

Wichtige Faktoren, die bei der Generalisierbarkeit von Studienergebnissen beachtet werden sollten, sind:
- Patientenseitige Faktoren: Alter, Geschlecht, Ethnizität, Komorbiditäten, Compliance, Bereitschaft zur Studienteilnah-

me, sozioökonomischer Status, Grad der Informiertheit
- Arztseitige Faktoren: Erfahrung, Routine, Technologie, Qualität, Patienteninformation
- Systemseitige Faktoren: Angebotsstruktur, Organisationsmerkmale, Kosten/-übernahme, Leistungskatalog, Zugang zu Leistungen, Anreizstrukturen, Akzeptanz

Welche dieser Faktoren eine Einschränkung bedeuten, muss jeweils am konkreten Fall bestimmt werden. Teilweise sind die Faktoren auch für die Frage der Qualitätssicherung und der Auswirkung auf Organisationsstrukturen bedeutsam (s. Kap. 6.2).

Wie strikt soll die Frage der Generalisierbarkeit gehandhabt werden? Verschiedene Autoren argumentieren, dass in den Fällen, in denen der biologische Krankheitsprozess die Generalisierbarkeit potentiell einschränkende Faktoren überlagert (z. B. septischer Schock), diese vernachlässigt werden können. Daraus kann auch gefolgert werden, dass die Formulierung strikter Einschlusskriterien in solchen Fällen zwar die statistische Homogenität erhöht, die Generalisierbarkeit aber nicht einschränkt. Umgekehrt kann eine niedrige Schwelle für den Einschluss in Studien die Rekrutierung erheblich beschleunigen und die Fallzahl beträchtlich erhöhen. Dies ermöglicht auch die Analyse von Effekten in Subgruppen, die sonst ausgeschlossen worden wären. Eine solche Strategie kann vor allem dann bedeutsam sein, wenn die Nichterfüllung von Einschlusskriterien dazu führt, dass Patienten, die von der Therapie profitieren könnten, die Kostenübernahme verweigert wird. So wurden in den 1980er Jahren Patienten mit Herzinsuffizienz aus Betablocker-Studien ausgeschlossen, weil man annahm, diese Patienten seien durch das Medikament gefährdet [Britton et al. 1999].

Für die Entscheidungspraxis beispielsweise im Gemeinsamen Bundesausschuss (G-BA) spielen die Einschlusskriterien für die Einschränkung von Indikationen eine wichtige Rolle. Es gilt, einen Weg zu finden, Studienergebnisse soweit vertretbar auf relevante Populationen anzuwenden (z. B. Kinder, Schwangere, Alte), Beliebigkeit aber zu vermeiden – zumal jede Therapie ja auch Risiken beinhaltet.

6.1.6 Ableitung von Schlussfolgerungen/ Empfehlungsstärke

Was lässt sich nun abschließend über den Nutzen einer medizinischen Technologie aussagen? Hierfür werden üblicherweise Schlussfolgerungen formuliert, die meist zwei Aufgaben erfüllen: Sie fassen zusammen, wie die vorgefundene Evidenz zu bewerten ist und welche Forschungsfragen bzw. -defizite bestehen. Letzterer ergibt sich in der Regel aus den Evidenzlücken. Wie aber ist die Evidenzlage zu bewerten?

Es gibt, wie in vielen anderen hier referierten Bereichen, keinen international konsentierten Standard zur Gewichtung der Evidenz. Im englischen Sprachraum werden die Konzepte Qualität der Evidenz (*quality/level of evidence*) und Empfehlungsstärke (*strength of recommendation*) getrennt behandelt. Die Empfehlungsstärke reflektiert den Grad des Vertrauens in eine Empfehlung, dass die Anwendung einer Technologie mehr nutzt als schadet. Die Vor- und Nachteile von Evidenzhierarchien wurden bereits in Kapitel 6.1.4 diskutiert. Die Studienqualität wurde in den vorhergehenden Kapiteln behandelt. Im einfachsten Fall könnten Art und Qualität der Studien summarisch dargestellt und relativ zu alternativen Technologien diskutiert werden. Daraus sollte sich dann in der Regel eine abwägende Schlussfolgerung ergeben.

Seit den 1970er Jahren wurden zahlreiche Konzepte vorgeschlagen, wie die Evidenz möglichst objektiv gewichtet und als Empfehlungsstärke formuliert werden kann, kein System hat sich jedoch allgemein durchsetzen können. Vom Prinzip her wurden Schlussfolgerungen, die auf homogenen und konsistenten Ergebnissen aus RCTs bzw. Metaanalysen resultierten mit einer hohen Empfehlungsstärke belegt (z. B. I oder A). Das Resultat ist ein Wildwuchs von Skalen und Regeln zur Evidenzbewertung, die vor allem bei Leitlinienempfehlungen angewandt werden [GRADE 2004].

Auch die Cochrane Collaboration hat kein einheitliches Vorgehen bei der Formulierung von Empfehlungsstärken und es stellt sich die Frage, ob sich ein HTA überhaupt dazu äußern sollte. Das ist letztlich abhängig von den methodischen Standards einer HTA-erstellenden Einrichtung. Dennoch soll hier der Ansatz der internationalen GRADE-Arbeitsgruppe kurz skizziert werden, die das Ziel hat Empfehlungen einem strukturierten Abwägungsprozess zu unterwerfen. Der Ansatz bezieht sich originär auf Leitlinienempfehlungen, kann aber auch in HTAs Anwendung finden [GRADE 2004, Kunz et al. 2007].

Die Schritte im GRADE-Prozess folgen der Sequenz [GRADE 2004]:

1. Beurteilung der **Qualität der Evidenz für jeden wichtigen Endpunkt** basierend auf Studiendesign, Qualität, Konsistenz und direkter Anwendbarkeit der Einzelstudien. Dies setzt eine systematische Übersicht über die verfügbaren Studien voraus. Anschließend werden Evidenzgrade vergeben: hoch (auch zukünftige Forschung wird die Einschätzung vermutlich nicht verändern), mittel (zukünftige Forschung wird vermutlich die Ergebnisse verändern), niedrig (zukünftige Forschung wird höchstwahrscheinlich die Ergebnisse verändern), sehr niedrig (jede Einschätzung des Effekts ist völlig unsicher). RCTs werden primär als ‚hoch', Beobachtungsstudien als ‚niedrig' eingestuft. Der Evidenzgrad kann bei Vorliegen von methodischen Schwächen reduziert werden. Umgekehrt kann unter bestimmten Bedingungen der Evidenzgrad auch erhöht werden (z. B. Kontrolle aller relevanten Confounder, Dosis-Wirkungs-Beziehung bei Beobachtungsstudien).

2. **Gesamteinschätzung der Evidenzqualität** (*overall quality of evidence*) ansetzend am „schwächsten Glied der Kette", d. h. der kritische Endpunkt mit dem niedrigsten Evidenzgrad ist für die Gesamteinschätzung verantwortlich. Es ist allerdings zu beachten, dass die Einschätzung, ob ein Endpunkt als entscheidend (kritisch), wichtig oder nicht kritisch eingestuft wird, letztlich ein Werturteil darstellt.

3. **Abwägung von erwünschten und unerwünschten Effekten**. Hierbei sind die für eine Entscheidung wesentlichen (kritischen) Endpunkte zu berücksichtigen, das Risiko von Patientengruppen, ein unerwünschtes Ereignis zu erleiden, die Größe des relativen und absoluten Risikos, die Präzision des Effekts (Konfidenzintervall) und ggf. Kosten. Hier wird die folgende Kategorisierung vorgeschlagen: Nettonutzen (Intervention erzeugt eindeutig mehr Nutzen als Schaden), Abwägungssache (Nutzen und Schaden müssen gegeneinander abgewogen werden), Unsicherheit (es ist nicht klar, ob die Intervention mehr nutzt oder schadet), kein Nettonutzen.

4. Aus den vorherigen Schritten ergibt sich letztlich die **Empfehlungsstärke**, die etwas rustikal in *„do it"*, *„probably do it"*, *„probably don't do it"* und *„don't do it"* mündet.

Im nächsten Schritt will die GRADE-Arbeitsgruppe eine Software auf ihrer Webseite [www.gradeworkinggroup.org/] zur Verfügung stellen, die zur Erfassung des Bewertungsprozesses verwendet werden kann.

6.1.7 Qualität von HTA-Berichten

HTA ist in vielen Gesundheitssystemen mittlerweile eine wichtige Hilfe bei Entscheidungen zur Kostenübernahme, Finanzierung von oder Investitionen in medizinische Technologien geworden. Damit die Gefahr von Fehlentscheidungen so gering wie möglich gehalten wird, sollten HTAs hohen methodischen Anforderungen genügen, insbesondere bei der Bewertung der klinischen Wirksamkeit und der ökonomischen Effekte, da hierdurch am ehesten Schaden (oder entgangener Nutzen) für Patienten und das Gesundheitswesen insgesamt resultieren kann. Ein weiterer wichtiger Grund für eine hohe Qualität ist die zunehmende internationale Zusammenarbeit von HTA-Einrichtungen, die sich beispielsweise im Austausch von HTA-Berichten ausdrückt. HTA-Berichte sollten daher einer Reihe von Anforderungen hinsichtlich des Erstellungsprozesses und des Berichtsformats genügen.

Eine Voraussetzung für die Einschätzung der Qualität von HTA-Berichten ist eine transparente und nachvollziehbare Darstellung der Methoden, mit denen Schlussfolgerungen bzw. Empfehlungen erreicht wurden. Dies sollte anhand einer ausführlichen, dem Hauptbericht vorangestellten Zusammenfassung (*executive summary, scientific summary report*) möglich sein, insbesondere wenn auf HTA-Berichte anderer Agenturen zurückgegriffen werden soll [Busse et al. 2002].

Fast jede HTA-Einrichtung hat ein eigenes Format und eigene Arbeitsmethoden entwickelt. Dies trägt der Tatsache Rechnung, dass HTA immer in ein lokales Entscheidungsgefüge mit jeweils unterschiedlichen Anforderungen eingebunden ist, was sich auch im Berichtsformat widerspiegelt. Dies enthebt die Forderung nach größtmöglicher Transparenz allerdings nicht ihrer Gültigkeit. Es hat also seine Berechtigung, aus den Berichtsteilen, die mindestens ein HTA enthalten sollte, Fragen nach ihrer Qualität abzuleiten (s. Tab. 27 auf Seite 168 und 169).

6.2 Bewertung der organisatorischen, rechtlichen, ethischen und sozio-kulturellen Aspekte von Technologien

Ansgar Gerhardus, Matthias Perleth, Bernhard Gibis, Marcial Velasco Garrido, Robert Francke und Dagmar Lühmann

6.2.1 Einführung

In dem ersten Kapitel wurde Health Technology Assessment als eine anwendungsorientierte Forschungsrichtung eingeführt, für die ein multidisziplinärer und umfassender Ansatz kennzeichnend ist. Berücksicht würden u. a. die ethischen und sozialen Auswirkungen sowie Regelungen zur Diffusion und Nutzung (Qualitätssicherung) von Technologien (s. Kap. 1.3.2). Tatsächlich sollte das 1975 in den USA eingeführte Gesundheitsprogramm des „Congressional Office of Technology Assessment" (OTA), Ausgangspunkt für HTA-Agenturen weltweit, in erster Linie die sozialen Implikationen von medizinischen Technologien bewerten. In krassem Gegensatz zu vielen HTA-Definitionen werden in der Praxis fast ausschließlich Fragen der medizinischen Effektivität und (seltener) der Gesundheitsökonomie behandelt. Organisatorische, rechtliche, ethische, soziale und kulturelle Aspekte werden demgegenüber vernachlässigt. Zu diesem Ergebnis kommen auch zwei Studien von Lehoux et al. [2004] und Draborg et al. [2005], welche die Inhalte von HTA-Berichten aus neun Ländern untersuchten.

Was könnten die Gründe für diese Diskrepanz zwischen Definition und Praxis sein? Meist wird die – im Vergleich zu medizinischen und ökonomischen Aspekten – geringere Entscheidungsrelevanz genannt. Wenn ein neues Verfahren keine besseren Ergebnisse liefere als herkömmliche, sei es nicht notwendig, die ethische oder kulturelle Wertigkeit zu hinterfragen. Das Argument leuchtet ein, wenn in einem HTA die vergleichende Bewertung zweier Wirkstoffe zur Blutdrucksenkung vorgenommen wird. Anders

Tab. 27 Kriterien für die Beurteilung der Qualität von HTA-Berichten; Quelle: Perleth 2003

Kriterium	Checkliste
Darstellung des Hintergrunds der Untersuchung (policy question)	☐ Wurde angegeben, warum das HTA durchgeführt wurde? ☐ Gibt es eine Begründung, warum das HTA zum jetzigen Zeitpunkt durchgeführt wurde (z. B. umstrittene Indikationsausweitung)? ☐ Wurde angegeben, welche Entscheidungen durch das HTA unterstützt werden sollen/können? ☐ Ist angegeben, wer das HTA angefordert bzw. in Auftrag gegeben und finanziert hat?
Formulierung von spezifischen Fragestellungen	☐ Wurden Zielkondition, Patientencharakteristika (z. B. Krankheitsstadien, Schweregrad, Geschlecht, Alter), relevante Interventionen bzw. Vergleiche zwischen Interventionen sowie (patienten-)relevante Endpunkte festgelegt?
Technische Charakteristika der Technologie	☐ Wurde beschrieben, inwieweit technische Merkmale einer Technologie direkt mit der Wirksamkeit verknüpft sind (z. B. bei bildgebenden Verfahren)? ☐ Wurden weitere Einflussfaktoren beschrieben (z. B. Qualifikation des Personals, technische Qualitätssicherung, Risiken für Patienten, Personal, Umwelt)?
Angaben zum Status quo der Technologie	☐ Wurden Nutzungsmuster bzw. Diffusion (z. B. Grad der Verbreitung außerhalb von Universitätskliniken), Indikationsspektrum und zeitliche Entwicklungstrends (z. B. Änderung in der Nutzungshäufigkeit) beschrieben? ☐ Wurde der rechtliche (z. B. Marktzulassung) Status der Technologie analysiert?
Systematische Evaluation der Sicherheit und klinischen Wirksamkeit	☐ Wurde ein Reviewprotokoll erstellt? ☐ Wurde die Literaturrecherche systematisch durchgeführt und dokumentiert (inklusive Suchstrategien, Datenquellen, Jahrgänge)? ☐ Wurden Ein- und Ausschlusskriterien für Primärstudien festgelegt? ☐ Wurde eine Qualitätsbewertung der einzuschließenden Studien durchgeführt? ☐ Wurde die Extraktion der Daten aus den eingeschlossenen Studien beschrieben? ☐ Wurde die Auswertungsstrategie (z. B. qualitative tabellarische Übersicht, Metaanalyse) nachvollziehbar beschrieben? ☐ Sind die Ergebnisse detailliert dokumentiert (z. B. Übersichtstabellen)? ☐ Sind die Schlussfolgerungen kompatibel mit den Ergebnissen?
Gesundheitsökonomische Evaluation	☐ Ist die Methodik (analog der Übersicht über die klinische Wirksamkeit) nachvollziehbar dargestellt? ☐ Ist die Perspektive der gesundheitsökonomischen Bewertung (z. B. Krankenkassen, Gesellschaft, Patienten) definiert? ☐ Ist die Übertragbarkeit (z. B. Mengengerüste, Kaufkraftparitäten und systemabhängige Variablen) ausreichend diskutiert? ☐ Wurden Annahmen und Voraussetzungen ausreichend begründet (z. B. Diskontierungsraten, Sensitivitätsanalysen)?

6.2 Bewertung der organisatorischen, rechtlichen, ethischen und sozio-kulturellen Aspekte

Kriterium	Checkliste
Evaluation der Lebensqualität	☐ Wurden für Patienten relevante Aspekte der Lebensqualität berücksichtigt? ☐ Wurden validierte Instrumente zur Messung der Lebensqualität verwendet?
Entscheidungsanalyse	☐ Wurden alle wichtigen Strategien und Endpunkte berücksichtigt? ☐ Wurden explizite und ausreichend empfindliche Methoden zur Identifikation, Auswahl und Zusammenfassung der Evidenz in Wahrscheinlichkeiten verwendet? ☐ Stammen die Nutzwerte aus glaubwürdigen Quellen? Wurden Unsicherheiten berücksichtigt? ☐ Wie ist die Güte der Evidenz, die in die Analyse eingegangen ist? ☐ Wurden begründete Sensitivitätsanalysen durchgeführt?
Diskussion der Generalisierbarkeit/ Übertragbarkeit	☐ Wurde die Generalisierbarkeit der Ergebnisse auf andere als die in Studien untersuchten Patientenpopulationen diskutiert (z. B. anderer Versorgungskontext)? ☐ Wurde die Übertragbarkeit der Ergebnisse auf andere Versorgungskontexte diskutiert (z. B. Epidemiologie, Diffusion, Versorgungs- und Organisationsstruktur, Vergütungssystem, Zugang, Patientenpräferenzen)?
Zusammenhang von Organisationsstrukturen und -abläufen mit der Technologie	☐ Wurden Aspekte der Organisationsstruktur diskutiert (z. B. Entscheidungskompetenzen [klinisch, Finanzierung], Personal [Bedarf, Qualifikationsprofil], administrative Zuordnung der Technologie, Anfälligkeit für interne [z. B. Personalmangel, technische Probleme] und externe [z. B. Budgetrestriktionen, erhöhte Nachfrage] Effekte, Datentransfer/Dokumentation [z. B. Erfassung der Teilnahmerate von Screeningprogrammen])?
Einschätzung ethischer, sozialer und juristischer Implikationen	☐ Wurden die jeweiligen ethischen, sozialen, kulturellen, systembedingten und juristischen Besonderheiten im Zusammenhang mit der zur Diskussion stehenden Technologie berücksichtigt?
Peer review und Revisionsdatum	☐ Wurden Angaben zum (internen/externen) Peer Review gemacht? ☐ Ist ein Revisionsdatum angegeben bzw. sind Kriterien für eine notwendig werdende Revision angegeben (z. B. neue Studienergebnisse werden erwartet, die die Schlussfolgerungen/Empfehlungen beeinflussen könnten)?

kann sich die Situation aber bei Technologien darstellen, die in den Reproduktionsprozess eingreifen, wie z. B. bei der pränatalen Diagnostik. Eine andere Begründung ist, dass – entgegen der HTA-Definition – ethische oder sozio-kulturelle Aspekte gar nicht Teil des Bewertungsprozesses sein sollten, sondern im Prozess der politischen Abstimmung ausgehandelt werden müssten. Lehoux und Blume [2000] haben entsprechend beobachtet, dass die Analysen von sozialen Implikationen ethisch problematischer Gesundheitstechnologien vorwiegend in „ad hoc" Beratungsgruppen, außerhalb des formellen Prozesses der HTA-Erstellung, vorgenommen wurden. Eine offene Debatte dazu wurde bisher kaum geführt.

Ein wichtiger Grund ist sicher auch, dass die Methodik der Bewertung dieser Aspekte im Rahmen des HTAs noch wenig entwickelt ist [Busse et al. 2002]. Einen Vorstoß in diese Richtung unternimmt das europäische Netzwerk EUnetHTA (European Network for Health Technology Assessment). Die ersten Schritte werden parallel zum Erscheinen des vorliegenden Buches vorgestellt, einige Aspekte sind bereits in dieses Kapitel eingegangen.

Vor diesem Hintergrund müssen auch die Konzepte und methodischen Vorschläge zur Bewertung der organisatorischen, rechtlichen, ethischen und sozio-kulturellen Aspekte aus diesem Kapitel als Produkte in Entwicklung verstanden werden. Dazu gehört, dass keine scharfe Abgrenzung zwischen den Feldern vorgenommen wurde. Diese Überschneidungen wurden auch deswegen bewusst in Kauf genommen weil es für die gleichen Fragestellungen unterschiedliche Herangehensweisen und Antworten geben kann.

Der erhofften Zunahme der Bewertungsfelder stehen auf der anderen Seite begrenzte Ressourcen gegenüber. Auch dies ist ein oft genanntes Argument gegen die Einbeziehung weiterer Aspekte in HTA-Berichte gewesen. Wenn allerdings die Bedeutung und auch die methodische Machbarkeit zunehmend akzeptiert wird, wäre in Zukunft der konsequente erste Schritt eines HTAs, Priorisierungen entsprechend der Relevanz vorzunehmen. Instrumente um im Einzelfall zu prognostizieren, welche Aspekte den größten Einfluss auf eine Entscheidung für oder gegen die Technologie ausüben werden, fehlen allerdings noch.

6.2.2 Organisationsstrukturen und Qualität

MATTHIAS PERLETH, BERNHARD GIBIS, MARCIAL VELASCO GARRIDO

Auswirkungen auf Organisationsstrukturen

Aufgabe eines HTA-Berichtes kann es auch sein, die Wechselwirkungen der Einführung (oder Nichteinführung bzw. die indikationsspezifische Einschränkung der Anwendung) einer Technologie auf die Organisation der Versorgung zu ermitteln.

Was versteht man unter organisatorischen Aspekten einer Technologie? Definition und Methoden

Der Begriff der Technologie wurde im ersten Kapitel erläutert (s. Kap. 1.3.1). Die Wirkung einer Technologie im Gesundheitswesen wird durch ihre Anwendung erst ermöglicht. Die Anwendung einer Technologie, also die Frage, in welchem Setting und bei welchen Patienten sie tatsächlich eingesetzt wird, unterliegt wiederum einer Reihe von Bedingungsfaktoren. Diese Bedingungsfaktoren zu analysieren ist Teil eines HTA-Berichtes.

Im Kontext einer Vielzahl von Definitionsansätzen schlagen Saalasti-Koskinen et al. [2007] vor, unter einer Organisation eine bewusst geplante soziale Einheit zu verstehen mit klarer Abgrenzung und kontinuierlichen Aufgaben bzw. Zielen. Arbeitsteilung, Hierarchie und Verantwortung sind Bestandteile der Organisation. Mit Bezug auf das Gesundheitswesen wird der Wandel der Organisationskultur als Schlüssel zur kontinuierlichen Qualitätsverbesserung gesehen.

6.2 Bewertung der organisatorischen, rechtlichen, ethischen und sozio-kulturellen Aspekte

Es hat sich bisher kein methodischer Standard durchgesetzt, nach dem organisatorische Auswirkungen der Einführung neuer Technologien im Gesundheitswesen untersucht werden können. Aus diesem Grund sollen hier Analysemodelle zu Auswirkungen von Technologien auf organisatorische Aspekte nur beispielhaft beschrieben werden (s. Infobox 23). Oft wird nur eine – wenn überhaupt – indirekte Zuordnung des Effekts einer Technologie auf die Organisation der Versorgung möglich sein. Das gelingt am ehesten in Fallstudien. Kausale Zusammenhänge dürften kaum nachzuweisen sein.

Infobox 23:
Theoretische Ansätze
In der Politikwissenschaft gibt es eine Reihe von methodischen Ansätzen bzw. Modellen, nach denen die Wechselwirkungen zwischen einer Technologie und den Anwendern/Patienten sowie den Strukturen und Prozessen im Gesundheitswesen analysiert werden können. Einige dieser Ansätze werden von Tryggestad & Borum [2001] erläutert. Organisationstheoretisch kann zwischen „exogenen stabilen Technologien" (das sog. lineare Diffusionsmodell) und „endogenen variablen Technologien" (das sog. Translationsmodell) unterschieden werden. Je nach Perspektive kann die Wahrnehmung der Organisationseffekte einer Technologie sehr unterschiedlich ausfallen. Die Autoren machen das am Beispiel der Einführung der elektronischen Patientenakte in zwei Krankenhäuser A und B deutlich. In beiden Häusern werden Kontrollgruppen mit herkömmlicher Aktenführung gebildet. Während in A in der Gruppe mit der elektronischen Patientenakte 20 % weniger fehlerhafte Arzneimittelverordnungen und eine Reduktion der Aufenthaltsdauer von 10 % beobachtet werden, finden sich in B keine Unterschiede zwischen den Gruppen. Im linearen Modell würde dieser Effekt auf andere Faktoren zurückgeführt, da die Intervention als identisch angenommen wird (z. B. unterschiedliche Organisation der Arbeitsabläufe). Im Translationsmodell würden die Prozesse und Strukturen der beiden Häuser qualitativ-vergleichend analysiert und der Einfluss der elektronischen Patientenakte auf die Arbeitsabläufe etc. zur Erklärung der Unterschiede herangezogen. Dieser Ansatz setzt aber aufwändige Studien voraus, die selten im Kontext von HTA erbracht werden können. Werden sie durchgeführt, dann erbringen sie jedoch wertvolle Erkenntnisse im Sinne von Fallstudien.

Die Leitfrage des favorisierten Translationsmodell könnte lauten: Wie viele und welche Ressourcen (Material, Zeit, Kosten, Personal) müssen mobilisiert und organisiert werden, um die gewünschten Ergebnisse durch die Anwendung einer Technologie zu erzielen? Hiermit ist auch die Aussage verbunden, dass medizinische Technologien nicht in jedem beliebigen Kontext automatisch „funktionieren". Für eine systematische Analyse des organisatorischen Impacts einer Technologie erscheint das Translationsmodell aber nicht ausreichend, weshalb noch weitere Aspekte erörtert werden müssen.

Grundsätzlich kann zwischen
- Auswirkungen auf *Organisationen* und
- Auswirkungen auf die *Organisation der Tätigkeit* der Professionellen im Gesundheitswesen im Gesundheitswesen unterschieden werden.

Diese Differenzierung erscheint bei näherer Betrachtung aber als zu grob. Weiterhin kann zwischen *ex ante*- und *post hoc*-Analysen unterschieden werden.

Eine differenziertere Möglichkeit bietet sich mit einem Input-Output-Modell aus der Gesundheitssystemforschung an [Schwartz & Busse 2003]. Darin werden drei Analyseebenen (Makro-, Meso- und Mikroebene) für verschiedene Formen von Input, Prozess und Output auseinander gehalten. Diese können jeweils anhand von verschiedenen Indikatoren gemessen werden. Als Prozessparameter können beispielsweise die Angemessenheit der eingesetzten Verfahren, die interpersonelle und technische

Qualität der Leistung, die Anzahl der Arzt-Patienten-Kontakte, die Leistungsdichte (Art, Anzahl, Ort durchgeführter Leistungen pro Einwohner pro Jahr), die Anzahl der Krankenhauseinweisungen oder die Liegezeit im Krankenhaus gemessen werden. Auch für das Output stehen Indikatoren zur Verfügung, z. B. Komplikationsraten, Patientenzufriedenheit, Wiedereinweisung oder kurzfristige prozedurbedingte Mortalität. Kurz- und mittelfristige Ergebnisse fallen jedoch nicht mehr unter die direkten organisatorischen Auswirkungen einer Technologie. Der Nachteil des Input-Output-Modells besteht allerdings darin, dass Interessenkonstellationen schlecht abgebildet werden können; es handelt sich eher um einen deskriptiven Ansatz, der am ehesten für eine *post hoc*-Beschreibung der Auswirkung der Einführung einer Technologie auf die Versorgung geeignet erscheint (s. Kap. 2.9).

In der Praxis der Einführung neuer Technologien in den Leistungskatalog der Gesetzlichen Krankenversicherung in Deutschland werden die organisatorischen Auswirkungen bisher vor allem im Teilbereich der Qualifikationsanforderungen der Leistungserbringer sowie den strukturellen und prozeduralen Qualitätserfordernissen geregelt (s. Kap. 1.2). Es gibt aber bisher keinen systematischen Ansatz, um andere Facetten der Auswirkungen auf die Organisation des Gesundheitssystems zu analysieren (wenn man von finanziellen Auswirkungen absieht, die aber nicht Gegenstand dieses Kapitels sind), geschweige denn, in die Entscheidungsfindung einzubeziehen.

Praktisches Vorgehen

In Anlehnung an Vorschläge von Tryggestad & Borum [2001], Saalasti-Koskinen et al. [2007] sowie von Busse et al. [2002] kann für die prospektive Einschätzung der organisatorischen Folgen der Einführung neuer Technologien ein Raster vorgeschlagen werden (s. Tab. 28), mit dessen Hilfe eine systematische Analyse der organisatorischen Aspekte ermöglicht werden könnte. Aufgrund der sehr unterschiedlichen Fragestellungen ist es nicht sinnvoll, Datenquellen *a priori* zu definieren. Anders als etwa bei ethischen Fragestellungen gibt es auch keine spezialisierten Datenbanken für organisatorische Aspekte. Praktischerweise sollten die relevanten Fragestellungen vorab definiert und dann systematisch anhand jeweils zu identifizierender Ressourcen (z. B. Rechtsquellen, Normen) abgearbeitet werden.

Anhand der Eigenschaften einer neuen Technologie ergeben sich in der Regel die Antworten auf die aufgeführten Leitfragen. Führt die Einführung einer neuen Operationsmethode beispielsweise zur Leistungserbringung im ambulanten Sektor, dann sind für das Krankenhaus gültige Standards entsprechend zu vereinbaren. Für die Etablierung neuer bildgebender Verfahren können Standards für die technische Bildqualität, Interpretation, Dokumentation und Qualifikation der Befunder erforderlich werden. Für die meisten medizinischen Technologien dürfte es hemmend und fördernd wirkende Interessengruppen geben. Daher erscheint es sinnvoll, Interessengruppen und -konstellationen zu bestimmen. Hierzu können Patientenvertreter, Industrie, Ärzteorganisationen, Fachgesellschaften, Krankenhausträger, Krankenkassen, Gesundheitspolitiker und andere Gruppen gehören. Die Einführung ambulant durchführbarer Verfahren kann beispielsweise den Widerstand von Krankenhäusern hervorrufen, die Gefahr laufen, Patienten an den ambulanten Sektor zu verlieren. Minimalinvasive Verfahren können dazu führen, dass bisher chirurgisch behandelte Patienten nunmehr von Radiologen oder Internisten therapiert werden.

Aufgrund der Vielzahl unterschiedlicher Aspekte des Einflusses von Technologien auf die Organisation ist eine Kombination verschiedener Methoden naheliegend. Es bietet sich an, zunächst nach Studien zu organisatorischen Aspekten einer Technologie zu suchen, die Hinweise für das weitere Vorgehen liefern können,

6.2 Bewertung der organisatorischen, rechtlichen, ethischen und sozio-kulturellen Aspekte

Tab. 28 Raster für die Erfassung organisatorischer Implikationen von Technologien

	Leitfrage	Beispiele
Einfluss auf Voraussetzungen der Leistungserbringung	Änderung des Ortes der medizinischen Versorgung	■ ambulante vs. stationäre Leistungserbringung*
	Änderungen bei den Qualifikationsanforderungen für Leistungserbringer/zusätzliches oder reduziertes Personal	■ Fortbildungsbedarf zur korrekten und sicheren Anwendung einer neuen Technologie ■ Notwendigkeit für zusätzliches Personal zur fachgerechten Erbringung der Leistung ■ Möglichkeit der Reduktion von Personal
	Änderungen bei den Anforderungen an Personal, Material und Organisation der Leistungserbringung (Strukturqualität)	■ Bedarf für spezielle Ausstattung zur Erbringung bestimmter Leistungen ■ Anforderung für ein „Stand-by" von intensivmedizinischer Betreuung bei ambulanter Durchführung von Prozeduren ■ erhöhter Dokumentationsbedarf als Voraussetzung der Einführung einer neuen Technologie
Einfluss auf Prozesse	Alternative Technologien für dieselbe Fragestellung	■ Änderung von Verfahrensabläufen bei Einführung der neuen Technologie notwendig ■ konservative vs. chirurgische Behandlung; Prävention oder Änderung des Lebensstils statt therapeutischer Intervention; medikamentöse vs. nicht-medikamentöse Intervention
	Nutzung von Gesundheitsleistungen/ Ressourcen	■ Änderung in der Dauer des Krankenhausaufenthaltes ■ Substitution von offen-chirurgischen durch minimalinvasive Interventionen
	Kommunikations- und Kooperationsformen	■ zur effektiven Nutzung einer Technologie ist eine Abstimmung/Informationsaustausch zwischen verschiedenen Leistungserbringern notwendig
Weitere Aspekte	Interessengruppen	■ wer profitiert von der Einführung einer Technologie, wer verliert, welche Interessenkonflikte treten auf
	Akzeptanz	■ Widerstand gegen die Einführung seitens Personal (z. B. durch neue/veränderte Aufgaben und Verantwortlichkeiten) ■ Widerstand bei Patienten (Überschneidung mit ethischen Aspekten)
	Planung von Kapazitäten, Investitionen	■ Klärung der Zuständigkeit für notwendige Investitionen zur Etablierung einer neuen Technologie, Einfluss auf Prioritäten (andere Technologien) ■ laufende Kosten/Kostendeckung ■ ausreichende Kapazitäten, um eine neue Leistung flächendeckend zur Verfügung stellen zu können (Entfernungen, Zugang, Anzahl Betroffener etc.)

* In Deutschland ist durch die unterschiedlichen Regelungen im stationären und ambulanten Sektor der sektorspezifische Ein- bzw. Ausschluss von Technologien möglich, mit Konsequenzen für die Organisation der Leistungserbringung (s. Kap. 2.2).

auch wenn eine direkte Übertragbarkeit selten möglich sein dürfte. Um Stakeholder und ihre Interessen zu identifizieren, können Methoden der empirischen Sozialforschung eingesetzt werden, etwa Experteninterviews (Interviews mit wenigen Schlüsselinformanten, die auf jeweils weitere Informanten verweisen, *cob web method*), Fragebogensurveys, Fokusgruppeninterviews oder strukturierte Gruppenprozesse (z. B. Delphi). Auch die (graphische) Beschreibung des Arbeitsablaufs kann sinnvoll sein, um potentielle Konflikte einer neuen Technologie mit existierenden Routineprozessen zu erkennen.

Es ist außerdem zu beachten, dass die Analyse des organisatorischen Impacts von Technologien immer im Kontext lokaler/regionaler Gegebenheiten zu sehen ist und daher kaum generalisierbar sein dürfte [Rosen & Gabbay 1999].

Anforderungen an die Qualität der Technologie und fachliche Voraussetzungen der Leistungserbringung

Um den unter Studienbedingungen gesicherten Erfolg von Technologien unter Alltagsbedingungen möglich zu machen, sind mit der Einführung von Leistungen häufig Auflagen zur Qualität verbunden. Nachdem initial insbesondere die Wirksamkeitsbetrachtung von Technologien, so wie in systematischen Übersichtsarbeiten üblich, im Vordergrund stand, sind Informationen zur Art und Weise der Erbringung von Technologien im Gesundheitssystem unter Routinebedingungen erst in letzter Zeit in das Interesse von HTA-Berichten gerückt. Wesentliche Informationen betreffen hierbei:
- Was ist der Ort der Leistungserbringung (z. B. ambulant/stationär)?
- Welche Indikationsstellung ist zu beachten?
- Welche Anforderungen sind an die fachliche Befähigung der durchführenden Leistungserbringer zu stellen?
- Gibt es Indikatoren, die eine Messung des Erfolgs des Technologieeinsatzes erlauben (auf Leistungserbringer- wie auf Systemebene)?

Der Struktur Donabedians folgend lassen sich qualitätsrelevante Faktoren grob in drei Anteile gliedern:
1. Strukturqualität, z. B.
- Beschreibung der Anforderungen an die zum Einsatz kommenden Geräte (z. B. Hygienequalität bei Endoskopien, Auflösungsvermögen in der sonographischen Bildgebung)
- Beschreibung des Settings, innerhalb dessen die Leistung erbracht wird
- Definition der erforderlichen fachlichen Befähigung der Leistungserbringer (z. B. Fachgebietsgrenzen) einschließlich Rezertifizierungsmaßnahmen
2. Prozessqualität, z. B.
- Beschreibung wesentlicher Prozessschritte der Leistungserbringung
- Anforderungen an die Dokumentation
3. Ergebnisqualität, z. B.
- Erhebung der Mortalität/Morbidität
- Erhebung von Rezidiven
- Erhebung von Komplikationen

HTA-Berichte können dezidert auf diese Faktoren eingehen, wobei solcherart Informationen nicht selten aus Studien abzuleiten sind. Bei entsprechend guter Dokumentation wird das Setting der Studie beschrieben, so dass diese Anforderungen an die Durchführung der Technologie innerhalb der Studie nach Prüfung als erfolgskritische Faktoren auch für die Anwendung unter Routinebedingungen benannt werden können.

Solche Informationen sind insbesondere für die Definition von Leistungen in der Gesetzlichen Krankenversicherung wichtig. Mit der Zulassung einer Technologie zur Leistungserbringung, wie z. B. der Positronen-Emissionstomographie durch den Gemeinsamen Bundesausschuss, werden in der Regel weitere Auflagen an die Durchführung der Leistungserbringung getroffen. Diese betreffen in der Regel insbesondere die Struktur- und Prozess-, zunehmend aber auch die Ergebnisqualität. Nicht alle Informationen lassen sich jedoch aus Studien ableiten,

6.2 Bewertung der organisatorischen, rechtlichen, ethischen und sozio-kulturellen Aspekte

so dass häufig zusätzliche Informationen auf dem Wege der Befragung von Anwendern oder aber über die Recherche von Dokumenten aus anderen Gesundheitssystemen (z. B. Anwendung von Leistungen im Medicare-System oder dem britischen NHS) beschafft werden müssen. Wesentliche Hinweise können auch Aspekte der Qualitätsförderung betreffen, mit denen die Qualität der Leistungserbringung dauerhaft auf angemessenem Niveau gehalten wird. Hierzu zählen beispielsweise kontinuierliche Fortbildungsprogramme oder die Durchführung von Qualitätszirkeln oder Benchmark-Clubs, in denen Leistungserbringer, z. T. unter zu Hilfenahme von Datenauswertungen, ihre eigene Qualität bewerten und diskutieren (s. Tab. 29).

Kritische Momente bei der Definition von Qualitätsanforderungen entstehen dann, wenn aus der Festlegung bestimmter Rollenteilungen (z. B. Überweisungsgrundsätze, Ort der Leistungserbringung) finanzielle Vor- und Nachteile von Beteiligten des Gesundheitssystems entstehen. Mit der Entscheidung, Leistungen beispielsweise aus Qualitätsgründen nur durch eine bestimmte Fachgruppe erbringen zu lassen, werden unmittelbar vergütungsrelevante Konsequenzen deutlich. Gleiches gilt für die Festlegung, ab wann die Behandlung durch eine weitere, in der Regel höher qualifizierte Einrichtung (z. B. Krankenhaus) durchzuführen ist. HTA-Berichte können für diese, in der täglichen Versorgung relevanten Fragestellungen wichtige Informationen bereitstellen. Hierbei gilt, dass bei Einführung einer Technologie vor Abschluss einer hinreichenden Beforschung und Evaluation Qualitätsanforderungen in der Regel nahezu ausschließlich durch Sachverständige festgelegt und damit erheblicher Einfluss auf die Anwendung in der Versorgungsrealität genommen werden kann. In diesen Fällen ist eine Berücksichtigung der Technologie in hochwertigen Leitlinien meist nicht gegeben, längere Erfahrung unter Routinebedingungen mit dem Risikopotenzial liegt nicht vor. Sowohl aus Gründen der Qualitätssicherung als auch der strukturierten Sammlung von Erkenntnissen über solche Technologien bietet es sich an, die Möglichkeiten der Einführung unter Beobachtung (z. B. in Form eines Registers) zu prüfen (s. Infobox 24).

Infobox 24 :
Beispiele der Qualitätssicherung des Mammographie-Screenings
- Anforderungen an die fachliche Befähigung der Leistungserbringer sowie an die Qualität der verwendeten Geräte
- Überprüfung der Bildqualität
- Doppelbefundung der Mammographie wie auch Pathologie
- Verifikation falsch positiver Ergebnisse
- Verifikation falsch negativer Ergebnisse (über Krebsregister)
- Jährliche Fallsammlungsprüfung zur Kontrolle der Treffsicherheit der mammographierenden Ärzte

Von der Definition der Anforderungen an die Qualität der Leistungserbringung abzugrenzen sind Maßnahmen der Qualitätssicherung. Auch wenn umgangssprachlich (z. B. im SGB V) sämtliche Qualitätsmaßnahmen unter dem Oberbegriff „Qualitätssicherung" subsummiert werden, betrifft dieser Teil der Qualitätsmaßnahmen die Überprüfung, ob die gemachten Vorgaben in der Versorgung auch tatsächlich eingehalten werden. Dies erfolgt in der Routine zum einen prospektiv durch die Erteilung von Genehmigungen, z. B. zur Erbringung von Ultraschallleistungen in der ambulanten Versorgung. Zum anderen erfolgt retrospektiv eine stichprobenartige Überprüfung des Leistungsniveaus. Dazu können Leistungen ausgewählt und auf ihre Qualität hin überprüft werden (z. B. Bilddokumentationen von Koloskopien in der ambulanten gesetzlichen Krankenversicherung) oder auf dem Wege der Selbstverpflichtung freiwillige Kontrollen in Form von Begehungen durchgeführt werden. Je nach Leistung bieten sich zudem Maßnah-

Tab. 29 Beispiele von Normen zur Qualität von medizinischer Berufsausübung und von Leistungen

Regelungen zur Qualität der Leistungserbringung	Ziel	Herausgeber	Fokus
Weiterbildungsordnung	Regelungen zur Definition der fachgebietsbezogenen Kompetenzen zur ärztlichen Berufsausübung	Landesärztekammern	Strukturqualität
Richtlinien des Gemeinsamen Bundesausschusses	Leistungsdefinition, Qualitätsanforderungen	Gemeinsamer Bundesausschuss	Struktur-, Prozess- und Ergebnisqualität
Richtlinien zu Labor- und Transfusionsleistungen	Qualitätsanforderungen an die Erbringung von Laborleistungen, zur Verabreichung von Transfusionen	Bundesärztekammer	Struktur-, Prozess- und Ergebnisqualität
Qualitätssicherungsvereinbarungen nach § 135 (2) SGB V	Anforderungen insb. an die Qualität ambulanter Leistungen	Sog. Partner der Bundesmantelverträge (KBV, Spitzenverbände der Krankenkassen)	Strukturqualität
Leitlinien	In der Regel indikationsbezogene Zusammenfassungen von Behandlungsgrundsätzen	Fachgesellschaften, AWMF, ÄZQ	Insbesondere Prozess-, zunehmend auch Struktur- und Prozessqualität
Rechtsverordnung des BMG zum Risikostrukturausgleich, Disease Management Programme	Anforderungen an die Leistungserbringung bei chronischen Erkrankungen	Bundesministerium für Gesundheit	Insbesondere Struktur- und Prozess-, in geringerem Maße Ergebnisqualität

men der einrichtungsübergreifenden Qualitätssicherung an, wie der Vergleich von leistungsspezifischen Qualitätsindikatoren (z. B. Qualitätsindikatoren der Bundesgeschäftsstelle Qualitätssicherung) oder die Durchführung von Ringversuchen in Laboratorien an. HTA-Berichte können bei der Erstellung solcher Qualitätssicherungsmaßnahmen nach systematischer Recherche „Best practice-Beispiele" der Implementierung identifizieren und bei der Bewertung einer Technologie als zusätzliche Information für Entscheidungsträger zur Verfügung stehen.

Lernkurven

Die Anwendung von medizinischen Technologien erfordert oft spezifische Fertigkeiten, die durch wiederholte Anwendung und Einübung erworben werden. Mit zunehmender Routine nehmen in der Regel die Erfolgsraten zu und die Komplikationsraten ab. Diese eigentlich in die fachärztliche Weiterbildung zu delegierende oder der Qualitätssicherung zu unterstellende Problemstellung ist für die Technologiebewertung in verschiedenen Varianten bedeutsam geworden. Das betrifft insbesondere

6.2 Bewertung der organisatorischen, rechtlichen, ethischen und sozio-kulturellen Aspekte

die Neueinführung von Technologien und deren Bewertung im Vergleich zu bisher durchgeführten Standardverfahren. An dieser Stelle soll die Annahme gemacht werden, dass mit zunehmender Diffusion einer Technologie im Gesundheitswesen auch eine Verbesserung auf der Lernkurve erreicht wird.

Die meisten empirischen Untersuchungen zu Lernkurven beziehen sich auf laparoskopische bzw. minimalinvasive und Katheterverfahren, auf offen chirurgische Verfahren, Arzneimittel (Dosierung, Anästhesieverfahren und bildgebende Verfahren (v. a. Ultraschallanwendungen). Die Vermutung liegt nahe, dass die breitere Anwendung von minimalinvasiven, endoskopischen, laparoskopischen und katheterbasierten Technologien mit zum Teil recht hohen initialen Komplikationsraten (z. B. Dissektionen bei Angioplastien, Gallengangsverletzungen bei laparoskopischen Cholezystektomien) zu einer verstärkten Auseinandersetzung mit dem Problem der Lernkurven geführt hat. Schließlich mussten sich diese neuen Verfahren in der Regel gegenüber etablierten offen chirurgischen oder anderen Standardverfahren rechtfertigen. Infobox 25 illustriert am Beispiel einer Studie zur Lernkurve bei einem laparoskopischen Verfahren die methodischen Probleme bei der Ermittlung empirischer Lernkurven. Oft werden nur die Ergebnisse weniger Operateure einbezogen, es fehlen Kontrollgruppen oder Anhaltszahlen aus Registern oder anderen Routinedatenbanken.

Infobox 25:
Das Beispiel der laparoskopischen Therapie inguinaler Hernien
Liem et al. [1996] publizieren von einer niederländischen Pilotstudie zu einem RCT (komplett extraperitoneale vs. konventionelle Operation der Leistenhernie) die Lernkurven von vier Chirurgen beim Erlernen der laparoskopischen Technik. Alle Chirurgen hatten bereits Erfahrung mit laparoskopischen Operationsmethoden, insbesondere mit laparoskopischer Cholezystektomie. Die folgenden Endpunkte wurden untersucht: Operationszeit, intra-, peri- und postoperative Komplikationen, Länge des Krankenhausaufenthaltes und kurzfristige Rezidive (innerhalb von 6 Monaten). Die Erfahrungsstufe respektive die Position auf der Lernkurve wurde entsprechend der Anzahl der durchgeführten Operationen klassifiziert in *early experience* (bis 10 Fälle), *intermediate* (10 bis 20) und *advanced experience* (mehr als 20 Fälle). Insgesamt wurden 120 streng selektierte Patienten in die Studie aufgenommen. Bei allen vier Chirurgen zeigte sich eine signifikante Reduktion der Operationszeit (75 Minuten für erste Erfahrung bis 55 Minuten bei Fortgeschrittenen). Für die übrigen Endpunkte konnten aufgrund der geringen Ereignisrate keine Trends ermittelt werden. Dennoch wurden typische Anfängerkomplikationen registriert, die auch durch die Anwesenheit von in der Technik erfahrenen Chirurgen nicht verhindert werden konnten. Dies waren vor allem Verletzungen des Peritoneums mit nachfolgendem Verlust des Pneumoperitoneums und der Notwendigkeit der Konversion zur offenen Operation. Zur Dauer des Krankenhausaufenthaltes wurden keine Angaben gemacht. Leider wurden keine Vergleichszahlen für die Konversionsrate erfahrener Chirurgen zitiert. Frührezidive konnten ebenfalls auf technische Fehler der Chirurgen zurückgeführt werden. Auch hier wurden keine Vergleichszahlen angegeben. Es ist auch unklar, warum die Konversion zur offenen Operationstechnik als Qualifikationsfall zur Erlangung des Status „erfahren" hinzugezählt wurde, da es sich ja nicht um vollendete Eingriffe handelte. Abschließend kann zu dieser methodisch verbesserungsfähigen Studie bemerkt werden, dass eine Lernkurve lediglich für die Operationszeit gezeigt werden konnte. Allerdings ist diese auch mit der Komplikationsrate assoziiert, so dass mit der Reduktion der Operationszeit auch eine Reduktion der operationstypischen Komplikationsrate einhergehen dürfte.

Zusammenfassend soll hier festgehalten werden, dass wohl alle operativen oder minimalinvasiven Verfahren mit einer Lernkurve einhergehen, die sich vor allem auf die benötigte Zeit,

Komplikationen, Erfolgsrate bzw. Notwendigkeit der Konversion zum Standardverfahren sowie auf den mit diesen Faktoren einher gehenden Ressourcenverbrauch auswirken. Während auf der praktischen Ebene diese Unterscheidung in Anfänger und Könner zwar trivial ist, bleibt doch die für HTA wichtige Schlussfolgerung, dass Lernkurvenphänomene bei der Überprüfung der Übertragbarkeit klinischer Studienergebnisse (in der Regel unter optimalen Bedingungen erzielt) auf andere Settings bzw. die Einführung solcher Technologien, die substantielle Fertigkeiten benötigen, generell *auch* unter Qualifikationsgesichtspunkten diskutiert werden müssen. Im Rahmen eines HTA wäre es wichtig, eine Analyse der in den Studien beschriebenen Vorerfahrungen bzw. Qualifikationen der Operateure vorzunehmen, um sozusagen ihre Position auf der Lernkurve zu bestimmen. Außerdem kann (und sollte in manchen Fällen) gefordert werden, dass bei der Diffusion von neuen (minimal-)invasiven Prozeduren die initiale Lernphase nicht im Operationssaal, an Patienten, sondern vorher an wirklichkeitsgetreuen Simulatoren und Virtual-Reality-Computern stattfinden sollte (vergleichbar der Pilotenausbildung in Flugsimulatoren).

Zusammenhang zwischen Leistungsmenge und Qualität

Ein weiterer relevanter Aspekt ist der potentielle Zusammenhang zwischen der Anzahl von durchgeführten Prozeduren bzw. erbrachten Leistungen und der Ergebnisqualität. Die optimalen Erfolgs- und Komplikationsraten einiger Prozeduren werden erst erreicht, nachdem der Anwender eine Lernphase absolviert hat, deren Fallzahl je nach Technologie unterschiedlich sein kann. Bei dem Zusammenhang zwischen Menge der erbrachten Leistungen und Ergebnissen geht es jedoch nicht um die zeitlich begrenzte Phase der Lernkurve, sondern um die Ergebnisse, die während der Routineanwendung im Zusammenhang mit der Häufigkeit der Anwendung entstehen. Die Häufigkeit von unerwünschten Ereignissen (z. B. Komplikationen oder Todesfälle) zeigt starke Variationen zwischen Leistungserbringern. Diese Unterschiede können zum Teil durch ungleiche Verteilungen von Hochrisikopatienten zwischen den Leistungserbringern erklärt werden. Allerdings zeigen auch Vergleiche, die diese Faktoren durch Adjustierung der Risiken berücksichtigt haben, solche Variationen. Beispielsweise wurden in Deutschland im Anschluss an koronare Bypass-Operationen risikoadjustierte Krankenhaus-Mortalitätsraten zwischen 0,6 % und 8,1 % und risikoadjustierte Komplikationsraten „Postoperative Mediastinitis" zwischen 0 % und 4,3 % gemessen [Bundesgeschäftsstelle Qualitätssicherung 2006]. Diese Unterschiede deuten auf eine Variabilität in der Qualität der Leistungserbringung hin, die vom Schweregrad der Vorerkrankung unabhängig ist.

In zahlreichen Studien zu den verschiedensten Prozeduren bzw. Krankheitsbildern ist untersucht worden, ob ein Zusammenhang zwischen derartigen Ergebnisunterschieden und der jährlichen Menge an durchgeführten Prozeduren besteht [Gandjour et al. 2003, Halm et al. 2002, Sowden et al. 1997, Tiesberg et al. 2001]. Diese Arbeiten untersuchten die Hypothese, dass Organisationen (z. B. ein Krankenhaus) die häufig mit einem ähnlichen Problem (z. B. Koronarchirurgie) konfrontiert werden, bessere Ergebnisse erzielen können. Die Prozedurenmenge wäre also ein möglicher Prädiktor für die Versorgungsqualität.

Die Ergebnisse der bisher veröffentlichten Studien können die Hypothese in dieser Allgemeingültigkeit nicht bestätigen (s. Tab. 30). Zwar wurde für viele Prozeduren ein positiver Zusammenhang beobachtet – je häufiger die Prozedur durchgeführt wird, desto bessere Ergebnisse werden erzielt – bei anderen ist die Evidenzlage jedoch, nicht zuletzt aufgrund von Mängeln in der Studiendurchführung, unzureichend. Darüber hinaus besteht für manche

6.2 Bewertung der organisatorischen, rechtlichen, ethischen und sozio-kulturellen Aspekte

Tab. 30 Zusammenfassung der Evidenzlage zum Zusammenhang zwischen Prozedurenmenge und Ergebnissen

Prozedur/Behandlungsanlass	Evidenzlage	
	konsistent	inkonsistent
Bauchspeicheldrüsenkrebs (chirurgische Behandlung)	+	
Brustkrebs (chirurgische Behandlung)		+
Dickdarmkrebs (chirurgische Behandlung)		+
Leberkrebs (chirurgische Behandlung)	+	
Lungenkrebs (chirurgische Behandlung)		+
Speiseröhrenkrebs (chirurgische Behandlung)	+	
Akuter Myokardinfarkt	+	
Bauchaortenaneurysma (chirurgische Behandlung des intakten Aneurysmas)	+	
Bauchaortenaneurysma (chirurgische Notfall-Behandlung des rupturierten Aneurysmas)		+
Ballonkatheterisierung des Herzens (PTCA)	+	
Herztransplantation	+	
Karotisendarteriektomie (CEA)	+	
Koronarchirurgie (CABG)	+	
Hüftgelenkersatzchirurgie		+
Kniegelenkchirurgie		+
Proximale Femurfraktur (chirurgische Behandlung)		+
Unfallchirurgische Behandlungen		+
Lebertransplantation	+	
Nierentransplantation	+	
Behandlung von Personen mit Acquired Immune Deficiency Syndrom (AIDS)	+	

Prozeduren der Zusammenhang überwiegend mit der Anzahl der vom einzelnen Behandler durchgeführten Prozeduren (z. B. für die Karotisendarteriektomie), für andere dagegen mit der Anzahl der in einer Behandlungseinheit erbrachten Leistungen (z. B. für die chirurgische Behandlung des Lungenkrebs) [Birkmeyer et al. 2003]. Letzteres wird v. a. bei komplexen Interventionen beobachtet, bei denen die Kooperation zwischen verschiedenen Abteilungen bzw. Berufsgruppen erforderlich ist. Die Erklärung wäre, dass Organisationseinheiten die eine Prozedur häufiger durchführen, dafür besser gerüstet sind (z. B. durch bessere Kommunikationswege, bessere technische Ausstattung, bessere Versorgungspfade, etc.).

Das Bestehen eines derartigen Zusammenhangs hat praktische Konsequenzen für HTA. Es kann der Ausgangspunkt für die Formulierung von sogenannten „Mindestmengenregelungen" sein. Deren Ziel ist es, die Versorgungsqualität zu verbessern, indem Prozeduren in Krankenhäusern konzentriert werden, deren Prozedurenvolumina bessere Ergebnisse erwarten lassen. Aus der HTA-Perspektive stellen diese Regelungen eine organisatorische Technologie dar, deren Implementierung eine kritische Auseinandersetzung mit ihren Folgen (z. B. verbesserte Qualität, eingeschränkter Zugang zu Leistungen, veränderte Bedingungen für die Ausbildung der Ärzte) im Sinne eines Assessments erfordert [Velasco-Garrido u. Busse 2004].

Eine Bewertung dieser Aspekte sollte auf Basis einer systematischen Übersicht von Primärstudien erfolgen. Wie beim Assessment jeder anderen Intervention, sollte man hierfür Studien heranziehen bei denen ein Vergleich zwischen Intervention und Nicht-Intervention durchgeführt wurde – idealerweise prospektiv angelegt. Geeignete Studiendesigns für derartige Evaluationen sind in Infobox 26 aufgeführt. Die Durchführbarkeit in einem kontrollierten Design ist jedoch bei dieser Thematik stark eingeschränkt. Zeitreihenanalysen sind die praktikablere Methode für diese Fragestellungen. Der Nachteil dieses Designs besteht darin, dass es schwierig ist auszuschließen, dass andere Faktoren für die gemessenen Effekte verantwortlich sind.

Eine andere Aufgabe für HTA kann darin bestehen, die Schwellenwerte (die sog. Mindestmengen) zu bestimmen, die zu relevanten Veränderungen in den gewählten Parametern der Ergebnisqualität führen können. Die Ermittlung einer Mindestmenge für bestimmte Leistungen kann deshalb Teil einer *policy question* sein. Die vorliegende Literatur zur Beziehung zwischen Prozedurenmenge und Ergebnissen ist für die Beantwortung dieser Fragestellung meistens ungeeignet, sodass die Anwendung von statistischen Regressionsmodellen erforderlich ist [Bender u. Grouven 2006], die auf der Basis von kontextrelevanten Daten erfolgen sollte.

Selbstverständlich ist die Ermittlung von Mindestmengen erst sinnvoll, wenn ein klarer Zusammenhang zwischen Prozedurenmenge und Ergebnissen in der Literatur beschrieben wurde. Um diese Frage zu beantworten, sollte die Methodik der systematischen Literaturrecherche angewandt werden. Die meisten Studien zu diesen Fragestellungen sind Analysen von Sekundärdaten (d. h. Daten die nicht primär zu einem wissenschaftlichen Zweck erhoben wurden, wie z. B. Abrechnungsdaten). Die Qualität dieser Studien wird anhand epidemiologischer Qualitätskriterien bewertet. Dazu zählen insbesondere die Validität der verwendeten Daten, die Qualität der Risikoadjustierung und die Anwendung geeigneter statistischer Verfahren. Beispiele für systematische Bewertungen der Literatur zu Mindestmengen sind die Berichte, die im Rahmen der Weiterentwicklung der Mindestmengeregelung in Deutschland entstanden sind (s. Infobox 27).

Infobox 26: Studiendesigns für die Bewertung von Mindestmengenregelungen
- Randomisiert kontrollierte Studie
- Nicht-randomisierte, kontrollierte Studie

Die Outcomes sollten vor und nach Einführung der Intervention gemessen werden.
- Zeitreihenuntersuchungen

Vergleich der Outcomes vor und nach Einführung der Regelung. Dabei werden mehrere Intervalle gemessen, je mehr desto besser.

Infobox 27:
Mindestmengenregelung in Deutschland
Im Neunten Abschnitt des SGB V werden eine Reihe von Maßnahmen geregelt, deren Ziel die Sicherung bzw. Verbesserung der Qualität im deutschen Gesundheitswesen ist. In diesem Rahmen soll der Gemeinsame Bundesausschuss nach § 137 SGB V einen Katalog planbarer Krankenhaus-Leistungen erstellen und aktualisieren, „bei denen die Qua-

lität des Behandlungsergebnisses in besonderem Maße von der Menge der erbrachten Leistungen abhängig ist". Für diese Prozeduren sollen auch Mindestmengen je Arzt oder je Krankenhaus definiert werden, wobei die Krankenhäuser, die die Menge nicht erreichen, fortan die Leistung nicht mehr erbringen dürfen. Die zuständige Krankenhausplanungsbehörde kann die Aussetzung der Regelung für bestimmte Krankenhäuser beschließen, wenn dadurch eine Gefährdung der flächendeckenden Versorgung vermieden werden kann.

Ende 2003 wurden die ersten Mindestmengen für Leber-, Nieren- und Stammzelltransplantation, sowie für Ösophagus- und Pankreaseingriffe von den Spitzenverbänden der Krankenkassen und der Deutschen Krankenhausgesellschaft vereinbart. Das Institut für Qualität und Wirtschaftlichkeit im Gesundheitswesen wurde im Jahr 2005 vom Gemeinsamen Bundesausschuss, der inzwischen die Entscheidungskompetenz erhalten hat, mit verschiedenen Fragestellungen zu dem Themengebiet beauftragt. Daraufhin sind folgende Berichte entstanden [vgl. www.iqwig.de]:

- Zusammenhang zwischen Leistungsmenge und Ergebnisqualität bei PTCA und bei elektiven Operationen eines Bauchaortenaneurysmas
- Modelle zur Berechnung von Schwellenwerten bei Mindestmengen für Knie-Totalendoprothesen und in der Koronarchirurgie
- Prognosemodell für die Antizipierung der Auswirkungen von Mindestmengen auf die Versorgung in Deutschland

Die Bearbeitung dieser Aufträge erforderte unterschiedliche methodische Herangehensweisen. Dazu gehören systematische Literaturübersichten, statistische Auswertungen von Daten, die im Rahmen der externen vergleichenden Qualitätssicherung erhoben wurden sowie administrative Routinedaten der Krankenkassen. Die Berichte stellten u. a. die Grundlage für die jeweiligen Entscheidungen des Gemeinsamen Bundesausschusses dar.

6.2.3 Welche rechtlichen Rahmenbedingungen sind bei der Erstellung eines HTA zu berücksichtigen?

Robert Francke

Die Funktion der rechtlichen Rahmenbedingungen bei der Erarbeitung von HTA-Reports

Gegenstände und Funktion des Rechts

HTA-Reports müssen sich stets in den *gegebenen rechtlichen Rahmen* für denjenigen Gegenstandsbereich einfügen, über den sie Aussagen machen. Dieser Rahmen umfasst Maßstäbe und Regelungen, die nach Gegenständen, juristischen Fachdisziplinen, Rechtsfolgen und Rechtsgebieten aufgegliedert sind, unterschiedlichen rechtlichen Zusammenhängen entstammen und demgemäß vielfältige Inhalte haben. Das führt dazu, dass es nicht nur für den Nichtjuristen, sondern auch für den mit der Sache nur teilweise vertrauten Juristen oftmals mühevoll ist, die maßgeblichen rechtlichen Parameter in ihrer Vielfalt und ihren Details zu übersehen. Das hat seinen systematischen Grund darin, dass das Gesundheits- und Medizinrecht eine Materie ist, die nicht ausschließlich einem in sich geschlossenen geordneten Rechtsgebiet zugehört, vielmehr folgen seine Regelungen und Maßstäbe aus verschiedenen und teilweise recht unterschiedlichen sowie im Übrigen vielfach sehr detailliert geregelten Teil- und Teil-Teil-Disziplinen. Aus diesem Grunde muss also ein breiter rechtlicher Themenkatalog bei der Erstellung von HTAs bedacht werden (s. Tab. 31).

Man kann die rechtlichen Handlungsbedingungen nach den beteiligten Akteuren zu erfassen versuchen: Da sind zuerst die verschiedenen Leistungserbringer zu nennen, die an dem jeweiligen medizinischen Gegenstand beteiligt sind. Sodann sind die rechtlichen Vorgaben der Sozialleistungsträger zu beachten, die die Leistungen finanzieren. Und schließlich sind die Rechte, vor allem diese, aber auch die Pflich-

Tab. 31 Bei HTA-Reports zu berücksichtigende Rechtsmaterien

Rechtsgebiet	Bestimmungen	Regelungsgegenstände
Privates Berufsrecht der Heilberufe, insbesondere der Ärzte	Bürgerliches Recht Handels- und Gesellschaftsrecht	Behandlungspflichten (Behandlungsfehler, medizinischer und rechtlicher Standard) Aufklärungspflichten (Aufklärungsfehler) Organisationsrecht
Allgemeines öffentliches Berufsrecht der Heilberufe, insbesondere der Ärzte	Berufszulassungsgesetze des Bundes (BÄO, ApprO, PThG etc.) Berufszulassungsgesetze der Länder (soweit vorhanden) Heilberufsgesetze der Länder als Berufsausübungsrecht zugehöriges Recht der Berufskammern (Standesrecht, Satzungen etc.)	Berufszulassungsrecht (subjektive und objektive Zulassungsvoraussetzungen) Berufsausübungsrecht (allgemeine und besondere Berufsrechte, insbesondere Standesrecht) Berufsorganisationsrecht (zulässige Formen beruflicher Assoziation und Organisation)
Recht der gesetzlichen Krankenversicherung und der Versorgung	SGB V KHG KHEntG zugehörige untergesetzliche Vorschriften (Rechtsverordnungen, Satzungen, Richtlinien, Normverträge)	Handlungs- und Behandlungsbefugnisse für die Versorgung (Zulassung, Qualifikation) der Leistungserbringer Vergütung Zulassung zu oder Ausschluss von der Versorgung bezogen auf medizinische Leistungen (Dienstleistungen und Produkte)
Medizinisches Produktsicherheitsrecht	AMG MPG GPSG jeweils zugehöriges untergesetzliches Recht	Sicherheit medizinischer Produkte (im Unterschied zu Dienstleistungen) (allgemeine) Gefahrenabwehr Patientenschutz Mitarbeiterschutz
Sonstige Materien des allgemeinen oder besonderen Berufsrechts der Heilberufe, insbesondere der Ärzte	StGB Gewerberecht, insbes. GewO Datenschutzgesetze	Strafrechtliche Pflichten des Lebens-, Körper- und Selbstbestimmungsschutzes Gewerberechtliche Voraussetzungen der beruflichen Tätigkeit Schutz des Rechts auf informationelle Selbstbestimmung der Patienten und Leistungserbringer

ten zu bedenken, die für die Patienten gelten, für die die medizinischen Leistungen erbracht werden (sollen). Endlich sind rechtliche Grenzen zu beachten, die sich aus Regelungen des Allgemeinwohls ergeben, die nicht notwendigerweise stets eine Schutzfunktion für die eine oder eine Begrenzungsfunktion für eine andere Gruppe haben oder daraus hergeleitet werden (Beispiele ganz unterschiedlicher Art wären das Verbot der Klonierung oder das Steuerrecht). Die für diese sachlichen Gruppen zu bestimmenden rechtlichen Rahmenbedingungen finden sich in systematischer Hinsicht in unterschiedlichen rechtlichen Fachgebieten.

6.2 Bewertung der organisatorischen, rechtlichen, ethischen und sozio-kulturellen Aspekte

Rechtliche Themen

Erstens muss das Berufsrecht der medizinischen Leistungserbringer, im Kern also das ärztliche Berufsrecht, das Pflichtenrecht des Arztes, mit den korrespondierenden Rechten der Patienten beachtet werden. Dazu kann auf folgende grundlegende und umfassende Texte verwiesen werden: Rieger 2006, Laufs 2004; Deutsch u. Spickhoff 2003; Katzenmeier 2002; Laufs u. Uhlenbruck 2002; Francke u. Hart 1999. Der Kern der ärztlichen Berufspflicht besteht darin, eine Behandlung nach dem medizinischen Standard vorzunehmen. Der medizinische Standard wird von der medizinischen Profession auf der Grundlage von *wissenschaftlicher Erkenntnis*, *ärztlicher Erfahrung* und *praktischer Akzeptanz* bestimmt. Er kann in Leitlinien erkennbar werden. Wenn er nicht in definierter Weise vorliegt, entscheiden im gerichtlichen Verfahren medizinische Sachverständige, im Prozess der Erstellung von HTA-Berichten sachgerecht ausgewählte medizinische Experten über das Vorliegen dieser drei Voraussetzungen. Der rechtliche Behandlungsstandard, der also die Rechtspflichten des Arztes und die Rechte des Patienten bestimmt, folgt aus dem medizinischen Standard. Insofern gilt, dass der rechtliche Standard dem medizinischen Standard entspricht. Der medizinische Standard ist nicht zu verwechseln mit der tatsächlichen Übung in der Profession. Standard meint hier eine professionelle, also soziale Norm, die sich die Berufsgenossen als diejenige geben, die unter medizinischen Fachgesichtspunkten für die „gute Behandlung" von den Berufsgenossen als diejenige bestimmt wurde, die von jedem rechtschaffenden Berufsgenossen zu befolgen ist. HTA-Reports können aus Rechtsgründen über den medizinischen, also auch den rechtlichen Behandlungsstandard hinausgehen, sie dürfen jedoch in ihren medizinischen Maßstäben nicht dahinter zurückbleiben. Ein Leistungserbringer, der – unbeschadet der Finanzierung – für seine Patienten mehr Leistungen erbringen will, als die medizinische Profession, genauer: die professionelle Norm sie fordert, etwa in diagnostischer Hinsicht, könnte für seinen Handlungsbereich eine solche Bestimmung treffen. Allerdings wäre in einem solchen Fall wegen des Überschreitens des medizinischen Standards darauf zu achten, dass die Finanzierungspflicht der Sozialversicherungsträger fraglich sein kann. Das sozialrechtliche Leistungsmaß umfasst den allgemein anerkannten Stand der medizinischen Erkenntnisse unter Berücksichtigung des medizinischen Fortschritts, § 2 Abs. 1 Satz 3, § 12 Abs. 1 SGB V, es knüpft also an den medizinischen Standard an, gewährt diesen auch grundsätzlich, enthält allerdings auch eine Reihe von inhaltlichen und organisatorischen Einschränkungen, die sich über das gesamte Leistungsspektrum erstrecken. Was für den Arzt gilt, findet auch für die spezifischen Pflichten anderer Heilberufe und Leistungserbringer entsprechende Anwendung.

Es wurde schon deutlich, dass ein wesentliches Themenfeld von rechtlichen Grenzen für HTA-Reports in den auf verschiedenen Ebenen rechtlich gegebenen Bestimmungen für das Versorgungssystem liegt. Es sind die Bestimmungen des Gesetzes selbst, Sozialgesetzbuch Fünftes Buch (SGB V), es sind die Richtlinien des Gemeinsamen Bundesausschusses sowie die Normverträge, die die Leistungserbringerverbände und die die Verbände der Sozialversicherungsträger auf unterschiedlichen Ebenen abschließen. Alle diese Bedingungen müssen beachtet werden, wenn durch HTA-Reports Aussagen über Leistungen im Versorgungssystem nach dem SGB V gemacht werden sollen [Schnapp u. Wigge 2006; Schulin 1992; Kasseler Kommentar Sozialversicherungsrecht 2006]. Es müssen also die Handlungs- und Behandlungsbefugnisse der Beteiligten den versorgungsrechtlichen Bestimmungen entsprechen. Es müssen die zugangs-, also zulassungsrechtlichen Parameter Beachtung finden, die es Heilbehandlern erlauben, im Rahmen des Versorgungssystems heilbehandelnd tätig zu werden. Es müssen die vergütungsrechtlichen Bestimmungen beachtet werden. Es muss die Tatsache Berücksichtigung finden, dass Untersuchungs- und Behandlungsmethoden und Arzneimittel durch Entscheidungen des Gemeinsamen Bundesausschusses (G-BA) zugelassen oder ausgeschlossen, in die Erstattung teilweise oder beschränkt einbezogen oder mit anderen Beschränkungen versehen sind. Und der wohl maßgeblichste Punkt ist dieser: Es müssen die rechtlich bestimmten Regeln für die Bewertung von Untersuchungs- und Behandlungsmethoden und Arzneimittel beachtet werden, die nach Gesetz und untergesetzlicher Regelung, namentlich durch die Bestimmungen der §§ 92, 135, 137c SGB V sowie der Richtlinien des G-BA und seiner Verfahrensordnung nach § 91 Abs. 7 SGB V gegeben sind. Diese Maßstäbe beanspruchen – im Rahmen seiner Aufgaben für den G-BA und soweit nicht durch Gesetz andere Maßstäbe bestimmt wurden – Geltung auch für das Institut für Qualität und Wirtschaftlichkeit im Gesundheitswesen (IQWiG) und für die von ihm in Auftrag gegebenen Berichte.

Für die Erstellung von HTA-Berichten haben die Zulassung und der Ausschluss von Untersuchungs- und Behandlungsmethoden sowie die Entscheidungen über Arzneimittel durch das Gesetz oder den G-BA eine besondere Bedeutung. Hier liegt eine relativ komplexe rechtliche Struktur zugrunde, die durch die Verfahrensordnung des G-BA nach § 91 Abs. 3 Satz 1 Nr. 1 SGB V eine sehr übersichtliche Ordnung gefunden hat. Es entscheidet in diesen Fällen der G-BA nach einer Trias von Kriterien: medizinischer Nutzen, medizinische und versorgungsbezogene Notwendigkeit, Wirtschaftlichkeit. Allen drei Kriterien haftet eine Fülle von Fragen an, die namentlich hinsichtlich des medizinischen Nutzens den Erarbeitern von HTA-Untersuchungen durchaus geläufig sind. Insbesondere geht es bei dem Nutzen um die Frage, ob klinische Endpunkte ausreichen oder ob patientenbezogene zu fordern sind. Das jeweils erforderliche Evidenzniveau spielt eine große Rolle für die Bestimmung von Aussagen. Hinter der medizinischen und versorgungsbezogenen Notwendigkeit verbergen sich komplizierte Bewertungsfragen, die vor allem medizinischer, teilweise auch ökonomischer Natur sind, und mit dem Wirtschaftlichkeitsprinzip sind erneut eine Reihe von Fragen teils sehr grundsätzlicher Art verbunden [zum Diskussionsstand: Francke u. Hart 2006; Francke 2005]. Als Beispiele, an denen man diese Komplexität erfassen kann, sei auf die Entscheidungen des G-BA zu den Insulinanaloga, das Problem der MRT beim Mammakarzinom oder zur Anerkennung der Akupunktur in der vertragsärztlichen Versorgung hingewiesen. Ein weiteres rechtliches Problem betrifft dann die Beteiligung unterschiedlicher Instanzen. Für die derzeit maßgeblichen Akteure, das IQWiG und den G-BA, ist einerseits das Zusammenspiel dieser beiden klärungs- oder präzisierungsbedürftig und andererseits deren, namentlich des IQWiG, Zusammenwirken mit externen Sachverständigen, Leistungserbringern und Patienten, deren Rechte betroffen sind oder sein können.

Eine weitere Handlungsdimension des Rechts betrifft die Bestimmungen des Strafrechts, die stets zu beachten sind und vor allem Relevanz bei den spezifischen Fragen des Lebensschutzes und des Autonomieschutzes, vielfach am Lebensende, haben. Für die Erstellung von HTAs ist dies, soweit es sich um besondere Behandlungen handelt, ein wenig übersichtliches Terrain, da es sich zumeist im gesellschaftlichen Konflikt, im Streit der Beteiligten findet, und es daher schon für Juristen schwierig ist, hier sicheres Terrain bestimmen zu können. Als aktuelle Beispiele seien hier nur zwei Themen genannt, die, wenn sie durch eine HTA-Untersuchung berührt werden, jeweils eine sehr differenzierte und ins Einzelne gehende rechtliche Bearbeitung erfordern: Die Fragen des Lebens- und Autonomieschutzes am Lebensende sowie der Gendiagnostik [Kutzer 2006; Deutscher Juristentag 2000]. Schließlich ist auf die Bestimmungen des Datenschut-

6.2 Bewertung der organisatorischen, rechtlichen, ethischen und sozio-kulturellen Aspekte

zes hinzuweisen, die in spezifischen Fragestellungen große Bedeutung erlangen können. Es ist etwa im Bereich der Gendiagnostik ein breit diskutiertes Thema, wie weit das Recht auf Nichtwissen reicht (reichen muss) und welche professionellen Beteiligungen (Arztvorbehalt?) rechtlich geboten sind.

Allgemein lässt sich formulieren, dass eine HTA-Untersuchung stets zu prüfen hat, ob die rechtlichen Voraussetzungen für das durch den HTA-Bericht gegebene Handlungsprogramm gegeben und beachtet sind, ob also die Handlungen, die für die Akteure vorgesehen werden, berufs- und versorgungs-, straf- und datenschutzrechtlich zulässig sind, ob sie generell den rechtlichen Maßstäben entsprechen und ob die vorgesehenen Akteure dazu befugt sind, die Behandlungen zu erbringen. Und ein HTA müsste fragen, ob die mit der Behandlung verbundenen Folgen bei den Beteiligten, namentlich bei den Patienten, aber nicht nur bei diesen, zulässige und erwünschte Rechtsfolgen auslösen, ob also die Erstattungsfähigkeit gegeben ist, ob die spezifischen Handlungsbedingungen, die spezifischen institutionellen Voraussetzungen und der rechtliche Rahmen für das Setting gegeben sind.

Praktische Formen der Zusammenarbeit

Was folgt daraus für die Rolle des Rechts und von Juristen bei der Erstellung von HTA-Reports? Nach meiner Auffassung ist es nicht sinnvoll, Juristen in den medizinischen Arbeitsprozess an HTA-Untersuchungen direkt und begleitend einzubeziehen. Wichtig ist, dass diejenigen, die unter fachlich medizinischen und versorgungspolitischen Gesichtspunkten einen HTA-Report erarbeiten, sich darüber im Klaren sind, dass die Handlungen der Akteure, die in dem HTA beschrieben werden und die Folgen, die das Handeln der Akteure hat, auf vielen Ebenen durch Recht geregelt sind. Von daher ist es wohl stets sinnvoll, einen ersten Entwurf eines Berichts Juristen zu einer rechtlichen Prüfung vorzulegen. In besonders komplizierten Fällen – das sind solche, die rechtlich sensible Bereiche betreffen, weil es um hohe Rechte geht, die besonders konflikthafte Interessensstrukturen behandeln oder die sich auf eine Rechtslage beziehen, die sehr unübersichtlich ist – ist es angezeigt, schon bei der Grobskizzierung eines HTA die Zusammenarbeit mit Juristen unter dem Gesichtspunkt zu suchen, welche Facetten aus rechtlicher Sicht besonders berücksichtigungswert erscheinen. Die rechtliche Begutachtung müsste sich stets auf die Dimensionen des ärztlichen Berufsrechts, des Versorgungsrechts, des Strafrechts, des Datenschutzrechts und des Krankenhausrechts beziehen.

6.2.4 HTA und Ethik

Dagmar Lühmann

Einführung/Definition

Ethik

Mit „Ethik" wird ein Teilgebiet der Philosophie bezeichnet, welches sich mit den Kriterien für „gutes" und „schlechtes" Handeln sowie der Bewertung seiner Motive und Folgen befasst.

Die so genannte „normative Ethik" versucht, allgemeingültige Normen und Werte zu erarbeiten. Dabei beruft sich die „Tugendethik" bei der Unterscheidung zwischen „gut" und „schlecht" auf interne Quellen, wie eine Religion oder eine philosophische Moral. In der „deontologischen" Ethik bestimmen zu erfüllende Pflichten „ethisches" und „unethisches" Handeln und in der „utilitaristischen" Denkrichtung sind es die Handlungskonsequenzen, die bestimmen was als „gut" und was als „schlecht" zu werten ist. Im Gegensatz zur normativen Ethik wird in der „deskriptiven Ethik" kein moralisches Urteil gefällt, sondern eine Beschreibung der in der Gesellschaft gelebten Wertvorstellungen versucht.

In den Gebieten der „angewandten Ethik" schließlich werden ethische Wertvorstellungen auf Handlungen von Individuen („Individualethik"), gesellschaftliche Strukturen und Konstruktionen („Sozialethik") und konkrete Lebensbereiche („Bereichsethiken") übertragen.

Die Umsetzung von ethischen Normen und Grundsätzen in Handlungen wird als „Moral" bezeichnet. Eine Handlung bzw. die Folgen von Handlungen werden als moralisch „gut" oder „schlecht" vor dem Hintergrund eines ethischen Wertesystems eingeordnet.

Ethik und HTA

Die Forderung, „ethische Analysen" in HTA zu integrieren bzw. der Anspruch im HTA „ethische Implikationen" eines Technologieeinsatzes zu berücksichtigen, finden sich bereits in den frühen Definitionen des umfassenden HTA aus den 70er Jahren [Banta 2004]. Offensichtlich ist allerdings auch, dass diesem Anspruch längst nicht regelmäßig entsprochen wird. Droste et al. stellen 2003 in einer systematischen Übersicht über die Berücksichtigung von „ethischen Aspekten" in Kurz-HTA Berichten fest, dass von 281 analysierten Berichten nur 57 explizit oder implizit auf ethische oder moralische Technologiefolgen eingehen. Lühmann et al. fanden in einer Analyse von HTA-Berichten zu genetischen Testverfahren, dass in vier von fünf Berichten zum Fragile-X Syndrom zwar auf ethische Problemlagen eingegangen wurde [Lühmann et al. 2007]. Nur in einem Bericht wurde jedoch eine systematische Analyse versucht. Diese Diskrepanz zwischen Anspruch und Umsetzung hat sicherlich mehrere Gründe.

1. *Was ist die theoretische und formale Grundlage für die Bewertung von „ethischen Implikationen" im Kontext von HTA?*

Bisher ist es nicht gelungen, einen der eingangs skizzierten theoretischen Rahmen auf den Bereich „Gesundheitsversorgung" und HTA zu übertragen. Es besteht nur ein grober Konsens, welches die zentralen ethischen Werte sind, an denen sich „gutes" und „schlechtes" Handeln in der Gesundheitsversorgung orientieren sollte. Hofmann beschreibt die moralische Basis für alle Aktivitäten der Gesundheitsversorgung wie folgt:

> „… health care's basic moral value is to help individual persons who require assistance in situations that are undesirable to them and that can be related to bodily or mental conditions."

Die Perspektive von HTA ist allerdings in erster Linie überindividuell, mit dem Anspruch eine effektive und gleichmäßige Gesundheitsversorgung für eine Gesellschaft zu befördern [Hofmann 2005a].

Das Wertesystem einer Gesellschaft wird durch religiöse, weltanschauliche, kulturelle, geschichtliche und wirtschaftliche Einflüsse bestimmt. Bereits innerhalb des auf christlichen Werten basierenden westlichen Kulturkreises sind ethische Analysen im Bereich Medizin und Gesundheitsversorgung regelmäßig von Spannungen zwischen individual- und sozialethischen Wertvorstellungen geprägt.

Im westlichen Kulturkreis orientiert sich die ethische Bewertung von klinisch-medizinischen Handlungen vielfach an den in den 60er Jahren von Beauchamp und Childress publizierten „vier Prinzipien". Danach soll sich ethisches medizinisches Handeln an den Eckpfeilern „Autonomie" (Verpflichtung, die Fähigkeit zur autonomen Entscheidungsfindung von Individuen zu respektieren) „Nicht-Schaden" (Verpflichtung, Schäden zu vermeiden), „Wohl tun" (Verpflichtung, Gutes zu tun, sowie Nutzen und Risiken gegeneinander abzuwägen) und „Gerechtigkeit" (Verpflichtung, für eine gerechte Verteilung von Nutzen und Schaden zu sorgen) orientieren [Beauchamp u. Childress 1994]. Die Autoren geben bewusst keine Hierarchie der Prinzipien vor und damit keine Präferenz sozial- oder individualethischer Grundsätze. Sie wollen

6.2 Bewertung der organisatorischen, rechtlichen, ethischen und sozio-kulturellen Aspekte

lediglich den Rahmen für die Diskussion ethischer Implikationen medizinischer Entscheidungen abstecken. Gleichzeitig bilden die vier Prinzipien aber die Grundlage für eine Vielzahl ethischer Kodizes der Gesundheitsprofessionen [http://ethics.iit.edu/codes/health.html].

Auf Gesundheitssystemebene geben z. B. Sozialgesetzgebung, Verfahrensordnungen oder Priorisierungskriterien Aufschluss über die im jeweiligen System relevante ethische Fundierung von Entscheidungen.

Als „ethische Grundwerte" für überindividuelle Entscheidungen in einem solidarisch ausgerichteten Gesundheitssystem können exemplarisch die Kriterien des schwedischen National Board of Health and Welfare angeführt werden. Im Rahmen von Priorisierungsentscheidungen von verfügbaren Technologien im Bereich Kardiologie sind dabei folgende Prinzipien zu berücksichtigen:

1. Prinzip der Menschenwürde (alle Menschen haben die gleiche Würde und die gleichen Rechte; unabhängig von persönlichen Charakteristika und ihrer Stellung in der Gesellschaft)
2. Prinzip von Bedarf und Solidarität (Ressourcen werden für die Bereiche und Gruppen mit dem größten Bedarf – ermittelt aus Krankheitsschwere und Nutzen der Intervention – aufgewendet)
3. Prinzip der Kosteneffektivität (stehen mehrere Versorgungsalternativen zur Wahl, sollen solche mit einem günstigen Kosten-Nutzen-Verhältnis priorität eingesetzt werden).

Im Gegensatz zu den Kriterien von Beauchamp und Childress stehen die schwedischen Kriterien in einer Rangfolge. D. h. die Beachtung der Menschenwürde rangiert höher als Bedarf und Solidarität, welche wiederum höher als die Kosteneffektivität eingeordnet werden [Socialstyrelsen 2004].

Das britische Institut NICE verweist in seinen „Social Value Judgements Guidelines" ebenfalls auf die vier Prinzipien von Beauchamp und Childress als „ethische" Grundlage für die Erstellung und Inhalte seiner Guidance-Dokumente. Gleichzeitig wird aber darauf verwiesen, dass im konkreten Anwendungsfall durchaus Spannungen und Unvereinbarkeiten sowohl bei der Anwendung eines Prinzips aus der Perspektive unterschiedlicher Interessengruppen, als auch zwischen den Prinzipien auftreten können. Um dennoch zu akzeptablen Entscheidungen zu kommen, setzt das Institut vor allem auf einen fairen und transparenten Entscheidungsfindungsprozess [National Institute for Clinical Excellence 2005].

2. Wo können im Kontext von HTA ethische Problemlagen auftreten?

Per definitionem ist HTA ein Instrument zur Politikberatung, d. h. auf seiner Grundlage werden unmittelbar versorgungsrelevante Entscheidungen getroffen. Diese Definition legt nahe, dass es drei Bereiche gibt, in denen moralische oder auch ethische Implikationen abzuwägen sind:
- Ethische Implikationen der Verwendung von HTA als Entscheidungsgrundlage
- Ethische Aspekte des HTA-Verfahrens
- Ethische Problemlagen im Zusammenhang mit der zu bewertenden Technologie

Die ersten beiden Punkte sollen an dieser Stelle nicht weiter ausgeführt werden, das Kapitel wird sich im Folgenden mit der Analyse von ethischen Problemlagen im Rahmen von konkreten HTA-Projekten befassen.

Die Implementation oder Nicht-Implementation einer (neuen) gesundheitsrelevanten Technologie berührt Wertvorstellungen vieler betroffener Interessengruppen und führt in manchen Fällen zu (scheinbar) unauflösbaren Konfliktsituationen. Allerdings hat sich, im Gegensatz zur Bewertung von Sicherheit, Wirksamkeit oder Kostenwirksamkeit einer Technologie bisher keine standardisierte Vorgehensweise zur

Analyse von ethischen Problemlagen etablieren können. Dies liegt sicher auch in der Entwicklung, die „Health Technology Assessment" seit der Prägung des Begriffs in den 70iger Jahren des vorigen Jahrhunderts durch das Office for Technology Assessment (OTA) genommen hat, begründet. In den Folgejahren haben sich zwei Richtungen der Technologiebewertung entwickelt: das so genannte „parlamentarische Technology Assessment" (TA) und das eher pragmatisch ausgerichtete Health Technology Assessment (HTA). Obwohl beide Richtungen den gleichen Ursprung und eine ähnliche Zielsetzung – die Politikberatung – haben, weisen sie doch erhebliche Unterschiede auf. Das TA, dessen Zielsetzung die Politikberatung auf Makroebene ist, analysiert die Wechselwirkungen von Technologie(klassen) und Gesellschaft und setzt hierzu vorwiegend diskursive, partizipatorische und qualitative Methoden ein. HTA dagegen bewertet einzelne Technologien, in erster Linie zur Vorbereitung von Kostenübernahmeentscheidungen und greift hierzu auf vor allem auf Meta-Methoden (Zusammenfassungen bereits vorliegender Daten), klinische Studien und Modellierungen zurück. Diese Unterschiede bedingen, dass die Untersuchung ethischer Spannungsfelder im Umgang mit gesundheitsrelevanten Technologien bisher eher eine Domäne des parlamentarischen TA war. In den letzten 5-6 Jahren hat sich jedoch ein Dialog zwischen TA und HTA etabliert, der ihre Gemeinsamkeiten betont und auf die Integration von methodischen Ansätzen aus beiden Forschungsrichtungen ausgerichtet ist. Diskussionsbeiträge zur Rolle von ethischen Analysen im Kontext von „Health Technology Assessment" – sowohl TA als auch HTA – sind einem Themenheft der Zeitschrift „Poiesis und Praxis" vom April 2004 zu entnehmen.

Darstellung der Literaturlage, der Theorien, Konzepte, Methoden

Interaktive und partizipatorische Assessments

Der Analyse von ethischen Implikationen einer gesundheitsrelevanten Technologie liegt, zumindest in der Tradition des TA, die Sichtweise zugrunde, dass Technologie immer ein Produkt eines gesellschaftlichen Prozesses ist. An diesem wirken Interaktionen unterschiedlicher Akteure (Wissenschaft, Professionen, Hersteller, Patienten, Öffentlichkeit) mit. Die Technologie wird nicht als isoliertes Artefakt betrachtet, welches nach Belieben implementiert oder eben nicht implementiert werden kann, sondern als gesellschaftliches Produkt, welches sich, getrieben von unterschiedlichen Wertvorstellungen, Problemlösungsstrategien und Zielsetzungen, entwickelt hat („Social Shaping of Technology"). Diese Sichtweise berührt notwendigerweise die Wertvorstellungen der involvierten Akteure und damit die ethische Dimension des Technologiegebrauchs. Eine Technologiefolgenabschätzung aus dieser Perspektive soll Wege aufzeigen, den Technologieeinsatz entweder über Modifikationen der Technologie oder aber über Modifikation/Adaptation der Kontextbedingungen zu optimieren [z. B. Clausen u. Yoshinaka 2004].

Beispiel für Analysen von „Technologien im Kontext" sind das so genannte interaktive Technology Assessment und das partizipatorische Assessment.

Interaktives Technology Assessment

Ausgangslage für ein interaktives Technology Assessment ist eine Technologie, die moralische Kontroversen aufwirft. Das Assessment selber liefert die Basis für den ethischen Diskurs – Ziel des interaktiven HTA ist, einen Umgang mit den moralischen Kontroversen zu finden, nicht sie zu lösen. Unterschiede in den Wertesystemen und unterschiedliche Sicht-

6.2 Bewertung der organisatorischen, rechtlichen, ethischen und sozio-kulturellen Aspekte

weisen müssen nicht aufgelöst werden, solange für alle Beteiligten tragbare Lösungen dabei herauskommen. Diese Ergebnisse sollen auch vor einem kontroversen Hintergrund eine legitime Grundlage für (gesundheits)politische Entscheidungen zu bilden. Eine Beispiel für die Anwendung der Methodik findet sich im Abschnitt 6.2.5.

Partizipatorisches Technology Assessment

Bei den partizipatorischen Formen des Technology Assessment werden die Perspektiven und Wertschätzungen („Alltagsmoral") der am Technologieeinsatz beteiligten Interessenvertreter mit den in der jeweiligen Gesellschaft relevanten Normen und ethischen Prinzipien in Beziehung gesetzt. Elemente der partizipativen Assessments sind die empirische, auch quantitative, Erhebung der jeweils geltenden „Alltagsmoral" und Handlungsmotivationen sowie die Analyse des normativen Hintergrundes. Ziel ist es, im Diskurs mit den Beteiligten für alle akzeptable Lösungen zu erreichen. Auch diese Methodik wird im Abschnitt 6.2.5 vertieft.

Ein Beispiel für partizipatorisches Health Technology Assessment sind die Arbeiten von T. Krones zu kontextsensitiver Ethik in der Reproduktionsmedizin [Krones u. Richter 2005].

Kasuistische Ansätze

Kasuistik

Nach der kasuististischen Methode wird bei der (moralischen) Lösung von Problemlagen („Fällen") auf bereits im Zusammenhang mit ähnlichen Problemen erzielte und unumstrittene Lösungen zurückgegriffen. Der erste Schritt der kasuistischen Problemlösung umfasst die genaue Beschreibung des aktuellen Falles (wer, was, wo, wann, warum, wie unter welchen Umstände?). Im zweiten Schritt wird die aktuelle Fallbeschreibung einem Themengebiet (Morphologie) und innerhalb des Themengebietes einem oder mehreren paradigmatischen Fällen (Taxonomie) zugeordnet. Der dritte Schritt schließlich umfasst die Übertragung der Lösung des/der paradigmatischen Fälle auf das aktuelle Problem. Je nachdem welcher „Schule" der Kasuistik gefolgt wird, unterscheidet sich die Legitimation der Lösungen der paradigmatischen Fälle – entweder durch Rückgriff auf ethische Prinzipien (z. B. nach Beauchamp und Childress) oder durch interaktiv erzielten Konsens aller Beteiligten, die ihre eigenen moralphilosophische Überzeugungen einbringen [Neitzke 2005]. Kasuistische Methoden werden in erster Linie zur Bewertung von moralisch herausfordernden klinischen Entscheidungssituationen herangezogen.

Präzedenzmethode

Für den Kontext des Health Technology Assessment, konkret für überindividuelle Kostenübernahmeentscheidungen, wurde ein kasuistischer Methodenvorschlag (Präzedenzmethode) von M. Giacomini beschrieben. In ihrem Modell besteht der erste Schritt darin, eine interpretierende und klassifizierende „Bestandsaufnahme" bereits stattgefundener Kostenübernahmeentscheidungen zu erstellen. Ziel ist eine Typologie paradigmatischer Entscheidungssituationen, die die ethisch-moralischen Prinzipien, welche im Kontext des jeweiligen Gesundheitssystems Entscheidungen determinieren (z. B. Prinzip der Bedarfsgerechtigkeit, der Autonomie usw.) repräsentieren, erstellt werden (Präzedenzfälle). Neue Technologien, für die eine Kostenübernahmeentscheidung ansteht, werden in ihren Charakteristika (qualitativ und quantitativ!) beschrieben und mit den Präzedenzfällen verglichen. Im dritten Schritt findet eine Anpassung der Entscheidung für die neue Technologie statt. Dabei ist auch nicht ausgeschlossen, dass angesichts neuer Erkenntnisse oder Bewertungen im Zusammenhang mit der neuen Technologie Präzedenzfälle revidiert oder korrigiert werden

(z. B. zogen 8 % aller amerikanischen Krankenversicherungen nach der ablehnenden Kostenübernahmeentscheidung für Viagra® die Kostenübernahme für alle weiteren, bisher übernommenen medikamentösen Therapien der sexuellen Dysfunktion zurück [Titlow et al. 2000]). Eine genaue Methodenbeschreibung des Präzedenzansatzes und drei Beispiel (ICSI, genetische Testverfahren und Viagra®) finden sich bei Giacomini [2005].

Pragmatische Ansätze

Mehrere Arbeitsgruppen, die in erster Linie in der Tradition des HTA arbeiten, haben pragmatische Ansätze zur Identifikation und Bewertung ethischer Implikationen eines Technologieeinsatzes vorgeschlagen.

E. Heitmann [1998]

Von E. Heitmann [Heitmann 1998] wird ein Ansatz beschrieben, der die im Rahmen von HTA auftretenden ethischen Fragen und Problembereiche fünf Kategorien (Begriffsbestimmung, Diagnostik, Therapie, klinische Forschung, Ressourcenallokation) zuordnet. Angesichts der Fülle der möglichen ethisch relevanten Aspekte in einem HTA und angesichts des Fehlens einer systematischen und konsentierten Methodik diese anzusprechen, setzt Heitman auf die Integrität des HTA Prozesses um zu ethisch vertretbaren Ergebnissen und Schlussfolgerungen zu kommen. Nachdem geklärt wurde, welche normativen Regeln im jeweiligen Kontext eine ethische „Gesundheitsversorgung" kennzeichnen, sind diese bei allen Schritten der Konzeption und Durchführung des Assessments zu berücksichtigen und nach Möglichkeit zur Kohärenz zu bringen. Dies bedeutet auch zu Beginn des Verfahrens klar zu stellen, welche Zielsetzungen die HTA-Institution aber auch die einzelnen Teammitglieder verfolgen und wo die Grenzen der eigenen Objektivität liegen (s. Infobox 28).

Infobox 28:
Ethik im HTA – konzeptionelle und prozedurale Überlegungen [nach Heitmann 1998]

1. Definitionen und Normen: Die Verständigung über ethische Problemlagen basiert auf der Auseinandersetzung mit den Werten, die dem Gebrauch einer Technologie aus unterschiedlichen Perspektiven beigemessen werden. Es ist daher erforderlich, zu Beginn eines Assessments Beschreibungen und Arbeitsdefinitionen für zentrale Begriffe und normative Konzepte zu erstellen um auch in einem multidisziplinären Team mit einheitlicher Sprache zu sprechen. Zu diesen zentralen Konzepten können beispielsweise gehören: die Begrifflichkeiten Gesundheit, Krankheit und Behinderung; die Definition von Heilung und Besserung oder die Definition und Gewichtung von Nutzen und Schaden.

2. Diagnostische Technologien: Das Stellen einer Diagnose bzw. die Zuordnung einer Person zu einer diagnostischen Kategorie hat unterschiedliche Folgen: Sie wandelt Personen zu Patienten; sie bestimmt, welche Handlungen zu unternehmen sind, um der Erkrankung und ihren Folgen zu begegnen; sie stellt Abweichungen von der Norm fest, die soziale, moralische oder politische Konsequenzen nach sich ziehen können. Die Debatte um moralische Implikationen von diagnostischen Testverfahren sollte daher mindestens die Sicherheit der diagnostischen Aussage, die Folgen des (diagnostischen) technologischen Imperativs (welcher „Nutzen" kann aus der Kenntnis der Diagnose gewonnen werden?) und die möglichen etikettierenden und stigmatisierenden Folgen einer Diagnose berücksichtigen.

3. Prävention und Therapie: Im Zusammenhang mit therapeutischen Technologien sind einerseits die Auseinandersetzung mit den erzielbaren Outcomes und ihrer Wertstellung durch die involvierten Interessenvertreter und andererseits die Folgen des (therapeutischen) technologischen Imperativs (welcher „Nutzen" kann aus dem Technologieeinsatz gewonnen wer-

6.2 Bewertung der organisatorischen, rechtlichen, ethischen und sozio-kulturellen Aspekte

den? sollte die Technologie eingesetzt werden, nur weil sie verfügbar ist?) zentrale Elemente des moralischen Diskurses.

4. Klinische Forschung und medizinischer Fortschritt: Für Heitmann ist Technology Assessment nicht auf die Kenntnisnahme und Zusammenfassung bestehenden Wissens beschränkt sondern umfasst auch die Planung und Durchführung von primären Forschungsvorhaben um Evidenzlücken zu schließen. Die in diesem Zusammenhang angesprochenen ethischen Überlegungen entsprechen weitgehend den allgemeinen ethischen Grundsätzen für Forschung am Menschen. Spezifisch für HTA ist allerdings die Konfliktsituation, dass entscheidungsrelevante Fragestellungen (z. B. nach Sicherheit oder Akzeptanz einer Technologie) häufig nicht mit methodisch rigorosen Studiendesigns (z. B. RCTs) zu beantworten sind. An dieser Stelle ist zu diskutieren, inwieweit Kompromisse beim im Studiendesign die Validität der Ergebnisse gefährden. Eine weitere Kernproblematik betrifft die moralischen Konsequenzen einer interessengeleiteten Forschungsförderung.

5. Allokation von Ressourcen: Die Sorge um einen gerechten und effizienten Einsatz von begrenzten Ressourcen für die Gesundheitsversorgung war eine der treibenden Kräfte für die Entwicklung von Health Technology Assessment. Dabei hat die Zuordnung von Ressourcen drei Dimensionen: die Art und Menge der zu verteilenden Güter und Dienstleistungen; die Größe und Zusammensetzung der Gruppe, für die die Ressourcen zur Verfügung stehen und der Zeitraum, in welchem die Zuteilung erfolgt. Jeder dieser Dimensionen liegen (meist unausgesprochene) normative Grundkonzepte zugrunde, die sich, je nach Perspektive des Betrachters erheblich unterscheiden können und zu ethisch motivierten Konflikten (z. B. zwischen medizinischen Professionen und Kostenträgern) führen können. So genannte Kosten-Effektivitäts-Studien transportieren immer die Perspektive des jeweiligen Betrachters. Auch Konzepte, die versuchen Wertschätzungen über Krankheitskategorien hinweg zu homogenisieren (z. B. QALYs) werden nur in seltenen Fällen den Sichtweisen aller involvierten Interessenvertreter gerecht.

Droste et al. [2003]

Ein pragmatischer Methodenvorschlag zur systematischen Erfassung ethisch relevanter Problemlagen im Rahmen von Kurz-HTAs (mit stark limitiertem Zeit- und Ressourcenbudget) wurde von Droste et al. [2003] entwickelt. Dabei fokussiert ihr Verfahrensvorschlag in erster Linie auf die unmittelbaren Technologiefolgen. Die Ebene der gesellschaftlichen Diskurse, in denen die Kompatibilität eines neuen Verfahrens mit den vorhandenen gesellschaftlichen Wertvorstellungen diskutiert wird, bleibt ausgeklammert. Der empirische Ansatz macht keine Vorgaben, welche ethischen Aspekte (z. B. Prinzipien) im Zusammenhang mit der Technologie diskutiert werden sollten, sondern bildet den aktuellen Stand der internationalen Diskussion ab. Die geplante Weiterentwicklung der Methodik wird sich auf Möglichkeiten zur zusammenfassenden Bewertung der multidimensionalen Technologiefolgen und deren Gewichtung erstrecken (s. Infobox 29).

Infobox 29:
Verfahrensvorschlag zur Identifikation ethischer Problemlagen in Kurz-HTAs
[nach Droste et al. 2003]
Grundlage für die Erfassung von ethisch relevanten Technologiefolgen bildet eine systematische Recherche nach Publikationen und grauer Literatur, gegebenenfalls ergänzt um Expertenauskünfte, in denen ethische Fragen oder gesellschaftliche Wertvorstellungen im Zusammenhang mit der zu untersuchenden Technologie thematisiert werden. Die Literatur wird zunächst qualitativ analysiert mit dem Ziel, die relevanten psychischen, sozialen, kulturellen und ethischen Technologiefolgen zu identifizieren, die (international) bereits disku-

tiert werden. Im nächsten Schritt werden die aufgefundenen Aspekte in einer Matrix dokumentiert, die einerseits die Multidimensionalität der möglichen Technologiefolgen (medizinisch, ökonomisch, psychisch, sozial, kulturell) widerspiegelt und andererseits die Perspektiven der unterschiedlichen, im Zusammenhang mit der Technologie relevanten Akteure und Gruppen (Patienten, Ärzte, Familie, soziale Kontaktgruppen, Institutionen, Gesellschaft) und deren Interaktionen abbildet. Das Verfahren bietet somit einen Ansatz, ethisch relevante Aspekte von Technologiefolgen systematisch zu erfassen und problematische Konstellationen einer eingehenden Analyse (die nicht im Rahmen des Kurz-HTA umsetzbar sind!) zuzuführen.

B. Hofmann [2005b]

Ein weiterer pragmatischer Entwurf für die Diskussion von moralischen Implikationen im Rahmen eines Health Technology Assessments wurde 2005 von Björn Hofmann publiziert [Hofmann 2005b]. Sein eklektischer Ansatz verzichtet, angesichts der Heterogenität möglicher Technologiefolgen, bewusst auf den Rückgriff auf eine spezifische Moraltheorie oder Prinzipienlehre. Kernelement des Assessment bildet ein Fragenkatalog, der moralische Aspekte im Zusammenhang mit der Verwendung von Gesundheitstechnologien aber auch im Zusammenhang mit der Gestaltung eines HTA-Verfahrens und der Implementation seiner Ergebnisse aufgreift. Der Autor weist ausdrücklich darauf hin, dass der Fragenkatalog weder den Anspruch erhebt exklusiv, noch erschöpfend zu sein, sondern lediglich einen pragmatischen Rahmen für die Diskussion von moralischen Aspekten im Zuge des Assessments liefern möchte. Dabei bleibt auch offen, auf welche Art die Informationen zur Beantwortung der Fragen gewonnen werden sollen (s. Infobox 30).

Infobox 30:
Fragenkatalog zur Integration von moralischen Reflexionen in HTA [nach Hofmann 2005b]
Der insgesamt 33 Fragen umfassende Katalog untergliedert sich in fünf Bereiche.
„Moralische Aspekte": Der mit 20 Fragen umfangreichste Bereich wirft mögliche technologieassoziierte moralische Konfliktbereiche aus der individuellen Perspektive (Nutzen-/Schadenverhältnis; Beeinträchtigung von Patientenautonomie, Persönlichkeitsintegrität, Menschenwürde und -rechten), der gesellschaftlichen Perspektive („Imperativ des Möglichen"; Konflikte mit religiösen und weltanschaulichen Werten; Änderung der Wahrnehmung eines Krankheitsbildes in der Öffentlichkeit; Einfluss auf die Verteilung von Ressourcen) und professionellen Perspektive (Arzt-Patient-Beziehung; professionelle Autonomie) auf.
„Interessengruppen": Der zweite Fragenkomplex fordert in vier Fragen eine Beschreibung der Interessenlagen der am Technologieeinsatz beteiligten Interessengruppen.
„Technologie": Im dritten Komplex sollen (bekannte) konkrete moralische Herausforderungen der Technologie benannt werden. Diese können z. B. die Zugehörigkeit einer Technologie zu einer Gruppe kontrovers diskutierter Verfahren (z. B. ICSI als ein Verfahren zur kontrovers diskutierten in-vitro Fertilisation) oder die einer Technologie beigemessene symbolische Bedeutung umfassen.
„Methoden": Der vierte Fragenkomplex befasst sich mit moralischen Implikationen der Methodenwahl für das HTA (z. B. Wahl der Endpunkte, Einbindung von Interessengruppen, Gewährleistung der externen Validität, Kongruenz der HTA-Methodik mit allgemeinen forschungsethischen Grundsätzen).
„HTA-Prozess": Der letzte Fragenkomplex befasst sich mit den moralischen Implikationen des HTA-Prozesses: den Gründen und Interessenlagen, die die Themenwahl bestimmen, Zeitpunkt des Assessments, Relation zu bereits bewerteten Technologien und moralischen Konsequenzen der Ergebnisimplementation.

6.2 Bewertung der organisatorischen, rechtlichen, ethischen und sozio-kulturellen Aspekte

Methoden und Datenquellen der Bewertung. Wie könnte eine praxistaugliche Vorgehensweise aussehen?

Rahmenbedingungen

Bisher konnte sich kein Methodenvorschlag als „Standard" für die Integration einer ethischen Bewertung in das Health Technology Assessment durchsetzen. Wie eine Umfrage unter Mitgliedern des INAHTA Netzwerks 2003 zeigte, wird der Bearbeitung ethischer Fragestellungen in den Mitgliederorganisationen zwar ein hoher Stellenwert eingeräumt, methodische Vorgaben existieren jedoch nur vereinzelt [www.inahta.org] (s. Infobox 31).

Infobox 31:
Praxistaugliche Verfahrensbewertung
Unter diesen Rahmenbedingungen ist in der pragmatischen Verfahrensbewertung am ehesten ein eklektischer, eher deskriptiver Ansatz denkbar, der zum Ziel hat, systematisch nach ethischen Problemlagen zu suchen, diese aufzuzeigen, in begrenztem Umfang zu diskutieren und gegebenenfalls tiefergehenden Analysen zuzuführen. Da sich unter den gegebenen Rahmenbedingungen interaktive, konsenssuchende Verfahren in der Regel nicht umsetzen lassen, ist es erforderlich zur Legitimation der ethischen Diskussion auf normative Annahmen zurückzugreifen. Für den Kontext demokratisch angelegter und dem Solidaritätsprinzip verpflichteter Gesundheitssysteme spielen dabei Überlegungen zu
- Menschenwürde und Persönlichkeitsrechten
- Verhältnis von Nutzen und Schaden, Bedarfsgerechtigkeit
- Verteilungsgerechtigkeit und Kosteneffektivität

eine übergeordnete Rolle. Diese Punkte beinhalten die bekannten medizin-ethischen Prinzipien von Beauchamp und Childress und legen gleichzeitig einen stärkeren Fokus auf sozialethische Abwägungen.

Die folgenden Ausführungen können daher allenfalls als Vorschläge für eine Verfahrensweise gelten, den Charakter einer methodischen Leitlinie oder eines „Standards" haben sie nicht. Die Vorschläge für die praktische Umsetzung lehnen sich an die Vorarbeiten von Heitmann [1998], Droste et al. [2003] und Hofmann [2005b] an.

Praktischer Ansatz: Vorarbeiten

In der Planungsphase des HTA ist zu klären, welchen Stellenwert die ethisch-moralischen Betrachtungen im Gesamtprojekt haben sollen, wer im HTA-Team die Federführung und die Verantwortung für die ethischen Überlegungen übernimmt, wie diese in das Gesamtvorhaben eingebunden werden sollen, mit welchen Methoden vorgegangen wird und wie diese zu dokumentieren sind.

1. Stellenwert: Der Stellenwert wird sich nach der Fragestellung für das Assessment, nach der Art der Technologie und nach der Ausrichtung der HTA-Institution und den verfügbaren Kompetenzen richten. In diesem Schritt kann es, vor allem zur groben Abschätzung des moralischen Konfliktpotentials einer Technologie erforderlich werden, orientierende Informationsrecherchen durchzuführen. Relevante Informationsquellen in diesem Kontext sind vor allem solche Ressourcen, die neben sachlichen Informationen in erster Linie bewertende Aussagen sowohl zur Technologie als auch zum relevanten Krankheitsbild und seinen Folgen machen. Im Zeitalter des Internet sind solche Informationen am unkompliziertesten von den Webseiten unterschiedlicher Interessengruppen zu erhalten (z. B. Patientenorganisationen (auch Diskussionsforen!), Fachgesellschaften, Hersteller, Politik, Kirchen usw.). In diesem Schritt kommt es weniger auf die sachliche Validität der Aussagen, als vielmehr darauf an, einen Überblick über die Vielzahl der Perspektiven und die Intensität der Diskussion zu gewinnen.

2. Federführung und Verantwortung: Dieser Aspekt richtet sich nach der Verfügbarkeit von Qualifikationen im HTA-Team. Einige Institutionen verfügen über Mitarbeiter mit besonderen Qualifikationen für ethische Analysen, die dann für alle Themen die Federführung zu diesen Fragestellungen übernehmen. In diesem Fall muss sichergestellt werden, dass ein intensiver Informationsaustausch mit den „empirischen" Arbeitsgruppenmitgliedern erfolgt. Verfügt die HTA-Institution über wenig oder keine Kompetenz im Bereich ethischer Reflexionen, kann die Qualität der Bearbeitung dieser Aspekte durch die Einbindung externer Experten, einen (aktiven!) Beirat oder durch einen externen Reviewprozess gefördert werden.
3. Einbindung in das Gesamtvorhaben: Im Idealfall erfolgen die Auseinandersetzung mit ethisch-moralischen Aspekten und die übrige Verfahrensbewertung in enger Verzahnung und gegenseitigem Austausch von Informationen. Moralische Überlegungen spielen eine Rolle bei der Bestimmung der Perspektive des Assessment, der Auswahl von Zielgrößen für die „Nutzenbewertung", der Definition von „relevanten" Unterschieden und ökonomischen Analysen. Die Bewertung sozialer, organisatorischer und juristischer Technologiefolgen weist oft Überschneidungen mit der Diskussion ethisch-moralischer Aspekte auf. Umgekehrt sind aber auch die Ergebnisse der systematischen Wirksamkeits- und Sicherheitsbewertung einer Technologie ein unverzichtbarer Input für ethische Überlegungen. Das (konventionelle) HTA-Protokoll kann diesen gewünschten Interaktionen dadurch Rechnung tragen, dass mindestens vor der Festschreibung der endgültigen Forschungsfragen, vor Beginn der Literaturanalysen, vor Beginn der Diskussion und vor der Formulierung von Schlussfolgerungen Phasen des Informationsaustauschs eingeplant werden, die auch eine (teilweise) Neufokussierung der Zielsetzung für die folgende Arbeitsphase erlauben.
4. Methoden: Die im Rahmen der ethisch-moralischen Analysen zu verwendenden Methoden werden durch den Stellenwert dieses Assessmentteils aber auch durch die verfügbaren Ressourcen bestimmt. Im Regelfall des konventionellen pragmatischen HTA werden auch im „ethischen" Teil Meta-Methoden, d. h. die Analyse von vorhandenen Informationsquellen im Vordergrund stehen. Mehr als z. B. im Bereich der Wirksamkeitsbetrachtung ist hier jedoch die Übertragbarkeit von Einschätzungen und Diskursen aus anderen Kulturkreisen und (Gesundheits)systemen zu diskutieren. Es sollte auch erwogen werden, fehlende Informationen zu Einzelaspekten (z. B. die Wertschätzung bestimmter Technologie- oder Krankheitsfolgen) in einfachen primären Forschungsansätzen wie z. B. Fokusgruppen von Interessenvertretern, Patientenbefragungen zu erheben.
5. Dokumentation: Der sorgfältigen Dokumentation aller Arbeitsschritte und Quellen im Bereich der „ethischen" Verfahrensbewertung kommt insofern eine besondere Bedeutung zu, da einerseits noch keine standardisierte bzw. konsentierte Methodik existiert und andererseits ethische Betrachtungen nie frei von subjektiven Bewertungen durch den Bearbeiter bzw. durch einen expliziten oder impliziten normativen Hintergrund geprägt werden.

Datenerhebung

Der erste Schritt zur Auseinandersetzung mit moralisch relevanten Fragestellungen im Rahmen eines HTA besteht in der Datenerhebung. Hier sind vor allem drei Arten von Informationen von Bedeutung:

6.2 Bewertung der organisatorischen, rechtlichen, ethischen und sozio-kulturellen Aspekte

Rahmenbedingungen (für das Gesamtassessment)

Die Hintergrundbedingungen skizzieren den intendierten Stellenwert der Technologie im Rahmen der Gesundheitsversorgung, erlauben die Identifikation der involvierten Interessengruppen (und ihrer Hauptinteressen) und fordern zur Beschreibung des für den Technologiegebrauch relevanten normativen (z. B. juristischen oder regulatorischen) Hintergrundes auf. Sie geben bereits Hinweise, aus welcher Perspektive bzw. in welcher Dimension besonders starke Interessenlagen/Wertschätzungen im Zusammenhang mit dem Gebrauch der Technologie zu erwarten sind.

Die meisten Informationen hierzu brauchen in der Regel nicht gesondert für die „ethische Bewertung" eingeholt zu werden, sie sind regulärer Bestandteil eines umfassenden HTA-Berichtes. Spezifisch zur Vorbereitung eines moralischen Diskurses sind allerdings die folgenden Leitfragen:

1. Was sind die Hauptinteressenvertreter („stakeholder") im Zusammenhang mit dem Technologieeinsatz und was sind ihre Interessen?
2. Was ist der zu erwartende Nutzen/Schaden des Technologieeinsatzes aus der Perspektive der unterschiedlichen Interessenvertreter?
3. Gibt es ähnliche Technologien, deren moralische Implikationen bereits diskutiert wurden/werden?
4. Gibt es einen moralischen Diskurs zum übergeordneten (Funktions)prinzip der zu bewertenden Technologie? (z. B. im Rahmen der Bewertung von Antidementiva, Diskurs zum Stellenwert des „informed consent" bei der Behandlung von dementen Patienten).

Die Antworten auf Frage 1 sind z. B. durch die Analyse relevanter Webseiten und Publikationen von Interessenvertretern, aus Fokusgruppen oder aus Experteninterviews zu erhalten. An dieser Stelle bietet sich auch ein Abgleich mit der „Bearbeitung" der Sicherheits-, Nutzen- oder Kostennutzenfragestellung z. B. zur Auswahl der relevanten Zielgrößen an. Da für die Gewinnung der Informationen zu den Erwartungen der Interessenvertreter an die Technologie kein allgemeingültiger, systematischer Ansatz vorgeschlagen werden kann, ist eine transparente Dokumentation der Vorgehensweise unerlässlich.

Technologiefolgen

Unter dem Aspekt „Technologiefolgen" geht es nun nicht mehr um die Erwartungen an die Technologie, sondern um die tatsächlichen, in wissenschaftlichen Untersuchungen dokumentierten Auswirkungen des Technologiegebrauchs für die involvierten Interessenvertreter. Droste et al. [2003] schlagen für die systematische, perspektivensensitive Dokumentation der Technologiefolgen das Vorgehen nach einer zweidimensionalen Matrix vor, die einerseits eine Liste der relevanten Interessenvertreter (Patienten, Angehörige, Professionen, Hersteller, Kostenträger, Gesellschaft ...) vorgibt und diesen die Technologiefolgen auf unterschiedlichen Ebenen (physisch, psychisch, beziehungsrelevant, ökonomisch ...) gegenüberstellt. Dieses systematische Vorgehen soll sicherstellen, dass keine relevanten Perspektiven und Technologiefolgen übersehen werden – obwohl in der Realität viele Felder der Matrix ungefüllt bleiben werden.

Als Informationsquellen dienen die Arbeiten des laufenden Assessments. Möglicherweise sind zusätzliche systematische Literaturrecherchen zu Aspekten (meist psychische und soziale Technologiefolgen) durchzuführen, die im Rahmen des Gesamtassessments nicht berücksichtigt wurden.

Wertschätzung

Der dritte und letzte Schritt der Datenerhebung soll eine Einschätzung der Wertstellung der Technologiefolgen durch die betroffenen Interessenvertreter liefern. Als Informationsquelle für diesen Schritt kommen wieder die oben angeführten interessenabhängigen Informationsquellen wie Webseiten und Fokusgruppen zur Anwendung. Zur Ergänzung dieser Informationen um den Diskussionsstand in der internationalen Literatur ist aber auch eine systematische Literaturrecherche nach „ethisch" relevanten Publikationen zur betreffenden Technologie unumgänglich. Ein Vorschlag zur Datenbankauswahl und Gestaltung der Suchstrategie findet sich im Abschnitt 5.4.6. Die Literaturrecherche ist in der Regel dann ergiebig, wenn die Folgen der zu bewertenden Technologie, oder der technologischen Oberkategorie bereits kontrovers diskutiert werden. Sie ist weniger hilfreich, wenn die Bewertung einer prima vista ethisch eher unproblematisch erscheinenden Technologie gilt.

Diskussion

Durch die Datenerhebung wurde der Boden für die Auseinandersetzung mit den moralisch relevanten Technologiefolgen bereitet. Welche Methode hier zum Einsatz kommt, hängt wieder von den Ressourcen, den Vorerfahrungen im Assessment Team und der philosophischen „Schule" ab, die das „ethische" Assessment prägen. Für ein praxisorientiertes HTA sind interaktive und partizipative Ansätze mit kohärenzanalytischen Diskursen, unter Einbindung der relevanten Interessenvertreter aus verschiedenen Gründen in der Regel nicht umsetzbar. Für die Nutzer eines HTA wird es vielmehr darauf ankommen, zu erfahren, ob und an welchen Stellen ein geplanter Technologieeinsatz mit den Anforderungen einer menschenwürdigen, bedarfsgerechten, solidarischen und kosteneffektiven Gesundheitsversorgung nicht kompatibel ist bzw. an welchen Stellen moralisch begründete Werturteile der unterschiedlichen Perspektiven einander widersprechen bzw. Konfliktpotential bieten.

Am einfachsten lässt sich diese Diskussion ebenfalls anhand der Beantwortung von Leitfragen führen, wie sie (zum Teil) als prozeduraler Ansatz zur Integration von moralischen Aspekten ins (pragmatische) Health Technology Assessment vorgeschlagen werden [Hofmann 2005b]. Die unten angeführte Liste erhebt dabei keinen Anspruch auf Vollständigkeit. In Abhängigkeit von der zu bewertenden Technologie können einzelne Fragen irrelevant sein (z. B. Frage 7, wenn sich für die Zielgruppe kein Nettonutzen durch den Technologieeinsatz nachweisen lässt), andere zerfallen in ganze Fragenkomplexe, wenn der Technologieeinsatz auf ambivalente moralische Wertvorstellungen innerhalb unterschiedlicher gesellschaftlicher Gruppen trifft (z. B. im Zusammenhang mit prädiktiven genetischen Diagnoseverfahren). Die Begründung der Antworten sollte anhand der in der Datenerhebung zusammengetragenen Informationen erfolgen.

1. Gibt es Hinweise, dass der Technologieeinsatz mit allgemein akzeptierten Menschenrechten (Menschenwürde, personale Integrität, Autonomie) interferiert oder unvereinbar ist?
2. Gibt es Hinweise, dass der Technologieeinsatz mit religiösen, weltanschaulichen und kulturellen Überzeugungen (auch normativen Regelungen und Vereinbarungen) interferiert bzw. mit ihnen unvereinbar ist?
3. Gibt es Hinweise, dass der Technologieeinsatz die Beziehungen zwischen Mitgliedern unterschiedlicher Interessengruppen oder soziale Arrangements beeinflusst (z. B. Arzt-Patienten-Beziehung; Patient-Angehörigen-Beziehung, professionelle Autonomie ....)?
4. Gibt es Hinweise, dass die Bewertung des Nutzens eines Technologieeinsatzes aus der Perspektive der unterschiedlichen Interessenvertreter stark differiert oder unvereinbar ist?
5. Gibt es Hinweise, dass die Bewertung des Schadens eines Technologieeinsatzes aus der Perspektive der unterschiedlichen Interessenvertreter stark differiert oder unvereinbar ist?

6.2 Bewertung der organisatorischen, rechtlichen, ethischen und sozio-kulturellen Aspekte

6. Entstehen durch die Implementation der Technologie moralische Verpflichtungen zu ihrem Einsatz (z. B. „Imperativ des Möglichen")?
7. Gibt es Hinweise, dass nicht alle potentiellen Nutznießer Zugang zur Technologie haben werden?
8. Gibt es Hinweise, dass die Implementation der Technologie die Verteilung von Ressourcen beeinflusst?

Auch an dieser Stelle ist eine lückenlose Dokumentation der Quellen für die verwendeten Argumente und die explizite Ausweisung eigener Schlussfolgerungen unabdingbare Voraussetzung für die Transparenz des Bewertungsprozesses.

Synthese und Schlussfolgerungen

Die Synthese der moralischen Argumente kann nur durch Herausarbeiten und qualitatives Zusammenfassen der relevanten Argumentationsstränge erfolgen. Diese werden in die Diskussion der Ergebnisse des Gesamtassessment eingebracht und sollten bei der Formulierung von Schlussfolgerungen und Empfehlungen Beachtung finden. Von besonderer Bedeutung ist dabei die Ausweisung von moralischen Konfliktlagen, die durch die rein deskriptive Betrachtung unauflösbar erscheinen und die daher einer eingehenden Analyse unterzogen werden sollten.

Es lässt sich kaum vermeiden, dass die „ethische Bewertung" auch von der subjektiven Perspektive des Bewerters beeinflusst wird. Eine besondere Bedeutung kommt daher den internen und externen Reviewprozessen zu. Interne Reviews durch das HTA-Team sollten, wie oben angedeutet, mehrfach im Verlauf des Assessment Prozess durchgeführt werden. Für den externen Review ist mindestens ein Gutachter mit Expertise in ethisch-moralischen Diskursen vorzusehen.

6.2.5 Die Bewertung sozio-kultureller Aspekte im HTA

ANSGAR GERHARDUS

Soziale und kulturelle Aspekte werden, ähnlich wie auch ethische, rechtliche oder organisatorische Aspekte, in HTA-Berichten nur sehr selten behandelt [Draborg et al. 2005; Lehoux et al. 2004]. Die seltene Berücksichtigung erscheint in diesem Fall vor dem Hintergrund der Zunahme an Technologien mit erheblichem sozio-kulturellen Diskussionsbedarf, wie z. B. Gendiagnostik, Pränataldiagnostik oder e-health, erstaunlich.

Das OTA definierte soziale Implikationen einer Technologie als „... direct or indirect effects of medical technology on the concepts, relationships, and institutions society considers important" [Office of Technology Assessment 1982]. In der noch auf einem vereinfachten Ursache-Wirkung Modell basierenden Definition wurde die Technologie als ein inerter Faktor begriffen. Insbesondere die konstruktivistische Theorie hat in der Zwischenzeit unsere Perspektive um die wechselseitigen Wirkungen zwischen Technologien und ihrer (sozio-kulturellen) Umwelt erweitert. Nicht nur wirkt die Technologie auf das soziale Umfeld, sondern sie wird umgekehrt auch durch diese geprägt bzw. passt sich in diese ein – oder auch nicht. Die Effekte einer Technologie (z. B. ihr Beitrag zur Gesundheit der Bevölkerung) sind in diesem Modell nicht intrinsische Merkmale, sondern werden in den Interaktionen mit der Umwelt konstruiert. Dazu kommt, dass das Umfeld nicht als homogen betrachtet wird, sondern als ein Geflecht von Akteuren und ihren Interessen. Diese Überlegungen sind in eine neuere Definition eingegangen (s. Infobox 32).

Infobox 32:
Sozio-kulturelle Aspekte von Technologien
Bei der Implementierung einer Technologie wird diese mit der Gesellschaft und ihren verschiedenen Bereichen interagieren. Diese Interaktionen betref-

fen Werte, Einstellungen, Bedeutungen, Machtverhältnisse, sowie Verhaltensweisen und die Verteilung von Ressourcen einer Gesellschaft. Unterschiedliche Gruppen einer Gesellschaft können von einer Technologie in unterschiedlicher Weise betroffen sein. Für die Bewertung der sozio-kulturellen Aspekte bedeutet dies, dass verschiedene Perspektiven berücksichtigt werden müssen [Gerhardus u. Stich, im Druck].

Beispiele für sozio-kulturelle Aspekte von Technologien

In der Definition sozio-kultureller Aspekte werden Interaktionen zwischen Technologien und Werten, Einstellungen, Bedeutungen, Machtverhältnissen, Verhaltensweisen sowie der Verteilung von Ressourcen einer Gesellschaft genannt. Im Folgenden sollen diese Aspekte anhand von Beispielen illustriert werden:

- Banta [1993] wies darauf hin, dass die geringe Akzeptanz der Definition des Hirntods als Indikation für eine Organentnahme in Schweden dazu führte, dass sich die Organtransplantation, verglichen mit anderen europäischen Ländern, nur verzögert durchsetzte. Umgekehrt ist zu vermuten, dass die zunehmende Akzeptanz dieses Kriteriums durch die Technologie der Transplantation gebahnt wurde.
- Technologien können dazu beitragen, dass sich Einstellungen gegenüber physiologischen Lebensphasen ändern. Eines der bekanntesten Beispiele ist die Hormonersatztherapie der Frau, die dazu führte, dass aus der Lebensphase „Menopause" eine behandlungsbedürftige Erkrankung bzw. ein Mangelzustand konstatiert wurde. In Kapitel 1.1 wird beschrieben, wie diese Prozesse durch *disease mongering* aktiv befördert werden können.
- Technologien können sowohl die Beziehungen zwischen den medizinischen Professionen und ihren Patienten als auch zwischen den Professionen untereinander beeinflussen: Telemonitoring ermöglicht die Übertragung medizinischer Daten, wie z. B. Blutdruck oder Herzfrequenz, aus der häuslichen Umgebung des Patienten direkt zu seinen medizinischen Betreuern. Dies erlaubt im Bedarfsfall schnelle Eingriffsmöglichkeiten und die Häufigkeit von Arztbesuchen kann verringert werden. Diese Möglichkeiten werden aber mit einer neuen Dimension der Kontrolle des Alltagslebens erkauft. Dazu kommt, dass die technische Komponente der Beziehung zwischen Patient und Behandler gestärkt wird, während der Anteil der persönlichen Beziehung zurücktritt. Wenn das Recht, Rezepte auszustellen, auch auf das Krankenpflegepersonal übertragen wird, dürfte das Auswirkungen auf die Beziehung zwischen den Professionen haben. Ein wichtiges Alleinstellungsmerkmal der Ärzte wäre beendet und die Autonomie der Pflege würde gestärkt.
- Technologien können durch ungewollte Effekte auf das Verhalten von Personen und Gruppen ihre gewünschten Effekte unterhöhlen. Dies gilt z. B. für Technologien, welche die Folgen von riskantem Verhalten abmildern. So blieb beim Anti-Blockier-System (ABS) die tatsächlich erzielte Verbesserung von Unfallsituationen deutlich hinter den Erwartungen zurück. Das erhöhte Sicherheitsgefühl hatte bei vielen Fahrern zu riskanterem Fahrverhalten geführt, wodurch ein Großteil der positiven Effekte kompensiert wurde. Ähnliches lässt sich bei HIV/AIDS beobachten, wo die Fortschritte in der Therapie eine neue Sorglosigkeit im Umgang mit dem Ansteckungsrisiko ausgelöst haben.
- Ein gewünschter Effekt sind hohe Teilnahmeraten bei den Präventionsangeboten der Krankenkassen. Oft sind es aber Angehörige der Mittelschicht, die diese Angebote wahrnehmen, sodass im Nebeneffekt Ressourcen zwischen verschiedenen Gruppen in eine Richtung umverteilt werden, die eine zunehmende Ungleichheit bedeutet.

Methoden zur Bewertung sozio-kultureller Aspekte

Die vorhandenen Ansätze zur Bewertung sozio-kultureller Aspekte sind meist noch auf dem Stand konzeptioneller Überlegungen bzw. sie sind im Rahmen von Methodenentwicklungsprojekten eingesetzt worden. Bereits etablierte Ansätze finden sich vorwiegend außerhalb des Health Technology Assessments, z. B. im Parlamentarischen Technology Assessment (PTA).

Die Ansätze lassen sich im Wesentlichen in vier Gruppen einteilen: a) (strukturierte) Expertenmeinungen, b) eigene empirische Untersuchungen, c) partizipative Verfahren, d) die Synthese von vorhandenen Primärstudien.

a) Strukturierte Expertenmeinungen: Mit Hilfe von generischen Fragenkatalogen können die sozio-kulturellen Aspekte von Technologien durch Experten eingeschätzt werden. Die Stärke von diesen Instrumenten liegt darin, dass sie die ganze Breite eines Themas weitgehend abdecken können und eine transparente Strukturierung der Bearbeitung anbieten. Nachteilig ist, dass sie relativ unflexibel sind und daher möglicherweise dem Einzelfall nicht ausreichend gerecht werden. Der Aufwand bleibt überschaubar. Problematisch ist es, wenn nur wenige Perspektiven in die Bewertung eingehen. Da sozio-kulturelle Aspekte meist von verschiedenen Akteuren unterschiedlich wahrgenommen und eingeschätzt werden, kann dies eine relevante Einschränkung bedeuten. Anders als bei der Bewertung ethischer Aspekte, für die bereits eine Reihe von Fragenkatalogen vorgeschlagen wurden (s. Kapitel 6.2.4), sind diese Entwicklungen bei sozio-kulturellen Aspekten noch eher zaghaft. In einer der wenigen Versuche schlug Banta [1993] u. a. folgende Fragen vor: Stellt die Technologie wichtige Überzeugungen und Werte über Geburt, Geschlecht, die körperliche Integrität, den Respekt vor dem Leben, etc. in Frage? Ist zu erwarten, dass die Technologie diese Werte verändert? Wird die Technologie grundlegende Einrichtungen, z. B. Schulen oder Gefängnisse, einer Gesellschaft verändern? Weitere Fragen werden z. Zt. im Rahmen des europäischen Netzwerks EUnetHTA entwickelt.

b) Synthese von vorhandenen Primärstudien/Systematische Übersichtsarbeiten: Eine der wenigen systematischen Übersichtsarbeiten in diesem Bereich beschäftigt sich mit den sozialen, ethischen und rechtlichen Dimensionen von Technologien zur genetischen Diagnostik des Krebsrisikos [Kmet et al. 2004]. Tatsächlich fanden die Autoren, dass eine Reihe von Fragen in verschiedenen Beiträgen bearbeitet oder zumindest angesprochen wurden.

Einige Artikel zeigten auf, dass der Bereich der Gendiagnostik sehr profundes Wissen bereits von überweisenden Primärärzten verlangt. Schon jetzt sei ein Mangel an gut ausgebildeten Spezialisten zu konstatieren, der weiter steigen wird. Unklar ist, wer für die Ausbildung und die Erstellung von Ausbildungsmaterial zuständig sei. Es stellt sich auch die Frage, ob die zeitlichen Ressourcen, die in die sehr aufwändigen Prozesse zur Aneignung adäquaten Wissens fließen, nicht an anderer Stelle abgezogen werden. Vergleiche dieser Art vorzunehmen, wird eine zunehmende Herausforderung für gesundheitspolitische Entscheidungsträger und Public-Health Spezialisten darstellen.

Andere Beiträge thematisierten die Kommerzialisierung der Gendiagnostik, die mit der Verantwortung für diese Tests (staatliche Einrichtungen oder gewinnorientiert arbeitende Unternehmen) und der Praxis des „direct-to-consumer"-Marketings einhergehen. Vor diesem Hintergrund ist eine inadäquate Aufklärung über Erkrankungsrisiken und Konsequenzen der Diagnostik wahrscheinlich. Auch werden Effekte auf die bisher etablierten Beziehungen zwischen Patienten und Ärzten erwartet. Aufgrund der hohen Komplexität der Thematik könnte für einige Patientengruppen nicht mehr der Allgemeinmediziner, sondern der Genetiker oder gar das genetische Labor zum primären Ansprechpartner in gesundheitlichen Fragen werden.

Befürchtet wird auch ein „genetischer Scheuklappenblick", der dazu führe, dass nicht-genetische Ursachen von Erkrankungen, wie Umwelt- und Lebensstilfaktoren, zunehmend aus dem Gesichtsfeld verschwinden.

Ein oft diskutierter, aber weiterhin ungeklärter Punkt ist die Frage nach Eigentumsrechten im Hinblick auf genetische Informationen und Materialien bzw. Patentfragen.

Dieses Beispiel zeigt, dass es in einigen Bereichen durchaus lohnend sein kann, nach vorhandenen Publikationen zu suchen. Die genetische Diagnostik gehört allerdings zu den wenigen Technologiegruppen, für die eine relativ umfangreiche Literatur zu sozio-kulturellen oder ethischen Aspekten zur Verfügung steht. Die relative Fülle der Literatur darf aber nicht darüber hinweg täuschen, dass der Anteil gut gemachter Untersuchungen gering ist [Kmet et al. 2004]. Zu den Problemen gehört die oft selektive Auswahl der Befragten. So konzentrieren sich viele Studien zur Erfassung des psychologischen Status auf die Personen, die getestet wurden, wohingegen es kaum Untersuchungen zu Personen gibt, die die Diagnostik ablehnten bzw. denen der Test verweigert wurde.

c) Eigene empirische Erhebungen: Grundsätzlich können alle Methoden der empirischen Sozialforschung, wie z. B. Surveys, Einzelinterviews oder Fokus-Gruppen zum Einsatz kommen. Ein Beispiel für eine quantitative Befragung ist ein telefongestütztes Survey, welches NICE 2005 in Auftrag gegeben hat [National Institute for Clinical Excellence 2005]: Die Firma ICM führt kontinuierlich Telefoninterviews mit repräsentativ ausgewählten Personen für eine Vielzahl von Auftraggebern durch (zur Methodik vgl. [http://www.icmresearch.co.uk/specialist_areas/omnibus.asp]). Im März 2004 wurden insgesamt 1010 Personen dazu befragt, welche Rolle das Alter eines Patienten bei der Entscheidung über die Behandlung spielen sollte. Dabei zeigten sich widersprüchliche Ergebnisse: Wurde nur abstrakt nach der Bedeutung des Alters bei Behandlungsentscheidungen gefragt, waren die Antworten indifferent. Wurden die Personen aber konkret gefragt, welche Altersgruppe bevorzugt Ressourcen für Behandlung empfangen sollte, votierten 45 % für Kinder, 19 % für Personen im arbeitsfähigen Alter und 12 % für Personen über 65 Jahre [National Institute for Clinical Excellence 2005]. Entsprechend kritisch diskutierte das NICE die Schwäche des Instruments, die darin liegt, dass durch die Wahl der Fragestellung das Antwortverhalten stark beeinflusst werden kann. Auch sind bei dieser quantitativen Methodik keine Aussagen zu den Motiven und Erklärungsmodellen der Befragten möglich.

Um die Bedeutungen, welche die Beteiligten den Technologien zumessen, zu erfassen, sind qualitative Methoden deutlich besser geeignet. Zu den qualitativen Methoden gehören die teilnehmende Beobachtung, Fallstudien oder Diskursanalysen. Eine Diskursanalyse nahmen Stemerding und van Berkel [2001] im Zusammenhang mit dem Bewertungs- und Entscheidungsprozess um ein Screeningprogramm zur Entdeckung von Fehlbildungen für alle Schwangeren in den Niederlanden vor. Dabei konnten sie den verschiedenen Akteuren unterschiedliche Diskurse zuordnen. Insbesondere die Befürworter eines allgemeinen Screeningprogramms stellten das Recht auf die individuelle Entscheidung der Schwangeren in den Mittelpunkt. Ihnen müsse die Möglichkeit gegeben werden, sich für oder gegen die Untersuchung zu entscheiden. Damit verbunden sei der Anspruch auf eine ausreichende Beratung. Stemerding und van Berkel wiesen darauf hin, dass in diesem Diskurs die Frage der Sinnhaftigkeit eines solchen Tests ausgeschlossen würde, da die Verfügbarkeit des Tests ja eine Voraussetzung für die freie Entscheidung darstellte. Es würde ausschließlich über das „Wie?" debattiert, ohne dass das „Ob?" hinterfragt wurde. Parallel fand ein weiterer Diskurs, hauptsächlich außerhalb der medizinischen Profession, statt, in dem der Druck in den Vordergrund ge-

6.2 Bewertung der organisatorischen, rechtlichen, ethischen und sozio-kulturellen Aspekte

stellt wurde, dem die Frauen durch die Verfügbarkeit des Tests ausgesetzt seien. Davon betroffen sind nicht nur die Frauen, die sich für den Test entscheiden, sondern auch diejenigen, die sich nicht testen lassen wollen – und denen es möglicherweise lieber gewesen wäre, sich mit dieser Entscheidung gar nicht auseinandersetzen zu müssen. Ihnen würde in der Schwangerschaft ungefragt die belastende Verantwortung aufgebürdet, sich in einer wichtigen Frage möglicherweise „falsch" entscheiden zu können. In diesem Diskurs wurde auch auf die zunehmende Medikalisierung eines physiologischen Prozesses, der Schwangerschaft, hingewiesen. Um mit diesen unterschiedlichen Diskursen, hinter denen unterschiedliche Werte und Perspektiven stehen, umgehen zu können, regen Stemerding und van Berkel einen stärkeren Austausch zwischen den Diskursen an. Auf diese Weise würden gemeinsame „soziale Lernprozesse" ermöglicht.

d) Partizipative Verfahren: Noch einen Schritt weiter gehen partizipative Ansätze, bei denen die beteiligten Akteure nicht nur als (passive) „Datenquelle" gesehen werden, sondern einen eigenen Gestaltungsspielraum zugebilligt bekommen. Die bisherigen Erfahrungen sind meist im Zusammenhang mit Risikotechnologien, nicht unbedingt medizinischen Technologien, und im Rahmen der parlamentarischen Technologiebewertung (PTA) gewonnen worden. Es gibt aber einige wenige Ausnahmen:

NICE hat das „Citizens Council" eingesetzt, ein Gremium aus 30 ausgewählten Bürgern, deren Zusammensetzung die Verteilung in der Bevölkerung von England und Wales hinsichtlich Alter, Geschlecht, Ethnie und anderer Parameter widerspiegeln sollten. Die Teilnehmer wurden aus 4.400 Bewerbern ausgewählt. Explizit ausgeschlossen waren Personen, die mit dem NHS – außer als Patienten – unmittelbar oder mittelbar in Verbindung stehen. Das Citizens Council trifft sich zweimal jährlich für jeweils drei Tage; den Teilnehmern wird dafür eine bescheidene Aufwandsentschädigung gezahlt. Das Ziel besteht darin, „social values" in den Bewertungsprozess einzubringen. Dabei gibt NICE bzw. eine damit beauftragte Agentur den Teilnehmern Themen vor, die von sog. „Expert witnesses" – z. T. konträr – präsentiert werden. Fallbeispiele werden eingeführt und die Themen werden von den Teilnehmern, ähnlich wie in einer Fokusgruppe, diskutiert. Die Themen sind übergreifend, d. h. nicht auf einzelne Technologien bezogen. Bei dem Thema der ersten Sitzung „medizinischer Bedarf" wurde gefragt, welche Aspekte der Erkrankungen oder der Patienten in Betracht gezogen werden sollten, um über den Bedarf zu entscheiden. Beim Thema „Alter" wurde gefragt, ob die Lebensjahre eines Patienten eine Rolle bei der Entscheidung über die Kostenübernahme einer medizinischen Maßnahme spielen sollte. Das Citizens Council kam in diesem Fall zu dem Schluss, dass die Gesundheit über alle Altersgruppen hinweg gleich bedeutend sein sollte. Das schließt mit ein, dass das Alter im Hinblick auf Überlegungen zur Kosteneffektivität keine Rolle spielen sollte. Diese Schlussfolgerungen wurden mit den Ergebnissen des telefonischen Surveys zum gleichen Thema (s. o.) trianguliert [National Institute for Clinical Excellence 2005].

Ein sehr häufig zitiertes Beispiel für ein interaktives Bewertungsverfahren ist das Assessment der Cochlea-Implantate bei Kindern in den Niederlanden [Reuzel u. van der Wilt 2001]. Ein Cochlea-Implantat ist eine Technologie, die tauben oder in ihrem Hörvermögen stark eingeschränkten Kindern in der Regel eine bessere Hörfähigkeit ermöglicht. Dabei wird Schall über ein Mikrofon aufgenommen, elektrisch umgewandelt und über eine in den Hörnerv implantierte Elektrode übertragen. Auf den ersten Blick würde man bei dieser Technologie keine konflikthaften Positionen erwarten. Tatsächlich wurde sie aber von Teilen der Gemeinschaft der Menschen ohne Hörfähigkeit als Bedrohung ihrer emanzipativen Bemühungen erlebt. Dabei ging es letztlich um die Frage, ob Taubheit als eine zu behandelnde Erkrankung oder als ein charakterisierendes Merkmal einer kulturellen Minderheit zu verstehen ist, deren Sprache, die Gebärdensprache, Gefahr läuft, an Bedeutung zu verliefen. Die Autoren entschieden sich für einen partizipativen Ansatz mit 51 Stakeholdern (Fachärzte, Eltern von tauben Kindern, Entscheidungsträger, Pädagogen, Vertretern der Verbände von Gehörlosen, etc.). Diese diskutierten das Thema in drei Zyklen mit einem einzelnen Moderator, der die jeweiligen Perspektiven den anderen Teilnehmern vermittelte. Durch dieses Verfahren waren die Teilnehmer nur dem Moderator bekannt. Dadurch sollten Machtunterschiede zwischen den Teilnehmern minimiert werden. Ziele waren Kriterien für Erfolg und Akzeptanz festzulegen, Übereinkünfte hinsichtlich der Umsetzung zu erreichen und den ausstehenden Forschungsbedarf zu definieren. Ein Großteil der so erarbeiteten Empfehlungen wurde später bei den Entscheidungen übernommen.

Mögliche Vorgehensweise bei der Bewertung sozio-kultureller Aspekte in HTA-Berichten

Unter den Bedingungen begrenzter Ressourcen erscheint ein an Priorisierung orientiertes, konsekutives Vorgehen am ehesten umsetzbar zu sein. Im ersten Schritt können Mitarbeiter der HTA-Agentur oder gezielt angesprochene Experten anhand eines generischen Fragenkatalogs eine orientierende Bewertung vornehmen. Gleichzeitig können sie so einschätzen, ob weitere Schritte notwendig sind und wenn ja, welche Punkte es betreffen würde. Ein Vorschlag für einen Fragenkatalog findet sich in Infobox 33. Diese Liste kann technologiebezogen ausgeweitet bzw. detailliert werden. Bei einigen Themen kann auch der Versuch einer Literaturübersicht lohnend sein. Wie am Beispiel der Gendiagnostik gesehen, enthebt ein solcher Überblick einen HTA-Bearbeiter aber nicht davon, mit einem systematischen Framework etwaige Lücken aufzuspüren. In jedem Fall muss eine Literaturübersicht eigenen empirischen Untersuchungen vorgeschaltet sein. Die Wahl der geeigneten Methode wird dann von verschiedenen Faktoren, wie der Technologie, der Relevanz oder den vorhandenen Ressourcen abhängen. Wichtig wird in jedem Fall sein, dass möglichst viele Perspektiven in die Bewertung eingehen.

Infobox 33:
Fragenkatalog zur Bewertung sozio-kultureller Aspekte von Technologien

1. Ist die Technologie im Einklang mit gesellschaftlichen Perspektiven, Werten und Einstellungen? Gilt dies für alle gesellschaftlichen Gruppen gleichermaßen?
2. Ist zu erwarten, dass die Technologie gesellschaftliche Perspektiven, Werte und Einstellungen verändert?
3. Wie passt sich die Technologie in (unterschiedliche) kulturelle Kontexte ein?
4. Wie wird die Technologie von unterschiedlichen religiösen Gruppen aufgenommen?
5. Wird durch die Technologie der Status von einzelnen Gruppen in Frage gestellt oder verändert?
6. Ändern sich durch die Technologie Beziehungen und Machtverhältnisse zwischen verschiedenen Gruppen?
7. Wird sich das Verhalten von Gruppen durch die Technologie verändern?
8. Hat die Technologie Auswirkungen auf die Selbstbestimmung – auch von Personen, die nicht direkt mit der Technologie interagieren?
9. Ist zu erwarten, dass die Technologie von verschiedenen sozialen Gruppen unterschiedlich intensiv in Anspruch genommen wird? Führt das zu mehr Ungleichheit?

6.3 Bewertung der ökonomischen Implikationen von Technologien

REINHARD BUSSE

6.3.1 Einleitung

Die Bewertung der ökonomischen Implikationen der (Nicht-)Anwendung einer Technologie gehört zum Standardrepertoire von Health Technology Assessment. Oftmals wird es international als zweites Standbein neben der medizinischen Wirksamkeits- bzw. Nutzenbewertung gesehen, d. h. dass die im vorigen Kapitel genannten organisatorischen, rechtlichen, ethischen und sozio-kulturellen Aspekte hier – wie oftmals an real existierenden HTA-Berichten festzustellen – vernachlässigt werden. Auch im am Anfang des Kapitels 6 zitierten Beispiel des Appendektomie-HTA kommt in den Forschungsfragestellungen diese Dichotomie zum Ausdruck. Dort wird die Ermittlung der *„Kostenwirksamkeit laparoskopischer Appendektomie und der Komplikationen im Vergleich zur offenen Appendektomie vor dem Hintergrund des deutschen Gesundheitswesens"* als Ziel benannt, welches sich unterteilt in *„inkrementelle Kosten (direkte und indirekte Kosten) beim Einsatz der laparoskopischen im Vergleich zur offenen Appendektomie"* sowie *„Kostenwirksamkeitsverhältnisse der beiden Verfahren im Vergleich"*.

In diesem Lehrbuch ist die Abhandlung der (gesundheits-) ökonomischen Implikationen bewusst hinter Kapitel 6.2 gerückt worden, da sich Kosten und Kosten-Nutzen von Technologie fast nie direkt aus Studien ableiten lassen, sondern wesentlich von den Faktoren (mit-)bestimmt sind, die die Kosten und den Nutzen unter Alltagsbedingungen (*communitiy effectiveness*) von Kosten und Wirksamkeit unter Studienbedingungen (*efficacy*) unterscheiden, die auf Seiten des Systems – z. B. Kapazitätsplanung, Qualitätsvorgaben –, der Leistungserbringer – z. B. Lernkurve, Erfahrung, Leistungsmengen, (Fehl-)Anreize durch Vergütung –, aber auch der Patienten – z. B. Akzeptanz, Compliance – liegen (vgl. auch die Kapitel 3.4.5 und 6.2.2). Im konkreten Beispiel könnte dies z. B. bedeuten, dass die Kostenwirksamkeit sich bei schneller Diffusion der laparoskopischen Appendektomie bis hin zu ambulanten Op-Zentren, gefördert durch eine attraktive Vergütung und hohe Nachfrage seitens der Patienten ganz anders darstellen würde als bei einer Beschränkung des Verfahrens auf ausgesuchte Zentren, die der Auflage unterliegen, ein Register aller laparoskopischen Appendektomien zu führen.

Das Beispiel verdeutlich aber auch die beiden grundsätzlichen Themenkomplexe, die in einem guten HTA-Bericht unter der Überschrift „Ökonomische Implikationen" zu erwarten sind: einerseits Kosten und andererseits die Abwägung dieser Kosten im Verhältnis zum medizinischen Nutzen, und zwar jeweils für die Anwendung beim einzelnen Patienten und im gesamten Gesundheitssystem, ggf. sogar gesamtgesellschaftlich (s. Infobox 34). In Deutschland wurden übrigens ökonomische Implikationen schon lange vor dem Mandat des GKV-Wettbewerbsstärkungsgesetzes zur Beurteilung von Kosten und Nutzen von Arzneimitteln vom Gemeinsamen Bundesausschuss (G-BA) unter dem Begriff „Wirtschaftlichkeit" beurteilt, wie ein Blick in die Verfahrensordnung zeigt.

> **Infobox 34:**
> **Ökonomische Implikationen bzw. „Wirtschaftlichkeit" von Technologien**
> - Kosten beim einzelnen Patienten (für Anwendung der Technologie sowie im Vergleich zur Alternative)
> - Kosten für das GKV-System bzw. das gesamte Gesundheitssystem (für Anwendung der Technologie sowie im Vergleich zur Alternative)
> - Kosten-Nutzen-Erwägungen beim einzelnen Patienten
> - Kosten-Nutzen-Erwägungen im GKV-System bzw. im gesamten Gesundheitssystem
> - Gesamtgesellschaftliche Kosten-Nutzen-Erwägungen

Was der G-BA „Kosten-Nutzen-Erwägungen" nennt, entspricht – bei entsprechender Formalisierung – der „Kosten-Effektivität" bzw. der „Kosten-Wirksamkeit" (wobei im Sinne der gesundheitsökonomischen Terminologie „Kosten-Nutzwert" und „Kosten-Nutzen" abzugrenzen sind; s. Kap. 6.3.6).

> Unter *Kosten-Effektivität* wird die Bewertung der Konsequenzen in Relation zu den dafür eingesetzten Mitteln verstanden, also der Quotient von eingesetzten finanziellen Ressourcen zu erreichten Resultaten. Die Kosten-Effektivität einer Technologie ist daher umso höher, je besser das Ergebnis bei gleichen finanziellen Ressourcen ist bzw. je geringer die finanziellen Ressourcen bei gleich bleibendem Ergebnis sind. Für Anfänger ggf. etwas verwirrend stehen im Quotienten die Ressourcen im Zähler und das Ergebnis im Nenner, wodurch ein hoher Kosten-Effektivitäts-Wert ungünstiger als ein niedriger ist.

Bereits an dieser Stelle sollte betont werden, dass es keine wissenschaftlich ableitbare Grenze gibt, ab der eine Maßnahme als „kosten-effektiv" bzw. „nicht kosten-effektiv" gilt. Für die Bewertung ist vielmehr zunächst der Vergleich zwischen zwei oder mehr Alternativen notwendig. Gesundheitsökonomische Evaluationen vergleichen also zwei oder mehr *Alternativen* unter Berücksichtigung der *Kosten* und der *Effekte* der Interventionen. Studien, die nur die Wirksamkeit (= klinische Studie), nur den Kostenaspekt (= Kosten-Minimierungs-Analyse) oder nur eine Intervention ohne Vergleich betrachten, können nur als partielle Evaluationen gelten und die Frage nach der Kosten-Effektivität nicht beantworten [Drummond et al. 2005].

Die oftmalige Fokussierung in HTA-Berichten auf die Kosteneffektivität unter der Überschrift „(gesundheits)ökonomische Implikationen" hat zwei wesentliche Nebenwirkungen: 1. Oftmals wird eine möglichst exakte Abschätzung der Kosten der Technologieanwendung unter Alltagsbedingungen vernachlässigt. 2. Fälschlicherweise wird „gesundheitsökonomische Evaluation" mit „Gesundheitsökonomie" gleichgesetzt, wobei deren Feld wesentlich weiter ist – und ökonomische Evaluation im Sinne von HTA nur der jüngste Spross ist (s. Infobox 35).

Infobox 35:
Gesundheitsökonomie – Definition und Forschungsgegenstände [nach Busse 2006]
Bis heute fällt es nicht leicht, eine umfassende und konsensfähige Definition für die Gesundheitsökonomie zu finden. Allgemein gilt jedoch, dass „Gesundheitsökonomie die Übertragung wirtschaftswissenschaftlicher Frage- und Problemstellungen und die Anwendung des wirtschaftswissenschaftlichen Instrumentariums auf das Gesundheitswesen bedeutet" [Andersen 1992].

Am ehesten verstehen lässt sich dies, wenn man die wesentlichen Themenfelder und Fragestellungen betrachtet, die üblicherweise von Gesundheitsökonomen bearbeitet werden: Dabei geht es zunächst um den Bedarf bzw. die Präferenzen der Individuen (Feld B in Abb. 12), die sich in der Nachfrage (C) nach Gesundheitsleistungen artikulieren und das Angebot an Leistungen und Gütern induzieren, die dann einer Finanzierung und Vergütung (D+E) bedürfen. Letztere nehmen großen Raum in der Forschung ein (zumindest in Deutschland), z. B. zur Preisbildung und zu Wirkungen von Zuzahlungen, aber auch zu Ausgaben nach Trägern, Institutionen, Leistungsarten und Krankheiten (grauer Kreis). Dabei nimmt die Krankenversicherung – und die Beschäftigung mit ihr – eine besondere Rolle ein (E).

Gesundheitsökonomische Forschung ist somit primär um die drei Eckpunkte „Nachfrager", „Anbieter" und „Versicherer" herum aufgebaut. Die theoretischen und empirischen Forschungskonzepte stammen dabei aus verschiedenen Richtungen, z. B. der mikroökonomischen Verhaltenstheorie (z. B. bzgl. Arztverhalten bei unterschiedlichen Vergütungsformen), der Wettbewerbstheorie, der Theorie der öffentlichen Güter (z. B. bzgl. der Notwendigkeit der Bereitstellung öffentlicher Gesund-

6.3 Bewertung der ökonomischen Implikationen von Technologien

heitsleistungen), der Entscheidungstheorie (z. B. bzgl. des Verhaltens von Versicherten hinsichtlich Selbstbeteiligungsmodellen), der betrieblichen Kostenrechnung oder verschiedener Managementtheorien aus der Betriebswirtschaftslehre.

Nicht zufällig ist die Dreieckskonstruktion auch von der OECD zur Beschreibung und Analyse von Gesundheitssystemen eingeführt worden und wird heute breit genutzt. Fragen der Planung, Regulierung, Steuerung und des Monitorings (G) beziehen sich grundsätzlich auf dieses Dreieck. Ökonomen sprechen in diesem Zusammenhang häufig von „Ordnungspolitik" (zumindest wenn sie von der Makro- bzw. Systemebene sprechen) – dabei existieren verschiedene ideologische Grundgerüste, die entweder eher eine Marktlösung oder eine staatliche Bereitstellung öffentlicher Güter favorisieren. Heute wird zunehmend der ursprünglich eher aus der Betriebswirtschaftslehre stammende Begriff „Management" nicht nur im Hinblick auf Institutionen (etwa Krankenhäuser), sondern auch auf Patientengruppen („Disease Management") und auf das Gesamtsystem angewendet.

Neben dem Gesundheitswesen ist auch die Frage nach der (ökonomischen) Bewertung von Krankheit und Gesundheit zum Gegenstand geworden (B). Dabei ist die Gesundheitsökonomie auf Vor- und Zuarbeiten sowie eine enge Kooperation mit anderen wissenschaftlichen Disziplinen angewiesen; genannt seien hier die Epidemiologie, die Psychologie (aus der heraus z. B. die meisten Instrumente zur Messung von Lebensqualität entwickelt wurden) und die Soziologie. Vielleicht aufgrund der – zumindest in Deutschland – starken volkswirtschaftlichen Prägung der Gesundheitsökonomie bezogen sich viele evaluative Fragestellungen, etwa nach gerechter und effizienter Verteilung von Lasten und Nutzen, zunächst auf das Gesamtsystem (H). Viele Forschungsthemen, z. B. der internationale Vergleich von Gesundheitssystemen, sind heute allerdings zunehmend interdisziplinär ausgerichtet und werden deshalb eher der Gesundheitssystemforschung (als multidisziplinärer Forschungsrichtung) zugeordnet.

Zuletzt hinzu getreten – aber das heute am stärksten wachsende Feld der Gesundheitsökonomie – ist die mikroökonomische Evaluation der medizinischen Versorgung, insbesondere von Technologien i. S. von HTA (F; fett umrandet). Dieses Feld ist international wesentlich von der Arzneimittelindustrie mit entwickelt und geprägt worden, da sich staatliche Auflagen, solche Evaluationen durchzuführen, initial auf Arzneimittel konzentrierten. Dies ist die Schnittstelle zu HTA.

Im Kontext von HTA [Leidl et al. 1999] ist aber schnell klar geworden, dass die gleiche Notwendigkeit auch bei präventiven Maßnahmen, diagnostischen Verfahren (z. B. in der Bildgebung), therapeutischen Prozeduren, organisatorischen Einheiten und ganzen Programmen und Subsystemen besteht. Angesichts zunehmender Komplexität der zu bewertenden Leistungen, ist die Multidisziplinarität in diesem Forschungsbereich besonders ausgeprägt. Neben Betriebs- und Volkswirten, Medizinern und Psychologen werden zunehmend auch Medizininformatiker und Medizinethiker in Forschungsteams zur gesundheitsökonomischen Evaluation integriert.

Im folgenden Text werden die wesentlichen Themen bzw. Fragen, mit der sich das HTA-Team – bzw. das ökonomische HTA-Subteam – konfrontiert sehen, der Reihenfolge nach abgehandelt. Dies sind:

- die Wahl der Alternativen,
- Kostenarten und Kostenermittlung,
- Erhebung von Nutzen bzw. Effektivität,
- Interpretation des Kosten-Effektivitäts-Vergleichs,
- Studienergebnisse versus Modellierungen,
- Diskontierung und Sensitivitätsanalyse,
- Arten und Einsatz von gesundheitsökonomischen Analysen,
- Verallgemeinerbarkeit und Übertragbarkeit von Kosten-Effektivitäts-Evaluationen.

Die Fragen werden auch Auswirkungen auf die Literaturrecherche haben, die bereits in Kapitel 5 ausführlich dargestellt wurde. Wie der folgende Text zeigt, besteht zwar hinsichtlich vie-

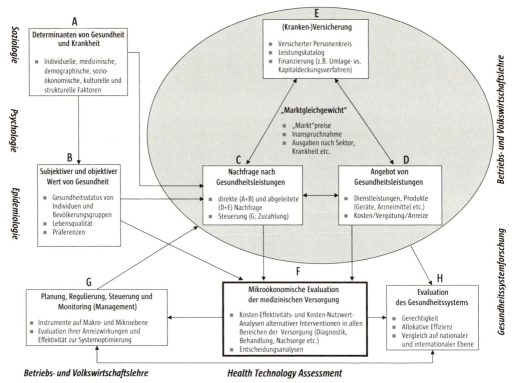

Abb. 12 Struktur und wesentliche Themenfelder der Gesundheitsökonomie sowie ausgewählte Nachbardisziplinen [aus Busse 2006; mit freundlicher Erlaubnis von Springer Science and Business Media]

ler Grundprinzipien international Einigkeit. Im Detail gehen jedoch die meisten HTA-Institutionen unterschiedlich vor, so dass von einem „internationalen Standard" (noch) nicht gesprochen werden kann [Zentner et al. 2005].

6.3.2 Die Wahl der Alternativen

Die Definition und sorgfältige Auswahl von Alternativen ist in dem gesundheitsökonomischen Teil von HTA von entscheidender Bedeutung für die Ergebnisse einer vergleichenden Evaluation. Am Beispiel von Arzneimitteln ist dies vielleicht am anschaulichsten: Der Vergleich eines neuen Medikamentes gegen Plazebo (wie dies für Studien zur Zulassung von Arzneimitteln notwendig ist) wird im Normalfall ganz anders aussehen als wenn das Medikament gegen die derzeitige Standardtherapie verglichen wird. Da Plazebo in den meisten Fällen erstens kostengünstiger als Medikamente und zweitens weniger wirksam sind, wird im ersteren Fall der Vergleich zugunsten des neuen Medikamentes deutlich günstiger als im zweiten ausfallen. Für Entscheider, seien sie im G-BA oder Ärzte im direkten Kontakt mit dem Patienten, ist aber der zweite Fall der relevante.

Gesundheitsökonomische Evaluationen werden bei der Gestaltung von Leistungskatalogen, insbesondere bezüglich erstattungsfähiger Medikamente zunehmend herangezogen – am längsten in Kanada und in Australien. (Solche Arzneimittelbewertungen wurde anfangs nicht als Teil von HTA verstanden; seit der Gründung des NICE, d. h. des National Institutes for Health and Clinical Excellence, das sich zwar als HTA-Institution versteht, aber zumindest bisher überwiegend Arzneimittel bewertet hat, ist die Trennung zwischen HTA einerseits und Nutzenbewertung von Arzneimitteln andererseits jedoch zunehmend aufgehoben.)

Neue Arzneimittel werden dabei mit *relevanten Alternativen* verglichen (eine andere Arznei, eine chirurgische Intervention, etc.). In diesem Kontext wird in verschiedenen Richtlinien festgelegt, welche die relevante Alternative für den Vergleich ist: die gängige Praxis, das zuletzt eingeführte Medikament für die gleiche Indikation, das bisher wirksamste Medikament, u. U. auch das „Nichtstun" [Canadian Coordinating Office for Health Technology Assessment 1997, Australian Department of Health and Ageing 2002, Zentner et al. 2005]. Die (bislang) kosteneffektivste Therapie gilt international als der am besten geeignete Komparator – sei diese eine medikamentöse Alternative, eine nicht-pharmakologische Intervention oder das Nichtstun.

Da es jedoch selten möglich sein wird, die kosteneffektivste Therapie eindeutig zu bestimmen, wird oftmals als pragmatischer Ansatz der Vergleich mit der üblichen und mit der günstigsten Behandlungspraxis akzeptiert. Verordnungshäufigkeit, Leitlinien oder Marktanteile definieren die übliche Behandlungspraxis. Im eingangs genannten Beispiel der laparoskopischen Appendektomie war dies die offene Appendektomie. Wie wichtig es ist, eine Alternative in die Analyse mit einzubeziehen, zeigen unüberlegte Äußerungen über die angebliche Kosten*in*effektivität bestimmter Technologien bei älteren Personen, z. B. die Hüftgelenksendoprothese. Bei Personen mit Schenkelhalsfraktur wäre die Alternative „Nicht Operieren", was nicht etwa kostenfrei wäre, sondern bei Bettlägerigkeit und Pflegebedürftigkeit entsprechende Pflegekosten nach sich zieht.

6.3.3 Was sind Kosten und wie werden sie ermittelt?

Die Identifizierung und Messung der Kosten, die mit der Intervention bzw. ihrer Vergleichstherapie verbunden sind, ist der grundlegende Schritt bei allen gesundheitsökonomischen Evaluationen [Leidl 2003]. Im ökonomischen Sinn bezieht sich der Begriff Kosten auf den Ressourcenverbrauch durch alternative Therapien. Unterschieden werden direkte und indirekte Kosten, welche je nach Perspektive (s. u.) zu berücksichtigen sind (s. Tab. 32).

Direkte medizinische Kosten drücken die durch die Diagnostik und Therapie der zu diagnostizierenden und/oder zu behandelnden Krankheit unmittelbar verbrauchten Ressourcen aus. Neben den Personalkosten für Ärzte, Pflegepersonal etc. sind dies die Kosten von z. B. notwendigen Röntgen- und Laboruntersuchungen, Arzneimitteln, Wiederholungsuntersuchungen bzw. -eingriffen. Ausgaben der Patienten, ihrer Angehörigen und anderer (z. B. anderer Versicherungsträger), etwa durch Zuzahlungen, werden als direkte nicht-medizinische Kosten bezeichnet.

Indirekte Kosten entstehen durch Produktivitätsverluste (z. B. aufgrund von Arbeitsunfähigkeit oder Tod) oder ggf. auch durch zukünftig notwendige Therapien, etwa aufgrund einer erreichten Lebensverlängerung. Die Berücksichtigung indirekter Kosten ist methodisch kompliziert und ethisch umstritten [Leidl 2003] (vgl. auch weiter unten). Zu beachten ist auch, dass in allgemeinen Textbüchern der Ökonomie unter „indirekten Kosten" oftmals Gemeinkosten verstanden werden, also solche direkten Kosten, die nicht pro Patient aufschlüsselbar sind (etwa Energie- oder Reinigungskosten im Krankenhaus).

Kostenkalkulationen umfassen üblicherweise drei Schritte:
1. Identifikation der relevanten Kostenkategorien,
2. Mengenerfassung der Ressourcen in natürlichen Einheiten und schließlich

Tab. 32 Perspektiven und Kostenarten in gesundheitsökonomischen Analysen [nach Kristensen et al. 2001 und Busse et al. 2002]

Perspektive				Kostenart	Beispiele
Gesamtgesellschaftliche Perspektive	Gesundheitswesen (in Abgrenzung OECD-Gesundheitskosten)	Sozialversicherung	Krankenversicherung	Krankenhaus	Direkte medizinische Kosten	Personaleinsatz von Ärzten, Pflegepersonal, anderen Gesundheitsprofessionellen; Arzneimittel; diagnostische Tests wie Laboruntersuchungen oder bildgebende Verfahren; therapeutische Verfahren wie Operationen; „Hotelkosten" (sofern nicht anderweitig erfasst); Gemeinkosten (z. B. Elektrizität, Heizung, Reinigung); Investitionen bzw. Abschreibungen bzw. kalkulatorische Miete (für Geräte und Gebäude)
				Ambulanter Sektor	Direkte medizinische Kosten	Arzt-Patienten-Kontakte von Allgemeinmedizinern und niedergelassenen Fachärzten; verschriebene Arzneimittel; „Heilmittel" (Physiotherapie, Ergotherapie, Logopädie etc.), Hilfsmittel
					Direkte medizinische Kosten (andere Sozialversicherungsträger)	Rehabilitation; professionelle Pflege im Pflegeheim; professionelle häusliche Krankenpflege
					Direkte medizinische Kosten (für Patient und Familie)	Selbstbeteiligung (sofern aus direkten Kosten der Sozialversicherung herausgerechnet); OTC-Medikamente; selbst gezahlte Untersuchungen (z. B. IGeL)
					Direkte nicht-medizinische Kosten (für Patient und Familie)	Fahrtkosten (sofern nicht von Krankenversicherung übernommen); notwendige krankheitsbedingte Umbauten in der Wohnung; ggf. Zeit des Patienten bzw. der Angehörigen (für Pflege, Besuche etc.)
					Produktionsverlust (indirekte Kosten)	Zeitweilig durch Arbeitsunfähigkeit, dauerhaft durch Erwerbsunfähigkeit oder krankheitsbedingten vorzeitigen Tod; reduzierte Arbeitskapazität während Krankheit oder Rekonvaleszenz
					Zukünftige Gesundheitskosten	Weitere Arzneimittel, stationäre Aufenthalte, ambulante Therapie etc. nach Vermeidung tödlichen Ausgangs von chronischen Krankheiten; ggf. weitere Gesundheitskosten nach Heilung akuter Krankheiten

3. eine monetäre Bewertung der Ressourcen, d. h. Zuordnung von Kosten (bzw. Preisen).

Hohe Transparenz in der Berichterstattung ist dabei A und O! (s. Infobox 36)

Infobox 36:
Messung direkter Kosten
in physischen Einheiten
Grundsätzlich sind zunächst alle „Kosten" in physischen bzw. natürlichen Einheiten zu messen und zu berichten (!), d. h. in Arbeitsstunden für Ärzte oder Pflegepersonal, Anzahl von Tabletten oder Röntgenbildern, Anzahl und Länge von Fahrten zum Kran-

kenhaus etc. Wenn dies nicht der Fall ist, d. h. wenn Kosten nur in Geldeinheiten berichtet werden – und unklar bleibt, ob € 200 für Arztzeit sich aus 1 Stunde à € 200 oder 4 Stunden à € 50 zusammensetzt, ist die Studie für einen HTA-Bericht praktisch wertlos!

Dies bedeutet eine detaillierte – bei Arzneimitteln möglichst patientenbezogene – Berechnung der Kosten, die auf aktuellen bzw. inflationsbereinigten Preisen basiert und die Mengenerfassung und Kosten- bzw. Preisbewertung getrennt darstellt. Angegeben werden sollten außerdem die jeweiligen Bezugsquellen. Auch sollte die Kostenkalkulation auf den landesspezifischen Daten basieren. Denn Mengen und Kosten bzw. Preise hängen stark von den nationalen Markt- und Regulationsbedingungen ab und sind in den wenigsten Fällen von Land zu Land übertragbar. Da die Vergütung einer Leistung nicht notwendigerweise den tatsächlich anfallenden Kosten entspricht, sollten Kosten nur auf der Basis von Vergütungen bzw. Leistungsausgaben geschätzt werden, wenn reale Kosten nicht zu identifizieren sind.

Mehrere HTA-Institutionen betonen, dass Kosten als Nettokosten zu verstehen sind, das heißt Ressourcenverbrauch minus Einsparungen aufgrund verbesserter Ergebnisse entsprechen. Einsparungen (z. B. weniger Krankenhausaufenthalte) sind somit ausschließlich den Kosten (Inputseite), nicht jedoch dem Nutzen (Output- bzw. Ergebnisseite) zuzurechnen.

Für die Analyse der Kosten wird für einen HTA-Bericht zunächst das Mengengerüst gebildet, d. h. die Auflistung der in den jeweiligen Studien berücksichtigten Kostenstellen und der jeweiligen verbrauchten Mengen. Dabei sind Doppelzählungen zu vermeiden (z. B. „Hotelkosten" pro Bett und Tag und Abschreibungen für Investitionen), was aufgrund oftmals unklarer Angaben in den Primärstudien schwieriger ist als es klingt. Erst in einem getrennten zweiten Schritt werden dann die verbrauchten Mengen jeweils mit monetären Einheiten multipliziert, z. B. mit Hilfe von Marktpreisen oder gesetzlichen Gebühren für Leistungen. Berichtet werden sollten sowohl die verbrauchten Mengen als auch die monetären Einheiten.

Wenn es um die Transferierbarkeit der Daten von einem Land in ein anderes [Drummond et al. 1992] geht – oder auch von einem stationären zu einem ambulanten Leistungserbringer [Coyle & Drummond 2001] –, sind vor allem die berichteten Mengen von Belang. Das HTA-Team wird diese auf ihre Relevanz und Übertragbarkeit prüfen und ggf. anpassen. So sollte der „Verbrauch" an Zeit und Diagnostik, der alleine dem Studienprotokoll geschuldet ist und unter Alltagsbedingungen nicht zu erwarten wäre, heraus gerechnet werden [Rittenhouse 1997]. Die Kosten pro verbrauchter Einheit kann das HTA-Team auf Grundlage nationaler Kostendaten (und nicht auf Basis der in der Publikation berichteten) vornehmen.

Merkwüdigerweise sind in allen gesundheitsökonomischen Textbüchern die entsprechenden Teile zu diesen beiden Schritten sehr kurz; am ehesten für den deutschsprachigen Raum sind zwei Manuskripte der AG Reha-Ökonomie geeignet [Hessel et al. 1999, Burchart et al. 1999]. Auf Englisch liegt von Baladi [1996] ein nützlicher Führer zur Identifikation von Ressourcen, ihrer Erfassung und monetären Bewertung sowie dem Umgang mit möglichem Bias in der Kostenschätzung vor.

Die *Perspektive* der Evaluation spielt eine entscheidende Rolle, denn sie bestimmt die Wahl der zu berücksichtigenden Kosten. Aus Sicht der gesetzlichen Krankenversicherung sind z. B. nur die ihr entstandenen Kosten relevant, während aus gesamtgesellschaftlicher Perspektive auch Kosten anderer Träger zu berücksichtigen sind, z. B. staatliche Investitionen im Krankenhaussektor, oder die Kosten, die den Patienten oder ihren Angehörigen entstehen. Eine Kostenvergleichs-Analyse (ohne Evaluation der Effekte) der antimikrobiellen Intervalltherapie bei Mukoviszidose zeigte [Krauth et al. 1998], dass – entgegen der Erwartung – die stationäre Durchführung der Therapie aus Sicht der GKV günstiger war als die ambulante Behandlung. Aus gesamtgesellschaftlicher Perspektive war dahingegen die ambulante Durchführung der Therapie kostengünstiger, da hier die Investitions- und Instandhaltungskosten des Krankenhauses berücksichtigt wurden, die aus der Kassenperspektive entfallen. Für die Krankenkassen ergaben sich die höheren Gesamtkosten der ambulanten Therapie im Vergleich zur stationären Behandlung durch höhere Preise für Medikamenten- und Verabreichungssysteme, während der Mengenverbrauch vergleichbar war. Eine gute gesundheitsökonomische Analyse berücksichtigt daher immer (auch) die gesamtgesellschaftliche Perspektive.

Auf die unter Gesundheitsökonomen ungelöste Kontroverse eingehend, ob Kosten anderer Erkrankungen zu berücksichtigen sind, wenn die Behandlung zu einer Lebensverlängerung führt, empfehlen HTA-Agenturen zum derzeitigen Zeitpunkt, nur Gesundheitskosten zu berücksichtigen, die im unmittelbaren Zusammenhang mit den zu begutachtenden Interventionen stehen.

Weniger einhellig sind die Empfehlungen zu anderen Details der Kostenkalkulation. So thematisieren die neuseeländischen HTA-Guidelines kritisch, dass Angaben zu indirekten Kosten und insbesondere zu Produktivitäts- und Zeitverlusten oftmals nicht nachprüfbare Annahmen voraussetzen. Aufgrund der methodischen Unsicherheiten und der Tendenz, eine Entscheidung zum Vorteil jener gesellschaftlichen Gruppen zu treffen, die ökonomisch produktiv sind (oder – anders formuliert –, Kinder, Ältere, Pflegende, geringe Einkommensgruppen benachteiligen) spricht Neuseeland sich dafür aus, indirekte Kosten generell auszunehmen. In anderen Ländern dagegen können indirekte Kosten in die Kostenkalkulation eingehen. Sie sollten jedoch getrennt berechnet und dargestellt sowie ihr Einfluss auf das Ergebnis der Analyse in einer Sensitivitätsanalyse überprüft werden [Zentner & Busse 2006].

Auch über die zu bevorzugende Methode zur Bestimmung von Produktivitätsverlusten besteht unter den Institutionen – wie in der Literatur – kein Konsens. Einige präferieren den Friktionskostenansatz, Schweden hingegen den Humankapitalansatz (s. Infobox 37), und wieder andere geben keinem der beiden Verfahren primär den Vorzug, solange die Wahl der Methodik begründet und die Durchführung transparent ist. Die kanadischen Guidelines empfehlen, beide Methoden anzuwenden und den Einfluss des Bewertungsansatzes in Sensitivitätsanalysen zu überprüfen [Zentner & Busse 2006].

Infobox 37:
Bestimmung indirekte Kosten – Humankapital- vs. Friktionskostenansatz [Burchart et al. 1999]
Der – in gesundheitsökonomischen Analysen dominierende – *Humankapitalansatz* bestimmt den Ausfall an Produktions*potential* infolge der Erkrankung. Indikator für den Produktionsausfall ist das entgangene Arbeitseinkommen. Der potentialorientierte Ansatz impliziert, dass bei Erwerbsunfähigkeit und vorzeitigem Tod der Verlust der gesamten zukünftigen Arbeitseinkommen infolge der Erkrankung bis zum durchschnittlichen Renteneintrittsalter (bzw. bis zur durchschnittlichen Lebenserwartung) berücksichtigt wird und auf den Analysezeitpunkt zu diskontieren ist.

Der *Friktionskostenansatz* sucht nicht den potentiellen, sondern den tatsächlichen Produktionsausfall zu messen. Die grundlegende Überlegung ist, dass der krankheitsbedingte Produktionsverlust entscheidend von der Zeitspanne bestimmt wird, in der Unternehmen nach einer Störung (dem krankheitsbedingten Ausfall von Arbeitskraft) das ursprüngliche Produktionsniveau wieder erreicht haben. Dies wird als Friktionsperiode bezeichnet. Bei kurzfristigen Ausfallzeiten berücksichtigt der Friktionskostenansatz, dass Tätigkeiten über einen bestimmten Zeitraum von Kollegen übernommen werden können und dass sich verlorene Arbeitszeiten nach Gesundung teilweise nachholen lassen. Bei längerfristigen Arbeitsausfallzeiten (insbesondere also bei Erwerbsunfähigkeit und vorzeitigem Tod) wird berücksichtigt, dass bei dauerhaft hoher

Arbeitslosigkeit die Produktion nicht entsprechend der Arbeitsausfallzeit sinkt, sondern lediglich bis ein neu eingestellter Mitarbeiter den krankheitsbedingt ausgeschiedenen Mitarbeiter vollständig ersetzen kann. Die Friktionskosten umfassen dann den Produktionsverlust und die Einarbeitungskosten des neuen Mitarbeiters.

Umstritten ist auch, ob Verluste bei Freizeit oder Hausarbeitszeit (z. B. für therapeutische Maßnahmen oder langsamer von der Hand gehende häusliche Aktivitäten) nur auf der Nutzenseite eingehen oder zusätzlich als Kosten erfasst werden sollten. In Australien wird eine Berücksichtigung unbezahlter Zeit von Patienten und von pflegenden Angehörigen auf der Kostenseite abgelehnt, da Probanden Zeitverluste in Veränderung von Lebensqualität oder Zahlungsbereitschaft geltend machen und sich dies als Nutzwert- bzw. Nutzenminderung erschöpfend widerspiegele. Andere Institutionen stellen sich dagegen auf den Standpunkt, dass Patienten- und Angehörigenzeit sowohl auf der Input(-Kosten) als auch der Outputseite (Nutzen) einer ökonomischen Evaluation relevant sind. Sie sehen darin nicht notwendigerweise eine unangemessene Doppelzählung. Sie empfehlen aber, die Berücksichtigung von Zeitverlusten in jedem Fall transparent zu machen und die Ergebnisse einer Sensitivitätsanalyse zu unterziehen (s. Kap. 6.3.9).

6.3.4 Was ist der Nutzen bzw. die Effektivität bei Kosten-Effektivität?

Bezüglich der Effekte, also der gesundheitsrelevanten Resultate, sind gesundheitsökonomische Studien auf das Vorhandensein klinischer Evidenz der Effektivität angewiesen. Dabei wird zumeist zwischen der unter optimalen Bedingungen zu erreichenden Effektivität (*efficacy*) und der in der Realität der medizinischen Versorgung tatsächlich erzielten bzw. erzielbaren Effektivität (*community effectiveness*) unterschieden. Soweit wie möglich sollten ökonomische Evaluationen versuchen, auf der Nutzenseite Evidenz über die tatsächliche (Bevölkerungs-)Effektivität zu berücksichtigen, da das Ziel gesundheitsökonomischer Evaluationen ist, Kosten und Konsequenzen von Gesundheitstechnologien und Prozeduren in der realen Welt abzuschätzen. Häufig liegen jedoch nur Daten zur Wirksamkeit unter Studienbedingungen (*efficacy*) vor [Hill et al. 2000, Leidl 2003, Zentner et al. 2005].

Der „Nutzen" kann in unterschiedlichen Dimensionen gemessen werden (s. Infobox 38). Dabei zeigt sich, dass die klinische und die ökonomische Evaluation, trotz ihrer auf den ersten Blick sehr unterschiedlichen Herangehensweise, auf Daten beruhen, welche sich zu einem großen Teil überschneiden. Zum Beispiel sind sowohl Kliniker als auch Ökonomen an Daten zum Überleben sowie zur Lebensqualität interessiert. Andererseits sind eher Ökonomen als Kliniker an Kostendaten interessiert, genauso wie sie gerne die Länge mit der Qualität des Lebens zu Daten kombinieren, welche sie z. B. in Quality Adjusted Life Years – qualitätsadjustierte Lebensjahre (QALYs) – ausdrücken, während Kliniker dieser Herangehensweise überwiegend weniger Wert beimessen (mit Ausnahme z. B. der Onkologen).

Infobox 38:
Arten von klinischem Nutzen bzw. Effektivität

- Klinische Wirksamkeitsparameter wie Blutdrucksenkung, Erreichen von Normotonus, Vermeidung von Arrhythmien
- Patientenrelevante Wirksamkeitsparameter wie vermiedene Krankheitsfälle, vermiedene Todesfälle, krankheitsfreie Jahre, gewonnene Lebensjahre
- Nutzwerte wie qualitätsadjustierte Lebensjahre
- Nutzen in monetären Einheiten

HTA-Agenturen in Australien, Neuseeland sowie England und Wales bevorzugen QALYs vor allen anderen Maßen, um den Nutzen zu bestimmen. Sie begründen dies damit, dass dieser Ergebnisparameter angemessen valide und theoretisch fundiert [Drummond et al. 2005] sowie in der Anwendung übersichtlich und praktikabel sei. Zum zweiten sei diese Größe, welche Lebenszeit und Lebensqualität in einer Zahl ausdrückt, für Kosten-Nutzwert-Analysen am besten geeignet. Die kanadischen Guidelines dagegen verweisen auf die methodischen Limitationen des QALY-Konzepts und diskutieren alternative präferenzbasierte Nutzwertmaße, zum Beispiel Disability Adjusted Life Years (DALY), Healthy Year Equivalents (HYE) oder Saved Young Life Equivalents (SAVE) [Zentner & Busse 2006].

Nutzwerte können entweder direkt (mittels Standard Gamble-, Time-Trade-Off-Verfahren und visuellen Analogskalen) oder indirekt (über psychometrische Fragebögen) ermittelt werden. Kein Verfahren zur Bestimmung des eindimensionalen Nutzwerts kann international als etablierter Goldstandard gelten, auch wenn ein einheitliches System für die Vergleichbarkeit von Studien wünschenswert wäre. Eine gewisse Übereinstimmung findet sich darin, dass bei den direkten Methoden visuelle Analogskalen aufgrund ihrer umstrittenen Validität nur als zweite Wahl betrachtet werden. Bei den indirekten Methoden werden verschiedene generische Fragebögen empfohlen (am häufigsten EQ-5D der EuroQol-Gruppe sowie Health Utility Index II und III). In der Praxis jedoch messen nur wenige Studien die Auswirkungen einer Arzneimitteltherapie in Form von Nutzwerten. Die australischen Guidelines schlagen daher vor, für die Bewertung des Arzneimittels eine Liste an Ergebnisgrößen zu erstellen und diese nach ihrer Eignung von patientenrelevanten „harten" Endpunkten (z. B. Mortalität) bis hin zu klinischen Surrogatparametern zu ordnen [Australian Department of Health and Ageing 2002].

Bei den Daten zu den gesundheitlichen Ergebnissen, ob in Wirksamkeitsparametern oder Nutzwerten ausgedrückt, stellt sich die Frage nach notwendigen *Subgruppenanalysen*, da die oftmals publizierten Mittelwerte im Extremfall auf keine real existierende Patientengruppe zutreffen. Zum Beispiel steigt die Wirksamkeit vieler Medikamente mit dem Schweregrad der Erkrankung und damit oft mit dem Alter des Patienten. So ist z. B. eine Thrombolyse mit t-PA bei älteren Patienten mit akutem Myokardinfarkt kosteneffektiver als bei jüngeren Patienten [Mark et al. 1995]. Osteoporose-Prävention ist ein anderes Beispiel hierfür. So stieg in einer gesundheitsökonomischen Analyse die Kosteneffektivität mit steigendem Alter zum einen wegen des höheren Krankheitsrisikos, zum anderen aber wegen geringerer Kosten aufgrund der höheren Mortalität [Kanis et al. 2002].

6.3.5 Interpretation des Kosten-Effektivitäts-Vergleichs

Sind von den beiden (oder ggf. mehr) Alternativen alle Kosten und Effekte (in physischen Einheiten oder in Nutzwerten) erhoben, erfolgt ein Vergleich. Bezüglich des Ergebnisses gibt es fünf Möglichkeiten: Die betrachtete Intervention ist (1) sogleich günstiger und besser („dominant"), (2) zugleich teurer und schlechter („dominiert"), (3) genauso gut und teuer, (4) günstiger – aber schlechter oder (5) teurer – aber besser (s. Tab. 33).

Während in den ersten zwei Fällen die Entscheidung gesundheitsökonomisch klar ist (was nicht heißt, dass die politische Entscheidung wegen anderer Prioritäten, Kapazitätsengpässen etc. genauso ausfällt), sollte sich in den beiden letzteren Fällen eine formale gesundheitsökonomische Studie anschließen. In diesem Fall sollte nicht mehr die durchschnittliche Kosten-Effektivität pro Alternative betrachtet werden, sondern die so genannte *„inkrementelle" Kosten-Effektivität*. Dabei wird betrachtet, wie viel mehr Effektivität pro Kosteneinheit gewonnen wird. Die Werte unter-

6.3 Bewertung der ökonomischen Implikationen von Technologien

Tab. 33 Handlungsoptionen bei Kosten-Effektivitäts-Analysen [nach Busse 2006]

Kosten der Intervention A im Vergleich zu B (z. B. Standardtherapie)	Effektivität der Intervention A im Vergleich zu B (z. B. Standardtherapie)*		
	+	=	−
−	(1) „A" PRÄFERIEREN („DOMINANT")		(4) → FORMALE GESUNDHEITSÖKONOMISCHE EVALUATION
=		(3) „A" UND „B" KÖNNEN GENUTZT WERDEN	
+	(5) → FORMALE GESUNDHEITSÖKONOMISCHE EVALUATION		(2) „A" VERWERFEN („DOMINIERT")

*für eine definierte Indikation, Zielgruppe und Versorgungssituation

scheiden sich zum Teil deutlich voneinander: Als Beispiel in Tabelle 34 dient eine fiktive Standardtherapie, die bei Kosten von € 6.000 im einen Nutzen von einem Lebensjahr hat, während „Nichtstun" zu Kosten von € 3.000 führt (z. B. für Palliativtherapie). Eine neue Therapie würde hingegen € 30.000 kosten – bei 3 gewonnenen Lebensjahren. Die durchschnittliche Kosten-Effektivität der neuen Therapie ist also nur zwei Drittel höher („schlechter") als die der Standardtherapie – die inkrementelle Kosten-Effektivität ist jedoch viermal höher.

6.3.6 Arten und Einsatz von gesundheitsökonomischen Evaluationen

Die verschiedenen Arten gesundheitsökonomischer Evaluationen unterscheiden sich hauptsächlich in der Art, wie sie die gesundheitlichen Effekte der Therapie erfassen (s. Tab. 35), während die Kosten immer in monetären Einheiten ausgedrückt werden.

Man spricht von *Kosten-Minimierungs-Analysen* (*cost-minimisation analyses*), wenn nur die Kosten verglichen werden und die Wirksamkeit und Sicherheit beider Alternativen nachweislich, also mit hochwertiger wissenschaftlicher Evidenz belegt, gleich sind. Es wird also lediglich die preisgünstigere Alternative ermittelt. Allerdings wird ein „gleiches" Gesundheitsergebnis, das sich nicht nur auf Wirkung, sondern beispielsweise auch unerwünschte Nebenwirkungen bezieht, nur äußerst selten vorliegen. Kosten-Minimierungs-Analysen sind – im Gegensatz zu den drei folgenden Studientypen – keine Kosten-Effektivitäts-Analysen, da Kosten nicht mit Effekten verglichen werden.

Als *Kosten-Wirksamkeits-Analysen* (*cost-effectiveness analyses*) im engeren Sinne werden Analysen bezeichnet, die angewendet werden, wenn alternative Interventionen bei derselben Erkrankung unterschiedliche Wirksamkeit aufweisen. Sie stellen die häufigste Form der gesundheitsökonomischen Evaluation dar und berechnen die Kosten pro natürliche Wirksamkeitseinheit (z. B. Kosten pro vermiedenen Todesfall, Kosten pro mmHg Blutdruckreduktion). Kosten-Wirksamkeits-Analysen stehen dem klinischen Alltag sehr nah, z. B. können sie bei der Entscheidung zur Wahl zwischen zwei Medikamenten der gleichen Wirkstoffgruppe Anwendung finden. Aus Sicht von HTA muss allerdings einschränkend vermerkt werden, dass viele Wirksamkeitsparameter, insbesondere wenn sie sich auf Laborwerte beziehen, nicht unbedingt patientenrelevant sind, also nur Surrogatparameter darstellen.

Kosten-Nutzwert-Analysen (cost-utility analyses) hingegen ermöglichen den Vergleich unterschiedlicher Therapien für unterschiedliche Krankheitsbilder, indem die Wirksamkeit in „universellen", patientenrelevanten Ergebnisparametern gemessen wird. Beispiele hierfür sind quality-adjusted life years (QALYs) oder disability-adjusted life years (DALYs). Diese berücksichtigen sowohl Wirkungen auf Mortalität und Morbidität als auch Einschränkungen der Lebensqualität. Die Instrumente für die Erfassung der gesundheitsbezogenen Lebensqualität und die Methoden für ihre Bewertung sind vielfältig [Leidl 2003].

Ausführliche Tabellen mit Daten seit 1976 publizierter Studien – jeweils in inkrementellen Kosten (standardisiert auf US$ des Jahres 2002) pro Nutzwert (normalerweise in QALYs) – können auf der Webseite „CEA Registry" des Centers for the Evaluation of Value and Risk in Health am Institute for Clinical Research and Health Policy Studies, Tufts New England Medical Center, abgerufen werden: http://tufts-nemc.org/cearegistry/data.default.asp

Typischerweise wird dieser Form der Analyse beim Vergleich von Alternativen bei unterschiedlichen Indikationen oder Interventionsformen (z. B. Prävention vs. Behandlung) genutzt.

In Kosten-Nutzen-Analysen (cost-benefit analyses) werden alle gesundheitlichen Effekte – wie auch die Kosten – in monetären Einheiten bewertet. Die Ergebnisse werden häufig als Nettokosten (bzw. Nettoersparnisse) ausgedrückt. Die Methodologie, wie Gesundheit und Krankheit oder Behinderung in Geldeinheiten ausgedrückt werden kann, ist jedoch sehr umstritten und stößt bei Politikern und Klinikern häufig auf starke Ablehnung. Deshalb beschränken sich diese Studien in der Regel auf Parameter, die mit Geldeinheiten einfach zu bewerten sind (z. B. vermiedene Kosten für Krankenhausaufenthalte). Dies widerspricht dem eigentlichen Sinn dieser Evaluationsform, die es ermöglicht Ressourcen fairer zwischen verschiedenen Sektoren der Gesellschaft, z. B. dem Gesundheits- und dem Bildungssektor, zu verteilen [Leidl 2003].

6.3.7 Studienergebnisse, Routinedaten, Modellierungen: Woher kommen die Daten?

Es gibt einen gewissen Konflikt darüber, ob ökonomische Evaluationen auf den Ergebnissen klinischer Studien oder auf routinemäßig gewonnenen Daten (z. B. von Krankenkassen) beruhen sollten. Erstere haben eine höhere interne Validität und letztere Daten eine höhere

Tab. 34 Durchschnittliche vs. inkrementelle Kosten-Effektivität (fiktives Beispiel) [Busse 2006]

	Kosten in €	Effektivität (gewonnene Lebensjahre)	Durchschnittliche Kosten-Effektivität (€/Lebensjahr)	Inkrementelle Kosten in €	Inkrementelle Effektivität (gewonnene Lebensjahre)	Inkrementelle Kosten-Effektivität (€/Lebensjahr)
Nichtstun	3.000	0	0	3.000	0	0
Standardtherapie	6.000	1	6.000	Gegenüber „Nichtstun"		
				3.000	1	3.000
Neue Therapie	30.000	3	10.000	Gegenüber Standardtherapie		
				24.000	2	12.000

6.3 Bewertung der ökonomischen Implikationen von Technologien

Tab. 35 Typen gesundheitsökonomischer Evaluation (adaptiert nach [Kristensen et al. 2001])

Art der gesundheitsökonomischen Analyse	Wann sollte diese Art gewählt werden? Wenn …
Kosten-Minimierungs-Analyse	… die gesundheitlichen Wirkungen (und Nebenwirkungen) der zwei Alternativen identisch sind – dann (und nur dann) kann man sich auf die Kosten beschränken
Kosten-Wirksamkeits-Analyse	… die Technologien das gleiche Ziel verfolgen (z. B. Blutdrucksenkung) und in ihren Wirksamkeitsdimensionen übereinstimmen *und*
	… sich die Wirkungen und Wirkungen in ihrer Ausprägung unterscheiden, so dass Kosten und Wirksamkeit verglichen werden müssen
Kosten-Nutzwert-Analyse	… die Technologien unterschiedliche Ziele verfolgen (z. B. Blutdrucksenkung vs. Diabeteskontrolle) *und*
	… gesundheitsbezogene Lebensqualität ein wichtiges Outcomekriterium ist (und Daten zur Verfügung stehen)
Kosten-Nutzen-Analyse	… nicht-gesundheitliche Outcomes relevant sind (z. B. Produktivitätserhalt) *oder*
	… die gesundheitspolitischen Vorgaben die Monetarisierung der gesundheitlichen Effekte verlangen und entsprechende gesellschaftlich akzeptierte Werte existieren *oder*
	… die Gesundheitstechnologien mit Maßnahmen aus anderen gesellschaftlichen Sektoren (z. B. Bildung, Umwelt) hinsichtlich ihrer Kosten und ihres Nutzens verglichen werden sollen

externe Validität und sind daher eher verallgemeinerbar. Im Prinzip haben beide Herangehensweisen ihren Platz.

So kann eine ökonomische Studie zusammen mit einer klinischen Studie durchgeführt werden, wenn zusätzlich zu den klinischen Daten noch Daten zur Lebensqualität und zum Ressourcenverbrauch erhoben werden. Falls diese Herangehensweise gewählt wird, muss jedoch sicher gestellt sein, dass der Ablauf innerhalb der Studie demjenigen unter Alltagsbedingungen zumindest ähnelt, dass relevante klinische Alternativen zum Vergleich mit einbezogen werden und dass die Untersuchungspopulation groß genug ist, um die ökonomischen Schätzungen auf eine solide Basis zu stellen. Trotz der Kombination mit einer klinischen Studie kann es noch zusätzlich notwendig sein, Ergebnisse über die Studienphase hinaus zu modellieren.

Die alternative Herangehensweise liegt darin, gleich eine modellierende ökonomische Studie durchzuführen, bei der die Daten für die ökonomische Evaluation aus einer Vielzahl von Quellen gewonnen werden und für die ökonomische Evaluation synthetisiert werden: Selbst wenn hochwertige klinische und ökonomische Studien vorliegen, sind deren Ergebnisse nämlich nur begrenzt für die reale Versorgungspraxis im jeweiligen Land aussagefähig. Gründe sind experimentelle Behandlungssituationen, zu kurze Beobachtungszeiträume oder nicht repräsentative Studienpopulationen. Auch kann die Auswahl der Ergebnisgrößen oder Vergleichstherapien ungeeignet sein. Schließlich sind Kostenkalkulationen in einer bestimmten Versorgungs- und Vergütungsstruktur nur sehr begrenzt auf einen anderen Kontext (das heißt von Land zu Land oder von Setting zu Setting) übertragbar.

Trotz des quantitativen oder qualitativen Mangels an extern validen Studiendaten müssen Gutachter tragfähige Empfehlungen für gesundheitspolitische Entscheidungen aussprechen. In allen Ländern akzeptieren oder fordern die Guidelines daher *gesundheitsökonomische Modellierungen*, die Daten aus verschiedenen Quellen zusammenführen, extrapolieren und schätzen. Die Datenquellen können sowohl reine klinische oder ökonomische Studien sein, aber auch Datenbanken mit routinemäßig erhobenen Daten.

Die Modelle müssen allerdings methodischen Vorgaben folgen und etablierte wissenschaftliche Standards einhalten [Halpern 1998, Sculpher et al. 2000]. So sollte die Auswahl einer Modellstruktur gut begründet und transparent dargestellt sein. Vorgeschlagen werden Entscheidungsbaumanalysen oder Markov-Modelle (s. Infobox 39; ggf. computerbasiert mittels Monte Carlo-Simulation). Die Fragestellung muss genau formuliert und Perspektive, Zeithorizont, alternative Handlungsstrategien und die möglichen Gesundheitszustände ausdrücklich festgelegt werden.

Infobox 39:
Entscheidungsanalysen und Markov-Modelle
[Siebert 2003]
Entscheidungsbaumanalysen kommen bei einfacheren Entscheidungsproblemen zum Einsatz, insbesondere bei Situationen, in denen alle relevanten Ergebnisse innerhalb eines kurzen Zeithorizonts eintreten. Demgegenüber werden Markov-Modelle vorwiegend bei Problemen mit komplexeren Abläufen innerhalb eines längeren Zeithorizont verwendet. Kombinationen der beiden Verfahren sind möglich.

Beim Entscheidungsbaumverfahren werden die möglichen Entscheidungen, Ereignisse und Outcomes in Form eines Baumes strukturiert. Der Entscheidungsbaum enthält die zeitliche und logische Struktur des Entscheidungsproblems und alle relevanten alternativen Strategien, unsicheren Ereignisse, deren Eintrittswahrscheinlichkeiten sowie die zu erwartenden Konsequenzen.

Beispiel: Eine sehr ernsthafte Krankheit K tritt gehäuft in einer bestimmten Risikopopulation auf und führt ohne Behandlung zu einer drastischen Verminderung der Lebenserwartung und der Lebensqualität. Die Krankheit K kann erfolgreich behandelt werden und die Therapie führt bei Kranken zu einer deutlichen Erhöhung der Lebenserwartung und Lebensqualität. Allerdings führt die Therapie bei Gesunden zu einer leichten Reduktion der Lebenserwartung und Lebensqualität. Es existiert ein Screeningtest, der bezüglich der Krankheit K mit einer gewissen Fehlerrate Kranke von Gesunden unterscheiden kann. Die Durchführung des Tests ist mit einem gewissen Komplikationsrisiko (Behinderung und Letalität) behaftet. Sowohl Test als auch Therapie verursachen hohe Kosten.

Es werden folgende drei Programme evaluiert:
1. Man beginnt sofort bei allen Personen der Risikogruppe die Therapie.
2. Man unterlässt bei allen Personen der Risikogruppe die Therapie.
3. Man führt einmalig den Screeningtest durch und therapiert die testpositiven Personen. Dabei nimmt man ein Komplikations- und Letalitätsrisiko und falsche Testergebnisse in Kauf (s. Abb. 13).

Wenn mindestens einer der drei folgenden Gründe vorliegt, sollte anstelle des Entscheidungsbaumverfahrens auf ein *Markov-Modell* zurückgegriffen werden:
- Das Entscheidungsproblem beinhaltet zeitveränderliche Parameter wie Übergangswahrscheinlichkeiten, Nutzwerte oder Kosten.
- Der Zeitpunkt des Eintretens eines bestimmten Ereignisses (time-to-event) spielt eine Rolle.
- Relevante Ereignisse können mehrmals auftreten.

Ein Markov-Modell enthält eine endliche Zahl von disjunkten und erschöpfenden Gesundheitszuständen (*health states*), die von den Patienten durchlaufen werden können. Dabei wird die Zeit in gleich große Intervalle, die Zyklen (*cycles*), eingeteilt. In jedem Zeitintervall sind bestimmte Übergänge (*transitions*) mit bestimmten Übergangswahrscheinlichkeiten (*transition probabilities*) möglich.

6.3 Bewertung der ökonomischen Implikationen von Technologien

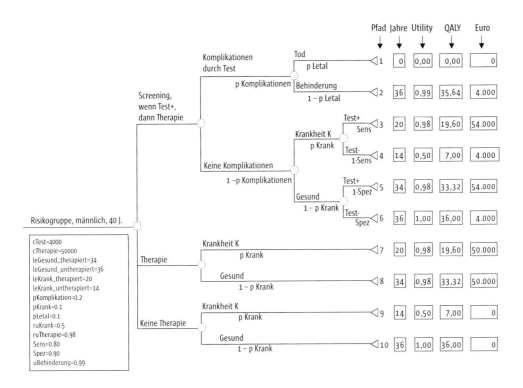

Abb. 13 Entscheidungsbaum für das Screening-Fallbeispiel. Im Baumdiagramm sind die Modellparameter eingetragen. Die Pfade wurden an den Endknoten durchnummeriert. Rechts von den Endknoten wurden die Zielgrößen Lebenserwartung (Jahre), Lebensqualitätsindex (Utility), qualitätsadjustierte Lebenserwartung (QALY) und Kosten (Euro) angegeben. Die QALYs ergeben sich aus der Multiplikation von Lebenserwartung und Utility [Siebert 2003, © Elsevier GmbH, Urban & Fischer Verlag München].

Alle quantitativen und strukturellen Annahmen müssen eigens aufgelistet, begründet und eingehend mittels Sensitivitätsanalysen auf Robustheit getestet werden. Die Validität der jeweils eingehenden Datenquellen (z. B. klinische, ökonomische Studien, Metaanalysen, epidemiologische Daten, Expertenschätzungen) sollte beurteilt werden.

Trotz der strikten methodischer Anforderungen an Modellierungen sollte sichergestellt werden, dass Ergebnisse von Modellierungen so früh wie möglich durch Primärstudien verifiziert werden sollten – was leider in praxi zumeist unterbleibt.

6.3.8 Diskontierung: Wie soll mit zukünftigen Kosten und Ergebnissen umgegangen werden?

Kosten und Nutzen fallen oft zu unterschiedlichen Zeitpunkten an. Aufgrund des sich verändernden Geldwerts werden in der Gegenwart entstehende Kosten in der Regel höher bewertet als in der Zukunft entstehende. Diesem Phänomen trägt die *Diskontierung* Rechnung, die bei Zeithorizonten von über einem Jahr angewandt werden sollte. Mit ihr werden die in der Zukunft entstehende Kosten durch Anwendung eines Diskontierungssatzes auf die Gegenwart rückrechnet. So wie es in der Literatur unterschiedliche Empfehlungen zur Wahl der jährlichen Diskontierungsrate gibt, besteht auch bei HTA-Institutionen kein Konsens über deren Höhe. Die Vorgaben variieren zwischen 2,5 % bis 10 % pro Jahr. Für eine Analyse aus gesellschaftlicher Perspektive wird häufig eine Diskontrate von 5 % p. a. vorgeschlagen.

In der Wissenschaft umstritten ist die Frage, ob und wie der Nutzen, insbesondere gemessen in nicht-monetären Einheiten, diskontiert werden soll [Brouwer 2000, Schöffski & v. d. Schulenburg 2001]. HTA-Institutionen sind allerdings der Meinung, dass sowohl Kosten als auch Nutzen und zwar mit identischen Raten zu diskontieren sind [Zentner & Busse 2006]. Dies wird damit begründet, dass Investitionen in die Gesundheit auf gleiche Art wie andere Investitionsentscheidungen (z. B. im Berufsleben, bei Erholung, Wohnen oder Reisen) behandelt werden sollten. In der Regel fordern die Institutionen Sensitivitätsanalysen, um den Einfluss unterschiedlicher Diskontierungssätze und eine Diskontierung des Nutzens auf das Ergebnis zu testen.

6.3.9 Sensitivitätsanalysen: Wie soll mit Unsicherheiten umgegangen werden?

Aufgrund der Unsicherheiten in den Daten gehört auf jeden Fall eine *Sensitivitätsanalyse* zu einer guten gesundheitsökonomischen Evaluation [Briggs et al. 1994]. Diese sollte neben einem „best guess"-Szenario auf jeden Fall ein „best case" und ein „worst case"-Szenario enthalten. Da normalerweise jedoch unklar ist, wie wahrscheinlich solche Extremfälle sind, empfiehlt sich auch eine probabilistische Sensitivitätsanalyse, bei der z. B. 1000mal die Wahrscheinlichkeiten für das Auftreten bestimmter Werte der zugrunde gelegten Variablen zufällig geschätzt werden und daraus jeweils ein Ergebnis berechnet wird.

6.3.10 Verallgemeinerbarkeit und Übertragbarkeit von Kosten-Effektivitäts-Evaluationen

Je nach Untersuchungsgegenstand und gewählter Herangehensweise beeinflussen eine Reihe von Faktoren die Verallgemeinerbarkeit und Übertragbarkeit der Ergebnisse von gesundheitsökonomischen Evaluationen. Die mangelnde Übertragbarkeit betrifft dabei nicht nur die Übertragung der in einem Land gewonnenen Ergebnisse auf ein anderes Land, sondern kann auch innerhalb eines Landes problematisch sein. Insbesondere ist dies zu beachten, wenn die Kosten-Effektivitäts-Evaluation auf Studienergebnissen und nicht auf unter Alltagsbedingungen gewonnenen Resultaten beruht (s. o.: *community effectiveness* vs. *efficacy*). Da die Entscheidungsträger häufig die an anderer Stelle gesammelten Ergebnisse für ihre eigene Entscheidung nutzen möchten, ist es wichtig, die Faktoren zu kennen (und soweit wie möglich im HTA-Bericht zu diskutieren und in Sensitivitätsanalysen zu berücksichtigen), welche die Verallgemeinerbarkeit bzw. Übertragbarkeit einschränken können. Zu diesen Faktoren gehören insbesondere:

- die Epidemiologie der untersuchten Konditionen (z. B. Inzidenz und Prävalenz mit ihren Auswirkungen auf den positiven bzw. negativen Vorhersagewert von Untersuchungen, Altersstruktur der Betroffenen, Schweregrad, Komorbidität),
- patientenseitige Faktoren wie Bedarf, Nachfrage und Präferenzen,
- klinische Entscheidungsfindung und Prioritätensetzung, d. h. arztseitige Faktoren, die die Leistungsarten und -mengen wesentlich determinieren (z. B. Anreize durch Vergütungssystem, Qualifikationsniveau und Lerneffekte des medizinischen Personals),
- die Struktur des Gesundheitswesens (z. B. Aufgabenverteilung zwischen und innerhalb von Professionen, Finanzierungsmethoden und Preise, Skaleneffekte und Kapazitätsausnutzung).

6.3 Bewertung der ökonomischen Implikationen von Technologien

Viele Anpassungen beschränken sich derzeit jedoch auf die Preiskomponente, d. h. es wird (fälschlicherweise) unterstellt, dass Effektivität und Ressourcenmengen übertragbar sind [Sculpher et al. 2004].

6.3.11 Beurteilung gesundheitsökonomischer Studien

HTA-Teams sollten wissen, dass viele Kosten-Effektivitäts-Analysen erhebliche methodische Mängel aufweisen, häufig bei der Wahl der Vergleichsalternative, oder bei der Beurteilung der klinischen Wirksamkeit der Alternativen (z. B. Anwendung nicht validierter Surrogatparameter, fehlende Evidenz oder zu optimistischer Annahmen bezüglich der Wirksamkeit [Hill et al. 2000, Zentner et al. 2005]). Diese Mängel können zur Fehleinschätzung des Kosten-Effektivitäts-Verhältnisses zugunsten der eigentlich kosten-ineffektiveren Alternative führen.

Mehrere Reviews belegen die methodischen Schwächen bisher publizierter gesundheitsökonomischer Studien [Udvarhelyi et al. 1992, Jefferson et al. 1995, Rigby et al. 1996, Neumann et al. 2000]. Dabei darf aber nicht übersehen werden, dass genau diese Publikationen zur Identifikation und zur formalisierten Festlegung guter Methoden beigetragen haben. Es darf jedoch nicht übersehen werden, dass, auch wenn die generellen methodischen Prinzipien gut definiert sind, es doch noch eine beträchtliche Variabilität in der Herangehensweise gibt [v. d. Schulenburg & Hoffmann 2000, Zentner et al. 2005].

Deshalb ist, genauso wie bei klinischen Studien, auch bei gesundheitsökonomischen Evaluationen eine kritische Lektüre und Auswahl notwendig und wichtig. Für diesen Zweck stehen Checklisten zur Verfügung, die bei der Beurteilung der Validität und Relevanz der Ergebnisse behilflich sein können. Die Checklisten dienen zur Überprüfung der Einhaltung von Qualitätsstandards für die Durchführung gesundheitsökonomischer Studien. Merkmale der Qualität sind u. a. die explizite Darlegung der Methoden zur Erfassung der Effekte, der Evidenz über die Wirksamkeit, der Perspektive der Analyse, und der Komponenten der Kostenrechnung (Art der Kosten, Mengen, und Preise), wobei alle getroffenen Annahmen begründet sein müssen (anhand der Evidenz) und offen dargelegt werden sollen [v. d. Schulenburg & Hoffmann 2000]. In Infobox 40 ist eine entsprechende kurze Checkliste ausgearbeitet. Ein detaillierteres deutschsprachiges Instrumentarium zur Bewertung der Qualität gesundheitsökonomischer Evaluationsstudien ist im Konsensusverfahren erstellt und beinhaltet einen Fragenkatalog mit 56 Punkten zu den 10 Themenblöcken „Fragestellung", „Evaluationsrahmen", „Analysemethoden und Modellierung", „Gesundheitseffekte", „Kosten", „Diskontierung", „Ergebnispräsentation", „Behandlung von Unsicherheiten", „Diskussion" und „Schlussfolgerungen" gesundheitsökonomischer Studien [Siebert et al. 1999].

> **Infobox 40:**
> **Checkliste für die Bewertung einer gesundheitsökonomischen Evaluation [nach Busse 2006 unter Nutzung von Drummond et al. 1997 und O'Brian et al. 1997]**
>
> Sind die Ergebnisse der Studie valide?
> - Handelt es sich um eine vollständige gesundheitsökonomische Evaluation?
>   - Wurde die Perspektive der Analyse dargelegt? War diese ausreichend breit?
>   - Wurde ein Vergleich zwischen verschiedenen Interventionsalternativen unternommen? Wurden relevante Alternativen verglichen?
> - Wurden Kosten und Effekte adäquat gemessen und bewertet?
>   - Wurde die klinische Wirksamkeit anhand aussagekräftiger und validierter Parameter gemessen?
>   - Sind eventuelle Annahmen bezüglich der klinischen Wirksamkeit nachvollziehbar?

- Wurden Mengen und Preise getrennt erhoben? Wurden die Ressourcen vollständig und hinreichend genau erfasst (d. h. nicht nur geschätzt, sondern individuell gemessen)? Wurden die Ressourcen nachvollziehbar mit adäquaten Preisen bewertet?
- Wurde eine geeignete analytische Methode gewählt?
  - Wurden Sensitivitätsanalysen zur Beurteilung des Einflusses verschiedener Annahmen auf die Ergebnisse durchgeführt?
- Wurden die Unterschiede in den Kosten und Effekten für verschiedene Risiko- bzw. Subgruppen analysiert?

Wie sind die Ergebnisse?
- Wie groß und relevant sind die Unterschiede in Kosten und Effekten zwischen den Alternativen? Ist eine Alternative sowohl kostengünstiger als auch wirksamer (d. h. „dominant")? Falls nein, wie groß ist die Kosten-Wirksamkeit bzw. der Kosten-Nutzwert?
- Wie ändern sich die Ergebnisse in der Sensitivitätsanalyse?
- Gibt es Unterschiede zwischen Subgruppen?
- Rechtfertigen die Ergebnisse die Kosten, d. h. liegt die Kosten-Wirksamkeit bzw. der Kosten-Nutzwert unterhalb eines akzeptablen Wertes?

Sind die Ergebnisse übertragbar, d. h. können sie in den eigenen HTA-Bericht einbezogen werden?
- Ist eine ähnliche Wirksamkeit bzw. Nutzwert der Therapie in der betrachteten (z. B. deutschen) Umgebung zu erwarten? Sind die Ergebnisse der Studie übertragbar?
  - Wurde ein breites Patientenkollektiv in die Studie eingeschlossen?
  - Sind die in der Studie durchgeführten sonstigen Interventionen (einschl. z. B. Begleitmedikation) vergleichbar mit der eigenen Praxis?
  - Sind ähnliche Kosten zu erwarten?
  - Ist das Mengengerüst vergleichbar?
  - Sind die Preise vergleichbar?

7 Praktische Aspekte von HTA

ANSGAR GERHARDUS

7.1 Projektmanagement von HTA-Berichten

HENRIETTE SCHLEBERGER UND
ANSGAR GERHARDUS

7.1.1 Grundlagen des Projektmanagements

Kein Projekt gleicht genau einem anderen. Jedoch zeigen Projekte in vergleichbaren Sachbereichen gemeinsame Ablaufcharakteristika. Dem Deutschen Institut für Normung folgend sind Projekte in der Gesamtheit ihrer Bedingungen einmalige Vorhaben, die sich durch einen klar definierten Anfang und einen klar definierten Endpunkt auszeichnen (nach DIN 69901).

Der Projektrahmen wird durch die Zielvorstellungen des Auftraggebers hinsichtlich des Sachergebnisses, des Terminziels sowie der finanziellen und personellen Ressourcen bestimmt. Es ist die Aufgabe des Auftragnehmers eine projektspezifische Arbeitsorganisation zu entwickeln, die es ermöglicht, den Verlauf prospektiv zu erfassen und den Einsatz von Ressourcen zu planen.

Um diesen Anforderungen zur beiderseitigen Zufriedenheit gerecht zu werden ist ein konsequentes Projektmanagement (PM) außerordentlich hilfreich. Das Management vereint die zielgerichtete Planung, Steuerung und Koordination der Einzelaktivitäten innerhalb des Projektes. Die Managementverantwortung für die Auftragnehmer obliegt der Projektleitung.

Drei-Säulen-Modell des Projektmanagements [nach Hülswitt u. Schleberger 2005]

Methodik:

- *Standardisierter Ablauf in Phasen*
- *Detailliertes Zielsystem*
- *Definierte Planungs- und Controllinginstrumente*

Teamentwicklung:

- *Auswahl der Teammitglieder*
- *Organisation der Zusammenarbeit*
- *Organisation der technischen Kommunikation*
- *Kompetenzen des Projektleiters*

Qualitätsmanagement:

- *Controlling in kleinen Regelkreisen mit Hilfe der PM-Instrumente*
- *Transparenz*

Planung und Steuerung im Projekt ist nicht nur für die Auftragnehmer von großer Bedeutung. Auch die Vertretung des Auftraggebers muss die erforderlichen Aktivitäten im Verlaufe eines Projektes (z. B. Entwicklung der Zielkonzeption, Teilnahme an Sitzungen und Präsentationen, „Krisenmanagement") in der eigenen Ressourcenplanung berücksichtigen. Die Erarbeitung und Umsetzung der o. g. methodischen Elemente bleibt jedoch Aufgabe des Projektteams. An der Schnittstelle zwischen den Partnern ist es die Aufgabe der Projektleitung den Auftraggeber aktiv und transparent zu informieren.

Die Erfahrung zeigt, dass zwei Schritte in der Anfangsphase jedes Projektes besondere Aufmerksamkeit verdienen:

- Unpräzise oder unklare Zieldefinitionen führen sowohl innerhalb des Teams als auch zwischen Auftraggeber und Auftragnehmer zu Missverständnissen und Irritationen, die erheblichen Mehraufwand und Verzögerungen bedeuten.
- Ohne eine aus den Auftragszielen abgeleitete detaillierte Tätigkeitsanalyse ist die Abschätzung des Zeitaufwandes und der damit verbundenen personellen bzw. finanziellen Erfordernisse nicht möglich.

Bei der Bewertung der zeitlichen Ressourcen für ein Projekt muss das PM mit etwa 10–20 % der Gesamtkapazität kalkuliert werden und im Gesamtbudget entsprechend berücksichtigt sein. Der Aufwand erscheint zunächst hoch, wird jedoch belohnt:

- Ein detailliertes und beiderseitig verbindliches Zielkonzept schafft eine sichere Vertrags- und Arbeitsgrundlage **Wenn ich weiß wohin ich will, ist die Wahrscheinlichkeit höher auch dort anzukommen**
- Für den Auftraggeber und den Projektleiter ist jederzeit ersichtlich, welches Teilergebnis bis zu welchem Zeitpunkt mit welchen Ressourcen erzielt werden kann **Engpässe werden frühzeitig erfasst und korrigierende Maßnahmen ergriffen**
- Der standardisierte Ablauf und die Instrumente können auf neue, sachähnliche Projekte übertragen werden **Planungs- und Steuerungsaufwand werden künftig erheblich reduziert**

7.1.2 Planung eines HTA-Berichts

Definition und Monitoring von Arbeitsschritten

Idealerweise gliedert sich ein Projekt nach dieser Methodik in fünf Phasen:

Initiierungsphase – Definitionsphase – Planungsphase – Umsetzungsphase – Abschlussphase

Der Projektidee und einer ersten Auftragsklärung (*Initiierungsphase*) folgt die Aufstellung eines detaillierten Zielsystems. Als Ergebnis der *Definitionsphase* ist die Struktur des Berichts im Endzustand beschrieben. Aus den Zielen ableitbare Tätigkeitsfelder werden erstmalig skizziert und Verantwortlichkeiten für die Teilbereiche verbindlich festgelegt. In der *Planungsphase* werden abgeleitet von den dokumentierten Zielen die erforderlichen Einzelaktivitäten identifiziert, beschrieben und der Ressourcenverbrauch mit Hilfe der Standardinstrumente geschätzt. Die Instrumente der Planungsphase dienen in der *Umsetzungsphase* (= Kernarbeitsphase) als Controllinggrundlage. Den *Projektabschluss* bildet die Übergabe des Berichtes an den

7.1 Projektmanagement von HTA-Berichten

Auftraggeber, evtl. in Verbindung mit einer Präsentation. Die Erfassung der Zufriedenheit des Auftraggebers, sowie die kritische Bewertung der eigenen Arbeit im Team, liefern wertvolle Ansatzpunkte für einen Verbesserungsprozess und sollten das Projekt abrunden.

Die einzelnen Arbeitsschritte für das Projektteam (=Auftragnehmer) und die eingesetzten Instrumente werden im Folgenden dargestellt und durch *Beispiele* aus einem Bericht illustriert. Zur schnellen Orientierung und als Hilfsmittel bei der Bearbeitung von eigenen Projekten dient die Checkliste am Ende dieses Kapitels (s. Tab. 37: Checkliste „Erstellung eines HTA-Berichtes").

Initiierungsphase

In der Initiierungsphase werden die Weichen für den gesamten Projektverlauf gestellt. Der enge und explizite Austausch zwischen Auftraggeber und Auftragnehmer in dieser Phase entscheidet über die Zielorientierung und damit den Erfolg des Projekts. Um das zu erreichen, sollte das Ziel des HTA-Berichts in Form von „Impact-Zielen" (Welche Effekte sollen mit dem Bericht ausgelöst werden?) und nicht in Form von wissenschaftlichen Fragestellungen formuliert werden [Gerhardus 2006]: Gemeinsam wird in dieser Phase überlegt, wer von dem HTA-Bericht betroffen sein wird („*Stakeholder*"), welche Aspekte und Fragestellungen für diese Stakeholder im Vordergrund stehen und welche *Effekte* mit dem HTA-Bericht ausgelöst werden sollen. Wird dieser Schritt übersprungen, besteht die Gefahr, dass der HTA-Bericht an den eigentlichen, versorgungsrelevanten Fragestellungen „vorbei geschrieben" wird und somit folgenlos bleibt.

> **Die Analyse des Kontexts, der Stakeholder und die Festlegung der Impact-Ziele eines HTA-Berichts ist eine Aufgabe, die Auftraggeber und Auftragnehmer *gemeinsam* in der Initiierungsphase des Projekts vornehmen müssen.**

Die Initiierungsphase ist auch der beste Zeitpunkt um das *Disseminations- und Kommunikationskonzept* für den HTA-Bericht zu erstellen. Für einen zielgruppenorientierten HTA-Bericht reicht es nicht aus, ihn nach Abschluss noch in eine einfache Patientenversion zu „übersetzen". Vielmehr müssen die zukünftigen Adressaten von Anfang an mitgedacht werden, um nicht nur die Sprache, sondern insbesondere auch die für sie relevanten Inhalte angemessen zu berücksichtigen. Alle hier entwickelten Rahmenbedingungen werden schriftlich fixiert und sollten in den Vertrag integriert werden.

Fallbeispiel [vgl. Gerhardus et al. 2005]:
In Deutschland wurde über mehrere Jahre die genetische Beratung und Untersuchung bei Verdacht auf hereditären Brust- und Eierstockkrebs (BRCA1 und BRCA2- Mutationen) im Rahmen eines wissenschaftlichen Verbundprojekts durchgeführt. Die Finanzierung erfolgte über die Deutsche Krebshilfe. Mit Auslaufen der Projektfinanzierung stellte sich die Frage des Übergangs in die Regelversorgung. Der Bundesverband der AOK gab dazu ein HTA in Auftrag. In der Initiierungsphase wurden zunächst die Beratungs- und Diagnoseprozesskette aufgeschlüsselt und die daran Beteiligten identifiziert. Parallel dazu wurde im Dialog zwischen Auftraggeber und Auftragnehmer sukzessive eine Auftragsklärung vorgenommen. Impact-Ziele des Berichts waren: 1) Das Verfahren mit der im HTA festgestellten besten Kosten-Effektivität soll eingeführt werden. 2) Die zukünftige Erstattung für Beratung und Diagnostik soll den Kostenkalkulationen des Berichts entsprechen. 3) Die Beratung soll sich an den Ergebnissen des Berichts orientieren. 4) Die im HTA definierten Mindeststandards für die Qualifikation und Infrastruktur der beratenden und diagnostizierenden Einrichtungen werden übernommen.

Ist der Rahmen gesetzt, erfolgt eine Machbarkeitsprüfung durch den Auftragnehmer (Projektleitung). Elementare Voraussetzungen für eine fundierte Entscheidungsfindung über die

Annahme und die Konditionen eines Projektauftrags sind
- eine Vorrecherche
- Anfragen bei potenziellen Teammitgliedern im Hinblick auf:
  - Qualifikationen
  - Kapazitäten
  - Vergütungsvorstellungen (Honorarverträge)
- Rückgriff auf Planungs- und Steuerungsinstrumente (insbesondere Kapazitäts- und Kostenplan; s. u.) aus vorhergehenden Projekten, soweit verfügbar.

Auf Basis der Machbarkeitsprüfung erfolgt die Angebotserstellung durch den Auftragnehmer.

In der Zusammenstellung des Teams müssen die unterschiedlichen erforderlichen Expertisen widergespiegelt sein. Dabei steht man meist vor dem Dilemma der „eierlegenden Wollmilchsau": Das ideale Teammitglied verfügt über ausgewiesene Kompetenz in dem benötigten Sachgebiet, ist aber dennoch frei von Interessenkonflikten, hat extensive Erfahrung in der Erstellung von HTA-Berichten, arbeitet zuverlässig, ist einerseits sofort verfügbar, kann aber andererseits auch unvorhergesehene Leerzeiten problemlos mit anderen Tätigkeiten überbrücken. Da Auftraggeber und Auftragnehmer ein gemeinsames Interesse an einem reibungsarmen Bearbeitungsprozess und einem qualitativ hochwertigen Bericht haben, sollte dieses Dilemma gemeinsam gelöst werden. Ansätze bieten dabei z. B. folgende Strukturelemente
- Netzwerke potenzieller Auftragnehmer (Flexibilität, Effizienz)
- Personal-Datenbanken von HTA-Agenturen (Verfügbarkeit von interessierten Bearbeitern)
- langfristige Partnerschaften zwischen HTA-Agenturen und ausgewiesenen Instituten (Ausbildung und Bindung qualifizierter Mitarbeiter, längerfristige Planungssicherheit)

Da eine detaillierte Abschätzung des Aufwands für die Bearbeitung einzelner Bereiche erst nach Abschluss der Planungsphase (s. u.) vorliegt, sind eine gewisse Flexibilität der Teammitglieder und eine vertrauensvolle, offene Kommunikation sowohl innerhalb des Teams als auch mit dem Auftraggeber wesentliche Voraussetzungen für eine erfolgreiche Zusammenarbeit.

Flexibilität ist bei den Teammitgliedern auch insofern erforderlich, als bei der ersten Kontaktaufnahme aufgrund der Unsicherheit hinsichtlich des Aufwandes auch die damit zusammenhängende Vergütung nicht exakt benannt werden kann, sondern lediglich ein Korridor abgesteckt wird (s. auch Vertragsgestaltung).

Vertragsgestaltung

Ein Vertrag ist die gemeinsame verbindliche Willenserklärung von Auftraggeber und Auftragnehmer dokumentierte Ziele und Bedingungen zu erfüllen.
1. *Auftraggeber – Projektleitung*: Die Planungsunsicherheit im Hinblick auf den zu erwartenden Aufwand sollte, wenn immer möglich, bei der Vertragsgestaltung berücksichtigt werden. Da Forschungseinrichtungen ohne Gewinnausrichtung selten frei verfügbare Mittel aufweisen, kann ein unterfinanzierter HTA-Bericht zu einem Qualitätsverlust führen. Umgekehrt liegt eine Überfinanzierung nicht im Interesse des Auftraggebers. Wenn zwischen Auftraggeber und Auftragnehmer ein Vertrauensverhältnis besteht, sollte man daher auch flexible Vertragsvereinbarungen (Budget u./o. Laufzeit) in Erwägung ziehen. Da z. B. bei dem systematischen Review der Aufwand recht eng mit der Zahl der eingeschlossenen Studien korreliert, sind variable Vergütungsformen in Abhängigkeit von der Zahl der eingeschlossenen Studien denkbar.
2. *Projektleitung – Teammitglieder*: Der zum Ende der Definitionsphase erstellte Berichtsplan/

das Protokoll sollte als Anlage zum Vertrag eingefügt werden

Definitionsphase

Auf Grundlage der Ergebnisse der Initiierungsphase erarbeitet das Team ein Zielkonzept, welches so detailliert wie möglich die inhaltlichen, qualitativen, quantitativen und formalen Erfordernisse erfasst. Das Zielkonzept wird in Form eines Protokolls oder Berichtsplans festgehalten und bildet für den Auftraggeber und die Auftragnehmer den verbindlichen Rahmen der weiteren Zusammenarbeit. Die Zielkonzeption umfasst neben den formalen Vertragsvorgaben wie Zeitrahmen (Datum für den Übergabetermin des Berichtes) und Budget zumindest die folgenden Schritte (vgl. Fallbeispiel):

Fallbeispiel:
„Genetische Beratung und Untersuchung bei Verdacht auf hereditären Brust- und Eierstockkrebs (BRCA1 und BRCA2- Mutationen)" – Auszüge

Konkrete inhaltliche Ziele werden abgeleitet
- Die Sensitivität und Spezifität der verschiedenen Testverfahren werden miteinander verglichen.
- Es liegt eine Kostenkalkulation für diejenigen Testverfahren vor, die aufgrund ihrer Sensitivität und Spezifität für einen Einsatz in Frage kommen.
- Die Anforderungen für den Beratungsprozess (z. B. Einschlusskriterien, Qualifikationen, Schritte der Beratung) in Deutschland sind beschrieben.

Die Zielparameter werden definiert
- Diagnostische Genauigkeit der Testverfahren: Sensitivität, Spezifität, Positiver Prädiktiver Wert (PPV), Negativer Prädiktiver Wert (NPV) im Vergleich zum Goldstandard „Direkte Sequenzierung".

Die methodische Vorgehensweise wird festgelegt
- Mittels eines Systematischen Reviews wird die diagnostische Genauigkeit von Screeningverfahren für BRCA1/2-Mutationen im Vergleich zum Goldstandard „Direkte Sequenzierung" erfasst.
- Es findet eine schriftliche Befragung der Beratungs- und Diagnostikzentren statt. Der Fragebogen umfasst die folgenden Aspekte: Genetische Beratung, Molekulargenetische Diagnostik, zeitlicher und ökonomischer Aufwand.
- Die Kosten werden durch eine systematische Literaturrecherche, Angaben aus den Fragebögen, Primärdatenerhebung sowie Preis- und Lohnkostenangaben von Herstellern und Krankenhäusern errechnet. Für die Berechnung des Aufwandes pro entdeckter Mutation wird eine Modellrechnung durchgeführt.

Der Arbeitsaufwand für die Erstellung des Zielkonzeptes ist nicht zu unterschätzen. Die hier eingegangene Sorgfalt und Detailgenauigkeit erspart jedoch viele Missverständnisse und Ärgernisse im weiteren Verlauf des Projekts und das „Methodenpaket" findet sich natürlich später im Bericht selber wieder. Die Anzahl der zu veranschlagenden Stunden ist zum einen abhängig davon wie umfassend ein Thema abgebildet wird, zum anderen von der fachlichen bzw. methodischen Expertise der Teammitglieder.

Abgeleitet aus den Zielen werden die konkreten Arbeitsaufträge für die Umsetzungsphase – wenn auch zunächst noch in groben Zügen – formuliert.

Es bietet sich an, in dieser frühen Phase der Zusammenarbeit eine interne Kommunikationsstruktur festzulegen. Verantwortlich für eine den jeweiligen Gegebenheiten angemessene Kommunikationsstruktur ist die Projektleitung. Darüber hinaus bleibt es dem Team überlassen, weitere verbindliche Regeln zur Zusammenarbeit (z. B. Termintreue) zu erarbeiten. Regeln für Zitate, Literaturverzeichnisse und den Umgang mit Anhängen werden abschließend festgelegt.

Eine einheitliche Formatvorlage sollte unbedingt allen Teammitgliedern zur Verfügung gestellt werden.

Ein gemeinsames Treffen (1. Meilensteinsitzung) des Projektteams mit dem Auftraggeber bildet den Abschluss der Definitionsphase.

Meilensteinsitzungen *sind Entscheidungspunkte innerhalb eines Projektes.*

- *Projekt verläuft weiter wie geplant*
- *Teile des vorherigen Kapitels müssen überarbeitet oder wiederholt werden*
- *Projekt wird gänzlich abgebrochen*

Planungsphase

Vor der eigentlichen Kernprojektarbeit in der Umsetzungsphase erfolgt die prospektive Abbildung des gesamten Projektes. Ein wesentlicher Aspekt dabei ist die Planung von Ressourcenerfordernissen. Es werden in dieser Phase vier Standardinstrumente eingesetzt, die der Projektleitung zeitnahe Interventionsmöglichkeiten (Controlling in der Umsetzungsphase) bieten und ein hohes Maß an Transparenz auch gegenüber dem Auftraggeber gewährleisten:

Projektstrukturplan – Terminplan – Kapazitätsplan – Kostenplan

Im Projektstrukturplan (PSP) wird das gesamte Projekt in mindestens zwei Hierarchieebenen visualisiert. Die Basis des PSP bilden die in der Definitionsphase formulierten Tätigkeitsprofile. Einzelne übergeordnete Berichtselemente bzw. Arbeitsblöcke werden in der ersten Ebene als *Teilaufgaben (TA)* und in einer zweiten Ebene in Form konkreter Arbeitseinheiten als *Arbeitspakete (AP)* abgebildet. Dabei ist es wichtig einen angemessenen Kompromiss zwischen Übersichtlichkeit und ausreichendem Detaillierungsgrad in der Abbildung zu finden. Ob ein objektorientiertes (= nach Sachgebieten) oder ein ablauforientiertes (= chronologisch) Ordnungsprinzip gewählt wird, bleibt dem Team bzw. der Projektleitung überlassen. Auch Mischprinzipien sind möglich. Aus unserer Sicht hat sich für die Abbildung von HTA-Berichten aufgrund der auf weiten Strecken parallelen Arbeitsstruktur ein eher objektorientiertes Prinzip mit chronologischen Elementen bewährt. Der PSP enthält neben der Abbildung von TA und AP weitere Informationen:

- Benennung der Verantwortlichkeiten für TA und AP
- Ausweisung des Arbeitsaufwandes
- Ausweisung der Plankosten

Neben den Sachkosten werden die personellen Aufwände als Arbeitsstunden auf der Ebene der AP von den verantwortlichen Teammitgliedern geschätzt. Wie wirklichkeitsnah der Aufwand für ein AP abzuschätzen ist hängt dabei von der Erfahrung/Expertise der Teammitglieder und der Komplexität des AP ab. Den sog. „unsicheren Arbeitspaketen" wird eine *Arbeitspaketdefinition* (s. Tab. 36) hinterlegt, die das Paket sehr detailliert in einzelne Schritte aufspaltet und in der Summe den Aufwand des AP wiedergibt. Ein Zeitpuffer wird für einzelne Schritte oder das gesamte AP mitkalkuliert. Die Pufferzeiten geben auch einen Spielraum für die Korrespondenz und Informationsbeschaffung außerhalb des Projektteams. So ist es z. B. bei der Auswahl des Studienmaterials, aufgrund der oft mäßigen Berichtsqualität, nicht selten erforderlich – u. U. auch mehrfach – Autoren bzgl. methodischer Vorgehensweisen zu kontaktieren. Auch der Zeitaufwand im Umgang mit Herstellern und externen Experten ist nur sehr unsicher einschätzbar, so dass die Puffer bei den entsprechenden Arbeitspaketen großzügig (von 20 % bis zu 100 %) bemessen sein sollten.

7.1 Projektmanagement von HTA-Berichten

Tab. 36 Arbeitspaketdefinition – Fallbeispiel: „Genetische Beratung und Untersuchung bei Verdacht auf hereditären Brust- und Eierstockkrebs (BRCA1 und BRCA2- Mutationen)"

Arbeitspaketdefinition				
Systematische Recherche: Diagnostische Genauigkeit Testverfahren		AP-Nummer 2400	n. E.	Bearbeiter/in: X. X.
Aufwand: 114h +Puffer (23h)	Beginn: 19.01.2004		Ende: 10.02.2004	

Ziele: International verfügbare, veröffentlichte Literatur zu am Menschen angewandten diagnostischen Verfahren der genetischen Testung bei BRCA1- und/oder BRCA2 Mutationen (Screeningverfahren) sind durch Recherche in relevanten Datenbanken, Internetseiten von HTA-Organisationen, Leitlinienherstellern sowie Handsuche in ausgewählten Fachzeitschriften und Referenzlisten erschöpfend erfasst.

Voraussetzungen: Datenquellen und Datenbanken sind ausgewählt; Einschluss- und Ausschlusskriterien sind festgelegt

Tätigkeit/Material	Zeitaufwand	Kosten in Euro	Wer	OK
Entwicklung einer Recherchestrategie	30 h		X. X.	
Durchführung Datenbankrecherchen	60 h		X. X.	
Expertenbefragung zu relevanter Fachliteratur und Handsuche Fachmagazine	20 h		X. X.	
Anpassung der Recherche für Ökonomie	4 h		X. X.	
[Handsuche Referenzlisten eingeschlossener Publikationen (s. AP 2500)]				
Datenbankgebühren		xxx		
Literatur		xxx		
Puffer 20 %	23 h		X. X.	
Summe	137 h		X. X.	

Nach Eingang der Berichtstexte muss ausreichend Zeit für interne Reviews, Korrekturen und Abstimmung eingeplant werden. Der zeitliche Aufwand für diese Schritte wird in der Regel unterschätzt.

Eine Zuordnung der Plankosten für Mitarbeiter (Budgetverteilung) erfolgt auf der Ebene einzelner Arbeitspakete oder auf der Ebene der Teilaufgaben.

Sobald der PSP und die AP erstellt sind erfolgt das *erste Controlling*. Die Projektleitung sollte die folgenden Fragen beantworten können:
1. Können alle vereinbarten Sachziele mit den vorhandenen Ressourcen innerhalb der vertraglichen Vereinbarungen (Honorare, Gehälter, Sachkosten) und des Zeitrahmens erreicht werden?
2. Sind die personellen Ressourcen optimal genutzt?

Leidvolle Erfahrung zeigt, dass diese Fragen in vielen Fällen nicht eindeutig bejaht werden können. Die Erweiterung eines vereinbarten fixen Gesamtbudgets wird in der Regel nicht möglich sein. Eine Modifikation der Aufgabenverteilung (Auftrennung und Umverteilung größerer Arbeitspakete), evtl. auch die Rekrutierung weiterer Mitarbeiter innerhalb des gegebenen Budgets kann Abhilfe schaffen. Sind die erwarteten Engpässe damit nicht zu beheben, ist eine Verlängerung der Laufzeit mit dem Auftraggeber zu verhandeln. Variable Vertragskonditionen in Bezug auf Vergütung oder Laufzeit (s. Vertragsgestaltung) erlauben dabei einen entsprechenden Spielraum. Als letzte Option müssen Veränderungen auf der Ebene der Sachziele mit dem Auftraggeber verhandelt werden.

Im PSP sind die Gesamtarbeitszeiten als Aufwände abgebildet. Der *Terminplan* hingegen spiegelt den Zeitplan des Projektes insgesamt und die *Dauer* für die Bearbeitung einzelner AP wider. Dabei werden Zwischentermine, Rückkopplungsschleifen, Endtermine für die Abgabe eines Teilberichtes und Abwesenheitszeiten (z. B. Urlaub) berücksichtigt. Er dient auch zur Visualisierung chronologischer Erfordernisse der Projektarbeit. Der Terminplan ist ein Controllinginstrument für die Projektleitung und dokumentiert darüber hinaus den Projektfortschritt gegenüber dem Auftraggeber.

Der *Kapazitätsplan* weist die geschätzten Aufwände der Arbeitspakete (SOLL-Werte) aus. In der Umsetzungsphase werden diesen die tatsächlichen Arbeitszeiten (IST-Werte) gegenübergestellt. Der Kapazitätsplan gibt der Projektleitung eine rasch zu erfassende Übersicht zu möglichen Über- oder Unterkapazitäten bereits fertiggestellter AP. Voraussetzung hierfür ist die Dokumentation der tatsächlichen Arbeitsleistung durch die Teammitglieder. So ergibt sich auch während eines laufenden Projektes ein – wenn auch begrenzter – Spielraum für die Umverteilung von Arbeitsaufträgen.

Eine weitere Aufgabe der Projektleitung ist die Steuerung des Projektbudgets. Als Kostenarten werden die Personalkosten und die Sachkosten im *Kostenplan* ausgewiesen. Der Kostenplan gibt den Verbrauch von Mitteln auf der Ebene von Arbeitspaketen oder Teilaufgaben wider. Ein Puffer für unvorhergesehene Ausgaben sollte in jedem Fall erhalten bleiben.

Kapazitätsplan und Kostenplan *bilden die Basis für eine präzisere Ressourcenplanung bereits in der Initiierungsphase nachfolgender HTA-Projekte.*

Zum Abschluss der Planungsphase findet eine Klärung noch offener Fragen und Probleme zwischen der Projektleitung und den Teammitgliedern vor dem Beginn der eigentlichen Kernarbeitsphase statt. Zu diesem Zeitpunkt werden weitere Meilensteine für die Umsetzungsphase mit den einzelnen Teammitgliedern festgelegt.

Umsetzungsphase

Nachdem alle Ziele erfasst, die Verantwortlichkeiten festgelegt und die Planungsinstrumente entwickelt sind, ist die Umsetzungsphase mit der Projektkernarbeit „Erstellung des HTA-Berichtes" gleichzusetzen.

Die wichtigste Aufgabe der Projektleitung – neben der eigenen inhaltlichen Projektarbeit – ist dabei die Koordination der Teamarbeit und die Wahrnehmung von Managementaufgaben, das Projektcontrolling hinsichtlich:

- Ergebniskonformität (=Einhaltung inhaltlicher Zielvereinbarungen)
- Ressourcenkonformität
- Terminkonformität

Wesentlich ist ein konsequenter und kontinuierlicher Abgleich des in der Definitions- und Planungsphase erarbeiteten Soll-Konzepts (Zielkonzeption und Steuerungsinstrumente) über den gesamten Verlauf des Projekts. Für die Projektleitung ergibt sich die Möglichkeit zu zeitnahen Interventionen, gegenüber dem Auftraggeber ist der Stand der Projektarbeit jederzeit darstellbar. Das Projektcontrolling versteht sich als ergebnisorientiertes Qualitätsmanagement.

Für ein erfolgreiches Controlling ist die Kooperation des Teams und die Einhaltung der festgesetzten Regeln für die Zusammenarbeit unbedingte Voraussetzung. Ein regelmäßiger inhaltlicher Austausch zwischen Teammitgliedern und der Projektleitung findet zu den festgesetzten fixen Terminen statt. Neben dem „Routinecontrolling" wird auch immer ein *Krisenmanagement* erforderlich sein. Krisensituationen sind vielfältig vorstellbar: erhebliche Diskrepanzen zwischen geplanten und tatsächlichen Aufwänden, Erkranken von Teammitgliedern, Auftraggeber benötigt 6 Monate zum Gegenlesen des ersten Entwurfs und fordert danach größere Änderungen u. ä. Ebenso ist es möglich, dass im Verlauf eines Projektes Studienmaterial veröffentlicht wird, dass z. B. Einfluss auf die ursprüngliche Formulierung der Forschungsfragen nimmt. In Abstimmung mit dem Auftraggeber müssen die Zielvereinbarungen bei Bedarf entsprechend modifiziert werden.

Zum Abschluss des Projektes liegen alle Kapitel des Berichtes mit Literaturverzeichnissen und Anhängen durchgehend korrigiert der Projektleitung vor. Im Rahmen der Definitions- bzw. der Planungsphase ist im Konsens mit dem Projektteam festgelegt worden, wer für die Fertigstellung des Berichtes verantwortlich ist. Die Projektleitung gibt schließlich den Bericht für die Übergabe an den Auftraggeber frei.

Abschlussphase

Neben der offiziellen Übergabe des Berichtes an den Auftraggeber, der Vorbereitung und Durchführung evtl. Präsentationen der Ergebnisse, und der Planung von Veröffentlichungen aus dem Bericht, dient diese Phase ganz wesentlich dem kritischen Rückblick auf die Projektarbeit.

Die Projektleitung und das Team führen eine moderierte Bewertungssitzung durch. Als Grundlage dienen wiederum die Planungs- und Steuerungsinstrumente. Stärken und Verbesserungsbereiche werden in folgenden Ebenen erfasst:

1. Projektergebnis (Zielerreichungsgrad auf der Sach-, Termin- und Budgetebene)
2. Arbeitsmethodik (Planung und Steuerung des Projektes, Einsatz der PM-Instrumente)
3. Teamgestaltung (Zusammenstellung der Qualifikationen, Zuverlässigkeit, Kommunikation, Kooperation) (s. Tab. 37 nächste Seite)

Ziel: Zukünftige HTA-Projekte haben eine zuverlässigere Ressourcenplanung bei reduziertem Planungsaufwand und Steigerung der Qualität.

7.2 Feststellung des Unabhängigkeitsstatus für HTA-Einrichtungen

THOMAS KAISER

Das Kapital, dessen wir bedürfen, ist völlige Unabhängigkeit von jeglichem Kapital, außer von reinem Gewissen und entschlossenem Willen.

Henry David Thoreau

7.2.1 Interessenkonflikte und Unabhängigkeit – ein Thema im HTA-Bereich?

Health Technology Assessment will das Fundament einer rationalen Diskussion um Leistungen im Gesundheitswesen sein. Hierzu will HTA vertrauenswürdige und relevante Informationen für die Entscheidungsfinder bereitstellen. Unter dieser Voraussetzung muss es das Ziel jeden HTA-Berichts sein, eine nachvollziehbare, unvoreingenommene und von Partikularinteressen unabhängige Bewertung der jeweiligen Technologie vorzunehmen. In den vergangenen Jahren wurden vielfältige

Tab. 37 Checkliste Projektmanagement „Erstellung eines HTA-Berichtes"

Phase	Schritt/Verantwortliche: AG= Auftraggeber; AN= Auftragnehmer	Ergebnis/Verantwortliche: AG= Auftraggeber; AN= Auftragnehmer
Initiierungsphase	*AG & AN:* Mapping Entscheidungskontext ■ Identifikation von Stakeholdern ■ Impact-Ziele Festlegung von: ■ Umfang und Fundiertheit ■ Perspektiven und wesentlichen inhaltlichen Aspekten ■ Zeitrahmen ■ Budget ■ Umgang mit Interessenkonflikten ■ Disseminations- und Kommunikationskonzept	*AG & AN:* Thematik und Rahmenbedingungen für den Bericht liegen vor *AN:* Auftraggebervorstellungen sind dokumentiert ■ erste Machbarkeitsprüfung ist durchgeführt = Angebotserstellung ■ Team ist zusammengestellt
Verträge	*AN:* Ermittlung der erforderlichen Teamqualifikationen ■ Umgang mit einbezogenen Experten (zu welchen Fragen, Pflichten/Rechte) ■ Vorvertragsverhandlungen mit Teammitgliedern (endgültige Verträge – soweit möglich – nach Erstellung PSP/AP)	■ Vertrag mit AG ist abgeschlossen
Definitionsphase	*AG & AN:* Meilensteinsitzung – Formulierung konkreter inhaltlicher Ziele des Berichtes ■ Festlegung der Zielparameter und der Methodik ■ Entwicklung der Berichtsstruktur (Aufbau der Kapitel) *AN:* endgültige Festlegung von Verantwortlichkeiten ■ Einrichtung der Kommunikationsstruktur ■ Festlegung von Regeln der internen Zusammenarbeit (Termineinhaltung, Transparenz, Umgang mit Formatvorlagen etc.)	*AG & AN:* detailliertes Zielkonzept (Methodik, Inhalt) ist verbindlich für Auftraggeber und Auftragnehmer schriftlich festgehalten = Protokoll/Berichtsplan *AN:* Arbeitsaufträge für die einzelnen Teammitglieder sind in wesentlichen Zügen festgelegt (Vertragsbasis) ■ der formale Rahmen ist festgelegt

7.2 Feststellung des Unabhängigkeitsstatus für HTA-Einrichtungen

Phase	Schritt/Verantwortliche: AG= Auftraggeber; AN= Auftragnehmer	Ergebnis/Verantwortliche: AG= Auftraggeber; AN= Auftragnehmer
Planungsphase	*AN:* Entwicklung des Projektstrukturplans ■ Ableitung der Arbeitspaketdefinitionen ■ Erstellung des Terminplans (verbindliche Übergabetermine von Teilaufgaben für die Teammitglieder) ■ Erstellung von Kapazitäts- und Kostenplan ■ Meilensteinsitzung Projektteam falls aus dem Ergebnis des ersten Controllings erforderlich: ■ Meilensteinsitzung AG & AN	*AN:* alle Planungsinstrumente sind erstellt ■ Abgleich des geschätzten Aufwandes mit den zur Verfügung stehenden Ressourcen ist erfolgt = *Erstes Controlling* *AN:* offene Fragen und Probleme vor Start der Kernarbeitsphase sind geklärt ■ weitere Meilensteinsitzungen des Teams bzw. einzelner Teammitglieder (Kontrollpunkte) sind festgelegt ■ alle Verträge sind geschlossen
Umsetzungsphase	*AN:* Bearbeitung der Teilaufgaben/Arbeitspakete gemäß Terminplan ■ interne Reviews, Korrekturen ■ Zusammenführung und Feinabstimmung der Teilbereiche in der endgültigen Berichtsstruktur ■ Organisation und Durchführung der festgelegten Meilensteinsitzungen des Teams ■ Controlling von Zeitrahmen, Kapazitäten und Kosten ■ Risikomanagement ■ Kommunikation mit AG (Projekttransparenz) *AG:* Feedback zur ersten Version des HTA-Berichtes	*AN:* erste Version des Berichts ist vollständig zum Termin erstellt *AG:* Feedback zur ersten Version ist rechtzeitig übermittelt (evtl. vertraglich festgehalten) *AN:* Bericht ist vollständig zum Termin erstellt und druckreif
Abschlussphase	*AN:* Übergabe des Berichtes an den Auftraggeber ■ evtl. Präsentation der Ergebnisse für den Auftraggeber ■ Feedback zur Teamarbeit (Stärken und Verbesserungspotenziale) ■ Ermittlung der Auftraggeberzufriedenheit ■ Planung von evtl. Veröffentlichungen	*AN:* Feedbackbericht ist erstellt und für alle Teammitglieder verfügbar

Anstrengungen unternommen, methodische Standards im HTA-Bereich zu erarbeiten und zu definieren. Hierzu gehören auch Werkzeuge, mit denen sich interessengesteuerte Verzerrungen auf der Ebene von Primärstudien, z. B. auf Grund von Nichtveröffentlichung von Studienergebnissen oder einer inadäquaten Ergebnisdarstellung in der jeweiligen Publikation, abschätzen lassen [Goodman 2004, Busse et al. 2002]. Dem gegenüber erscheint der Umgang mit dem Thema „Interessenkonflikte von HTA-Autoren und -Agenturen" bisher stiefmütterlich. Aus den in der HTA-Szene gebräuchlichen Instrumenten lässt sich gerade einmal ableiten, dass die Angabe von potenziellen Interessenkonflikten wünschenswert ist und eines von mehreren (formalen) Kriterien bei der Qualitätsbewertung eines HTA-Berichts darstellt [INAHTA 2001]. Vorschläge dazu, wie bei der Bewertung potenzieller Interessenkonflikte methodisch vorgegangen werden kann, wie man also personenbezogen von der bloßen Angabe etwaiger finanzieller Zuwendungen zur Feststellung einer wissenschaftlichen Abhängigkeit oder Unabhängigkeit kommt, finden sich selbst in dem Abschlussbericht des ECHTA/ECAHI-Projekts nicht [ECHTA/ECAHI 2001]. Schaut man sich beispielhaft aktuelle Veröffentlichungen internationaler HTA-Agenturen an, so zeigt sich, dass der Weg der Offenlegung potenzieller Interessenkonflikte nicht konsequent ist und darüber hinaus innerhalb und zwischen den Agenturen höchst unterschiedlich gegangen wird. Bei der kanadischen Agentur CADTH (ehemals CCOHTA) finden sich beispielsweise öffentlich zugänglich Autorenrichtlinien zum Umgang mit Interessenkonflikten. Innerhalb der Berichte sind die potenziellen Interessenkonflikte der beteiligten Autoren jeweils detailliert aufgelistet [z. B. Coyle et al. 2006]. Dagegen geht das Deutsche Institut für Medizinische Dokumentation und Information (DIMDI) unterschiedlich mit diesem Punkt um. In einem von zwei kürzlich veröffentlichten HTA-Berichten findet sich kein Hinweis darauf, ob und wenn ja welche potenziellen Interessenkonflikte bei den Autoren vorlagen [Rohde et al. 2006], während ein anderer Bericht explizit darüber Auskunft gibt [Lange-Lindberg et al. 2006].

Die Frage, ob Interessenkonflikte und Unabhängigkeit im HTA-Bereich überhaupt ein Thema sind, lässt sich also wie folgt beantworten: Ja, aber
- es gibt keine einheitlichen Berichtsstandards, und Forderungen nach Offenlegung potenzieller Interessenkonflikte werden nicht konsequent befolgt,
- es gibt keine methodischen Standards hinsichtlich der Bewertung fachlicher Unabhängigkeit.

Dies ist umso erstaunlicher, als das Thema „Interessenkonflikte" seit vielen Jahren in der medizinischen Fachpresse diskutiert wird [Smith 1998, Friedberg et al. 1999, Bekelmann et al. 2003, Psaty et al. 2004]. Im Jahr 2001 haben sich auf Grund negativer Erfahrungen die Herausgeber führender medizinischer Fachzeitschriften gemeinsam zu einer Verschärfung der Richtlinien im Umgang mit Interessenkonflikten entschlossen [Davidoff et al. 2001]. Die dort geschilderten zentralen Probleme (Einflussnahme auf eine Publikation der Ergebnisse sowie auf den Zugriff und die Analyse der Daten) lassen sich auch auf den HTA-Bereich übertragen.

7.2.2 Fachliche Unabhängigkeit bei Interessenkonflikten – die Quadratur des Kreises?

Warum ist die Diskussion über Interessenkonflikte überhaupt wichtig? Kann es überhaupt fachliche Unabhängigkeit geben, wenn fragestellungsbezogene Interessenkonflikte vorliegen? Wäre es nicht sinnvoll, grundsätzlich nur Autoren und Sachverständige mit einer Technologiebewertung zu beauftragen, die keine

7.2 Feststellung des Unabhängigkeitsstatus für HTA-Einrichtungen

mittelbaren oder unmittelbaren Interessen an den Ergebnissen haben?

Die Realität gibt hier die Antworten. Die fachliche Expertise für eine Fragestellung ergibt sich zu einem großen Teil durch entsprechende Forschung auf diesem Gebiet. Diese Forschung wiederum wird häufig durch Hersteller oder Befürworter der jeweiligen Technologie finanziert. In vielen (aber nicht allen) Fällen geht der Erwerb der Expertise also mit der Annahme insbesondere finanzieller Zuwendungen ein, und auch die jahrelange Forschung an einem Thema bringt per se einen gewissen Interessenkonflikt mit sich. Der entscheidende Punkt aber ist: Solche Zuwendungen und Vorlieben können, müssen aber nicht zu einer Beeinflussung des Urteils führen. Es kommt ganz sicher auf die Art (persönlich/abteilungsbezogen) und Höhe der Zuwendungen an. Es ist darüber hinaus wichtig zu wissen, ob der- bzw. diejenige trotz solcher Zuwendungen nachweislich in der Lage war und ist, sich ein unabhängiges Urteil auf solider methodischer Basis zu bilden. Ein Indiz hierfür wäre beispielsweise die Publikation einer oder mehrerer, methodisch adäquater und transparent dargestellter systematischer Übersichten zum Thema, deren Ergebnisse dann auch in Diskussionen vertreten werden. Ist das der Fall, spricht dies für die fachliche Unabhängigkeit des Autors bzw. Sachverständigen trotz Vorliegen potenzieller Interessenkonflikte.

Die Diskussion um Interessenkonflikte sollte offen und ideologiefrei geführt werden. Die Einflussnahme durch die Industrie wurde vielfach beschrieben und bemängelt. Dies führte u. a. dazu, dass der Gesetzgeber bei der Einrichtung des Instituts für Qualität und Wirtschaftlichkeit im Gesundheitswesen (IQWiG) die Beziehungen zur pharmazeutischen Industrie und Medizinprodukteindustrie in Bezug auf die Offenlegung potenzieller Interessenkonflikte in den Vordergrund gestellt hat (§ 139 b(3) SGB V). Dies darf jedoch weder dazu verleiten, Industriekontakte generell mit einem Makel zu behaften noch Interessenkonflikte auf anderer Ebene (Beziehungen zu Krankenkassen oder Ärzteverbänden, Einflussnahme durch die Politik etc.) auszublenden.

7.2.3 Offenlegung alleine genügt nicht

Dass die Offenlegung der Interessenkonflikte alleine nicht gleichzeitig „Unabhängigkeit" bedeutet, hat James Coyne in einem Artikel zum Fall „David Healy" und dessen Rolle bei der Sicherheitsbewertung von Fluoxetin (in den USA „Prozac®") herausgearbeitet [Coyne 2005]. David Healy war mehrfach Sachverständiger in Gerichtsverfahren um Suizidfälle, die mit Fluoxetin in Zusammenhang gebracht wurden. Nachdem bekannt wurde, dass in zentralen, von ihm erstellten Publikationen zu einem Konkurrenzpräparat (u. a. die „Normal Volunteers Study") die Ergebnisdarstellung offensichtlich inadäquat war, verlor Healy die Anerkennung als unabhängiger Sachverständiger vor Gericht [Coyne 2005]. Unabhängig davon, ob man den Schlussfolgerungen von Coyne im Einzelfall folgt und wie die Sicherheitsbewertung von Fluoxetin letztlich tatsächlich ausfällt, wird deutlich, dass die Glaubwürdigkeit Healys durch die Beliebigkeit in der Methode (in Bezug auf die Publikation zentraler Studienergebnisse) maßgeblich beeinträchtigt wurde. Transparenz hinsichtlich der Offenlegung der Interessenkonflikte ist daher zwar ein wichtiger Baustein zur Gewährleistung unabhängiger wissenschaftliche Arbeit, die Methodentreue aber ein nicht weniger wichtiger.

7.2.4 Glaubwürdigkeit durch Transparenz und Methodentreue

Als zentrales Instrument zur Entscheidungsfindung im Gesundheitswesen muss sich Health Technology Assessment eine glaubwürdige und unabhängige Position wahren. Dazu ist es nötig, den Prozess für alle Beteiligten transparent zu gestalten *und* den vorab definierten Methoden zu folgen bzw. bei Abweichungen diese offen darzulegen und zu begründen. Auch wenn Intransparenz nicht automatisch zu einer Verzerrung der Ergebnisse führt, so lässt sich darin doch ein gewisses Misstrauen seitens der Leser der Berichte begründen. Methodentreue kann natürlich nicht geprüft werden, wenn die allgemeinen und berichtsspezifischen Methoden nicht vorab definiert und veröffentlicht wurden – ein Manko, das noch bei vielen HTA-Agenturen zu finden ist.

Zusammenfassend erscheinen insbesondere die nachfolgenden Schritte angebracht, um die fachliche Unabhängigkeit einer HTA-Agentur und die Glaubwürdigkeit ihrer Berichte zu gewährleisten:

- Auswahl fachlich unabhängiger Autoren durch standardisierte Bewertung ihrer potenziellen Interessenkonflikte
- Offenlegung der potenziellen Interessenkonflikte aller am Bericht Beteiligten
- Offenlegung der allgemeinen Methoden der Agentur
- Offenlegung der berichtsspezifischen Methodik in der Frühphase der Bewertung
- Darlegung und Begründung etwaiger Abweichungen von der vorab geplanten Methodik
- Veröffentlichung aller Bewertungsergebnisse

7.2.5 Vorgehen des IQWiG

SGB V § 139 (3): *„Zur Erledigung der Aufgaben nach § 139a Abs. 3 Nr. 1 bis 5 hat das Institut wissenschaftliche Forschungsaufträge an externe Sachverständige zu vergeben. Diese haben alle Beziehungen zu Interessenverbänden, Auftragsinstituten, insbesondere der pharmazeutischen Industrie und der Medizinprodukteindustrie, einschließlich Art und Höhe von Zuwendungen offen zu legen."*

Das im Jahr 2004 gegründete Institut für Qualität und Wirtschaftlichkeit im Gesundheitswesen hat den oben genannten Forderungen zum einen durch eine Veröffentlichung der allgemeinen Institutsmethoden, der jeweiligen berichtsspezifischen Methodik („Berichtsplan") sowie der Veröffentlichung aller Ergebnisse einschließlich zuvor unpublizierter Informationen auf der Internetseite des Instituts [www.iqwig.de] Rechnung getragen. Zum anderen sind allen Angestellten des Instituts honorierte Nebentätigkeiten, die potenziell zu Interessenkonflikten führen könnten, untersagt. Bei der Auswahl externer Sachverständiger für die Auftragsbearbeitung sind die gesetzlichen Vorgaben des § 139 b (3) SGB V (s. Zitat oben) zu beachten. Hieraus leitet sich die Methode des Instituts ab [Bastian et al. 2006], zunächst mittels Formblatt die Art und Höhe der Zuwendungen von allen Personen, die sich um die Auftragsbearbeitung bewerben, zu erfragen (Formblatt siehe www.iqwig.de). Ein dreiköpfiges Komitee, das aus einem Mitglied der Institutsleitung, einem Mitglied des Steuergremiums und einem wissenschaftlichen Mitarbeiter besteht, bewertet diese Angaben auftragsbezogen. Drei Kategorien der Bewertung sind möglich: 1. keine Interessenkonflikte erkennbar; 2. relevante Interessenkonflikte erkennbar, die der Auftragsbearbeitung nicht zwingend entgegenstehen; 3. relevante Interessenkonflikte erkennbar, die der Auftragsbearbeitung entgegenstehen. Im Falle einer Bewertung „2" wird die jeweilige Person um Angabe von Methoden und/oder Nachweisen dafür gebeten, dass die dargestellten potenziellen Interessenkonflikte die unabhängige Auftragsbearbeitung nicht gefährden. An Hand dieser Darlegung erfolgt die abschließende Bewertung.

Wie oben ausgeführt ergibt sich aus Art und Höhe von Zuwendungen ggf. ein Hinweis auf relevante Interessenkonflikte. Dabei gibt es aber keine fest definierten Grenzen und nur wenige Tätigkeiten, die zwingend einer unabhängigen Auftragsbearbeitung entgegenstehen (z. B. Patentbesitz, Mitarbeit in dem Unternehmen, das die zu bewertende Technologie vertreibt). Die Bewertung durch ein dreiköpfiges Gremium und ggf. die Einbeziehung weiterführender Informationen zum Nachweis der wissenschaftlichen Unabhängigkeit tragen diesem Umstand Rechnung.

7.2.6 Ausblick

Im Zusammenhang mit dem Umgang mit Interessenkonflikten sind noch viele Fragen offen, nicht nur im HTA-Bereich. Wie können potenzielle Interessenkonflikte standardisiert bewertet werden mit dem Ziel der Auswahl unabhängiger Autoren und Sachverständiger? Welche Rolle spielen dabei Interessenkonflikte auf persönlicher Ebene (Bekanntschaften etc.)? Wie können Vollständigkeit und Richtigkeit der Angaben, auch zur Finanzierung der Agenturen selber, gewährleistet werden? Wie sollen Personen oder Agenturen, die bewusst falsche Angaben machen, sanktioniert werden?

Von dem derzeit laufenden Projekt EUnetHTA [www.eunethta.net] zur Vernetzung europäischer HTA-Agenturen sollten Antworten auf diese zentralen Fragen zur Unabhängigkeit von HTA-Einrichtungen erwartet werden.

7.3 HTA-Ausbildung

MATTHIAS PERLETH

7.3.1 Einleitung

Die Erstellung von HTA-Berichten ist ein komplexer Prozess, der den Einsatz von gut ausgebildeten, interdisziplinär arbeitenden Spezialisten erfordert. Aber auch die angemessene Rezeption der Berichte einschließlich ihrer situationsgerechten Nutzung und die Integration in die Entscheidungsprozesse ist alles andere als trivial. Die Reaktionen auf Stellenausschreibungen im Bereich HTA haben gezeigt, dass bisher nur sehr wenige Bewerber über fundierte Kenntnisse oder praktische Erfahrungen bei der Erstellung von HTA-Gutachten verfügen. Ein Grund dafür ist, dass sich der zunehmende Bedarf an HTA-Expertise bisher nicht in einem entsprechenden Fort- und Weiterbildungsangebot widerspiegelt.

In Deutschland haben einige Postgraduiertenstudiengänge für Public Health/Gesundheitswissenschaften bzw. Gesundheitsökonomie und ein Bremer Doktorandenkolleg HTA-Inhalte in ihre Lehrpläne integriert; teilweise wird HTA als eigenständige ärztliche Fortbildungsveranstaltung durchgeführt oder findet innerhalb von Institutionen, die mit der Erstellung von HTAs befasst sind, als hausinterne Fortbildung statt. Diese Initiativen haben jedoch eine geringe Reichweite und können nicht auf ein strukturiertes und abgestimmtes Curriculum zurückgreifen.

7.3.2 Kompetenzbereiche mit Relevanz für HTA

Die Kompetenzentwicklung für HTA richtet sich vor allem an zwei Zielgruppen:
1. Personen, die Informationen aus Health Technology Assessments als Grundlage für Entscheidungen im Kontext der Gesundheitsversorgung nutzen möchten bzw. HTA-Aufträge erteilen (z. B. Entscheidungsträger in der Selbstverwaltung, Krankenhausmanager, Richter, Patienten und deren Organisationen, Fachgesellschaften, Leitlinienentwickler, klinisch tätige Ärzte).
2. Personen, die an der Erstellung von HTAs beteiligt sind oder sein werden.

Die Bereiche, in denen HTA-Kompetenzen zu erwerben sind, unterscheiden sich für die beiden Zielgruppen nicht grundlegend. Für die erste Zielgruppe liegt der Schwerpunkt der Ausbildung auf dem Erwerb von Kenntnissen, die zur Nutzung von HTAs im jeweils relevanten

Entscheidungskontext befähigen sollen. In der zweiten Zielgruppe steht zusätzlich zum Kenntniserwerb die Erlangung von spezifischen Fertigkeiten im Vordergrund, die durch Trainingsaufgaben, Fallstudien und Praktika erreicht werden können.

In den letzten Jahren wurden mehrere internationale HTA-Kurse entwickelt und erprobt, die wesentlichen inhaltlichen Input aus dem COMETT-ASSESS-Projekt erhielten (publiziert in [Szczepura & Kankaanpää 1996]):
- International Master's Program in Health Technology Assessment and Management (Italien, Spanien, Kanada)
- Master's in Health Technology Assessment, Universität Birmingham, England
- Distance Learning Course Health Technology Assessment – Decision-making for health, AETMIS & McGill Universität, Kanada

Die Kurse beinhalten im Kern einen Mix von methodischen und managementorientierten Inhalten; zusätzlich sind Aufgaben zu lösen, Hausarbeiten zu erstellen, Praktika zu absolvieren und eine abschließende Kursarbeit zu verfassen.

Da viele HTA-Ersteller und -Nutzer bereits eine Tätigkeit ausüben, sind HTA-Programme vorzugsweise als Teilzeitangebote konzipiert, die per Fernstudium über das Internet oder in Form von Blockkursen absolviert werden können. Auf ein internationales Publikum ausgerichtete Kurse sind jedoch nur bedingt geeignet, die Besonderheiten des deutschen Gesundheitswesens zu berücksichtigen.

7.3.3 Das deutschsprachige HTA-Curriculum

In Deutschland wurde ein HTA-Curriculum entwickelt, das auf internationalen Kursinhalten und Erfahrungen aufbaut und so umfassend angelegt ist, dass eine Ausbildungsgrundlage für möglichst alle HTA-relevanten Tätigkeiten enthalten ist [Perleth et al. 2006].

Durch die modulare Struktur wird den unterschiedlichen inhaltlichen und organisatorischen Bedürfnissen der beiden Zielgruppen Rechnung getragen (s. Tab. 38).

Zusätzlich wurden Teile aus dem EbM-Curriculum des Deutschen Netzwerks evidenzbasierte Medizin zur kritischen Studienbewertung [Kunz et al. 2001] übernommen. Damit sind methodische Qualität und einheitliche Sprachregelungen gewährleistet. Studierende können HTA im internationalen Setting verstehen und Ergebnisse und Entwicklungen übertragen. Derzeit wird an der Umsetzung des Curriculums in ein internetbasiertes Lehrangebot gearbeitet.

7.3.4 Rationale für die einzelnen Module

Mit Ausnahme des ersten Moduls ist die Reihenfolge der Module nicht zwingend festgelegt. Jedes Modul wird zunächst mit einem übergeordneten Lernziel eingeleitet und um konkrete Inhalte ergänzt.

Das *Modul 1* „Grundlagen und Prinzipien" bildet die Basis für alle übrigen Module. Es sollte unabhängig von Zielgruppe und Umsetzungsform immer am Anfang des Ausbildungsprogramms stehen. Neben den Inhalten steht hier vor allem die Vermittlung einer „evaluationsfreundlichen" Haltung im Vordergrund. Nach dem Konzept der „Evidenzbasierten Gesundheitsversorgung" sollen gesundheitspolitische Entscheidungen bewusst wissensbasiert, transparent und nachvollziehbar getroffen werden. Lege artis durchgeführtes HTA kann an dieser Stelle einen wichtigen Transfermechanismus von wissenschaftlichen Ergebnissen in die Versorgungspraxis bilden. Eine Voraussetzung für die Akzeptanz von HTA ist weiterhin die Unabhängigkeit von politischen und wirtschaftlichen Interessen.

Die Inhalte und Theorien von *Modul 1* werden in *Modul 2* „HTA und Entscheidungsfindung/Regulation von Technologien" mit Fakten und Er-

7.3 HTA-Ausbildung

Tab. 38 Übersicht über die Kursmodule

Kursmodul	Zielgruppen	übergeordnete Lernziele
1. Grundlagen und Prinzipien von HTA	1 + 2	Verständnis für das Konzept und die Ziele von HTA im Kontext gesundheitspolitischer Entscheidungsfindung entwickeln
2. HTA und Entscheidungsfindung/Regulation von Technologien	1 + 2	Kennenlernen von Entscheidungsmechanismen in verschiedenen Gesundheitssystemen und unter verschiedenen rechtlichen Rahmenbedingungen, Analyse der Situation in Deutschland
3. Das Versorgungsproblem	1 + 2; Zielgruppe 2 mit Fallstudien	Gesundheitsprobleme strukturiert analysieren und beschreiben können
4. Beschreibung des Status von Technologien (Diffusion, Utilisation)	1: orientierende Kenntnisse 2: Detailkenntnisse, praktische Nutzung der Datenquellen	Verbreitung und Nutzung einer Technologie anhand verschiedener Datenquellen analysieren und beschreiben können
5. Prioritätensetzung bei der Auswahl zu bewertender Technologien	1 + 2; beide mit Fallstudien	Zielsetzung des HTA-Programms verstehen, analysieren von Bedarf und Nutzen bei der Durchführung von HTA, ableiten von Prioritäten
6. Informations- und Wissensmanagement	1 + 2	Verständnis entwickeln für die Bedeutung des systematischen Umgangs mit Informationen als iterativen Prozess, d. h. als schrittweise, aber zielgerichtete Annäherung an den wesentlichen Informationsgehalt bei der Erstellung von HTA-Berichten
7. Methodik der Erstellung von HTA-Berichten I: Wirksamkeit und Sicherheit	1: mit Qualitätsbewertung von HTA-Berichten + Reviews 2: ausführliche Übungen kritische Studienbewertung, Datenextraktion, qualitative und quantitative Informationszusammenfassung	Erlernen der qualitativen und quantitativen Methoden der Bewertung der Wirksamkeit und Sicherheit medizinischer Technologien anhand publizierter (bzw. kommunizierter) Daten
8. Methodik der Erstellung von HTA-Berichten II: Ethische, sozio-kulturelle, rechtliche Probleme, Auswirkungen auf Organisationsstrukturen	1 + 2	Verständnis entwickeln für die Bedeutung ethischer, sozio-kultureller und rechtlicher Aspekte bei der Technologiebewertung; abschätzen der Auswirkungen auf die Organisationsstrukturen und Erstellung eines Überblicks über Methoden der Analyse dieser Aspekte im Rahmen der Fragestellung eines HTA
9. Methodik der Erstellung von HTA-Berichten III: Ökonomische Implikationen	1: mit Qualitätsbewertung von HTA-Berichten + Reviews; Zielgruppe 2: ausführliche Übungen: kritische Studienbewertung, Datenextraktion, qualitative und quantitative Informationszusammenfassung	Erlernen der gesundheitsökonomischen Implikationen medizinischer Technologien anhand publizierter (bzw. kommunizierter) Daten
10. HTA in Sondergebieten/ spezielle Aspekte von HTA	1 + 2; Zielgruppe 2 mit Fallstudien	-
11. Projektmanagement	1 + 2	HTA-Projekte mit Arbeits-, Kosten-, und Verwertungsstrategie planen/beantragen zu können

fahrungen aus dem In- und Ausland unterlegt. Neben dem Kennenlernen unterschiedlicher Gesundheitssysteme geht es auch um die kritische Bewertung von Entscheidungsprozessen.

Die *Module 3 und 4* („Das Versorgungsproblem" bzw. „Beschreibung des Status von Technologien") fokussieren bereits konkrete HTA-Vorhaben. Die Aufarbeitung von Hintergrundinformationen zu Versorgungsproblemen und Technologien wird nicht nur für den anschließenden Priorisierungsprozess von HTA-Fragestellungen benötigt, sondern bildet auch im themenbezogenen HTA den Bezugskontext für eine spätere Nutzen-, Notwendigkeits- und Wirtschaftlichkeitsbewertung.

Um der Gefahr der Instrumentalisierung von HTA für Partikularinteressen vorzubeugen, ist ein transparenter Priorisierungsprozess obligater Bestandteil von HTA. Im *Modul 5* werden verschiedene methodische Ansätze zur Systematisierung von Priorisierungsprozessen gegenübergestellt. Studierende erlangen die Fähigkeit, diese Prozesse nachzuvollziehen, um die Bedeutung eines spezifischen Assessments mit seinen potentiellen Konsequenzen im jeweiligen politischen Umfeld abschätzen zu können.

Die *Module 6 bis 9* („Informations- und Wissensmanagement" sowie „Methodik der Erstellung von HTA-Berichten") beschäftigen sich mit der Vermittlung von technischen Kenntnissen, Fertigkeiten und Fähigkeiten im Rahmen der Erstellung von HTA-Bewertungen. Eine Vernetzung mit bestehenden EbM-Kursen bzw. Cochrane-Kursen zur Durchführung systematischer Übersichten ist möglich und zweckmäßig. Der Grad der Vertiefung wird durch das Teilnehmerprofil der konkreten Ausbildungsveranstaltung vorgegeben: Während es für die HTA-Nutzer ausreichend ist, die Methodik der HTA-Erstellung zu verstehen und kritisch bewerten zu können, profitieren potentielle HTA-Autoren von praktischen Übungen und der Bearbeitung von Beispielaufgaben.

Fragestellungen, die mit der Standardmethodik nur unzureichend zu bearbeiten sind, behandelt das *Modul 10* „HTA in Sondergebieten/ spezielle Aspekte von HTA". Hier werden Themen mit hohem ethischem Konfliktpotential (z. B. Präimplantationsdiagnostik, prädiktive genetische Tests) oder Themen mit unzureichender Evidenzbasis (z. B. innovative Verfahren, alternativmedizinische Methoden) exemplarisch analysiert.

Das *Modul 11* „Projektmanagement" ist von praktischer Relevanz, da HTA als Politikberatungsinstrument notwendigerweise zeitgerechte Informationen liefern muss. Die Kombination von Zeitdruck und Bindung an eine strenge wissenschaftliche Methodik ist nur durch stringentes Projektmanagement zu beherrschen.

7.3.5 Bisherige Erfahrungen mit HTA-Kursen

Die bisherigen Erfahrungen mit HTA-Kursen sind nur spärlich publiziert. Aus dem von 2000-2003 von der Europäischen Kommission finanzierten HTA-Masterstudiengang liegt ein Endbericht vor, der auch Evaluationsergebnisse enthält [Lehoux et al. 2005]. Der Kurs wurde in Europa (Barcelona, Rom) und Kanada (Montréal, Ottawa) durchgeführt und bestand im wesentlichen aus vier Kursen mit jeweils 40 Stunden Umfang und mit einer Zeitdauer von 20 Monaten. Teil des Masterprogramms war auch ein Praktikum in einer HTA-Einrichtung. Weitere didaktische Elemente waren intensiver Kontakt zwischen Studierenden und Dozenten, Erörterung relevanter methodischer und politischer Themen und E-Debatten zu neuen Technologien.

Studierende wurden international rekrutiert, eine Zielgröße von 25-30 Teilnehmern pro Kurs wurde als realistisch eingeschätzt. Tatsächlich nahmen 23 Studierende an dem ersten Programm teil, 10 führten ein Praktikum durch. Aktuell sind 31 Studierende eingeschrieben.

Die Evaluation stützte sich auf 142 schriftliche Fragebögen, die im Anschluss an die Kurse von den Teilnehmern ausgefüllt wurden, außerdem wurden jeweils 10 Studenten und 5 Betreuer interviewt. Insgesamt erreichte der Kurs ein hohes Maß an Zufriedenheit bei den Teilnehmern; die Mehrheit würde ihn weiter empfehlen. Vor allem das Feedback durch die Betreuer wurde als verbesserungsfähig eingestuft, auch wurde die frühere Zusendung der Kursmaterialien eingefordert. Als relevant wurde die Interaktion zwischen Nutzern und Produzenten von HTA-Berichten angesehen.

Die Erfahrungen mit diesem Kurs zeigen, dass Bedarf für ein Ausbildungsangebot besteht. Auch der *Distance Learning Course Health Technology Assessment – Decision-making for health*, der von AETMIS und der McGill Universität in Montréal, Kanada, durchgeführt wird, kann den aktuellen Bedarf nicht befriedigen (bei einer Kapazität von 20 Studierenden pro Jahr). Angesichts des rasanten medizinischen Fortschritts und des Auf- und Ausbaus von HTA-Einrichtungen weltweit ist eine steigende Nachfrage an Weiterbildungsangeboten bzw. an Aufbaustudiengängen zu erwarten. Die Frage des Abschlusses (z. B. Master) erscheint dabei weniger relevant, weil die meisten Teilnehmer bereits im Berufsleben stehen und einen HTA-Kurs als Weiterbildung betreiben.

Gesamtliteraturverzeichnis

Kapitel 1

Banken R. Bridges across the „know-do" gap: Health Technology Assessment and Health Impact Assessment. Presentation Global Forum for Health Research and the World Summit on Health Research, Mexico, 2004.

Banta HD, Behney CJ, Andrulis DP. Assessing the Efficacy and Safety of Medical Technologies, Washington: OTA, 1978.

Banta HD, Luce BR (Hrsg.) Health care technology and its assessment. An international perspective. Oxford-New York-Tokyo: Oxford University Press, 1993.

Banta HD, Oortwijn WJ, Van Beekum WT. The organization of health care technology assessment in The Netherlands, The Hague: Rathenau Institute, 1995.

Busse R & Riesberg A. Gesundheitssysteme im Wandel: Deutschland, Kopenhagen: WHO Regionalbüro für Europa im Auftrag des Europäischen Observatoriums für Gesundheitssysteme und Gesundheitspolitik, 2005.

Busse R, Orvain J, Velasco M, Perleth M, Drummond M, Gürtner F, Jorgensen T, Jovell A, Malone J, Rüther A, Wild C. Best practice in undertaking and reporting health technology assessments. Int J Technol Assess Health Care 2002; 18: 361–422.

Deyo RA & Patrick DL. Hope or Hype. The obsession with medical advances and the high cost of false promises, New York: Amacom, 2005.

Droste S, Gerhardus A, Kollek R. Methoden zur Erfassung ethischer Aspekte und gesellschaftlicher Wertvorstellungen in Kurz-HTA-Berichten – eine internationale Bestandsaufnahme. Köln: DIMDI, 2003.

European Commission. High Level Group on Health Services and Medical Care (HLG/2004/21 FINAL). 2004.

Gerhardus A & Dintsios CM. Der Einfluss von HTA-Berichten auf die gesundheitspolitische Fragestellung – eine systematische Übersichtsarbeit, Köln: DIMDI, 2005.

GfK Consumer Index. Consumer Scan Total Grocery 01-2006. Innovationen – das Salz in der Suppe.

Heinen-Kammerer T, Wiosna W, Nelles S, Rychlik R. Monitoring von Herzfunktionen mit Telemetrie, Köln: DIMDI, 2006.

Hennen L. TA in Biomedicine and Healthcare – from clinical evaluation to policy consulting. TA-Datenbank-Nachrichten 2001; 10: 13–22.

Henshall C, Oortwijn WJ, Stevens A, Granados A, Banta D. Priority setting for health technology assessment. Theoretical considerations and practical approaches. A paper produced by the Priority Setting Subgroup of the EUR-ASSESS Project. Int J Technol Assess Health Care 1997; 13: 144–85.

Institute of Medicine. Assessing Medical Technologies. Washington DC: National Academy Press, 1985.

Kristensen FB, Chamova J, Hansen NW. Toward a sustainable European Network for Health Technology Assessment. The EUNetHTA Project. Bundesgesundheitsbl – Gesundheitsforsch – Gesundheitsschutz 2006; 49: 283–5.

Liberati A, Sheldon TA, Banta HD. EUR-ASSESS project subgroup report on methodology. Methodological guidance for the conduct of Health Technology Assessment. Int J Technol Assess Health Care 1997; 13: 186–219.

Mowatt G, Bower DJ, Brebner JA, Cairns JA, Grant AM, McKee L. When and how to assess fast-changing technologies: A comparative study of medical applications of four generic technologies. Health Technology Assessment 1997; 1(14).

Moynihan R & Henry D. The fight against disease mongering: generating knowledge for action. PLoS Med 2006; 3: e191.

Niebuhr D, Rothgang H, Wasem J, Greß S. Die Bestimmung des Leistungskataloges in der gesetzlichen Krankenversicherung. Verfahren und Kriterien zur Bestimmung des Leistungskatalogs in der gesetzlichen Krankenversicherung vor dem Hintergrund internationaler Erfahrungen, Düsseldorf: Hans-Böckler-Stiftung, 2004.

Perleth M, Jakubowski E, Busse R. What is „best practice" in health care? State of the art and perspectives in improving the effectiveness and efficiency of the European health care systems. Health Policy 2001; 56: 235–50.

Perleth M, Lühmann D, Gibis B, Droste S. „Rapid Assessments" – schnelle Bewertung medizinischer Technologien. Z ärztl Fortbild Qual sich 2001; 95: 76–80.

Perleth M. Versorgungsforschung – Anforderungen aus der Sicht der GKV. In: Gesundheitsversorgung und Disease Management: Grundlagen und Anwendungen der Versorgungsforschung. Hrsg. Pfaff H, Schrappe M, Lauterbach K, Engelmann U, Halber M. Bern: Huber, 2003: 59–63.

Rettig RA. Health care in transition. Technology assessment in the private sector. Santa Monica: RAND; 1997.

The ALLHAT Officers and Coordinators for the ALLHAT Collaborative Research Group. Major Outcomes in High-Risk Hypertensive Patients Randomized to Angiotensin-Converting Enzyme Inhibitor or Calcium Channel Blocker vs Diuretic: The Antihypertensive and Lipid-Lowering Treatment to Prevent Heart Attack Trial (ALLHAT). JAMA 2002; 288: 2981–97.

Gesamtliteraturverzeichnis

The OECD Health Project. Health Technology and Decision Making, Paris: OECD, 2005.

Thomas L. The technology of medicine. NEJM 1971; 285: 1366–8.

US Congress Office of Technology Assessment. Development of medical technology: Opportunities for assessment. Washington: Office of Technology Assessment, 1976.

Wismar M. Health Impact Assessment: Wirklichkeit und Wirkung im europäischen Vergleich. Gesundheitswesen 2005; 67: V92.

Kapitel 2

BAG, Handbuch zur Standardisierung der medizinischen und wirtschaftlichen Bewertung medizinischer Leistungen, Bern, 2005.

Banta HD, Andreasen PB. The political dimension in health care technology assessment programs. Int J Technol Assess Health Care. 1990; 6: 115–23.

Francke R, Hart D. HTA in den Entscheidungsprozessen des IQWiG und G-BA. Bestandsaufnahme und aktuelle Fragen der gesundheitsrechtlichen Regulierung. Bundesgesundheitsblatt 2006; 49: 241–50.

Fritze J. Die Evaluation von Stroke Units als medizinische Technologie. Schriftenreihe Health Technology Assessment, Band 15. Baden-Baden: Nomos, 2000.

Gerhardus A, Dintsios Ch-M. Der Einfluss von HTA-Berichten auf die gesundheitspolitische Entscheidungsfindung – Eine systematische Übersichtsarbeit. DIMDI. GMS Health Technol Assess 2005; 1: Doc02. http://gripsdb.dimdi.de/de/hta/hta_berichte/hta031_bericht_de.pdf.

Gerhardus A. Das HTA-Projekt des BMGS. Welche Effekte hatte es und was lässt sich daraus lernen? Präsentation auf der 6. Jahrestagung des Deutschen Netzwerks für evidenzbasierte Medizin, 4.3.-5.3.2005, Berlin.

Gerhardus A. Die Rolle von HTA-Berichten im deutschen Gesundheitswesen. Brauchen wir Impactziele? Bundesgesundheitsblatt. Gesundheitsforschung. Gesundheitsschutz. 2006; 49: 233–40.

Gibis B, Rheinberger P. Erfahrungen mit und Impact von Health Technology Assessment im Bundesausschuss der Ärzte und Krankenkassen. Z Ärztl Fortbild Qualitätssich. 2002; 96: 82–90.

Lasser KE, Allen PD, Woolhandler StJ et al. Timing of new black box wanrings and withdrawals for prescription medications. JAMA 2002; 287: 2215–20.

Lehoux P, Blume S. Technology assessment and the sociopolitics of health technologies. J Health Polit Policy and Law. 2000; 25: 1083–1120.

NICE. Guide to the Methods of Technology Appraisal. April 2004, London, www.nice.org.uk, accessed 8.11.2006.

Oliver A, Mossialos E, Robinson R. Health technology assessment and its influence on health-care priority setting. Int J Technol Assess Health Care 2004; 20: 1–10.

Schiffner R, Schiffner-Rohe J, Gerstenhauer M et al. Differences in efficacy between intention-to-treat and per-protocol analyses for patients with psoriasis vulgaris and atopic dermatitis: clinical and pharmacoeconomic implications. Br J Dermatol 2001; 144: 1154–1160.

Schiffner R, Schiffner-Rohe J, Landthaler M et al. Wie groß ist der Effektivitätsverlust eines Behandlungsverfahrens zwischen „Theorie" und „Praxis"? – Evaluierung gesundheitsökonomischer Basisdaten im Rahmen des Erprobungsmodells ambulante synchrone Balneophototherapie bei atopischem Ekzem. Hautarzt 2002; 53: 22–29.

Stevens A, Milne R. Health technology assessment in England and Wales. Int J Technol Assess Health Care 2004; 20: 11–24.

The Australian experiment: the use of Evidence Based Medicine fort the reimbursement of surgical and diagnostic procedures (1998–2004): http://www.anzhealthpolicy.com/content/3/1/3.

The House of Commons Health Committee. The influence of the pharmaceutical industry. Volume I, London, The stationery Office Limited 2005.

Van Eijndhoven JCM. Technology Assessment: Product or Process. Technological forecasting and social change. 1997; 54: 269–286.

WHO-European Observatory on Health Systems: Health Care Systems in Transition/HiT: Österreich, 2005, http://www.bmgf.gv.at/cms/site/attachments/2/1/8/CH0014/CMS1153221597296/hit_oesterreich_finales_pdf_mit_0607181.pdf.

Wild, C. Health Technology Assessment in Austria. Int J TAHC 16: 2 (2000), 303–324.

Wild, C. Health Technology Assessment –Kritische Wissenschaftsmethode zur Evaluation der Wirksamkeit medizinischer Interventionen. Anaesthesist 55 (2006), 568–77.

Wild, C. Health Technology Assessment. Beispiele aus Österreich und deren Impact. In: Unter-, Über- und Fehlversorgung. Vermeidung und Management von Fehlern im Gesundheitswesen. 2003, Meggeneder, O. (Hg), Frankfurt/Main: Mabuse-Verlag, S. 131–46.

Kapitel 3

Berwick DM. Disseminating Innovations in Health Care. JAMA 2003; 289(15): 1969–75.

Busse R, Orvain J, Velasco M, Perleth M, Drummond M, Gürtner F et al. Best practice in undertaking and reporting health technology assessments. International Journal Technology Assessment Health Care 2002; 18: 361–422.

Campbell M, Fitzpatrick R, Haines A, Kinmonth AL, Sandercock P, Spiegelhalter D, Tyrer P. Framework for design and evaluation of complex interventions to improve health. BMJ 2000; 321(7262): 694-6.

Clancy CM, Eisenberg JM. Outcomes Research: Measuring the End Results of Health Care. Science 1998; 282: 245-6.

Goodman C. HTA 101: Introduction to Health Technology Assessment. Last updated: 13th June 2006, http://www.nlm.nih.gov/nichsr/hta101/ta101_c1.html

Heller G, Swart E, Mansky T. Qualitätsanalysen mit Routinedaten. Ansatz und erste Analysen aus dem Gemeinschaftsprojekt „Qualitätssicherung mit Routinedaten" (QSR). In: Klauber J, Robra BP, Schellschmidt H (Hrsg.): Krankenhausreport 2003. Stuttgart: Schattauer: 271-288

Iezzoni LI, Daley J, Heeren T, Foley SM, Fisher ES, Duncan C et al. Identifying complications of care using administrative data. Med Care 1994; 32: 700-715

Koch U, Pfaff H, Morfeld M. Versorgungsforschung. Bundesgesundheitsblatt – Gesundheitsforschung – Gesundheitsschutz 2006; 49: 107-109

Lewsey JD, Leyland AH, Murray GD, Boddy FA. Using routine data to complement and enhance the results of randomised controlled trials. Health Technology Assessment 2000; 4: 1-55

Lühmann D. Registries and outcomes measurement. Vortrag beim WHO-Meeting „Institutionalization of Health Technology Assessment" 2000, Bonn

Morfeld M, Wirtz M. Methodische Ansätze in der Versorgungsforschung. Bundesgesundheitsblatt – Gesundheitsforschung – Gesundheitsschutz 2006; 49: 120-128

Pfaff H, Kaiser C. Aufgabenverständnis und Entwicklungsstand der Versorgungsforschung. Bundesgesundheitsblatt – Gesundheitsforschung – Gesundheitsschutz 2006; 49: 111-119

Rogers EM. Diffusion of innovations. Simon & Schuster, New York, 4. Aufl. 1995

Schrappe M, Glaeske G, Gottwik M et al. Für die Ständige Kongresskommission Versorgungsforschung. Memorandum II zur Versorgungsforschung in Deutschland. 22.9.2005 (http://www.dkvf.de)

Kapitel 4

Basque Office of Health Technology Assessment. The prioritisation of evaluation topics of health. Vitoria-Gasteiz: Osteba, 1996.

Banta HD, Luce BR (Hrsg). Health care technology and its assessment. An international perspective. Oxford/New York/Tokyo. Oxford University Press, 1993.

Battista RN, Hodge MJ. Setting priorities and selecting topics for clinical practice guidelines. Can Med Assoc J 1995; 153: 1233-7.

Davies L. Drummond M, Papanikoloau P. Prioritising investments in health technology assessment: Can we assess the potential value for money? York: Centre for Health Economics. Discussion Paper 170, 1999.

Donaldson MS, Sox HC (Hrsg) Setting priorities for health technology assessment: A model process. Washington, DC: National Academy Press, 1992.

Eddy DM. Selecting technologies for assessment. Int J Technol Assess Health Care 1989; 5: 484-501.

Harstall CM, Hailey D. Determinants of the status of new technologies. Annu Meet Int Soc Technol Assess Health Care 1998; 14: 75.

Helou A, Perleth M, Schwartz FW. Prioritätensetzung bei der Entwicklung medizinischer Leitlinien. Teil 1: Kriterien, Verfahren und Akteure: eine methodische Bestandsaufnahme internationaler Erfahrungen. Z ärztl Fortbild Qual sich 2000; 94: 53-60.

Henshall C, Oortwijn WJ, Stevens A, Granados A, Banta D. Priority setting for health technology assessment. Theoretical considerations and practical approaches. A paper produced by the Priority Setting Subgroup of the EUR-ASSESS Project. Int J Technol Assess Health Care 1997; 13: 144-85.

Langer T. Horizon Scanning System (HSS). An overview. Wien: Ludwig Boltzmann Institut für Health Technology Assessment, 2006.

Lara ME, Goodman C. National priorities for the assessment of clinical conditions and medical technologies. Washington DC: National Academy Press, 1990.

McKinlay JB. From „promising report" to „standard procedure": Seven stages in the career of a medical innovation. Milbank Memorial Fund Quarterly 1981; 59: 374-411.

Mowatt G, Bower J, Brebner JA, Cairns JA, Grant AM, McKee L. When and how to assess fast-changing technologies: a comparative study of medical applications of four generic technologies. Health Technology Assessment 1997; 1(14): 1-149.

NHS Executive. The Annual Report of the NHS Health Technology Assessment Programme 1998. London: Department of Health, 1998.

Oortwijn WJ, Ament AJHA, Vondeling H. Use of societal criteria in evaluation of medical technology assessment research proposals in the Netherlands: Development and testing of a checklist. Z Ges Wiss 1996; 4: 5-19.

Oortwijn WJ. First things first. Priority setting for health technology assessment. Leiden: 2000.

Phelps CE, Mooney C. Correction and update on priority setting in medical technology assessment. Med Care 1992; 30: 744-51.

Reiser SJ. Criteria for standard versus experimental therapy. Health Aff 1994; 13: 127-36.

Robert G, Stevens A, Gabbay J. ‚Early warning systems' for identifying new healthcare technologies. Health Technol Assess 1999; 3(13): 1-97.

Simpson S, Carlsson P, Douw K, Packer C. A comparative analysis of early warning systems demonstrates differences in methods and structure: a survey of EuroScan member agencies. Proceedings of the 18th Annual Meeting of the International Society of Technology Assessment in Health Care. Urban & Fischer, Germany: 2002. Oral presentation.

Simpson S, Hyde C, Cook A, Packer C, Stevens A. Assessing the accuracy of forecasting: Applying standard diagnostic assessment tools to a health technology early warning system . Int J Technol Assess Health Care 2004; 20: 381–84.

Stevens A, Packer C, Robert G. Early warning of new health care technologies in the United Kingdom. Int J Technol Assess Health Care 1998; 14: 680–6.

Kapitel 5

Alberta Heritage Foundation for Medical Research (AHFMR). Health technology assessment on the net: a guide to internet sources of information. Edmonton: AHFMR; 2006.

Antes G, Bassler D, Galandi D. Systematische Übersichtsarbeiten: Ihre Rolle in einer Evidenzbasierten Gesundheitsversorgung. Deutsches Ärzteblatt 1999; 96 (10): A-616-A-622.

Dickersin K. The existence of publication bias and risk factors for its occurrence. JAMA 1990; 263 (10): 1385–9.

Droste S, Gerhardus A, Kollek R. Methoden zur Erfassung ethischer Aspekte und gesellschaftlicher Wertvorstellungen in Kurz-HTA-Berichten. Eine internationale Bestandsaufnahme. Health Technology Assessment. Schriftenreihe des DIMDI. Band 9. Niebüll: Medicombooks.de; 2003.

Eysenbach G, Tuische J, Diepgen TL. Evaluation of the usefulness of internet searches to identify unpublished clinical trials for systematic reviews. Med Inform 2001; 26 (3): 203–218.

Glasziou P, Del Mar C, Salisbury J. Evidence-based medicine Workbook. Finding and applying the best research evidence to improve patient care. London: BMJ Books; 2003.

Golder S, McIntosh HM, Duffy S, Glanville J. Developing efficient search strategies to identify reports of adverse effects in MEDLINE and EMBASE. Health Info Libr J 2006; 23 (1): 3–12.

Hacker R. Bibliothekarisches Grundwissen. München: Saur; 2000

Hart D. Der regulatorische Rahmen der Nutzenbewertung: Vom Arzneimittelrecht zum HTA-Recht. MedR 2004; 22 (9): 469–481.

Hart D. Health Technology Assessment (HTA) und gesundheitsrechtliche Regulierung. MedR 2001; 19 (1): 1–8.

Helmer D. Etext on Health Technology Assessment (HTA) Information Resources. Chapter 10: Grey Literature (Online-Text). Zugriff am 11. Juli 2006. Gelesen unter: http://www.nlm.nih.gov/archive//2060905/nichsr/ehta/chapter10.html.

Perleth M (2000) Kritische Bewertung von HTA-Berichten. In: Kunz R, Ollenschläger G, Raspe J, Jonitz G, Kolkmann FW: Lehrbuch evidenzbasierte Medizin in Klinik und Praxis. S. 147–155. Deutscher Ärzteverlag, Köln

Phillips B, Ball C, Sackett D, Badenoch D, Straus S, Haynes B, Dawes M: since November 1998: Oxford Centre for Evidence-based Medicine Levels of Evidence (May 2001) [http://www.cebm.net/levels_of_evidence.asp, accessed 14.2.2007]

Song F, Eastwood AJ, Gilbody S, Duley L, Sutton AJ. Publication and related biases. Health Technol Assess 2000; 4 (10): 1–115.

University of Illinois at Chicago, University Library. Formulating Patient Centered Questions [Online-Text]. Zugriff am 13. Juli 2006. Gelesen unter: http://www.uic.edu/depts/lib/lhsp/resources/pico.shtml.

Kapitel 6.1

Arzneimittelgesetz (AMG) i. d. F. vom 18.8.2006, BGBl I S. 1869.

Bachmann LM, Puhan MA, ter Riet G, Bossuyt PM. Sample sizes of studies on diagnostic accuracy: literature survey. BMJ 2006; 332: 1127–9.

Begg C, Cho M, Eastwood S, Horton R, Moher D, Olkin I, Pitkin R, Rennie D, Schulz KF, Simel D, et al. Improving the quality of reporting of randomized controlled trials. The CONSORT statement. JAMA 1996; 276: 637–9.

Bossuyt PM, Reitsma JB, Bruns DE, Gatsonis CA, Glasziou PP, Irwig LM, Lijmer JG, Moher D, Rennie D, de Vet HCW for the STARD steering group. Towards complete and accurate reporting of studies of diagnostic accuracy: the STARD initiative. BMJ 2003; 326: 41–4.

Bossuyt PM, Irwig L, Craig J, Glasziou P. Comparative accuracy: assessing new tests against existing diagnostic pathways. BMJ 2006; 332: 1089–92.

Britton A, McKee M, Black N, McPherson, K Sanderson C, Bain C. Threats to applicability of randomised trials: exclusions and selective participation. J Health Serv Res Policy 1999; 4: 112–21.

Busse R, Orvain J, Velasco M, Perleth M, Drummond M, Gürtner F, Jorgensen T, Jovell A, Malone J, Rüther A, Wild C (2002) Best practice in undertaking and reporting health technology assessments. Int J Technol Assess Health Care 18: 361–422.

Deeks JJ. Systematic reviews of evaluations of diagnostic and screening tests. In: Egger M, Smith GD, Altman DG (Hrsg.) Systematic reviews in health care. Meta-analysis in context. London: BMJ, 2001: 248–82.

Deutsch E. Medizinrecht. Arztrecht, Arzneimittelrecht und Medizinprodukterecht. 4. Aufl. Berlin-Heidelberg-New York: Springer, 1999.

Dinnes J, Deeks J, Kirby J, Roderick P. A methodological review of how heterogeneity has been examined in systematic reviews of diagnostic test accuracy. Health Technol Assess 2005; 9(12).

Egger M, Smith GD, Altman DG (Hrsg.) Systematic reviews in health care. Meta-analysis in context. London: BMJ, 2001.

Gesamtliteraturverzeichnis

Elwood M. Critical appraisal of epidemiological studies and clinical trials. Oxford-New York-Melbourne: Oxford University Press, 1998.

Feinstein AR. Misguided efforts and future challenges for research on „diagnostic tests". J Epidemiol Community Health 2002; 56: 330–2.

Fryback DG, Thornbury JR. The efficacy of diagnostic imaging. Med Decis Making 1991; 11: 88–94.

Gorenoi V, Dintsios CM, Schönermark MP, Hagen A. Laparoskopische vs. offene Appendektomie. Systematische Übersicht zur medizinischen Wirksamkeit und gesundheitsökonomische Analyse. DIMDI-HTA-Bericht Nr. 49. Köln 2006.

GRADE working group. Grading quality of evidence and strength of recommendations. BMJ 2004; 328: 1490–4.

Holman BL. The research that radiologists do: Perspective based on a survey of the literature. Radiology 1990; 176: 329–32.

Ioannidis JPA, Evans SJW, Gotzsche PC, O'Neill RT, Altman DG, Schulz K, Moher D, and for the CONSORT Group. Better Reporting of Harms in Randomized Trials: An Extension of the CONSORT Statement. Ann Intern Med 2004; 141: 781–8.

Irwig L, Tosteson ANA, Gatsonis C, Lau J, Colditz G, Chalmers TC, Mosteller F. Guidelines for meta-analyses evaluating diagnostic tests. Ann Int Med 1994; 120: 667–76.

Jadad AR. Randomised controlled trials. A user's guide. London: BMJ Books, 1998.

Jüni P, Witschi A, Bloch R, Egger M. The hazards of scoring the quality of clinical trials for meta-analysis. JAMA 1999; 282: 1054–60.

Kärrholm J, Garellick G, Lindahl H, Herberts P. Improved analysis in the Swedish Hip Arthroplasty Register. Scientific Exhibition presented at the Annual Meeting of the American Academy of Orthopaedic Surgeons 2007 (www.jru.orthop.gu.se).

Kunz R, Lelgemann M, Guyatt G, Antes G, Falck-Ytter Y, Schünemann H. Von der Evidenz zur Empfehlung. In: Kunz R, Ollenschläger G, Raspe H, Jonitz G, Donner-Banzhoff N (Hrsg.) Lehrbuch evidenzbasierte Medizin in Klinik und Praxis. 2. Auflage. Köln: Deutscher Ärzteverlag 2007: 231–47.

Lijmer JG, Mol BW, Heisterkamp S, Bonsel GJ, Prins MH, van der Meulen JHP, Bossuyt PMM. Empirical evidence of design-related bias in studies of diagnostic tests. JAMA 1999; 282: 1061–6.

Lord SJ, Irwig L, Simes JR. When is measuring sensitivity and specificity sufficient to evaluate a diagnostic test, and when do we need randomized trials? Ann Int Med 2006; 144: 850–5.

Ludwig Boltzmann Institut für Health Technology Assessment [LBI-HTA]. (Internes) Manual Abläufe und Methoden, Teil 2. HTA-Projektbericht Nr. 006. Wien, 2007 (http://hta.lbg.ac.at/).

Moher D, Cook DJ, Eastwood S, Olkin I, Rennie D, Stroup DF. Improving the quality of reports of meta-analyses of randomised controlled trials: the QUOROM statement. Lancet 1999; 354: 1896–1900.

Moher D, Schulz KF, Altman DG, for the CONSORT Group. The CONSORT statement: revised recommendations for improving the quality of reports of parallel-group randomised trials. Lancet 2001; 357: 1191–4.

Moses LE, Shapiro D, Littenberg B. Combining independent studies of a diagnostic test into a summary ROC curve: data analytic approaches and some additional considerations. Stat Med 1993; 12: 1293–316.

Mulrow CD. The medical review article: State of the science. Ann Int Med 1987; 106: 485–8.

Mulrow C, Cook D (Hrsg). Systematic reviews. Synthesis of best evidence for health care decisions. Philadelphia: American College of Physicians, 1998.

Myerburg RJ, Feigal Jr DW, Lindsay BD. Life-threatening malfunction of implantable cardiac devices. NEJM 2006; 354: 2309–11.

Naranjo CA, Busto U, Sellers EM, Sandor P, Ruiz I, Roberts EA, Janecek E, Domecq C, Greenblatt DJ. A method for estimating the probability of adverse drug reactions. Clinical Pharmacology and Therapeutics 1981; 30: 239–45.

Papanikolaou PN, Christidi GD, Ioannidis JPA. Comparison of evidence on harms of medical interventions in randomized and nonrandomized studies. CMAJ 2006; 174: 635–41.

Perleth M & Raspe H. Levels of Evidence – Was sagen sie wirklich aus? Z ärztl Fortbild Qual sich 2000; 94: 699–700.

Perleth M & Antes G. (Hrsg.). evidenzbasierte Medizin. Wissenschaft im Praxisalltag. 3. Auflage. München: Urban & Vogel, 2002.

Perleth M. Evidenzbasierte Entscheidungsunterstützung im Gesundheitswesen. Konzepte und Methoden der systematischen Bewertung medizinischer Technologien (Health Technology Assessment) in Deutschland. WiKu-Verlag, Berlin, 2003.

Perleth M, von der Leyen U, Schmitt H, Dintsios CM, Felder S, Schwartz FW, Teske S (Hrsg.) (2003) Das Schlaf-Apnoe-Syndrom – Systematische Übersichten zur Diagnostik, Therapie und Kosten-Effektivität. Schriftenreihe Health Technology Assessment, Band 25. St. Augustin: Asgard-Verlag.]

Raum E, Perleth M. Methoden der Metaanalyse von diagnostischen Genauigkeitsstudien. Schriftenreihe Health Technology Assessment, Band 2, Köln, 2003.

Rutjes AW, Reitsma JB, Di Nisio M, Smidt N, van Rijn JC, Bossuyt PM. Evidence of bias and variation in diagnostic accuracy studies. CMAJ 2006; 174: 469–76.

Tatsioni A, Zarin DA, Aronson N, Samson DJ, Flamm CR, Schmid C, Lau J. Challenges in systematic reviews of diagnostic technologies. Ann Intern Med 2005; 142: 1048–55.

The Swedish Hip Arthroplasty Register. Annual Report 2005. Department of Orthopaedics, Sahlgrenska University Hospital (www.jru.orthop.gu.se).

US Congress Office of Technology Assessment. Searching for evidence. Identifying health technologies that work. Washington: Office of Technology Assessment, 1994.

Verfahrensordnung des Gemeinsamen Bundesausschusses i. d. F. vom 18.4.2006, BanZ 2006, S. 4876.

Westwood ME, Whiting PF, Kleijnen J. How does study quality affect the results of a diagnostic meta-analysis? BMC Med Res Method 2005; 5: 20.

Whiting P, Rutjes AWS, Reitsma JB, Bossuyt PMM, Kleijnen J. The development of QUADAS: a tool for the quality assessment of studies of diagnostic accuracy included in systematic reviews. BMC Med Res Method 2003; 3: 25.

Windeler J. Nutzen und Nutzenbewertung. Dtsch Med Wochenschr 2006; 131: S12-S15.

Wörz M, Perleth M, Schöffski O, Schwartz FW. Innovative Medizinprodukte im deutschen Gesundheitswesen. Wege und Verfahren der Bewertung im Hinblick auf Regelungen zur Marktzulassung und Kostenübernahme von innovativen Medizinprodukten. Baden-Baden: Nomos, 2002.

Zamora J, Abraira V, Muriel A, Khan K, Coomarasamy A. Meta-DiSc: a software for meta-analysis of test accuracy data. BMC Med Res Method 2006, 6: 31.

Kapitel 6.2

Kapitel 6.2.1 (organisatorische Aspekte)

Busse R, Orvain J, Velasco M, Perleth M, Drummond M, Gürtner F, Jorgensen T, Jovell A, Malone J, Rüther A, Wild C. Best practice in undertaking and reporting health technology assessments. Int J Technol Assess Health Care 2002; 18: 361–422.

Draborg E, Gyrd-Hansen D, Poulsen PB, Horder M. International comparison of the definition and the practical application of health technology assessment. Int J Technol Assess Health Care 2005; 21: 89–95.

Lehoux P, Blume S. Technology assessment and the sociopolitics of health technologies. J Health Polit Policy Law 2000; 25: 1083–120.

Lehoux P, Tailliez S, Denis JL, Hivon M. Redefining health technology assessment in Canada: diversification of products and contextualization of findings. Int J Technol Assess Health Care 2004; 20: 325–36.

Kapitel 6.2.2 (organisatorische Aspekte)

Busse R, Orvain J, Velasco M, Perleth M, Drummond M, Gürtner F, Jorgensen T, Jovell A, Malone J, Rüther A, Wild C. Best practice in undertaking and reporting health technology assessments. Int J Technol Assess Health Care 2002; 18: 361–422.

Bender R, Grouven U. Möglichkeiten und Grenzen statistischer Regressionsmodelle zur Berechnung von Schwellenwerten für Mindestmengen. Z ärztl Fortbild Qual sich 2006; 100: 93–8.

Birkmeyer JD, Stukel TA, Siewers AE, Goodney PP, Wennberg DE, Lucas FL. Surgeon volume and operative mortality in the United States. N Eng J Med 2003; 349: 2117–27.

Bundesgeschäftsstelle Qualitätssicherung. Koronarchirurgie. In: Bundesgeschäftsstelle Qualitätssicherung GmbH. Qualitätsreport 2005. Düsseldorf 2006: 135–46.

Gandjour A, Bannenberg A, Lauterbach KW. Threshold volumes associated with higher survival in health care. A systematic review. Med Care 2003; 41: 1129–41.

Gemeinsamer Bundesausschuss. Bekanntmachung eines Beschlusses des Gemeinsamen Bundesausschusses zur Neufassung der Mindestmengenvereinbarung, verabschiedet am 21. März 2006. (www.g-ba.de)

Halm EA, Lee C, Chassin MR. Is volume related to outcome in health care? A systematic review and methodologic critique of the literature. Ann Intern Med 2002; 137: 511–20.

Liem MSL, van Steensel CJ, Boelhouwer RU, Wedema WF, Clevers G-J, Meijer WS, van Vroonhoven TJMV. The learning curve for totally extraperitoneal laparoscopic inguinal hernia repair. Am J Surg 1996; 171: 281–5.

Rosen R & Gabbay J. Linking health technology assessment to practice. BMJ 1999; 319: 1292–4.

Saalasti-Koskinen U, Koivisto J, Palmhoj-Nielsen C, Kristensen FB, Reiman-Möttönen P, Velasco Garrido M, Cleemput I, Lühmann D, Kuukasjärvi P. Organisational aspects. In: HTA Core Model for medical and surgical interventions. EUnetHTA WP4. Draft 31.1.2007.

Sowden AJ, Grilli R, Rice N. The relationship betwenn hospital volume and quality of health outcomes. CRD Report 8 (Part I). York: NHS Center for Reviews and Dissemination; 1997. Report No. 8.

Schwartz FW, Busse R. Denken in Zusammenhängen: Gesundheitssystemforschung. In: Schwartz FW, Badura B, Busse R, Leidl R, Raspe H, Siegrist J, Walter U (Hrsg) Das Public Health Buch. Gesundheit und Gesundheitswesen. 2. Auflage. München-Jena: Urban & Fischer 2003: 518–45.

Tiesberg P, Hansen FH, Hotvedt R, Ingebrigsten T, Kvalvik AG. Pasientvolum og behandlingskvalitet. Oslo: SINTEF. Report No. 2/2001.

Tryggestad K, Borum F. The organisation. In: Kristensen FB, Horder M, Poulsen PB (Hrsg.). The health technology assessment handbook. Kopenhagen: Danish Institute for Health Technology Assessment 2001: 86–97.

Velasco-Garrido M, Busse R. Förderung der Qualität in deutschen Krankenhäuser? Eine kritische Diskussion der ersten Mindestmengenvereinbarung. Gesundheits- und Sozialpolitik 2004; 58(5/6): 10–20.

Kapitel 6.2.3 (rechtliche Aspekte)

Deutsch E, Spickhoff A Medizinrecht. Arztrecht, Arzneimittelrecht, Medizinproduktrecht und Transfusionsrecht, 5. Auflage, 2003, Springer Berlin.

Deutscher Juristentag: Empfehlen sich zivilrechtliche Regelungen zur Absicherung der Patientenautonomie am Ende des Lebens? 63. Deutscher Juristentag Leipzig, 26. – 29.09.2000, Abteilung Zivilrecht.

Francke R, Hart D Charta der Patientenrechte, Baden-Baden (Nomos) 1999.

Francke R, Hart, D Health Technology Assessment (HTA) und Gesundheitsrecht. Bestandsaufnahme und aktuelle Fragen, in: Bundesgesundheitsblatt (März) 2006, S. 241–250.

Francke R Qualitätssicherung nach dem SGB V – Rechtliche Bindung und gerichtliche Kontrolle der Bewertung von Untersuchungs- und Behandlungsmethoden sowie von Arzneimitteln, in: Kern B-R, Wadle E, Schroeder K-P (Hrsg.), Humaniora: Medizin – Recht – Geschichte. Festschrift für Adolf Laufs zum 70. Geburtstag, 2005, S. 793–815.

Kasseler Kommentar Sozialversicherungsgesetz, Gesamtredaktion Niesel K, Losel.-Ausgabe, 2 Bde, C. H. Beck, München, Stand Januar 2006

Katzenmeier C Arzthaftung, 2002, Mohr Siebeck Tübingen.

Kutzer K Patientenautonomie am Lebensende, Juristische Studiengesellschaft Hannover Bd. 40, 2006 Nomos-Verlag Baden-Baden.

Laufs A, Uhlenbruck W et al. (Hrsg.), Handbuch des Arztrechts, 3. Auflage, 2002 , Beck.

Laufs A Arztrecht, 5. Auflage, 2004, Beck München.

Niesel K Kasseler Kommentar Sozialversicherungsrecht, 2 Ordner u. Ablegeordner Losebl.-Ausgabe, 2005, Beck Juristischer Verlag.

Rieger H-J (Hrsg.), Lexikon des Arztrechts, 2 Ordner zur Fortsetzung, 2006 Müller (C. F. Jur.), Heidelberg.

Schnapp F E, Wigge P (Hrsg.), Handbuch des Vertragsarztrechts. Das gesamte Kassenarztrecht, 2. Auflage, 2006, Beck Juristischer Verlag,

Schulin B Handbuch des Sozialversicherungsrechts, Band I: Gesetzliche Krankenversicherung, 1992, Beck Juristischer Verlag.

Kapitel 6.2.4 (ethische Aspekte)

Banta D. Foreword. Poisis & Praxis; 2004, 2: 93–95.

Beauchamp T, Childress J. Principles of Biomedical Ethics. New York, Oxford: Oxford University Press, 1994.

Clausen C, Yoshinaka Y. Social shaping of technology in TA and HTA. Poiesis und Praxis 2004; 2 (2–3): 221–246.

Droste S, Gerhardus A, Kollek R. Methoden zur Erfassung ethischer Aspekte und gesellschaftlicher Wertvorstellungen in Kurz-HTA-Berichten – eine internationale Bestandsaufnahme. DAHTA@DIMDI, Köln, 2004.

Giacomini M. One of these things is not like the others: The idea of Precedence in Health Technology Assessment and Coverage Decisions. The Milbank Quarterly 2005; 83; 193-223.

Heitman E. Ethical issues in technology assessment. Conceptual categories and procedural considerations. Int J Technol Assess Health Care. 1998; 14(3): 544–66.

Hofmann B. On value-judgements and ethics in health technology assessment. Poiesis & Praxis 2005; 3: 277–295.

Hofmann B. Towards a procedure for integrating moral issues in health technology assessment. International Journal for Technology Assessment in Health Care 2005; 21 (3): 312–318.

Krones T, Richter G. Kontextsensitive Ethik in der Reproduktionsmedizin. In: Düwell M, Neumann JN. Wieviel Ethik verträgt die Medizin? mentis, Paderborn, p: 307–328, 2005.

Lühmann D, Bartel C, Raspe H. Ethische Aspekte und gesellschaftliche Wertvorstellungen in HTA-Berichten zu genetischen Testverfahren. In: Brand A, Schröder P, Bora A, Brand H, Dabrock P, Kälble K (Eds.): Genetik in Public Health. Bielefeld: lögd, 2007 (i. Druck).

National Institute for Health and Clinical Excellence. Social Value Judgements. Guidelines for the Institute and its advisory bodies. Draft for consultation. April 2005.

Neitzke G. Was ist der Fall? Argumente für eine Zuspitzung der kasuistischen Methodik. In: Düwell M, Neumann JN: Wieviel Ethik verträgt die Medizin? mentis, Paderborn, p: 211–224, 2005.

Reuzel R. Interactive Technology Assessment of Cochlear Implants. (Poeisis &Praxis) 119–147, 2004.

Socialstyrelsen The Swedish National Boards for Health and Welfare's Guidelines for Cardiac Care. Support for Decisions in Setting Priorities. Stockholm, 2004.

Titlow K, Randel L, Clancy CM, Emanuel EJ Drug. Coverage Decisions: The Role of Dollars and Values. Health Affairs 2000; 19(2): 240–247.

Kapitel 6.2.5 (sozio-kulturelle Aspekte)

Banta D. Assessing social implications of health care technology. In: Banta D & Luce B. Health Care Technology and its Assessment. An International Perspective. Oxford: Oxford University Press; 1993, S. 132–140.

Busse R, Orvain J, Velasco M, Perleth M, Drummond M, Gürtner F, Jørgensen T, Jovell A, Malone J, Rüther A, Wild C. Best practice in undertaking and reporting HTA. Int J Technol Assess Health Care 2002; 18: 361-422.

Gerhardus A, Stich AK. Sozio-kulturelle Aspekte in Health Technology Assessments (HTA). Z Arztl Fortbild Qualitatssich (im Druck).

Draborg E, Gyrd-Hansen D, Poulsen PB, Horder M. International comparison of the definition and the practical application of health technology assessment. Int J Technol Assess Health Care 2005; 21: 89–95.

Lehoux P, Tailliez S, Denis JL, Hivon M. Redefining health technology assessment in Canada: diversification of products and contextualization of findings. Int J Technol Assess Health Care 2004; 20: 325–36.

Lehoux P, Blume S. Technology assessment and the sociopolitics of health technologies. J Health Polit Policy Law 2000; 25: 1083–120.

Kmet L, Lee RC, Cook LS, Lorenzetti D, Godlovitch G, Einsiedel E. Systematic Review of the Social, Ethical, and Legal Dimensions of Genetic Cancer Risk Assessment Technologies. AHFMR: Edmonton; 2004.

National Institute for Clinical Excellence. Social Value Judgements. Principles for the development of NICE guidance. NICE: London; 2005. http://www.nice.org.uk/page.aspx?o=svjguidance

Office of Technology Assessment. Strategies for Medical Technology Assessment. Washington DC; 1982.

Stemerding D & van Berkel D. Maternal serum screening, political decision-making and social learning. Health Policy 2001; 56: 111–125.

Kapitel 6.3

Andersen HH (1992) Themenschwerpunkte und Forschungsfelder der Gesundheitsökonomie. Einführung und Überblick. In: Andersen HH, Henke K-D, Graf v. d. Schulenburg J-M (Hrsg.) Basiswissen Gesundheitsökonomie. Band 1: Einführende Texte. Edition sigma, Berlin, S 13–37

Australian Department of Health and Ageing (2002) Guidelines for the Pharmaceutical Industry on preparation of submissions to the Pharmaceutical Benefits Advisory Committee including major submissions involving economic analyses. Publications Production Unit, Canberra.

Baladi J-F (1996) A guidance document for the costing process. Canadian Coordinating Office of Health Technology Assessment (CCOHTA), Ottawa

Briggs A, Sculpher M, Buxton M (1994) Uncertainty in the economic evaluation of health care technologies: the role of sensitivity analysis. Health Economics 3: 95–104

Brouwer W (2000) A fair approach to discounting future effects: Taking a social perspective. Journal of Health Services Research and Policy 5: 114–118

Burchert H, Hansmeier T, Hessel F, Krauth C, Nowy R, Seitz R, Wasem J (1999) Gesundheitsökonomische Evaluation in der Rehabilitation. Teil II: Bewertung der Ressourcenverbräuche. Manuskript der AG Reha-Ökonomie (als pdf im Internet verfügbar; u. a. auf http://mig.tu-berlin.de)

Busse R (2006): Gesundheitsökonomie – Ziele, Methodik und Relevanz. Bundesgesundheitsblatt – Gesundheitsforschung – Gesundheitsschutz 49(1): 3–10

Busse R, Orvain J, Velasco M, Perleth M, Drummond M, Gürtner F, Jørgensen T, Jovell A, Malone J, Rüther A, Wild C (2002) Best practice in undertaking and reporting HTA. Int J Technol Assess Health Care 18(2): 361–422

Canadian Coordinating Office for Health Technology Assessment (1997) Guidelines for economic evaluation of pharmaceuticals: Canada. Canadian Coordinating Office for Health Technology Assessment (CCOHTA), Ottawa

Coyle D, Drummond MF (2001) Analyzing differences in the costs of treatment across centers within economic evaluation. Int J of Technol Assess Health Care 17: 155–163.

Drummond MF, Bloom BS, Carrin G et al. (1992) Issues in the cross-national assessment of health technology. Int J Technol Assess Health Care 8: 671–682.

Drummond MF, Richardson WS, O'Brien BJ, Levine M, Heyland D (1997) Users' guides to the medical literature. XIII. How to use an article on economic analysis of clinical practice. A. Are the results of the study valid? JAMA 277: 1552–1557

Drummond MF, Sculpher MJ, Torrance GW, O'Brien BJ, Stoddart GL (2005) Methods for the economic evaluation of health care programmes. 3rd Edition. Oxford University Press, Oxford New York Toronto

Halpern MT (1998) Health and economic outcomes modelling practices: a suggested framework. Value in Health 1: 131–147

Hessel F, Kohlmann T, Krauth C, Nowy R, Seitz R, Siebert U, Wasem J (1999) Gesundheitsökonomische Evaluation in der Rehabilitation. Teil I: Prinzipien und Empfehlungen für die Leistungserfassung. Manuskript der AG Reha-Ökonomie (als pdf im Internet verfügbar, u. a. auf http://mig.tu-berlin.de)

Hill SR, Mitchell AS, Henry DA (2000) Problems with the interpretation of pharmacoeconomic analyses. A review of submissions to the Australian Pharmaceutical Benefits Scheme. JAMA 283: 2116–2221

Jefferson TO, Demicheli V, Entwistle V (1995). Assessing the quality of economic submissions to the BMJ. BMJ 311: 393–394

Kanis JA, Johnell O, Oden A, De Laet C, Oglesby A, Jonsson B (2002) Intervention thresholds for osteoporosis. Bone 31(1): 26–31

Krauth C, Busse R, Smaczny C, Ullrich G, Wagner TO, Weber, J, Welte T (1998) Kostenvergleichsanalyse der stationären und ambulanten Intervalltherapie bei erwachsenen Mukoviszidosepatienten. Ergebnisse einer prospektiven kontrollierten Studie. Med Klin 94: 541–548

Kristensen FB, Hørder M, Poulsen PB (eds.) (2001) Health Technology Assessment Handbook. Danish Institute for Health Technology Assessment (DIHTA)

Leidl R (2003) Der Effizienz auf der Spur: Eine Einführung in die ökonomische Evaluation. In: Schwartz FW, Badura B, Busse R, Leidl R, Raspe H, Siegrist J, Walter U (Hrsg.) Das Public Health Buch: Gesundheit und Gesundheitswesen. Urban & Fischer, München Jena, S. 461-484

Leidl R, Graf v. d. Schulenburg J-M, Wasem J (Hrsg.) (1999) Ansätze und Methoden der ökonomischen Evaluation – eine internationale Perspektive. Schriftenreihe „Health Technology Assessment", Band 9. Nomos, Baden-Baden

Mark DB, Hlatky MA, Califf RM, Naylor CD, Lee KL, Armstrong PW et al. (1995) Cost effectiveness of thrombolytic therapy with tissue plasminogen activator as compared with streptokinase for acute myocardial infarction. N Engl J Med 332(21): 1418-1424

Neumann PJ, Stone PW, Chapman RH, Sandberg EA, Bell CM (2000) The quality of reporting in published cost-utility analyses, 1976-1997. Ann Intern Med 132: 964-972

O'Brien BJ, Heyland D, Richardson WS, Levine M, Drummond MF (1997) Users' guides to the medical literature. XIII. How to use an article on economic analysis of clinical practice. B. What are the results and will they help me in caring for my patients? JAMA 277: 1802-1806

Rigby K, Silagy C, Crockett A (1996) Health economic reviews: are they compiled systematically? Intl J of Technol Assess in Health Care 12: 450-459

Rittenhouse BE (1997) Exorcising protocol-induced spirits: Making the clinical trial relevant for economics. Med Decis Making 17: 331-339

Schöffski O, v. d. Schulenburg J-M (2001) Gesundheitsökonomische Evaluation. Studienausgabe. Springer, Berlin Heidelberg New York

Sculpher M, Fenwick E, Claxton K (2000) Assessing quality in decision analytic cost effectiveness models. Pharmacoeconomics 17: 461-477

Sculpher MJ, Pang FS, Manca A et al. (2004) Generalisability in economic evaluation studies in healthcare: a review and case studies. Health Technology Assessment 8; No. 49

Siebert U (2003) Transparente Entscheidungen in Public Health mittels systematischer Entscheidungsanalyse. In: Schwartz FW, Badura B, Busse R, Leidl R, Raspe H, Siegrist J, Walter U (Hrsg.) Das Public Health Buch, 2. Auflage, Urban & Fischer Verlag, München.

Siebert U, Behrend C, Mühlberger N, Wasem J, Greiner W, v. d. Schulenburg J-M, Welte R, Leidl R (1999) Entwicklung eines Kriterienkataloges zur Beschreibung und Bewertung ökonomischer Evaluationsstudien in Deutschland. In: Leidl R, v. d. Schulenburg JM, Wasem J, eds. Ansätze und Methoden der ökonomischen Evaluation – eine internationale Perspektive. Health Technology Assessment. Vol. 9. Nomos, Baden-Baden

Udvarhelyi S, Colditz GA, Rai A, Epstein AM (1992) Cost-effectiveness and cost-benefit analyses in the medical literature. Are methods being used correctly? Ann Intern Med 116: 283-244

v. d. Schulenburg J-M, Hoffmann C (2000) Review of European guidelines for economic evaluation of medical technologies and pharmaceuticals. Health Economics in Prevention and Care 1: 2-8

Zentner A, Busse R (2006) Internationale Standards der Kosten-Nutzen-Bewertung. Gesundheitsökonomie & Qualitätsmanagement 11: 368-373

Zentner A, Velaco Garrido M, Busse R (2005) Methoden zur vergleichenden Bewertung pharmazeutischer Produkte. HTA-Bericht. Deutsches Institut für Medizinische Dokumentation und Information, Köln

Kapitel 7

Bastian H, Bender R, Ernst AS, Kaiser T, Kirchner H, Kolominsky-Rabas P, Lange S, Sawicki PT, Weber M. IQWiG Methoden Version 2.0 vom 19.2.2006. URL: http://www.iqwig.de/download/Methoden_IQWiG_V-2-0.pdf

Bekelmann JE, Li Y, Gross CP. Scope and impact of financial conflicts of interest in biomedical research – a systematic review. JAMA. 2003; 289: 454-465.

Busse R, Orvain J, Velasco M, et al. Best practice in undertaking and reporting health technology assessments. Working Group 4 Report. Int J Technol Assess Health Care. 2002; 18: 361-422.

Coyle D, Judd M, Blumenauer B, et al. Infliximab and etanercept in patients with rheumatoid arthritis: a systematic review and economic evaluation [Technology report no 64]. Ottawa: Canadian Coordinating Office for Health Technology Assessment; 2006.

Coyne J. Lessons in conflict of interest: the construction of the martyrdom of David Healy and the dilemma of bioethics. Am J Bioeth. 2005; 5: W3-W14.

Davidoff F, DeAngelis CD, Drazen JM, et al. Sponsorship, authorship and accountability. CMAJ. 2001; 165: 786-788.

ECHTA/ECAHI project: summary report. http://www.sbu.se; 2001.

Friedberg M, Saffran B, Stinson TJ, Nelson W, Bennett CL. Evaluation of conflict of interest in economic analyses of new drugs used in oncology. JAMA. 1999; 282: 1453-1457.

Gerhardus A, Schleberger H, Schlegelberger B, Schwartz FW (Hrsg.). BRCA – Erblicher Brust- und Eierstockkrebs. Beratung – Testverfahren – Kosten. Springer-Verlag 2005.

Gerhardus A. Die Rolle von HTA-Berichten im deutschen Gesundheitswesen. Brauchen wir Impactziele? Bundesgesundheitsblatt. Gesundheitsforschung. Gesundheitsschutz 2006; 49: 233-40.

Goodman CS. HTA 101. Introduction to health technology assessment. http://www.nlm.nih.gov/nichsr/hta101/ta101_c1.html; 2004.

Gesamtliteraturverzeichnis

Hülswitt K, Schleberger H: Projektmanagement – Eine anwenderorientierte Kurzfassung, Version 3.2. Unveröffentlichtes Dokument 2005.

INAHTA. A checklist for health technology assessment reports. http://www.inahta.org; 2001.

Kunz R, Fritsche L, Neumayer, HH. Entwicklung eines Gegenstandkatalogs als Basis einer reproduzierbaren Ausgangsqualität in evidenzbasierter Medizin. Z Arztl Fortbild Qualitatssich 2001; 95: 371–5.

Lange-Lindberg AM, Velasco-Garrido M, Busse R Misteltherapie als begleitende Behandlung zur Reduktion der Toxizität der Chemotherapie. Schriftenreihe Health Technology Assessment in der Bundesrepublik Deutschland, HTA-Bericht 43. DAHTA@DIMDI, Köln: 2006.

Lehoux P, Battista RN, Granados A, Gallo P, Tailliez S, Coyle D, Marchetti M, Borgia P, Ricciardi G. The Ulysses Project: International Master's Program in Health Technology Assessment and Management. assessment of the first edition (2001–2003). Int J Technol Assess Health Care 2005; 21: 104–12.

Perleth M, Gerhardus A, Lühmann D, Rüther A. Das Curriculum Health Technology Assessment (HTA). Z Ärztl Fortbild Qualitätssich 2006; 100: 297–302.

Psaty BM, Furberg CD, Ray WA, Weiss NS. Potential for conflict of interest in the evaluation of suspected drug reactions. Use of cerivastatin and risk of rhabdomyolysis. JAMA. 2004; 292: 2622–2631.

Rohde V, Grabein K, Hessel F, Siebert U, Wasem J. Orchiektomie versus medikamentöse Therapie mit LH-RH-Analoga zur Behandlung des fortgeschrittenen Prostatakarzinoms. Schriftenreihe Health Technology Assessment in der Bundesrepublik Deutschland, HTA-Bericht 38. DAHTA@DIMDI, Köln: 2006.

Smith R. Beyond conflict of interest. Transparency is the key. Br Med J. 1998; 317: 291–292.

Szczepura A, Kankaanpää J. Assessment of Health Care Technologies. Case Studies, Key Concepts and Strategic Issues. Wiley 1996.

Sachwortregister

A

Abhängigkeit 28, 42, 142, 154, 156, 196, 224, 232
Abschlussphase 222, 229, 231
administrative Daten 82, 125
Adressaten von HTA-Berichten 59
Allgemeines Sozialversicherungsgesetz 38
ALLHAT-Studie 2
Anhörung 56
Anthroposophika 42
Appraisal 17, 58, 59
Arbeitspakete 226, 227, 228, 231
Arbeitsschritte 222
Arzneimittel 24, 25, 29, 41, 42, 43, 48, 49, 83, 125, 142, 143, 145, 158
Arzneimittelgesetz 41, 42, 44, 140, 158
Arzneimittel-Richtlinien des G-BA 29, 43
Assessment (s. Health Technology Assessment)
Aufbaustudiengänge 239
Auftraggeber 62, 63, 221, 222, 223, 224
Auftragnehmer 39, 221, 222, 223, 224, 225, 230
Auftragsziele 222
Autonomie 186, 189, 196, 198

B

Bedarf für Entscheidungsfindung im Gesundheitswesen 1
Behandlungsmethoden 5, 51, 52, 53, 66, 80, 184
Berichtsplan 225, 230, 234
Berichtsstandards 159, 232
Berufsrecht 24, 182, 185
Beschreibung des Status von Technologien 65, 237, 238
Bewertung der ökonomischen Implikationen 203
Bewertung von Organisationsstrukturen
- HTA-Berichte 170
- Leistungsmenge 178
- Raster für die Bewertung 173

Bewertung von Wirksamkeit und Sicherheit
- diagnostische Verfahren 149
- Ermittlung von Wirksamkeit 145
- Metaanalysen 163
- QUADAS-Tool 152
- Sicherheit von Arzneimitteln 142
- Sicherheit von Medizinprodukten 143
- systematische Übersichten 137
- therapeutische Verfahren 158
- unerwünschte Nebenwirkungen 140

BIOSIS 104, 106
Boolesche Operatoren 115
Bundesamt für Gesundheit 35
Bundesgeschäftsstelle 55, 80, 176, 178
Bundesgesundheitsagentur 37, 39
Bundesinstitut für Arzneimittel und Medizinprodukte (BfArM) 24, 41, 143
- Zulassung von Arzneimitteln 41
Bundessozialgericht (BSG) 51
Bundesverfassungsgericht (BVerG) 51
Büro für Technikfolgen-Abschätzung beim Deutschen Bundestag 11

C

CE-Kennzeichen 44
Citizens Council 201
Cochlea-Implantat 201
Cochrane Library 104, 105, 117, 118, 119, 121, 127
COMETT-ASSESS-Projekt 236
communitiy effectiveness 203
Controlling 222, 226, 227, 229, 231

D

Datenbanken
- Datenbankauswahl 111, 112, 116, 196
- Informations- und Wissensmanagement 104
- Literaturrecherchen 116
Datenquellen 74, 78, 82, 93, 122, 168, 172, 193, 227, 237
Definitionsphase, HTA-Projekt 222, 225, 226
Deutsches Institut für Medizinische Dokumentation und Information (DIMDI) 32, 85
Deutsches Netzwerk Evidenzbasierte Medizin (DNEbM) 236
Diagnostische Verfahren 149
Diffusion 3, 7, 14, 15, 47, 48, 66, 70, 77, 177
- Diffusion, Einflussfaktoren 70
- Diffusionsforschung 67, 69
- Diffusionskurve 67, 91
- Diffusionsmodell 171
- Diffusionsphase 49
DIMDI 32, 34, 44, 56, 105, 106, 107, 114, 116, 118, 119, 125, 232
direkte nicht-medizinische Kosten 208
Disease Mongering 3, 198
Diskontierung 205, 217, 218, 219

Sachwortregister

Diskursanalyse 200
Dissemination 19, 93, 95, 104
Distance Learning Course 236, 239
Dokumentbeschaffung 129
Drei-Säulen-Modell, Projektmanagement 221

E

EbM-Curriculum 236
effectiveness 46, 77, 80, 103
Effekte von HTA-Berichten im Gesundheitssystem 58
efficacy 46, 73
Einbeziehung von Stakeholdern 54, 55, 56, 57, 85
Einfluss von HTA-Berichten 58, 60, 61, 62
Einführung in die Methodik der Erstellung von HTA-Berichten 135
Einheitlicher Bewertungsmaßstab 44, 83
Einzelentscheidungen 52
EMBASE 104, 106, 109, 111, 117, 118, 122
empirische Sozialforschung 11, 60, 73
Endpunkte, RCT 162
entscheidungsanalytische Modelle 46
Entscheidungsbaumanalysen 216
Entscheidungsbedarf 9, 11, 58, 61
Entscheidungsprozess 17, 29, 33, 54, 55, 59, 94, 200
Entscheidungsunterstützung 19, 62, 137
Entwicklungsstatus 7, 91
Ergebnisqualität 174, 175, 176, 178, 180, 181
Erlaubnisvorbehalt 27, 52
Ermittlung der Wirksamkeit und Sicherheit einer Technologie 137
Ethik 18, 35, 104, 118, 123, 142, 185, 189, 190
Ethik in HTA
- HTA-Berichte 186
- Interaktive und partizipatorische Assessments 188
- Partizipatorisches Technology Assessment 189

ethische Aspekte 46, 122, 123, 124, 129, 173, 185, 200
EUR-ASSESS 9, 88
European Agency for the Evaluation of Medicinal Products (EMEA) 42
European Network for Health Technology Assessment (EUNetHTA) 9, 20
EuroScan 20, 96, 97
Evaluationsauflage 36
Evaluationskonzepte 73
Evaluation von komplexen Programmen 73
Evidenzbasierte Medizin (EbM) 9
Evidenzhierarchien 101, 146, 148, 149, 158, 165
explizite Regulation 29

F

Fachgesellschaften, Health Technology Assessment (HTA) 18
Feasibility-Prüfung 112
Fernstudium 236
Feststellung des Unabhängigkeitsstatus für HTA-Einrichtungen 229
Food and Drug Administration (FDA) 3, 43
Formatvorlage 226
Formen von HTA 14
Forschungsförderung 5, 11, 48, 191
Forschungsfrage 102, 136, 163, 165, 194, 203, 229
Fragenkatalog 192, 202, 203
Freitextsuche 117, 119, 120
Friktionskostenansatz 210, 211
Frühwarnsysteme (Horizon Scanning) 92
- Anforderungen 95
- Beispiele 96
- Prioritätensetzung 92

G

gebräuchliche Definitionen (Technologien, Technology Assessment, HTA) 12
gegenwärtige Tendenzen, Limitationen, Herausforderungen 20
Gemeinsamer Bundesausschuss (G-BA) 20, 26, 27, 34, 67, 81, 83, 148, 176, 180, 181, 183, 203
Gemeinsame Selbstverwaltung 26, 50, 52
Gendiagnostik 3, 184, 197, 199, 202
Gerechtigkeit 187
German Diagnosis Related Groups 28, 34, 44
Gesamtkapazität 222
Geschichte, Bezüge zur Leitlinienentwicklung und zur evidenzbasierten Medizin 6
Gesundheitsmanagement 24
Gesundheitsökonomie 10, 39, 136, 167, 204, 205, 206, 235
gesundheitsökonomische Evaluationen
- Beurteilung von Studien 219
- Bewertung der ökonomischen Implikationen 213
- Diskontierung 217
- Entscheidungsbaumverfahren 216
- Gesundheitsökonomie 204
- gesundheitsökonomischen Evaluationen 213
- Kostenarten 208
- Kosten-Effektivität 204, 211
- Kostenermittlung 207
- Kosten-Minimierungs-Analyse 215

Sachwortregister

- Kosten-Nutzen-Analyse 215
- Kosten-Nutzwert-Analyse 215
- Kosten-Wirksamkeits-Analyse 215
- Markov-Modell 216
- Routinedaten 214
- Sensitivitätsanalysen 218
- Wahl der Alternativen 206
- Typen 215

Gesundheitssystemforschung 171, 205
Gesundheitswesen der Schweiz 33
Gesundheitswissenschaften 17, 235
Goldstandard 46, 95, 113, 130, 148, 150, 154, 156, 225
graue Literatur 103, 108, 122
Grundlagen und Prinzipien von Health Technology Assessment (HTA) 1

H

Handsuche 109
Health Impact Assessment (HIA) 7, 17
Health Services Research 71, 76
Health Technology Assessment 3, 99, 163, 167, 188, 189, 191, 196, 199
- Ausbildung 235
- Curriculum 236
- Definition 14
- Geschichte 6, 12
- Health Technology Assessment in der Schweiz 33
- Health Technology Assessment in Österreich 37
- Health Technology International (HTAi) 18
- Masterstudiengang 238
- Unabhängigkeit 229, 233

Hilfsmittel 13, 35, 44, 51, 81, 135, 153, 223
HIV/AIDS 198
Homöopathika 42
Horizon Scanning 16, 48, 92, 93, 94, 95, 96, 97, 98
Hormonersatztherapie 198
HTA-Agentur 33, 60, 61, 85, 167, 202, 224, 232, 234, 235
HTA-Berichte
- Effekte auf Gesundheitssystem 58
- Ethik in HTA 185
- Kriterien für die Beurteilung der Qualität 167, 168
- Methodik 135
- organisatorische Implikationen von Technologien 170, 173
- Projektmanagement 221
- rechtliche Rahmenbedingungen 50, 181, 182
- soziokulturelle Ansätze 202

HTA Fachgesellschaften, Netzwerke, Kooperationen 18
HTA und Entscheidungsfindung Regulation von Technologien 23
Humankapitalansatz 89, 210

I

Identifikation und Auswertung von Routinedaten 76
Impact 18, 37, 40, 86, 90, 110, 150, 157, 171, 223, 230
Impactziele 62
Indikatoren 60, 171, 174
indirekte Kosten 136, 203, 208, 210
Industrie 6, 18, 20, 29, 33, 38, 49, 54, 63, 69, 70, 93, 94, 96, 172, 233, 234
Industriekontakte 233
Informationsgewinnung 99, 100, 104, 107, 108, 109, 110, 113, 123, 124, 127, 128, 129
Informationsgewinnung und Bias 109
Informations- und Wissensmanagement 99, 237, 238
- BIOSIS Previews 106
- Cochrane Library 105
- Datenbanken 104
- EMBASE 106
- Graue Literatur 108
- Informationsressourcen 100
- Internet 107
- Literaturrecherchen 111
- MEDLINE 105
- Publication bias 110
- Retrieval bias 110
- SciSearch 106

inguinale Hernien 177
Initiierungsphase 222, 223, 225, 228, 230
Innovation 1, 3, 5, 6, 7, 27, 40, 41, 45, 46, 47, 48, 49, 67, 68, 69
- Begriff 44
- Bewertung 34, 41, 44
- Definition 40
- Innovationszutritt 40
- Management 6, 15, 21, 47
- Prototyp 45
- Zulassungsprozesses 49

Innovationsservice der Kassenärztlichen Bundesvereinigung 48
Innovationszutritt
- Mechanismen 40
- MPG-Surveillance 49
- Phase-IV-Studien 49
- Versorgungsforschung 49

Input-Output-Modell 171
Institut für Qualität und Wirtschaftlichkeit im Gesundheitswesen (IQWiG) 20, 28, 31, 32, 34, 43, 48, 82, 85, 181, 184, 233, 234
Interaktives Technology Assessment 188

Sachwortregister

interessengesteuerte Verzerrungen 232
Interessengruppen 62, 63, 108, 172, 173, 187, 193, 195
Interessenkonflikte 4, 232, 233, 234, 235
International Network of Agencies for HTA (INAHTA) 18

K

Kapazitätsplan 226, 228
Kasuistik 142, 147, 189
Kohortenstudien 47, 100, 102, 141, 142, 146, 157
Kommunikationsstruktur 225, 226
Kompetenzbereiche 235
Kontrollgruppe, RCT 161
Konzepte und Methoden der Diffusionsforschung 67
Konzepte und Methoden der Versorgungsforschung 69
Kostenarten, Bewertung der ökonomischen Implikationen 207
Kosten-Effektivität 8, 9, 16, 27, 39, 94, 187, 191, 193, 202, 204, 206, 211, 213, 214, 218, 219, 223
- Bewertung der ökonomischen Implikationen 204, 211
- durchschnittliche 214
- inkrementelle 214
- Nutzen, klinischer 211
- Übertragbarkeit 218
- Vergleich 212

Kostenermittlung
- Bewertung der ökonomischen Implikationen 207
- indirekte Kosten 210
- physische Einheiten 208

Kosten-Minimierungs-Analyse 213, 215
Kosten-Nutzen-Analyse 89, 103, 215
Kosten-Nutzen-Erwägungen 204
Kosten-Nutzwert-Analyse 103, 144, 212, 214, 215
Kostenplan, Projektmanagement 226
Kosten-Wirksamkeit 7, 14, 21, 35, 36, 69, 155, 204
Kosten-Wirksamkeits-Analyse 215
Kostenplan 224, 226, 228, 231
Kostenübernahmeentscheidungen 3, 7, 11, 164, 188, 189
Krankenhausbedarfsplanung 25
Krankenhausfinanzierung 5
Krankheitslast in der Bevölkerung, Routinedaten 76, 77, 79, 86, 87
Krankheitsregister, Routinedaten 79
Krebsfrüherkennung 81
Krisenmanagement 222, 229
Kurz-HTA 186, 191, 192

L

language bias 110
Lebenszyklus einer Technologie 65, 67, 77, 91, 93
Legitimation 55, 56, 58, 60, 189, 193
Leistungskatalog 26, 27, 35, 38, 39, 44, 48, 49, 55, 66, 67, 81, 165, 172
Leistungsmenge 178, 181
Leitlinien 6, 9, 10, 25, 28, 39, 50, 68, 85, 104, 108, 116, 130, 135, 166, 175, 176, 183
Lernkurven 176, 177
Lernziele 237
Level-2-Studien nach Bossuyt, Bewertung von Wirksamkeit und Sicherheit 153
Literaturrecherche 16, 100, 110, 111, 112, 114, 120, 130, 136, 168, 180, 196
- Datenbanken 116
- Dokumentation 128
- Informations- und Wissensmanagement 111
- PICO-Schema 113
- Platzhalter 118
- Recherchekonzept 114
- Schlagwortsuche 117
- Software zur Literaturverwaltung 130
- Studien zu ethischen Aspekten 122
- Studien zu rechtlichen Aspekten 123
- Studien zur Sicherheit 124
- Suchstrategien 117
- Update-Recherchen 127

Literaturverwaltung 126, 132
Literaturverwaltungsprogramm 126
Lobbyismus 23, 63
Logische Operatoren 115
Ludwig Boltzmann Institut für Health Technology Assessment (LBI@HTA) 38

M

Machbarkeitsprüfung 223, 224, 230
Mammografie-Screening 57, 58
Markov-Modell 46, 216
Marktzutritt 24
Marktzugang, Regulation 23
Maskierung, RCT 161
Mechanismen des Innovationszutritts in das Gesundheitssystem 40
Medical Subject Headings MeSH 106
Medikalisierung 3, 201
Medizinischer Dienst der Spitzenverbände der Krankenkassen (MDS) 48
medizinische Notwendigkeit 26, 27, 53

medizinischer Nutzen 27, 184
medizinische Technologien 1, 12, 13, 14, 78, 140, 167
Medizinprodukte 2, 3, 13, 25, 43, 44, 45, 51, 97, 98, 143, 144
Medizinproduktegesetz (MPG) 43
Medizinrecht 124, 181
MEDLINE 100, 105, 106, 109, 117, 118, 120, 122, 124, 129
Mehrfachpublikationen 111
Meilensteinsitzung 226, 230, 231
Menschenwürde 187, 192, 193, 196
Methoden der empirischen Sozialforschung 174, 200
Methodenpapier, IQWiG 28, 32, 55
Mindestmengen 39, 180, 181
Mindestmengenregelung 181
MPG-Surveillance, Innovationszutritt 49
Modelle der Prioritätensetzung 85
Modellierungen 15, 81, 103, 188, 205, 204, 216, 217
Monte Carlo-Simulation 216

N

Nationale HTA-Programme 8
Nebenwirkungen 40, 42, 44, 45, 47, 49, 53, 78, 79, 140, 141, 142, 144, 147, 158
NHS National Horizon Scanning Centre 96
Normverträge 183
Notwendigkeit 8, 19, 53, 73, 77, 94, 143, 173, 177, 178, 194
Nutzen, klinischer, Kosten-Effektivität 211
Nutzenbewertung 5, 53, 101, 118, 137, 149, 194
Nutzen-/Risikobewertung 27, 46, 47, 48

O

obligatorische Krankenpflegeversicherung 33, 35, 36, 37
Offenlegung 63, 130, 232, 233, 234
Office of Technology Assessment (OTA) 6, 7, 8, 12, 13, 135, 167, 198
Off-Label-Use 52
ökonomische Studien 103, 121, 122, 123
Österreich 37, 38, 40

P

Parlamentarische Technologiebewertung (PTA) 7, 10, 201
Parlamentarisches Technology Assessment 188
Partikularinteressen 229, 238
Partizipative Verfahren 201
Partizipatorisches Technology Assessment 189
Phase I-Studien 41
Phase II-Studien 41

Phase III-Studien 41
Phase IV-Studien 49, 80
Phytotherapeutika 42
PICO-Schema 114, 136
Planungsphase 193, 222, 224, 226, 228, 229, 231
Policy Question 74, 136
Positivliste 27, 29, 39
Postgraduiertenstudiengänge 235
Pragmatische Ansätze 190
Präzedenzmethode 189, 190
Präzision 3, 100, 112, 113, 118, 119, 121, 122, 124, 125, 130, 131, 166
Primärliteratur 100, 101, 103, 104, 112, 116, 117, 118, 119, 120, 124
Prinzipien der systematischen Informationsgewinnung 99
Prioritätensetzung 7, 56, 77, 85, 86, 88, 89, 90, 91, 92, 93, 94, 95, 202, 237
- Frühwarnsysteme (Horizon Scanning) 92
- Medizinisch-epidemiologische Ansätze 86
- Ökonomische Ansätze 89
- Praktische Aspekte 90
- Priorisierungskriterien 86, 87, 187

Produktinnovation 41
Produktsicherheitsrecht 182
Projektleitung 20, 221, 222, 223, 224, 225, 226, 227, 228, 229
Projektmanagement 55, 221, 230, 237, 238
- Drei-Säulen-Modell 221
- HTA-Berichte 221
- Kapazitätsplan 226
- Kostenplan 226
- Meilensteinsitzungen 226
- Planung HTA-Bericht 222
- Projektstrukturplan 226
- Terminplan 226
- Vertragsgestaltung 224

Projektstrukturplan 226
Projektteam 71, 222, 226
Prozedurenmenge 179, 180
Prozedurenregister, Routinedaten 79
Prozessinnovationen 40, 41
Prozessqualität 43, 174, 176
publication bias 109, 110
Public Health 10, 14, 36, 38, 40, 235

Q

QUADAS-Tool zur Qualitätsbewertung 152
qualitative Methoden 60, 188, 200
Qualitätsindikatoren 55, 80, 176

Sachwortregister

Qualitätskontrolle 130
Qualitätssicherung 14, 38, 50, 55, 80, 82, 91, 130, 135, 144, 153, 165, 167, 168, 175, 176, 178, 181
Qualitätssicherungsvereinbarungen 50, 176
Qualitätsstandard 19, 43, 219
Quality-Adjusted Life-Year (QALY) 212

R

randomisierte kontrollierte Studien (RCTs) 46
Randomisierung, RCT 161
Raster für die Erfassung organisatorischer Implikationen von Technologien, HTA-Berichte 173
RCT (randomisierte kontrollierte Studien) 46
- Endpunkte 162
- Kontrollgruppe 161
- Maskierung/Verblindung 161
- Randomisierung 161
Recherchekonzept 114, 116, 117, 119, 121, 122, 124, 129
Rechercheprotokoll 128
Recht 42, 43, 50, 123, 124, 142, 184, 200, 201
rechtliche Rahmenbedingungen 50, 181, 182, 237
Rechtsentwicklung 51
Rechtsprechung 4, 50, 51, 52, 53, 54
- Rechtsprechung, HTA-Berichte 50
Rechtsmaterien, HTA-Berichte 182
Refundierungsentscheidungen 37, 38
Register 50, 78, 79, 80, 81, 82, 97, 101, 105, 108, 142, 144
Registerpflicht 36, 96
Regulation 10, 13, 15, 23, 24, 25, 29, 30, 70, 236, 238
Regulation, implizite 29
Regulation des Marktzugangs 23
Regulation
- Marktzugang 23
- Strukturen 25
- Technologien 24
relevante Alternativen 207
retrieval bias 109, 110, 111
Richtlinien 28, 29, 36, 43, 44, 50, 51, 124, 176, 183, 184, 232
Routinedaten 76, 77, 80, 81, 82, 181
- Bewertung der ökonomischen Implikationen 214
- Datenquellen 82
- Krankheitslast in der Bevölkerung 77
- Krankheitsregister 79
- Prozedurenregister 79
- Qualitätssicherung 80
- Register 78
- Risiken 78
- unerwünschte Wirkungen 78
- Wirksamkeit unter Alltagsbedingungen 80

S

Sachverständigenrat für die konzertierte Aktion im Gesundheitswesen 71
Scheinbehandlung (Plazebo) 46
Scheininnovation 41
Schlagwortsuche 117, 119
Schrittinnovationen 41
Schweiz 8, 20, 33, 35, 36, 37, 49, 81
SciSearch 104, 106, 111
Sekundärliteratur 100, 101, 104, 113, 114, 116, 117, 118, 119, 120, 124
Sensitivität, Literaturrecherche 100, 113, 119, 121, 130, 131
Sensitivität, diagnostischer Test 95, 137, 149, 150, 151, 153, 154, 155, 156, 157, 225
Sensitivitätsanalyse 90, 205, 210, 211, 218, 220
Sicherheit 6, 17, 24, 25, 31, 43, 44, 66, 75, 78, 99, 101, 124, 137, 140ff., 148, 157, 158, 163, 168, 182, 237
- Arzneimittel, Bewertung von Wirksamkeit und Sicherheit 142
- Medizinprodukte, Bewertung von Wirksamkeit und Sicherheit 143
Sicherstellung der Leistungserbringung 25
Software zur Literaturverwaltung 130
Solidarität 187
Sozialgesetzbuch Fünftes Buch 27, 42, 183
Sozialversicherungssystem 26
Sozialversicherungsträger 50, 51, 54, 71, 183
sozio-kulturelle Aspekte 170, 198, 199
Sponsoren 62
Sprunginnovationen 41
Stakeholder 23, 54, 55, 56, 57, 58, 59, 62, 63, 85, 174, 202, 223, 230
Standard 9, 14, 25, 52, 55, 68, 159, 165, 171, 182, 193
Standardtherapie 46
Status 15, 16, 65, 69, 70, 77, 92, 150, 154, 165, 168, 177, 200, 202
Statusbestimmung 15, 77
Stellungnahmen 56, 63, 89
Strukturen, Regulation 25
Strukturqualität 173, 174, 176
Subgruppenanalysen 151, 153, 164, 212
Suchfilter 118, 122
Suchstrategien 96, 109, 110, 111, 112, 114, 117, 118, 119, 123, 124, 125, 127, 128, 129, 130, 131, 168
summative Evaluation 73, 74
Superbase-Recherchen 119, 125
Surveillance 25, 49, 50, 67, 125, 142
Swiss Network for Health Technology Assessment, SNHTA 33

Sachwortregister

T

Technologie, Definition 12
technology assessment 8, 13, 154
Technologie-Lebenszyklus 65
Technologiebewertung, Definition 12
Telemonitoring 198
Terminplan 226, 228, 231
therapeutische Verfahren, Bewertung von Wirksamkeit und Sicherheit 158
Transferierbarkeit der Daten 209
Translationsmodell 171
Transparenz 26, 32, 56, 57, 63, 99, 100, 108, 138, 144, 167, 197, 222, 226, 230, 234
Transparenz der Entscheidungsfindung 57
Triangulation 60, 201
Trunkierung 118

U

Übersichtsarbeiten 10, 15, 38, 101, 102, 106, 108, 113, 118, 120, 123, 138, 142, 159, 174, 199
Übertragbarkeit 148, 164, 168, 169, 174, 178, 194, 205, 209, 218
- Definition 164
- Kosten-Effektivität 218

Umsetzungsphase 222, 225, 226, 228, 231
Unabhängigkeit 23, 62, 63, 229, 232, 233, 234, 235, 236
Unabhängigkeitsstatus für HTA-Einrichtungen 227
- Interessenkonflikte 229
- Offenlegung 233
- Vorgehen des IQWiG 234

unerwünschte Wirkungen
- Bewertung von Wirksamkeit und Sicherheit 140
- Routinedaten 78

Ungleichheit 198, 202
Unterscheidung von experimentellen und etablierten Technologien 91
Update-Recherchen 127
US Congress 6, 7, 8, 12, 13, 135
US Congress Office of Technology Assessment (OTA) 12

V

Verallgemeinerbarkeit 164, 205, 218
Verankerung von HTA im Deutschen Gesundheitswesen 32

Verbotsvorbehalt 27
Verfahrensakzeptanz 54
Verfahrensordnung des G-BA 28, 184
Verknüpfungsoperatoren 125
Verschlagwortung 103, 106, 111, 119
Versorgungsforschung 14, 33, 39, 49, 50, 67, 70, 71, 72, 73, 74, 75, 76, 81, 89
- Health Technology Assessment (HTA) 74
- Innovationszutritt 49
- Konzepte und Methoden 69
- Methoden 73
- Ressourcen 76
- Themen 72

Vertragsgestaltung 224, 228
Virtual-Reality-Computer 178
Vorabrecherche 113

W

Weiterbildungsangebote 239
Werte 11, 57, 68, 130, 152, 153, 156, 185, 198, 199, 201, 202, 228
Wildcards 118
Wirksamkeit und Sicherheit, Nutzenbewertung 137
Wirksamkeit unter Alltagsbedingungen 75, 76, 77, 79, 80, 94
Wirtschaftlichkeit 15, 20, 21, 26, 27, 28, 34, 35, 43, 53, 79, 82, 139, 181, 184, 205, 233, 234
Wirtschaftlichkeitsprinzip 53, 184
Wissensmanagement 99
Wohlfahrtszuwachs-Modell 89

Z

Zieldefinitionen 222
Zielgruppen 16, 58, 60, 62, 67, 68, 69, 79, 144, 235, 236, 237
Zielkonzept 222, 225, 230
Zulassung von Arzneimitteln
- Arzneimittelgesetz 41
- Bundesinstitut für Arzneimittel und Medizinprodukte (BfArM) 41
- European Agency for the Evaluation of Medicinal Products (EMEA) 42

Zulassungsprozess, Innovation 49
Zulassungsrechtliche Aspekte, Innovationszutritt 41
Zusatznutzen 53

Abkürzungsverzeichnis

ACE-Hemmer	Angiotensin-Converting-Enzym-Hemmer
AkdÄ	Arzneimittelkommission der deutschen Ärzteschaft
AMG	Arzneimittelgesetz
ARWIG	Arbeitskreis wissenschaftsbasierte Gesundheitsversorgung [Österreich]
ASVG	Allgemeines Sozialversicherungsgesetz [Österreich]
BA Ä/KK	Bundesausschuss Ärzte / Krankenkassen
BAG	Bundesamt für Gesundheit [Schweiz]
BfArM	Bundesinstitut für Arzneimittel und Medizinprodukte
BC/BS	Blue Cross Blue Shield Association [USA]
B-KAG	Bundeskrankenanstaltengesetz [Österreich]
BMBF	Bundesministerium für Forschung und Bildung
BMGF	Ministerium für Gesundheit & Frauen [Österreich]
BQS	Bundesgeschäftsstelle Qualitätssicherung
BSG	Bundessozialgericht
BVerG	Bundesverfassungsgericht
CBA	Controlled Before-After-Study
CCT	Controlled Clinical Trial
CE	Communauté Européenne / Europäische Gemeinschaft
CONSORT	Consolidated Standards of Reporting Trials
CT	Computertomographie
DAHTA	Deutsche Agentur für Health Technology Assessment
DALY	Disability Adjusted Life Years / behinderungsadjustierte Lebensjahre
DIMDI	Deutsches Institut für Medizinische Dokumentation und Information
DRG	Diagnosis Related Group
EbM	Evidenzbasierte Medizin
ECHTA	European Collaboration in HTA
EDI	Eidgenössischen Departement des Innern [Schweiz]
EMEA	European Agency for the Evaluation of Medicinal Products
EU	Europäische Union
EUNetHTA	European Network for Health Technology Assessment
FDA	Food and Drug Administration [USA]
FPR	false-positive rate / Anteil der falsch-Positiven
FTE	Full-time equivalent / Vollzeitstelle
G-BA	Gemeinsamer Bundesausschuss
G-DRG	German Diagnosis Related Groups
GKV	Gesetzliche Krankenversicherung
GKV-WSG	GKV-Wettbewerbsstärkungsgesetz
GMG	GKV-Modernisierungsgesetz
GRADE	Grading of Recommendations Assessment, Development and Evaluation

Abkürzungsverzeichnis

HYE	Healthy Year Equivalents
HIA	Health Impact Assessment
HTA	Health Technology Assessment
HTAi	Health Technology Assessment International
IGeL	Individuelle Gesundheitsleistungen
INAHTA	International Network of Agencies for Health Technology Assessment
InEK	Institut für das Entgeltsystem im Krankenhaus
IQWiG	Institut für Qualität und Wirtschaftlichkeit im Gesundheitswesen
ISTAHC	International Society of Technology Assessment in Health Care
ITA	Institut für Technikfolgenabschätzung
ITS	Interrupted Time-Series
KHEntgG	Krankenhausentgeltgesetz
KLV	Krankenpflege-Leistungsverordnung [Schweiz]
KVG	Bundesgesetz über die Krankenversicherung [Schweiz]
LBI-HTA	Ludwig Boltzmann Institut für Health Technology Assessment [Österreich]
LKF	Leistungsorientierte Krankenanstaltenfinanzierung [Österreich]
MDK	Medizinischer Dienst der Krankenkassen
MDS	Medizinischer Dienst der Spitzenverbände der Krankenkassen
MeSH	Medical Subject Headings
MPG	Medizinproduktegesetz
MRS	Magnet-Resonanz-Spektrometrie
MRT	Magnet-Resonanz-Tomographie
NHS	National Health Service
NHS-CRD	National Health Service Centre for Reviews and Dissemination
NICE	National Institute for Clinical Excellence [England & Wales]
NLM	National Library of Medicine [USA]
NUB	Neue Untersuchungs- und Behandlungsmethode
OECD	Organisation for Economic Co-operation and Development
ÖBIG	Österreichisches Bundesinstitut für Gesundheitswesen
Ö-HVB	Hauptverband der Sozialversicherungen [Österreich]
OTA	Office of Technology Assessment [USA]
OTC	Over the counter / nicht-verschreibungspflichtige Medikamente
QUADAS	Quality Assessment of Studies of Diagnostic Accuracy
QALY	Quality Adjusted Life Years / qualitätsadjustierte Lebensjahre
QUOROM	Quality of Reporting of Meta-Analyses
PEI	Paul Ehrlich Institut
PKV	Private Krankenversicherung
PTA	Parlamentarische Technologiebewertung
RCT	Randomisierte kontrollierte Studie
SAVE	Saved Young Life Equivalents
SBU	Swedish Council on Technology Assessment in Health Care
SNHTA	Swiss Network for Health Technology Assessment

Abkürzungsverzeichnis

SROC	Summary Receiver Operater Characteristics Curve
SSRI	Selektive Serotonin-Wiederaufnahme-Inhibitoren
STARD	Standards for Reporting of Diagnostic Accuracy
TAB	Büro für Technikfolgen-Abschätzung beim Deutschen Bundestag
TA-SWISS	Zentrum für Technologiefolgen-Abschätzung [Schweiz]
TPR	True-positive rate / Anteil der richtig-Positiven